질병
예방
세대

아프기 전에 챙겨야 할
몸이 좋아하는 숫자들

질병예방세대

1판 1쇄 펴냄 2026년 4월 25일

지은이 오수연
발행인 김병준 · 고세규
발행처 생각의힘
편집 봉정하 디자인 김경민 마케팅 김유정 · 신예은

등록 2011. 10. 27. 제406-2011-000127호
주소 서울시 마포구 독막로6길 11, 2, 3층
전화 편집 02)6925-4184 영업 02)6925-4188 팩스 02)6925-4182
전자우편 tpbook1@tpbook.co.kr 홈페이지 www.tpbook.co.kr

ISBN 979-11-94880-64-6 (93510)

아프기 전에 챙겨야 할
몸이 좋아하는 숫자들

질병 예방 세대

오수연 지음

생각의힘

영문판 안내

이 책의 영문판 《The New Health Generation: The Numbers Your Body Needs》 (2026년 7월 30일 발행)이 교보문고, 예스24, 알라딘 등 주요 온라인 서점과 아마존에서 전자책(e-book) 및 POD(종이책 주문 제작) 서비스로 제공됩니다.

'사후 약방문'을 넘어,
삶을 지키는 지혜의 기록

중국 최고의 명의로 추앙받는 편작(扁鵲)에게 위나라 문왕이 물었습니다.

"그대 삼형제 중 누구의 의술이 가장 뛰어난가?"

편작은 뜻밖의 대답을 내놓았습니다.

"큰형님이 으뜸이고, 둘째 형님이 다음이며, 제가 가장 부족합니다."

의아해하는 왕에게 편작은 설명을 덧붙였습니다.

"큰형님은 환자가 아픔을 느끼기도 전에 얼굴빛만 보고 병의 원인을 제거해버립니다. 그래서 세상 사람들은 그가 병을 고쳤다는 사실조차 모릅니다. 둘째 형님은 병이 겉으로 나타나기 시작할 때쯤 고쳐주어 마을 사람들이 그를 용한 의사라 부릅니다. 반면, 저는 병이 깊어져 환자가 비명을 지르고 나서야 온갖 처방을 다 하니, 세상 사람들은 저의 의술이 가장 화려하다고 믿는 것입니다."

이 일화는 의학의 본질이 어디에 있는지를 준엄하게 일깨워 줍니다. 병이 깊어진 뒤에 명의를 찾는 것은 '사후약방문(死後藥方文)'일 뿐이며, 진정한 고수는 병이 오기 전 몸의 신호를 읽고 예방하는 사람이라는 뜻입니다.

오늘날 우리는 수많은 질병의 위협 속에 살고 있습니다. 하지만 현대의학의 눈부신 발전에도 불구하고, 가장 완벽한 치료법은 결국 '예방'이라는 고전적 진리로 귀결됩니다. 이 책은 바로 그 '큰형님의 의술', 즉 일상 속에서 질병을 멀리하고 건강을 경영하는 구체적인 지혜를 담고 있습니다.

이 책의 저자는 서울대학교 의과대학과 서울대학교병원에서 내과를 전공하며 현대의학의 최전선에서 환자들을 돌봤습니다. 그러면서 병이 깊어진 뒤에야 손을 쓰는 의학의 한계와 마주했습니다. '조금만 더 일찍 예방할 수 있었다면 어땠을까'라는 의사로서의 치열한 고민은 자연스럽게 질병의 예방에 대한 열정으로 이어졌습니다.

내과 수련과정 중 핵심역량으로 교육되는 '비판적 고찰(critical appraisal)' 기법으로 방대한 의학 데이터를 검토하였음은 물론, 삶의 궤적을 아우르는 비의학적 예방법에 이르기까지 임상의사의 시각으로 폭넓고 깊이 있게 탐구해왔습니다. 이제 그간의 학술적 성취와 임상 경험을 바탕으로 일반인들이 일상에서 실천할 수 있는 건강의 지혜를 한 권의 책으로 펴냈습니다.

전문적인 의학 지식을 대중의 언어로 풀어낸 이 책은 독자들이 자신의 몸을 세심히 살피는 혜안을 갖게 해줄 것입니다. 단순히 오래 사는 것을 넘어, 활기차고 존엄하게 삶을 영위하는 길을 고민하는 모든 분께 이 책을 기쁜 마음으로 추천합니다.

편작의 큰형님이 그러했듯, 이 책을 통해 여러분의 삶에서 병의 그림자가 아예 발을 붙이지 못하기를 진심으로 기원합니다.

2026년 4월

유철규

서울대학교 의과대학 명예교수·중앙대학교병원 임상석좌교수
전 대한내과학회 이사장·전 아시아태평양호흡기학회 회장

차례

1장 당뇨병 : 예방의 핵심은 식습관에

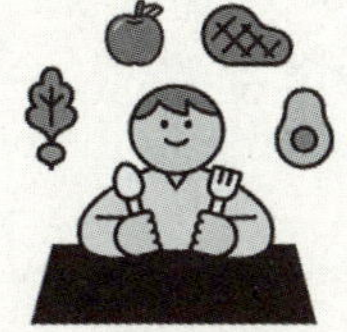

2장 동맥경화: 심근경색과 뇌경색, 답은 예방뿐

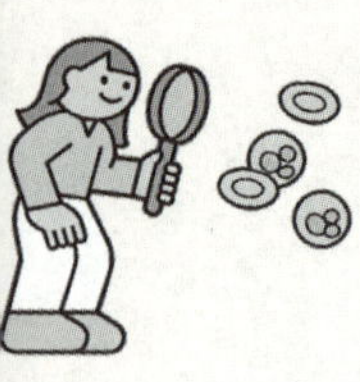

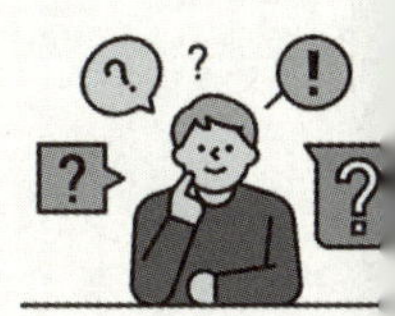

3장 치매 : 치매도 절반이나 예방이 된다고요?

4장 면역력 : 바야흐로 면역력 관리의 시대

면역력이 떨어지셨다고요?

1. 면역력 관리

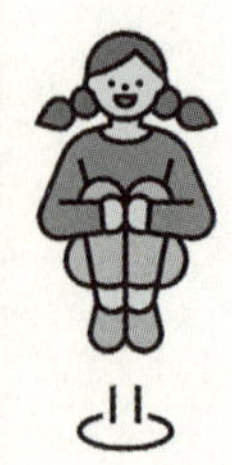

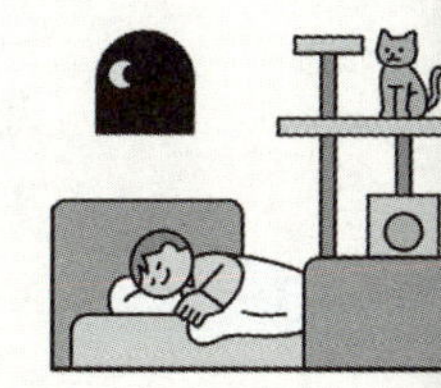

2. 만성통증과 만성염증

3. 장누수증후군과 장내미생물

5장 암예방과 건강검진 : 위험인자 관리와 조기진단

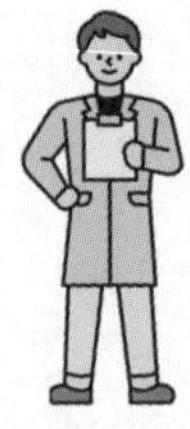

6장 영양제: 영양성분 제대로 알고 안전하게 사용하기

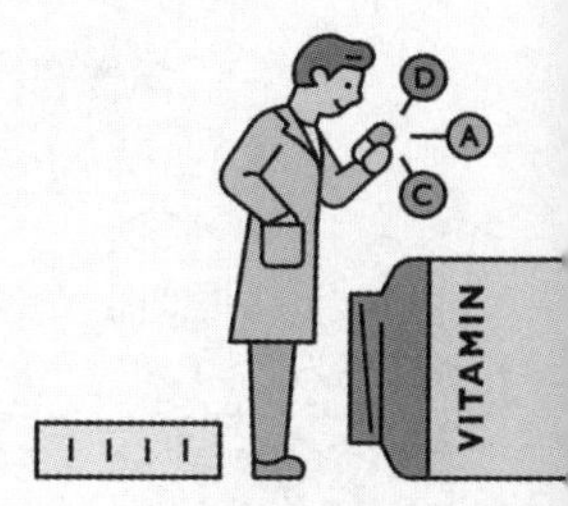

7장 명상: 치유를 향한 몸과 마음의 여정

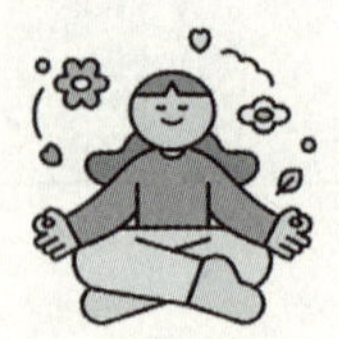

일러두기 및 약어

일러두기

1. 이 책에서 제공하는 의학 정보와 저자의 견해는 의사와의 상담을 대체할 수 없습니다. 약물치료, 식단을 포함한 생활습관, 영양제 사용은 개인의 의학적 상태를 고려하여 결정되어야 합니다. 필요한 경우 반드시 의료진과 상담하시기 바랍니다. 어떠한 경우에도 주치의의 판단이 이 책의 내용보다 우선합니다.

2. 이 책의 영양 섭취 기준 및 생활습관 권장사항은 19세 이상의 성인을 기준으로 작성되었습니다.

3. 이 책은 '상세 차례' 형식을 적용하여, 순차적으로 읽지 않더라도 차례의 소제목을 통해 원하는 주제를 바로 찾아볼 수 있습니다. 또한 도서 후면의 '자료목록'에 본문에 사용된 글상자, 표, 그림의 목록을 별도로 정리하여 찾아보기 기능을 보완하였습니다.

4. 이 책에 인용된 논문 중 영향력이 높은 주요 의학 학술지는 저널명을 함께 제시하였습니다. 최초 언급 시에는 영문명과 국문 번역명을 병기하였고, 영문명이 긴 경우 널리 활용되는 약어명을 함께 사용하였습니다. 이후 반복 시에는 영문명 또는 영문 약어명만 표기하였습니다. 국문 번역명 표기 시 주요 학술 단체의 공식 학술지인 경우에는 발행 주체가 명시된 명칭을 사용하였습니다. 학술 단체 명칭이 'Society'인 경우 '학회', 'Association'인 경우 '협회'로 표기하였습니다. 이 외의 경우에는 원어 발음을 기준으로 표기하였습니다.

5. 외국어(기관명, 인명 포함)는 국문명으로 우선 표기하였고, 정확한 정보 전달을 위해 꼭 필요한 경우 첫 표기에 한하여 원어명을 병기하였습니다. 외국어 중 길고 많이 반복되는 것들은 가독성을 고려해 아래의 약어로 표기하였습니다.

6. 외국어 표기는 국립국어원의 표준어 규정과 외래어 표기법을 따르는 것을 원칙으로 하되, 관용적으로 널리 사용되는 발음이 있는 경우 이를 반영하여 유연하게 적용하였습니다.

7. 참고문헌은 의학 분야에서 널리 사용되는 인용 방식에 준하여 정리하였습니다.

8. 의학 지식과 권고사항은 지속적으로 업데이트됩니다. 이 책의 내용은 집필 시점을 기준으로 정리된 것으로, 이후 새로운 연구 결과에 따라 해석이나 권고가 달라질 수 있습니다.

약어

ALA: α-linolenic acid, 알파-리놀렌산

ApoE: Apolipoprotein E, 아포지단백E

CT: computed tomography, 전산화단층촬영

DHA: docosahexaenoic acid, 도코사헥사엔산

DNA: deoxyribonucleic acid, 디옥시리보핵산

EPA: eicosapentaenoic acid, 아이코사펜타엔산

MCT: medium-chain triglycerides, 중쇄중성지방

MRI: magnetic resonance imaging, 자기공명영상

NK세포: natural killer cell, 자연살해세포

PET: positron emission tomography, 양전자방출단층촬영

PSA: prostate-specific antigen, 전립선특이항원

TMAO: trimethylamine N-oxide, 트라이메틸아민 N-옥사이드

현대의학, "다 고치지는 못해요"

초등학생 때 장래희망을 적어서 내는 시간은 많았지만 간절하게 의사가 되고 싶다는 생각을 품어본 적은 없었다. 결국 여러 내적 갈등을 거쳐 의대에 진학하게 된 데에는, 전문직이 안정적이라는 현실적인 이유도 있었지만, 더 근원적인 이유가 있었다. 비교적 어린 나이에 가족의 투병과 죽음을 지켜보며, 사람이 왜 병들고 죽게 되는지 알고 싶었다. 그 해답을 찾고자 의대에 진학했고, 모든 질병의 원인과 해결책을 공부하는 내과를 전공으로 선택했다. 그러나 내과전문의가 되어도 여전히 나의 갈증은 해소되지 않았다. 의사가 치료할 수 있는 병이 생각보다 많지 않았기 때문이다.

예를 들어 암의 경우 요즘은 치료제가 많이 개발되기는 했지만, 진행된 암은 여전히 치료가 어렵다. 항암화학요법은 암을 완전히 낫게 하는 것이 아니라, 생존기간을 연장해주는 것이다. 예후가 좋은 암은 치료가 잘 되고, 생존기간이 길지만, 예후가 나쁜 암은 생존기간을 늘린다고 해도 수개월에서 1~2년에 지나지 않는다. 면역항암제 및 표적항암제는 덜하지만, 세포독성항암제는 부작용이 커 삶의 질을 현저히 떨어뜨린다. 그래서 그러한 방식으로 생존기간을 연장시키는 것이 무슨 의미가 있겠느냐고 의문을 제기하는 환자분들이 더러는 있다.

뿐만 아니다. 주요 장기에 비가역적인 손상이 진행된 만성질환의 경우에는 장기를 원래의 건강하던 상태로 되돌릴 수 없다. 이 시점에서 하는 치료는 장기의 기능을 보조해주거나, 증상을 조절하는 것이다. 예를 들어 심근경색으로 심장근육에 손상이 발생해 심장이 혈액을 짜주는 기능이 떨어지게 되면, 몸이 붓고 폐에도 물이 차 숨 쉬는 것도 불편해진다. 이 상태를 심부전이라고 부르는데, 심부전 치료는 이뇨제를 사용해 몸에 물이 차는 증상을 덜어주는 것이다. 망가진 심장을 건강했던 원래 상태로 되돌리는 것은 아니다. 간부전, 신부전, 폐부전 등 다른 주요 장기가 손상된 경우도 마찬가지다.

이렇게 내과의사로서 질병을 공부하며 크게 두 가지를 깨달았다. 하나는 현대의학에는 분명한 한계가 있다는 것이다. 현대의학이 하고 있는 치료의 상당 부분은 증상 완화에 대한 것이다. 이미 발생한 심각한 질병을 낫게 하지는 못한다.

둘째, '최고의 치료는 예방'이라는 점이다. 현대의학은 대부분의 중질환을 치료할 수 없기 때문에 예방은 우리가 가진 최선의 방책이다. 다행스러운 것은, 많은 질환이 실제로 예방 가능하다는 점이다. 통계적으로 우리 사회에서 부담이 되고 있는 질환의 상당 부분은 생활습관 등 후천적 요인에 의해 발생하기 때문이다.

부모님이 당했던 질병, 나는 예방하는 질병

내 환자분들의 나이는 20대에서 80대까지 이른다. 그러다 보니, 세대별로 건강관리의 양상이 어떻게 변하고 있는지 자연스럽게 목도하게 된다.

20~30대는 대부분 건강하다. 과로, 스트레스, 수면 부족 등의 이유로 면역력이 떨어지는 등 일시적 기능 저하 때문에 내원하는 경우는 많지만, 기질적인 질환은 아직 없는 나이다.

40대가 넘으면, 여전히 건강하지만 약간의 이상이 관찰되기 시작한다. 경동맥초음파에서 동맥경화반이 보이고, 치료 기준에 부합하는 고지혈증이 확인되고, 당화혈색소가 당뇨병 전단계 수준으로 오르기 시작하는 시기가 이때다.

50대를 넘어가면, 이미 질병을 진단받은 분들이 많다. 심장동맥이나 경동맥에서 동맥경화로 인한 유의미한 협착이 관찰되면 약물치료가 더욱 중요해지고, 당뇨병 조절을 위해 두 가지 이상의 약제가 필요해지는 경우도 있다.

그리고 60대를 넘어가면, 질병의 중증도가 조금 더 높아진다. 상급병원에 정기적으로 내원하면서 치료를 받는다. 이 세대는 자녀 세대와 달리 질병을 예방하는 기회를 갖지 못했다.

30~40대 환자분들에게서 종종 발견되는 특징이 하나 있다. 바로, "부모님이 어떠한 질병으로 고생해서 나도 그 질병이 걱정돼 병원에 왔다"는 것이다. 그러면서 그 질병에 해당하는 지표를 주의 깊게 보고 싶어한다.

"아버지가 심근경색이어서 걱정돼요."

"가족분들이 대부분 당뇨병을 앓고 있어요."

"가족 중에 암으로 돌아가신 분들이 많은데, 특히 췌장암도 있어서 췌장암 검진도 신경 쓰고 싶어요."

이렇게 가족력이 있는 분들은 질병에 대한 경각심과 예방에 대한 의지가 크다. 부모나 형제가 질병으로 인해 고생하는 것을, 또는 고생까지는 아니더라도 질병으로 인해 삶이 얼마나 번거롭게 되었는지를 지켜봤기 때문이다. 그러니 본인은 같은 질병에 걸리고 싶지 않다는 생각을 하고, 건강관리를 위해 스스로의 의지로 건강검진을 받는다.

이런 분들에게 자세히 설명을 하면서 질병의 위험인자를 어떻게 하면 수정해갈 수 있는지 알려주면, 잘 따라올 뿐만 아니라 정말 고마워한다. 이분들은 검진을 통해 본인이 더욱 건강해지고 있고, 미래의 질병을 예방하고 있는 중이라는 것을 알고 있기 때문이다. 이분들은 진료 횟수를 거듭하며 큰 폭으로 건강 지표가 좋아지기 때문에, 그만큼 의사로서 느끼는 보람도 크다. 그러니 진료에 올 때마다 이번에 '더 가르쳐드릴 게 없나' 하고 생각하게 되고, 그러다 보니 진료시간은 항상 부족하다.

건강관리를 잘하는데도 여전히 불안해하는 경우도 있다. 아버지가 심근경색으로 쓰러졌던 분은 흉통이 발생할 때면, 자신에게도 심근경색이 발생한 것이 아닌지 걱정한다. 가족이 병을 앓는 모습을 보는 것은 트라우마를 남기고, 그것은 건강염려증이 된다. 그래서 40대 초반이라는 이른 나이에 심장혈관조영 CT를 확인하기도 한다. 심장동맥에 경미한 협착이 있지만, 협심증이나 심근경색을 일으킬 수 없는 수준이더라도, 심장내과 전문의 진료를 보아야 마음이 놓인다. 이렇게 불안해하는 분들에게 이런 설명을 한다. "부모님은 '질병을 당하는 세대'였지만, 선생님은 '질병을 예방하는 세대'"라고, "지금부터 고지혈증과 생활습관을 잘 관리하면, 심근경색은 발생할 수가 없다"라고 말이다.

10년 전만 해도 '건강을 관리해서 질병을 예방한다'는 관점은 대중적이지 않았다. 겉으로 드러나는 증상이 없기 때문에 자신이 건강하다고 믿고 있다가, 어느 날 갑자기 사고를 당하듯 질병을 진단받았다. 그야말로 질병을 '당했던' 것이다. 그러나 지금은 건강검진이 보편화되었고, 질병의 위험인자도 잘 규명되어 있다. 질병 예방이 얼마든지 가능한 시대로 접어든 것이다. 그래서 부모는 질병을 당하는 세대였다면, 그 자녀들은 질병을 예방하는 세대로의 전환이 일어나고 있다. 그런 만큼 의료 이용에 대한 태도도 달라지고 있다. 과거에는 아프기 때문에 병원에 갔지만, 지금은 관리하고 예방하기 위해 병원에 간다. 건강할 때 건강을 지키기 위해 병원에 가는 것이다.

어떤 질병을 예방해야 하나요?

예방하기 위해 힘써야 할 질환을 대략적이라도 알 수 있다면, 건강관리의 방향성을 잡을 수 있다. 그런 면에서 가장 먼저 참고할 것은 가족력이다. 내 부모 형제가 앓았던, 또는 앓고 있는 질환에 관심을 기울이고, 조금 더 나아가 혈연으로 맺어진 친척들이 가지고 있는 질환까지 범위를 넓혀볼 수 있다. 그러나 가족, 친척이 가지고 있는 질환이라고 해서 무조건 내가 그 질환이 생긴다는 말은 아니기 때문에, 미리 걱정할 필요는 없다. 수많은 질환 중에서, 그래도 가족력이 있는 질환이 조금은 더 발생 확률이 높으니 관리 대상으로 두는 것이 의미가 있다는 이야기이다.

둘째, 일반적으로 사람들이 많이 걸리는 질환을 살펴볼 수 있다. 많은 사람에게 발생하는 질환은 나에게도 발생할 가능성이 크기 때문이다. 이를 위해서는 질병 통계자료를 참고할 수 있다. 내 건강의 위험을 살펴보기 위해 질병 통계자료를 참고할 때는 나의 인종적 그룹이 속한 사회와 현재 속해 살아가는 사회를 모두 고려하는 것이 좋다. 예를 들어 미국에 살고 있는 한국인이라면, 유전적 영향을 살펴보기 위해 한국인 질병통계를, 그리고 환경적 영향을 살펴보기 위해 미국인 질병통계를 모두 참고해야 한다.

우리나라 질병관리청이 작성한 〈만성질환 현황과 이슈〉라는 자료를 살펴보면, 우리 사회에 부담이 되는 주요 질환은 암, 심장질환, 뇌혈관질환, 알츠하이머 치매, 당뇨병, 고혈압, 만성 폐쇄성폐질환, 간질환 등이다. 즉 상당 부분이 흡연, 음주, 식습관,

운동습관 등 생활습관 관리와 건강검진을 통해 예방적 접근이 가능한 질병인 것이다.

말이 쉽지, 생활습관 관리가 실제로는 얼마나 어려운지 아느냐고 반문하는 분들도 많다. 운동을 안 하던 분이 몸을 한 번 움직이려면, 마음의 저항이 얼마나 클 것인가. 평생 살면서 가장 맛있게 먹는 음식이 흰 쌀밥인데 그걸 줄이라니, 그리고 콩과 잡곡을 섞으라니, 이건 밥에 대한 모독으로 느껴진다. 여기서 그치지 않는다. 건강 유지를 위해 필요한 채소 섭취량을 설명하면, "내가 무슨 소인 줄 아느냐, 그렇게 많은 풀을 어떻게 뜯냐"며 곤혹스러워한다.

기대수명과 건강수명의 차이 18년

질병 예방이 중요한 것은 단지 '건강이 중요하다'는 상식적인 이유 때문만은 아니다. 사실 건강이 중요하다는 것을 모르는 사람은 없다. 그렇지만 그럼에도 불구하고, 그 개인의 상황으로 보았을 때는 '어쩔 수 없는 이유'로 담배를 피우고, 폭음을 하고, 매일같이 기름진 고기를 먹고 하는 것이다. 그분들이 건강이 중요하다는 것을 모르거나, 건강을 중요하게 생각하지 않아서가 아니다. 그런데 그 모든 '어쩔 수 없는 이유'를 재고해야만 하는 매우 현실적이고 거부할 수 없는 이유가 생겼다. 그건 바로 기대수명이 늘어나고 있다는 사실이다.

검진 결과를 상담하면서 동맥경화가 생기기 시작하여 고지혈증 치료가 필요한 분들에게 약물치료를 권고하면, 이런저런 이유로 약물치료를 원하지 않는다는 분들도 있다. 그럴 때 슬쩍 이런 말을 건넨다. "기대수명이 늘어나고 있어 100세까지 사셔야 하는데, 지금 40~50대이니 절반 오셨고, 앞으로의 절반도 건강하게 사시려면 고지혈증 치료를 하시는 게 좋겠다"고 말이다. 그리고 "치료하지 않았을 때는 대략 20~30년 후 심근경색과 뇌졸중 발생 가능성을 염두에 두어야 한다"고 덧붙인다. 그러면 처음에는 고지혈증 치료를 마뜩잖게 느끼던 분이라도 치료에 동의한다.

이렇게 치료를 시작하고, 다음번 진료 때는 이런 말씀도 더 한다. 동맥경화는 고지혈증만 관리한다고 다 좋아지는 것은 아니고, 약물치료를 잘하더라도 식습관이 안 좋을 경우 더 진행하는 경우도 많다. 즉 콜레스테롤의 양적인 측면뿐만 아니라 질적인 측면도 동맥경화 관리에 중요한데, 질을 개선하기 위해서는 고기 섭취를 줄이고, 채소 섭취를 충분히 해야 한다고 말이다. 이렇게 설명하면 환자분들은 모두 약물치료를 잘 받을 뿐 아니라, 생활습관도 열심히 개선한다. 바야흐로 100세 시대가 도래했고, 이를 준비해야 한다는 점을 환자분들도 이제 수긍하는 것이다.

통계자료를 살펴보면, 2024년 우리나라 국민의 기대수명은 83.7세인데 반해, 건강수명은 65.5세에 지나지 않는다. 의학의 발전으로 기대수명은 늘어나고 있지만, 평균 18년을 병치레하면서 살아가고 있다는 말이다. 그런데 앞으로 수명이 더욱 늘어나 100세 넘게 살 텐데, 건강수명이 늘어나지 않는 상태에서 기대수명만 늘어난다면, 족히 30년을 질병과 함께 살아가야 할 수도 있다.

질병 자체는 둘째 치고, 만약 질병으로 인해 거동을 잘 못하는 상태라고 가정해보자. 나이 들어서 누군가의 보살핌을 받아야 한다는 이야기인데, 보살핌을 받아야 하는 상황은 자유롭게 돌아다니고, 먹고 싶은 것을 자유롭게 먹고, 씻고 싶을 때 씻는 등 우리가 당연하다고 느끼는 일상의 자유를 상당 부분 제한한다. 그래서 기대수명이 늘어나는 것을 무조건 환호할 수만은 없다. 건강수명이 담보되지 않는 한 말이다. 건강수명이 늘어난다면 축복이 되겠지만, 건강수명이 늘어나지 않는다면 누군가의 말처럼 재앙이 될 수도 있다.

그러니 잠시 숨을 고르고, 여러분들 모두 만약 100세까지 살게 된다면, 100세에 어떤 모습일지 상상해보자. 만약 뇌졸중으로 후유증이 있다면 몸에 마비가 있을 것이고, 심근경색으로 심부전이 있다면 호흡곤란으로 자유롭게 외출하거나 운동하는 것이 어려울 것이다. 어쩌면 먼 과거를 되돌아보며 "그때 검진 소견에 '고지혈증 치료'라고 판정받았을 때 치료할 걸 그랬어" 하며 후회할 수도 있다. 만약 당뇨병이 잘 관리되지 않았다면, 당뇨망막병증으로 인해 눈은 잘 보이지 않을 것이고, 신장기능은 떨어져 조만간 투석을 해야 하는 상황일 수도 있다. 그리고 "그때 당뇨병 초기일 때 생활습관 관리를 잘해서 잡았어야 했는데" 하며 후회할 수도 있다.

물론 이런 미래를 그리는 분은 없을 것이다. 모두들 나이가 들어서도 건강하고, 정정하며, 밝은 미소를 머금고 삶을 활기차게 즐기고 있는 모습을 그리고 있을 것이다. 나도 그렇다. 그렇다면 지금 현재 내 생활방식이 어떤지 되돌아보자. 현재 내 생활방식은 내가 그리는 미래의 건강 상태를 보장하고 있는가를 말이다.

질병 발생의 연속성, "님아, 그 강을 건너지 마오"

다행스러운 점은 질병이 어느 순간 갑자기 발생하지 않는다는 사실이다. 최소한 수년, 길게는 수십 년에 걸쳐 누적된 결과가 서서히 질병으로 나타난다. 질병에 가까워지는 질병 전단계에서 발견되어 관리된다면, 건강하던 상태로 되돌아갈 수도 있다. 안타까운 점은 생활습관 관리가 어렵다는 이유로, 많은 분들이 건강할 때는 건강관리를 소홀히 한다는 것이다. 질병이 발생하고 나서야, 이걸 되돌리려고 생활습관을 챙기기 시작한다. 그러나 질병이 한참 진행된 상태에서는, 생활습관을 개선하더라도 망가진 것이 완전히 정상으로 되돌아오지 않는다. 소 잃고 외양간을 고쳐도 소는 돌아오지 않는 것처럼 말이다.

대학병원에서 근무하며, 주요 질환은 한 번 발생하면 돌이키기 어렵다는 것을 배웠다. 그리고 검진센터에서 근무하며, 그 주요 질환들의 전구단계가 사실은 조기에 발견 가능하고, 관리 및 개선이 가능하다는 점을 배웠다. 그동안의 경험을 바탕으로, 이 책을 통해 어떻게 더 건강한 생활방식을 가질 것인지 이야기하고자 한다. 그리고 막연하게 '생활습관을 잘 관리하자'가 아니라, 연구를 통해 증명된 정량적인 접근법을 제시하고자 한다.

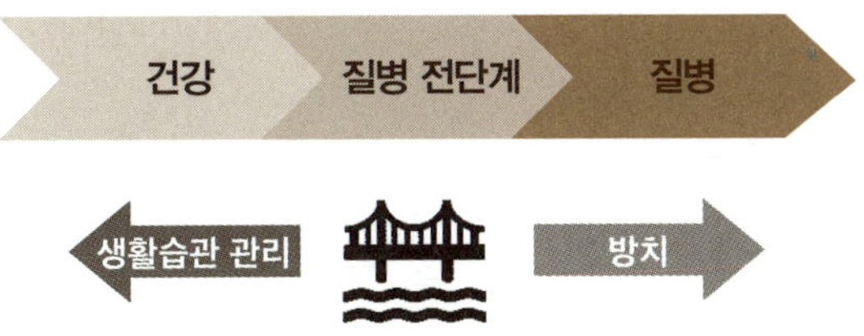

몸이 좋아할 핵심만 톡톡

질병예방세대가 알아야 할 핵심

1. 현대의학이 질병을 다 고치지는 못한다. 그러므로 최선의 치료는 예방이다.
2. 의학의 패러다임이 변하고 있다. 부모님은 질병을 '당하는' 세대였지만, 나는 '예방하는' 세대이다.
3. 어떤 질병을 예방해야 하는지는, 1차적으로는 가족력을, 2차적으로는 나의 인종적 그룹이 속한 사회와 현재 속해 살아가는 사회의 질병 통계를 모두 참고한다.
4. 기대수명은 늘어나고 있지만, 현재 건강수명과의 간극이 18년이나 된다.
5. 질병은 어느 날 갑자기 발생하지 않는다. 오랜 시간에 걸쳐 서서히 발생하고, 질병 전단계에서 돌본다면 다시 건강한 상태로 되돌아갈 수 있다.

1장

당뇨병
예방의 핵심은 식습관에

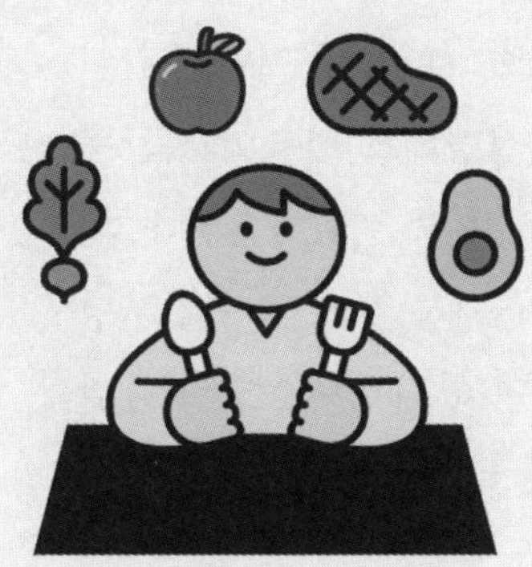

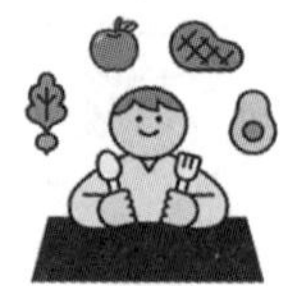

정말 무섭지만 예방 가능하다는 사실

건강검진 상담을 하다 보면, 매년 당화혈색소가 조금씩 오르고 있는 분들을 만난다. 몇 해 전부터 당뇨병 전단계의 범위에 도달했고, 매년 오르고 있다. 분명히 작년, 재작년 검진 결과 상담의도 당뇨병 예방을 위한 관리가 필요하다고 명시해놓았다. 그러나 여전히 전혀 관리가 되지 않는 상태다. 이대로 가다가는 5년 정도 후에는 당뇨병이 진단될 것이 뻔하다.

그래서 이번에는 내원해서 경구 당부하검사도 받고, 생활습관 관리 계획도 세우자고 설명해도, 바쁘기 때문에 그럴 시간이 없다고 한다. 정성을 쏟아가며 열심히 설명해도 반응이 시큰둥하다. 당뇨병이 진단될까 봐 근심해야 하는 쪽은 환자분인데, 의사인 나만 근심하고 있는 꼴이다. 정작 환자분은 지금 당장은 당뇨병이 아니니까 괜찮다고 한다. 그러면서 당뇨병으로 진단된 주변 지인들을 예로 들며, "약 먹으면 괜찮다"고 한다. 이분들에게 나는 당뇨병을 예방해야 한다고 호들갑 떠는 의사로 비춰지는 셈이다.

당뇨병은 크게 두 가지로 나뉜다. 제1형 당뇨병은 췌장을 공격하는 자가항체에 의해 발생하는 자가면역질환으로, 예측이 쉽지 않고 유병률도 매우 낮다. 제2형 당뇨병은 잘못된 생활습관의 결과로 발생한다. 과도한 열량 공급과 운동 부족으로 인한 비만이거나, 비만은 없는데 과도한 탄수화물 섭취로 인해 인슐린 저항성이 심해져 발생한다. 이 외에 췌장 수술로 췌장의 일부 또는 전체가 제거되어 생기는 당뇨병도 있고, 약물에 의해서 발생하는 당뇨병도 있다. 이런 당뇨병은 의학적 처치에 의해 발생하는 의인성(iatrogenic) 당뇨병으로 분류한다. 당뇨병은 발생하는 이유에 따라 접근 및 치료 방법이 다르다. 이 책에서 논의하는 당뇨병 예방과 관리는 제2형 당뇨병에 대한 것이다.

나에게 지금껏 공부한 질환 중에서 가장 무서운 질병이 무엇이냐고 묻는다면, 주저 없이 당뇨병이라고 답한다. 당뇨병은 매우 악화되기 전까지는 증상이 없다. 당뇨병을 의심해야 하는 증상은 '다음, 다갈, 다뇨'이다. 혈당이 높아 소변으로 포도당이 빠져나가는 당뇨가 생기고, 이에 의한 삼투성 이뇨작용으로 소변을 너무 많이 보고, 그러다 보니 탈수가 되어 갈증이 많이 나고, 물을 많이 마시게 되는 것이다. 이 증상은 통증 등의 다른 증상을 동반하는 질환처럼 불편하지는 않다. 그래서 당뇨가 발생해도 한참을 모르고 사는 경우도 많고, 약물치료를 받더라도 혈당이 잘 조절되지 않은 채로 지내는 분들이 많다. 당뇨병이 정말 무서운 이유는, 이렇게 큰 불편 증상을 일으키지 않는 상태에서도 서서히 몸을 망가뜨리기 때문이다.

의대 본과 3학년 때 내과 병동으로 실습을 나갔다. 병원 실습 때는 실제 환자분의 질병 케이스를 공부하게 된다. 그때 감염내과 교수님이 배정해준 케이스는 전날 안구 양안 적출술을 받은 고령의 여성 환자분이었다. 이분이 안구 적출술까지 받게 된 근본 원인은 당뇨병에 있었다. 당뇨병이 생기면 면역력이 약해져 세균 감염증에 취약해진다. 세균성 간농양이 생기기도 한다. 그런데 이 환자분은 세균의 전이성 감염으로 인해 양안 안구에 농양이 생겼던 것이다. 집에서 열이 나길래 감기인 줄 알고, 병원에 일찍 내원하지 않은 것이 병을 키웠다. 병원에 도착했을 때는 안구가 세균으로 가득 차서 회생이 불가능했다. 이 환자분은 당시 학생이었던 나에게 당뇨병이 정말 무서운 질병이라는 것을 각인시켜주었다.

물론 전공의 수련을 하면서도 당뇨병은 여전히 가장 무서운 질병이었다. 당뇨발로 발의 상처가 낫지 않고 괴사되어 하지 절단술을 받을 수밖에 없었던 환자분들도 몇 분 있었기 때문이다. 이외에도 당뇨병은 심근경색 등 심혈관질환이 더 잘 생기게 하고, 망막병증을 일으켜 시력에 손상을 주기도 하고, 신장 기능을 망가뜨려 투석이 필요하게 하기도 한다.

그런데 건강검진 결과를 상담하다 보니, 제2형 당뇨병이야말로 확실히 예방 가능하다는 것을 알게 되었다. 어느 날 갑자기 진단받은 분들은 당뇨병이 서서히 발생하고 있었다는 사실을 알아차

릴 기회가 없었던 것이다. 당뇨병은 생활습관병이라, 당뇨병 전단
계에서 열심히 관리하면 정상으로 되돌릴 수 있다. 그리고 당뇨병
이 이렇게 무서운 병이라는 걸 안다면, 예방을 위해 노력하지 않
겠다는 분은 없을 것이다. 다만 당뇨병이 무서운 병이고, 예방 가
능하다는 사실이 아직 널리 알려지지 않은 것이 문제일 뿐이다.

1. 탄수화물

탄수화물의 최적 섭취 비율과 양은?

우리나라의 당뇨병 또는 당뇨병 전단계 환자분들에게 공통적으
로 관찰되는 흥미로운 특징이 있다. 생애를 통해 탄수화물 섭취
가 너무 많았다는 점이다. 세상에서 밥이 제일 맛있고, 한 끼에
밥 두세 공기를 먹는 일도 빈번하다. 그런데 이분들의 탄수화물
사랑은 밥에 그치지 않는다. 면류, 빵, 떡, 과자 등 다른 탄수화
물과 사탕 같은 단순당도 좋아한다. 매 끼니 밥을 한 공기씩 먹
으면서, 식간에 간식으로 다른 탄수화물 음식을 또 먹는 것이다.
반면 고기와 채소 섭취는 많지 않다. 정말 밥과 몇 가지 한식 반
찬으로만 살아간다. 하루에 필요한 총 열량의 70~90%를 탄수
화물로 충당하고 있는 것이다.

　이분들의 체성분 분석 결과를 보면, 체지방과 내장지방은 과잉
이고, 근육량은 정상범위 이하이거나, 정상범위에 있더라도 정상
범위 하한선에 가까운 경우가 많다. 탄수화물은 지방으로 저장되

기 때문에 체성분에서 지방의 비율이 많아지고, 단백질 섭취가 부족하기 때문에 근육량이 상대적으로 적다. 운동을 열심히 한다고 하는 분들도 기대하는 만큼 근육량이 높게 측정되지는 않는다.

이렇게 탄수화물만 많이 섭취하는 분들은 탄수화물, 단백질, 지방을 통한 열량 섭취 비율을 건강하게 조정하는 것이 필요하다. 그렇다면 탄수화물과 단백질, 지방은 어떠한 비율로 먹는 것이 가장 건강할까?

연구자들이 영양소의 가장 건강한 섭취량을 찾는 방법 중 하나는 영양소 섭취량과 사망률과의 관계를 보는 것이다. 사망률을 가장 크게 낮추어주는 영양소 섭취량을 가장 건강한 섭취량이라고 가늠하는 것이다. 여러 연구를 살펴보면, 대부분의 영양소 섭취량은 사망률과 U자형 또는 J자형 관계를 갖는다. 영양소 섭취량이 증가할수록 사망률이 감소하여 최저치에 이르다가, 최저치 구간을 지난 이후에는 영양소 섭취량이 증가하면서 사망률도 증가하는 양상을 보이는 것이다.

여러 연구에 따르면, 탄수화물 섭취량과 사망률은 U자형 관계를 가진다. 사망률을 가장 크게 낮추는 탄수화물의 섭취량은 전체 열량 대비 50~55%이다.[1,2] 단백질은 20%, 지방은 30% 정도이다. 그래서 최적 열량 섭취 비율은 대략 탄수화물:단백질:지방=5:2:3으로 정리된다.[1,2] 이 비율은 지중해식단의 열량 섭취 비율과도 일치한다. 한편, 당뇨병 환자에게 최적 열량 섭취 비율은 탄수화물:단백질:지방=4.5:1.5:4이다.[3] 전체 열량의 10% 비중으로 탄수화물과 단백질 섭취를 줄이고, 지방을 늘리는 것이 이롭다.

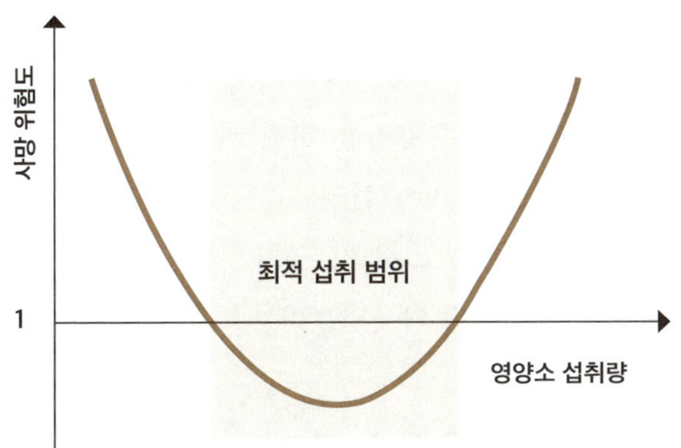

그림 2 | 영양소 섭취량과 사망률의 U자형 연관성

탄수화물:단백질:지방=5:2:3에 준해, 하루 섭취해야 하는 탄수화물의 양을 밥의 양으로 환산해보겠다. 과체중/비만이면서 가벼운 활동을 하는 175cm의 남자는 하루에 1,700kcal를, 165cm의 여자는 1,400kcal를 필요로 한다.* 이것의 50%는 각각 850kcal 및 700kcal이다. 이를 흰 쌀밥 한 공기의 열량인 300kcal로 나누어주면, 각각 2.8공기 및 2.3공기에 해당한다. 이 결과를 보면서 다행이라고, 한 끼에 밥 한 공기는 먹을 수 있다고 안심할 수 있다. 그리고 평소 밥 먹는 양이 이 정도에 지나지 않는데, 당뇨병이나 당뇨병 전단계가 발생했다면 의아해할 수도 있다. 그래서 한 가지를 더 점검해야 한다. 바로 하루에 섭취하는 모든

---

* 열량은 키에 따른 표준체중과 신체 활동량, 비만도를 변수로 하여 계산된다. 인터넷에서 '열량 계산기'로 검색하여 여러 공식에 따른 열량을 산출해볼 수 있다.

탄수화물의 양이다.

　사실 우리는 하루를 살아가면서 다양한 탄수화물을 섭취하고 있다. 과일도 먹어야 하고, 허기가 질 때 식간에 먹는 과자나 빵, 떡, 초콜릿도 있고, 청량감을 위해 가끔은 탄산음료도 마신다. 아침에 출근할 때는 달콤한 커피 음료도 마신다. 이렇게 부가적인 탄수화물까지 고려하면, 우리가 섭취하는 탄수화물은 전체 열량의 50%를 훌쩍 뛰어넘는다.

"밥을 왜 이렇게 적게 먹어?"

나는 직원식당에서 밥을 먹으면, 밥을 1/3~1/2공기 밖에 뜨지 않는다. 그러다 보니 같이 식사하는 동료들도, 배식해주는 분도 왜 이렇게 밥을 적게 먹느냐고 매번 묻는다. 그렇지만 나는 밥을 적게 먹는 것이 아니다. 딱 맞게 적당히 먹고 있는 중이다.

　당뇨병 예방 문제는 비단 환자분들에게만 해당하지 않는다. 40대 중반에 접어들고 있는 나에게도 당면한 문제이다. 몇 해 전에 당뇨병 지표를 검사했는데, 공복혈당이 100을 넘고 당화혈색소가 당뇨병 전단계 초입인 5.7%를 찍었기 때문이다.

표 1 | 당뇨병 진단기준

구분	정상	당뇨병 전단계	당뇨병
공복혈당	< 100mg/dL	100~125mg/dL	≥ 126mg/dL
경구 당부하검사 2시간	< 140mg/dL	140~199mg/dL	≥ 200mg/dL
당화혈색소	< 5.7%	5.7~6.4%	≥ 6.5%

그래도 의사이니 꽤 건강관리를 한다고 생각했는데, 이렇게 당뇨병 지표가 조금씩이나마 오르다 보니, 내 탄수화물 섭취량을 점검해보지 않을 수 없었다. 뭐가 문제인지 바로 알 수 있었다. 그것은 바로 과일과 초콜릿, 달달한 음료 섭취였다.

나는 과일을 너무 좋아해서, 매일 과일을 권장되는 것보다 과잉 섭취하는 날이 많다. 그래서 한동안은 살찌는 원인이 과일을 너무 많이 먹기 때문임이 분명해, 과일을 줄이고 채소 섭취량을 늘렸더니 체중이 자연스럽게 줄어들었다.

또 공부를 하고, 논문을 쓰다 보면 초콜릿에 대한 갈구가 생긴다. 설탕 함량이 많은 밀크 초콜릿은 입맛에 맞지 않고, 카카오 72%의 다크 초콜릿을 좋아하는 것은 그나마 다행이다. 특히 논문을 쓸 때는 엄청난 창작의 고통을 느끼기 때문에 초콜릿은 필수템이다. 초콜릿은 두뇌 활동을 도와준다는 이야기도 있고, 카카오라는 씨앗류가 원재료이니 미네랄 섭취에도 좋기 때문에, 주관적으로는 건강식품이라 괜찮다(?)고 스스로에게 최면을 건다. 또 아침을 시작할 때는 달달구리한 캐러멜 마키아토나 믹스커피 한 잔은 꼭 마시고 싶다. 물론 의사로서 환자를 대할 때는 이런 것들은 끊어야 한다고 단호하게 이야기할 수도 있겠지만, 나 자신의 문제가 되니 일상에서 확실하고 소소한 행복감을 주는 이런 것들을 끊어내는 것은 쉽지 않은 문제였다. 고민 끝에 결단을 내렸다. 밥을 포기하기로!

그러면 내가 하루에 섭취하는 밥 이외의 탄수화물 양을 계산해보겠다. 아침에 먹는 캐러멜 마키아토는 '덜 달게' 시키는데,

시중에 유통되는 '로어 슈가(lower sugar)' 제품의 성분 정보를 참고하면, 대략 17g의 당분을 함유한다. 과일은 평균적으로 100g당 탄수화물을 10g 함유하고 있다. 과일을 좋아해서 하루에 대략 500~700g은 먹는데, 적은 날을 기준(500g)으로 계산하면* 하루에 과일로부터 50g의 탄수화물을 취하고 있다. 초콜릿의 경우 매일 먹는 것은 아니지만, 먹을 때는 작은 피스로 포장된 것 5~8조각 정도를 먹는데, 당분으로 대략 15g 정도 된다. 이걸 다 더하면 내가 하루 밥 이외의 식품으로 먹는 탄수화물의 총량은 하루에 대략 80g에 해당한다.

내가 하루에 필요로 하는 열량은 1,400kcal이다. 탄수화물로 50%의 열량을 섭취하면, 700kcal에 해당한다. 탄수화물은 1g당 4kcal의 열량을 제공하므로, 700kcal를 4kcal/1g 탄수화물로 나누어주면, 하루에 필요한 탄수화물의 양은 175g이다. 여기에서, 위에서 계산한 80g을 빼주면 95g이 남는다. 즉, 밥으로 95g의 탄수화물을 섭취하면 딱 맞는 것이다.

흰 쌀밥 한 공기의 탄수화물 함량은 70g이다. 95g을 70g으로 나누면 1.4공기이다. 이것을 하루 세 끼로 나누면 밥 반 공기밖에 되지 않는다. 그러니 나는 직원식당에서 배식할 때 1/3~1/2공기를 뜨면서 탄수화물을 적당량 섭취하고 있다.

---

* 건강 이득이 가장 큰 과일 섭취량은 하루 2회(200g 분량)이다. 과일의 1회 섭취량은 주먹 크기 1개 또는 1/2컵 분량으로 대략 100g에 해당한다(참고: 4장 활성산소 잡는 채소, 과일 섭취량, p.253).

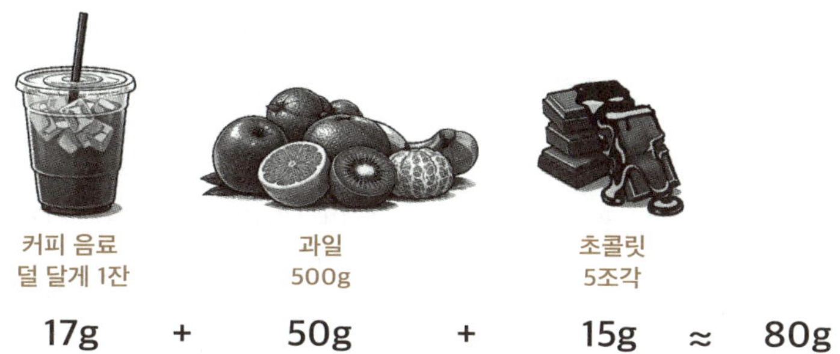

이렇게 탄수화물 섭취량을 조절하면서 나의 체중과 당뇨병 전단계 문제는 대략 해소되었다. 탄수화물이 내장지방에 저장되면서 아랫배가 나오던 현상도 개선되었고, 당화혈색소는 다시 5.2%로 감소했다. 물론 내 선택이 누구에게나 적용될 수 있는 것은 아니다. 나의 당뇨병 전단계는 심하지 않은 상태이기 때문에, 여전히 단순당을 섭취함에도 불구하고 당조절에 문제가 없다. 그러나 단순당 섭취 시 혈당이 급격하게 오르는 혈당 스파이크가 심한 분들에게는, 밥을 포기하고 단순당을 섭취하는 나와 같은 전략은 추천하지 않는다. 그런 경우에는 혈당을 천천히 올리는 당지수가 낮은 탄수화물을 먹어야 한다. 나의 예시는 다만, 밥 외에도 하루 중 섭취하는 탄수화물의 양이 많으니, 하루 중 섭취하는 모든 탄수화물을 고려해야 한다는 것을 설명하기 위함이다.

저탄고지 하셔도 밥 1.5공기는 꼭 챙겨 드세요

얼마 전 학회에서 당뇨병 치료의 최신 지견을 다룬 강의를 들었는데, 대학병원 교수님이 이런 사례를 공유해주었다. 당뇨병으로 진단되었는데, 관리를 정말 잘해보겠다는 노력의 일환으로 탄수화물을 아예 끊었던 환자분이 케톤산혈증으로 응급실에 입원해 응급치료를 받았다는 것이다.

당뇨병 약을 먹는 동시에 탄수화물을 끊는 것은 매우 위험하다. 우리 몸은 일정량의 탄수화물을 반드시 필요로 하고, 당뇨병 약은 탄수화물을 먹는다는 전제 하에 처방되기 때문이다. 특히 최근 많이 처방되는 당뇨병 약 중에는 포도당을 소변으로 배설하는 약이 있기 때문에 저런 일이 생기게 되는 것이다.

당뇨병을 관리하고자 저탄수화물 고지방 식단, 줄여서 '저탄고지'가 인기를 끌고 있다. 저탄수화물은 상대적인 개념이다. 우리나라 사람들이 평균적으로 하루에 섭취하는 탄수화물의 열량 비율은 전체 열량 대비 67%에 달한다.[2] 이것에 비하면 지중해식단은 탄수화물 비율이 50%밖에 되지 않으니 저탄수화물 식단이다. 그렇지만 당뇨병 환자분들 중에는 탄수화물을 하루 열량의 50%로 줄여도, 여전히 혈당 조절이 어려운 경우도 있다. 그럴 때는 탄수화물 섭취량을 더욱 줄인 저탄고지식단이나 구석기식단이 도움이 되기도 한다.

이 대목에서 꼭 짚고 싶은 부분은, 우리 몸은 생명 활동을 위해 일정량의 탄수화물을 반드시 필요로 한다는 점이다. 우리 몸에는 뇌, 적혈구, 눈, 신장 등 포도당만을 에너지원으로 사용하는 신체기관이 있다. 따라서 이 기관들이 하루에 필요로 하는 포도당 양만큼은 반드시 탄수화물로 섭취되어야 한다. 이것이 탄수화물의 최소 필요량인데, 50~100g으로 알려져 있다.[4] 앳킨스 다이어트와 케토제닉 다이어트는 탄수화물 섭취량을 전체 열량의 5~10%까지 줄이도록 하는데, 바로 이 양이 50g에 준하는 양으로, 이들 식단은 몸에서 필요한 최소한의 탄수화물을 공급하는 전략이다.

탄수화물이 적절히 섭취되지 않으면, 우리 몸은 1차적으로 간과 근육에 저장해두었던 글리코겐을 분해하여 포도당을 만들어낸다. 그리고 글리코겐을 모두 소모한 후에는 근육을 분해한다. 근육의 단백질을 분해하여 아미노산을 만들어내고, 이로부터 포도당을 합성해낸다. 이것을 포도당 신생합성이라고 부른다. 근육을 분해하는 것에도 한계가 오면, 그 다음 단계로 지방을 분해하여 케톤체를 만들어낸다. 케톤체는 포도당만을 에너지로 사용하는 기관에서 포도당 대신 활용될 수 있다. 이러한 원리로 케토제닉 다이어트가 만들어졌다.

케토제닉 다이어트는 뇌전증질환에 도움이 된다. 뇌에서 포도당 대신 대체 연료로 케톤체가 사용될 때 간질 발작이 줄어드는 것이 발견되어, 뇌전증에서 치료 식단으로 사용되는 것이다. 그래서 약물치료에 잘 듣지 않는 뇌전증에 치료식단으로서 많이 연구되었다.

그러나 이렇게 뚜렷한 의학적 목적이 있는 경우가 아니고는 케토제닉 다이어트를 일반적으로 권유하기는 어렵다. 이렇게 탄수화물을 극도로 제한하는 식단은 몸에 스트레스를 주고, 신체기능 저하를 유발할 수 있기 때문이다. 케토제닉 다이어트의 단기적 부작용에는 피로감과 무기력증, 두통, 어지럼증, 집중력 저하, 위장 장애, 전해질 불균형, 구취가 있다. 장기적으로는 영양 불균형, 심혈관질환 위험 증가, 간 기능 이상, 신장결석, 골다공증 등의 부작용이 보고된다.

그래서 만약 당뇨병 관리를 위해 저탄고지식단을 선택한다면, 탄수화물을 끊거나 과도하게 줄이기보다는 자신의 몸 상태에 맞게 적절히 조절하기를 권한다. 그리고 최소 필요량은 꼭 섭취해야 한다는 점을 유념하면 좋겠다.

케토제닉 다이어트와 동맥경화

고전적인 케토제닉 다이어트와 앳킨스 다이어트는 탄수화물 섭취량을 하루 열량 섭취량의 5~10%까지 제한하면서, 지방은 하루 열량의 65~80%, 단백질은 20~25%를 사용한다.[5]

케토제닉 다이어트 음식 피라미드

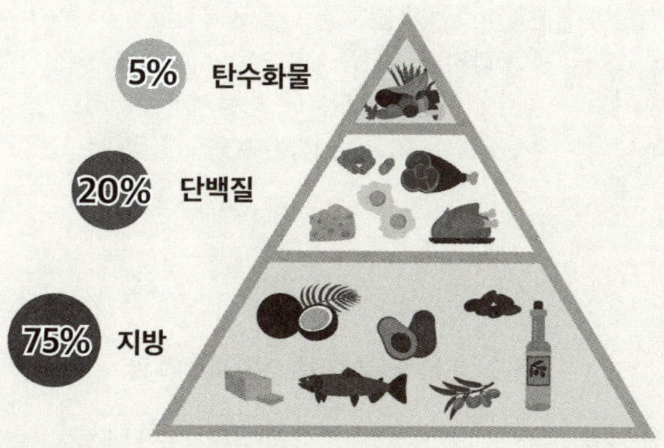

케토제닉 다이어트가 동맥경화에 어떤 결과를 가져올지 논란이 되는데, 아직 확실한 근거가 없다. 케토제닉 다이어트가 유행할 때 체중을 드라마틱하게 감량해서 오는 남자분들이 있었다. 내장지방이 현저히 감소했고, 당뇨병 지표와 고지혈증 지표가 모두 좋아졌다. 그런데 속상하게도 같은 기간 동안 동맥경화도 발생했거나 진행했다.

그동안의 식습관을 질문하니, 케토제닉 다이어트를 하면서 채소, 과일은 잘 먹지 않았다고 했다. 케토제닉 다이어트를 하다 보니, 당분 섭취를 제한해서 과일을 먹을 수 없었고, 채소는 맛이 없어서 잘 챙겨 먹지 않았다는 것이다.

문헌을 살펴보면, 케토제닉 다이어트 후 지질 수치는 개인마다 차이가 크다. 지질 수치가 증가한 사람들도 있고, 감소한 사람들도 있다.[5,6] 그런데 지질 수치가 정상이었음에도 불구하고 동맥경화가 생기거나 진행한 환자분들을 보니, 케토제닉 다이어트를 하면서 고지혈증 수치가 좋다고 안심해서는 안 되겠다는 생각이 들었다.

이것은 케토제닉 다이어트가 나쁘다기보다 케토제닉 다이어트를 어떠한 방식으로 실천하는지, 그 질적인 측면이 중요하다는 것을 의미한다. 그래서 케토제닉 다이어트를 꼭 하겠다는 분들에게는 엑스트라 버진 올리브유를 기반으로 하고, 채소와 견과류 등 건강한 식재료를 통해 항산화 성분과 식이섬유를 챙길 것을 권유한다.

그리고 버터 등 포화지방 섭취량(참고: 2장 '알아두기 9' 건강한 포화지방 섭취량, p.153)은 제한할 것을 권유하는데, 방탄커피는 버터로 만들어야 기운이 난다며 극구 버터는 먹어야겠다는 분들도 있었다!

표 2 | 밥의 종류에 따른 탄수화물의 양

밥 종류 (1공기=210g)	총 탄수화물 (g)	식이섬유 (g)	순 탄수화물 (g)	순 탄수화물 100g(공기)
백미 100%	69	1	68	1.5
잡곡 50%+백미 50%	59	4	55	1.8
잡곡 80%+백미 20%	53	6	47	2.1
콩 30%+백미 70%	62	4	58	1.7
콩 100%	44	13	32	3.1

이 표의 콩은 총 탄수화물에서 식이섬유를 뺀 순 탄수화물 함량이 높은, 검은콩·강낭콩·병아리콩을 기준으로 한 것이다.
참고: 흰 쌀밥 1공기=면류 1인분=식빵 4장(1장당 탄수화물 17g)

과일을 더 먹고 싶다면?

과일을 더 먹고 싶은데, 당 때문에 그럴 수가 없다고 아쉬워하는 분들이 많다. 탄수화물의 일정 부분을 과일로 바꾸고 싶다면, 주먹 크기의 과일 1개(100g, 또는 1/2컵 분량)는 10g의 순 탄수화물을 함유한 것으로 근사할 수 있다. 즉 주먹 크기 과일 7개는 흰 쌀밥 1공기(순 탄수화물 70g)에 해당한다. 흰 쌀밥 1/7공기를 줄이고, 주먹 크기의 과일을 1개 더 먹는 식으로 환산하는 것이다. 다만 과일마다 순 탄수화물 함량이 다르기 때문에, 당분 함량이 높은 과일을 섭취할 때는 1/4공기 정도로 밥을 더 많이 줄여야 한다.

과일의 종류에 따른 탄수화물 함량(순 탄수화물/100g)

- 저당 과일(8g 미만): 딸기, 라즈베리, 수박
- 중간당 과일(8~12g): 오렌지, 자몽, 복숭아, 자두, 사과, 키위, 배, 블루베리, 체리 등 대부분의 과일
- 고당 과일(13g 이상): 파인애플, 망고, 포도, 바나나

탄수화물의 최소 필요량이 50~100g라는 것을 기반으로, 한국인의 영양소 섭취 기준은, 탄수화물 평균 필요량은 100g, 권장섭취량은 130g으로 정하고 있다. 탄수화물 100g은 백미밥으로 1.5공기에 해당한다. 하루에 최소한 밥 1.5공기 분량의 탄수화물은 섭취해야 한다는 것이다.

더불어, 당뇨병 환자분이 탄수화물 섭취량을 급진적으로 줄

이게 된다면, 복용 중인 당뇨병 약제도 그에 맞추어 조정해야
한다. 그렇기 때문에 주치의 선생님과 꼭 상의하고, 자주 병원
에 다니면서 조정해가기를 권한다. 이렇게 적극적으로 관리할
때는 연속 혈당측정기를 활용해서, 탄수화물 섭취량 및 약제
용량 변화에 따른 혈당 변화를 꼼꼼히 추적하는 것이 도움이
된다.

당뇨병 잡는 식사 방식

10년째 당뇨병으로 치료 중인 가족 지인분이 연락을 주었다. 당
뇨병 합병증으로 인한 관상동맥질환으로 스텐트 시술도 받은
분이었다. 당뇨가 잘 조절되지 않는 것 같아 전에도 내원을 권유
했으나, 그럴 때마다 괜찮다며 손사래 치던 분이었다. 이번에 달
라진 이유는 당뇨가 조절되지 않아, 주치의 선생님이 "이제 인
슐린을 써야겠다"고 했기 때문이다. 하지만 지인분은 인슐린 쓰
는 것은 죽기보다 싫다며 도와달라고 했다.

일단 내원하시라고 했는데, 정말 당화혈색소가 9.0%로 인슐
린을 써야 하는 상황이었다. 일단 GLP1작용제를 쓰기로 했다.
이 약은 비만 치료제인 삭센다, 위고비 등의 이름으로 더 잘 알
려져 있다. GLP1 작용제는 혈당 강하 효과가 좋고, 심혈관질환
과 만성신장질환에도 이득이 있어, 당뇨병을 치료할 때 적응증
이 된다면 가급적 사용할 것이 추천된다.

물론 환자분은 주사제 자체를 싫어했기 때문에 주사제인
GLP1 작용제도 처음에는 거부했다. GLP1 작용제를 쓰는 것은

생활습관이 개선될 때까지 시간을 벌기 위해서라고 설득했다. 당뇨병을 잘 관리하려면 생활습관을 개선해야 하는데, 생활습관 개선은 하루아침에 이루어지지 않는다. 바쁜 일상생활 중에 당뇨 조절에 더 적절한 식단과 식사 방식을 찾고, 병행할 수 있는 운동 방식을 찾아내려면 다양한 방법을 시도하고, 시행착오도 겪어야 하는데, 그러려면 최소 2~3개월은 걸리기 때문이다.

이분을 진료하면서 놀란 점은 당뇨병 치료를 받은 지 10년이 훌쩍 지나가고 있어, 당뇨병 교육도 이전 병원에서 여러 차례에 걸쳐 잘 받았을 법한데, 탄수화물을 여전히 많이 섭취하고 있었다는 점이다. 밥 자체를 너무나 좋아하고, 간식으로 과자도 좋아하고, 육류를 싫어하다 보니 단백질 섭취가 거의 없었다. 그러다 보니 식사할 때면 늘 밥 위주의 탄수화물로, 배고픔이 가실 때까지 배를 거의 다 채우다시피 해온 것이다. 만약 당뇨병을 앓고 있는 독자분들 중에 이런 식으로 식사하는 분이 있다면, 식사 방식만 개선해도 혈당이 현저히 개선될 것이라고 의견 드린다.

식사할 때 언제 숟가락을 놓는지 곰곰이 생각해보자. 숟가락을 놓기 위해서는 포만감을 느껴야 한다. 우리가 포만감을 느끼는 기전은 렙틴(leptin)과 같은 호르몬의 작용으로, 또 혈중 영양소 농도가 높아짐에 따라 뇌에 신호를 보내는 과정으로 설명된다. 그래서 렙틴 호르몬의 작용을 기대하고, 방탄커피 등을 통한 고지방 섭취 전략이 인기를 얻기도 했다. 그러나 방탄커피를 마시더라도 위가 비어 있다면 여전히 배가 고프기도 하다. 위가 물리적으로 채워져야만 포만감을 느끼는 분들도 많기 때문이다. 그러한 경우에 해당된다면, 위를 물리적으로 빨리 채우는 전략이 도움이 될 수 있다.

통상적인 식사법이 그러하듯이 밥을 먹는 것으로 식사를 시작한다면, 밥을 한 공기 다 먹어야 포만감을 느낄 것이고, 배가 많이 고픈 날은 한 공기를 다 먹어도 포만감을 느끼지 못하는 날도 있을 것이다. 그렇게 되면 밥을 더 먹고 싶다는 욕구를 통제할 수 없게 되고, 결과적으로 탄수화물을 과도하게 섭취하게 된다. 이럴 때 취할 수 있는 전략은 밥 등의 탄수화물 주식을 먹기 전에 위를 탄수화물이 아닌 음식으로 절반 정도 먼저 채워놓는 것이다. 물리적으로 배가 이미 상당히 채워진 상태에서 밥을 먹게 되면, 밥을 조금만 먹어도 포만감을 느낄 수 있다. 그러면 탄수화물 섭취량을 줄이기가 더 쉬워진다.

음식의 열량을 부피로 나눈 것을 열량밀도라고 한다. 열량밀도가 가장 높은 것은 지방이다. 그 다음으로 열량밀도가 높은 음식은 육류, 생선 등 단백질 음식과 곡물, 콩 같은 탄수화물 음식이다. 그리고 열량밀도가 가장 낮은 음식은 채소와 과일이다. 당뇨병을 조절하기 위해 가장 적게 먹어야 하는 음식은 탄수화물이다. 그러니 탄수화물을 가장 나중에 먹고, 포만감을 빨리 느낄 수 있도록 열량밀도가 가장 낮은 채소를 먼저 먹도록 하는 전략을 취하자는 것이다.

구체적으로, 식사할 때 채소 요리를 한 공기 정도 먼저 먹는

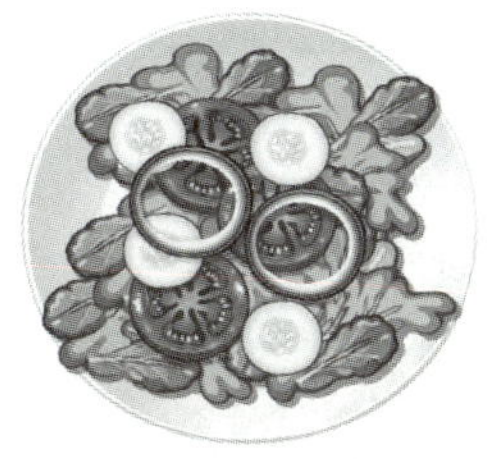 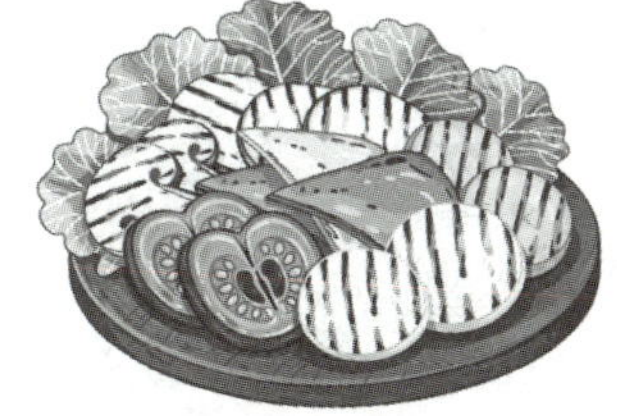 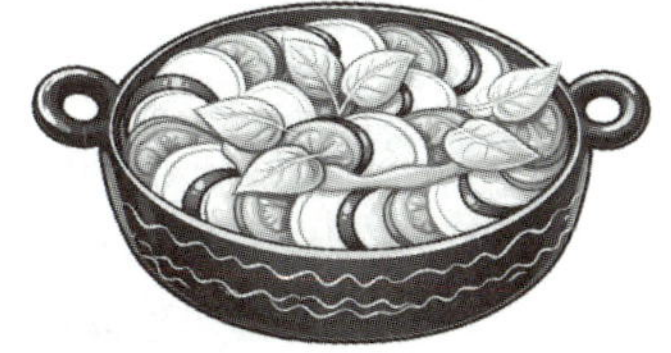

다. 렙틴 호르몬의 도움을 받기 위해 채소 요리는 올리브유와 같이 조리하거나 곁들여 먹도록 한다. 채소 요리는 샐러드, 채소 볶음, 구운 채소, 라타투이 등으로 다양하게 활용한다. 한 종류만 먹으면 금방 질릴 수 있으므로 여러 방식으로 채소 요리를 준비해보면 좋다. 그 다음으로, 가능하다면 단백질군 음식을 먼저 먹고, 이후 밥과 반찬을 먹는다. 밥은 백미 함량을 최대한 줄이고, 통곡물과 콩을 섞어서 짓도록 한다. 이렇게 탄수화물 섭취를 뒤로 하게 되면, 탄수화물을 먹을 즈음에는 이미 배가 부른 상태라 많이 먹기 어려워진다. 자연스럽게 탄수화물을 줄일 수 있게 된다.*

---

* 이러한 식사 방식을 따르게 되면, 상대적으로 채소와 단백질을 많이 섭취하게 된다. 그래서 신장질환이나 간질환이 있는 분들에게는 적용되지 않는다. 신장질환과 간질환이 있는 경우에는 채소 및 단백질 섭취가 제한되어야 하기 때문이다. 이렇게 기저질환이 있는 분들은 다니는 병원의 지시를 따르도록 한다.

과일을 먼저 먹어도 되나요?

단 음식은 식전에 먹으면 식욕을 떨어뜨리기 때문에 식후에 디저트로 먹는다. 그래서 과일도 식후에 먹지만, 탄수화물 주식 섭취량을 줄일 목적이라면 식사 초반에 섭취해보는 것도 좋은 전략이다. 다만 과일은 채소보다 열량 밀도가 높으므로, 과일 섭취가 많아져 총 탄수화물 섭취량이 지나치게 늘어나지 않는지 주의를 기울이자.

이러한 방식으로 지인 환자분께 밥으로만 배를 불리던 식사 습관을 버리고, 단백질 섭취와 올리브유와 들기름을 자주 사용하여 지방을 통한 열량 섭취도 늘리도록 했다. 그리고 10분이라도 좋으니 가급적 매 식후 산책, 계단 오르기 등 가벼운 운동을 하도록 독려했다. 그렇게 하면서 한 달 반이 지나니 당화혈색소는 9.0%에서 7.4%로 뚝 떨어졌고, 그로부터 다시 두 달이 지나니 6.5%가 되어 있었다. 그래서 다시 이전에 쓰던 경구 약제를 쓰면서 당뇨병을 관리할 수 있게 되었다.

이렇게 인슐린을 써야 할 정도로 안 좋았던 분도, 생활습관을 전격 개선함으로써 당뇨병은 현저히 개선될 수 있다. 당뇨병은 생활습관병이다. 그래서 약이 절반을 조절하고, 나머지 절반은 생활습관이 조절한다. 똑같은 약을 쓰더라도 생활습관을 어떻게 가져가느냐에 따라 질병의 장기적인 결과가 달라질 수 있다.

당뇨병 잡는 탄수화물 섭취 방식

1. 탄수화물 섭취량은 하루 총 열량의 40~50% 수준으로 맞춘다. 우리나라 사람들의 평균 탄수화물 열량 섭취 비율은 67%나 된다.
2. 사망률을 가장 낮추는 최적 열량 섭취 비율은 탄수화물:단백질:지방=5:2:3이다.
3. 당뇨병 환자에서 최적 열량 섭취 비율은 4.5:1.5:4로, 탄수화물+단백질의 양을 줄이면서 지방을 늘리는 것이 이롭다.
4. 하루 총 탄수화물 섭취량을 계산할 때는 단 음료, 과일, 과자 섭취도 모두 포함해야 한다.
5. 탄수화물을 끊는 것은 위험하다. 최소 하루 50~100g은 꼭 먹는다.
   - 탄수화물 100g=흰 쌀밥 1.5공기=삶은 콩 3공기=주먹 크기의 과일 10개
6. 채소와 건강한 기름을 먼저 섭취하고, 밥 등 탄수화물 주식을 가장 나중에 섭취하는 것으로 식사 순서를 바꾸어본다.
7. 과일을 많이 먹고 싶다면, 탄수화물 주식을 줄이면서 과일 섭취량을 늘려볼 수 있다.
   - 주먹 크기의 과일 1개(100g 또는 1/2컵)는 흰 쌀밥 1/7 공기에 해당한다. 당도 높은 과일은 1/4공기로 환산한다.
8. 매 식후 10분 산책, 계단 오르기 등 가벼운 운동을 해본다.

2. 음주

당뇨병 예방을 위해 절주해야 하는 이유

당뇨병 환자분들을 진료하며 발견한 또 다른 흥미로운 특징이

있다. 30~40대의 젊은 나이에 당뇨병이 진단된 남자분들의 공통점인데, 술을 너무 많이 마신다는 점이다. 대개 친구들과 같이 마시기 때문에 당뇨병도 친구분들과 공유하고 있는 경우를 보았다. 스스로도 술을 너무 많이 마셔서 이른 나이에 당뇨병이 생긴 것 같다고 인정할 정도이다. 비만인 경우도 있지만, 비만하지 않은 분들도 있다. 체성분 분석을 보아도, 체지방이 약간 더 많기는 하지만, 근육량과 체지방의 전반적인 비율도 그리 나쁘지 않다. 사실, 탄수화물을 그렇게 많이 먹는 분들도 아니었다. 이쯤 되면, 정말 지나친 음주가 당뇨병 발생의 원인이 되었겠구나 하는 것이 합리적인 의심이다.

음주는 교과서적으로는 당뇨병의 위험인자로 거론되지 않는다. 신뢰도 높은 저널을 찾아보아도, 공식적으로 보고된 당뇨병 위험인자에 음주는 포함되지 않는다.[7] 그리고 음주가 당뇨병 위험성을 감소시킨다고 보고한 연구도 있다.[8]

그런데 과도한 음주가 당뇨병의 위험성을 높일 개연성은 충분하다. 당뇨병은 열량 과부하에 의해 생기는 질병이다. 몸에 열량이 공급되는데, 사용되지 않으면 저장해야 한다. 술도 열량이다. 술에 들어 있는 에탄올은 지방으로 변형되어 저장된다. 그런데 술을 너무 많이 마시게 되면 저장해야 할 열량도 너무 많아진다. 그러다 보니 저장고 관리 시스템에 문제가 생기는 것이다.

폭음과 과음의 기준

우리나라 사람들은 평균적으로 술에 대해 굉장히 관대한 경향이 있다. "술은 얼마나 드세요?" 하고 물어보면 "술을 잘 못해서 얼마 안 마셔요. 소주 한 병밖에 못 마셔요"라고 부끄럽게 답하는 남성분들이 있다. 소주 한 병 마시는 것을 술을 못 마시는 것으로, 그리고 적게 마시는 것으로 인식하고 있는 것이다. 이런 답변을 들을 때마다, 우리나라 사람들이 과음과 폭음의 공식 기준에 대한 인지도가 매우 낮다는 것을 새삼 느낀다.

과음과 폭음의 음주량 기준은 국가마다 다르다. 과음은 주간 음주량을 기준으로 판단한다. 우리나라는 주간 음주량이 표준잔으로 남성은 8잔 이상, 여성은 4잔 이상일 때를 과음으로 정의한다. 폭음은 하루 음주량을 기준으로 한다. 하루 음주량이 표준잔으로 남성은 4잔 이상, 여성은 3잔 이상일 때로 정의한다. 한 번 음주 시 소주 1병을 마신다면 폭음인 것이다.

그림 5 | 표준잔이란?

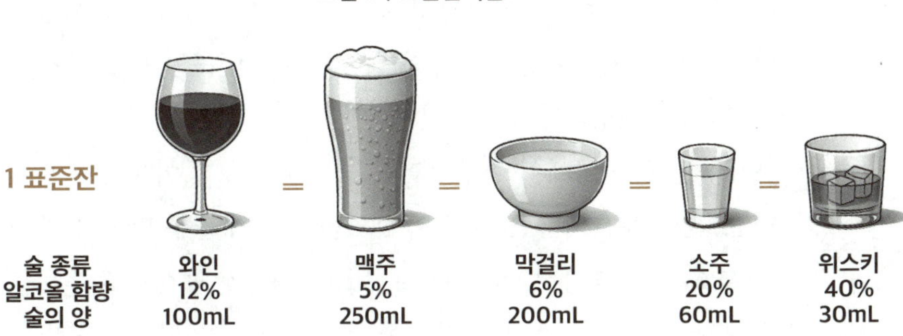

술 종류에 따른 '한 잔'은 '표준잔'을 의미하며 표준잔의 순 알코올 함량은 국가마다 조금씩 차이가 있으나, 대개 10g에 해당함.

우리나라의 과음 및 폭음 기준은 다른 나라에 비해 엄격한 편인데, 음주 문화는 전혀 그렇지 않다. 보통 술을 즐겨 마시는 분들에게 주 2~3회, 회당 2~3병 음주는 늘 있는 일인 경우가 많다. 이것은 정의상 연속되는 폭음에 해당하는데, 이렇게 많이 마셔도 여전히 '반주'라고 표현하는 분들이 있다. 이분들은 음주 회당 7~8병은 마셔야 많이 마셨다고 한다. 이렇게 음주에 대해 관대한 문화 속에 있고, 동시에 과음과 폭음의 기준에 대한 인지도도 낮다 보니, 우리나라 사람들에게서 알코올 사용 장애는 매우 빈번하다. 그리고 이 알코올 사용 장애는 당뇨병 발생 위험도를 높이고 있다.

음주가 당뇨병 위험성을 높인다는 근거

음주가 당뇨병 위험성을 높이는지에 대한 연구는 상반된 결과를 보여준다. 흥미로운 점은, 음주가 당뇨병 위험성과 관련이 없거나 당뇨병 위험성을 낮춘다고 보고하는 연구는 서구에서 진행된 반면, 당뇨병 위험도를 높인다고 보고한 연구는 모두 아시아 국가에서 진행되었다는 사실이다.[9,10]

한국, 일본, 중국에서 이루어진 연구는, 하루 2잔 이내의 음주는 당뇨병에 보호작용을 하지만, 과도한 음주의 경우 당뇨병 위험도를 82%나 증가시키는 것으로 보고한다.[11-13] 약간의 음주는 당뇨병 위험도를 낮추지만, 과도한 음주는 당뇨병 위험도를 높이는 J자형 관계가 확인되는 것이다. 과도한 음주가 당뇨병을 발생시킬 수 있다는 근거로 에탄올이 인슐린을 분비하는 췌장의 베타세포에 직접적인 독성 작용을 하고, 인슐린 저항성을 일으키는 기전이 제시된다.

당뇨병 환자분들 중 과음을 하는 분들에게는 절주를 권고한다. 실제로 절주를 실천하면서 혈당 지표가 현저히 개선되는 분들이 많다. 물론 다른 생활습관 개선의 영향도 있었겠지만, 절주 덕분으로 췌장에 대한 독성 자극이 줄어들면서, 췌장의 기능이 개선되어 당조절이 더 잘되는 이유도 있을 것이다.

몸이 좋아할 핵심만 톡톡

당뇨병과 음주, 팩트 체크

1. 과도한 음주는 당뇨병 위험도를 82%나 증가시켰다.
2. 우리나라 사람들은 음주에 관대한 경향성을 보이는데, 사실 '반주'라고 표현하는 가볍다고 여기는 음주도 '과음'이나 '폭음'에 해당하는 경우가 많다.
3. 과음과 폭음의 기준
   - 과음(1주 음주량 기준): 표준잔으로 남성은 8잔 이상, 여성은 4잔 이상일 때
   - 폭음(1일 음주량 기준): 표준잔으로 남성은 4잔 이상, 여성은 3잔 이상일 때
4. 술은 췌장 베타세포에 독성작용을 하고 인슐린 저항성을 일으킨다. 그래서 절주는 당뇨병 조절에 큰 도움이 된다.

3. 단백질

고단백식단이 오히려 당뇨병에 안 좋을 수 있다고요?

당뇨병 조절을 위한 식단을 상담하면서, 단백질 섭취량을 늘리라는 말씀을 참 많이 드린다. 통상적으로 당뇨병으로 진단되어 내원하는 분들은 탄수화물 섭취량이 전체 열량의 70% 이상으로 많고, 단백질 섭취량은 10%도 채 안 될 정도로 적은 경우가 많아서 단백질 섭취가 부족한 부분을 짚어드리는 것이다.

그러나 단백질 섭취량이 권장섭취량을 훨씬 더 많이 넘어서는 정도가 되면, 오히려 당뇨병에 해롭다. 전체 열량을 기준으로 단백질 섭취량이 20%를 넘어가면, 당뇨병 위험성을 높인다는 역학연구도 있고, 임상시험의 경우 탄수화물:단백질:지방의 열량 비율을 4:3:3으로 맞춘 고단백식단은, 5:2:3 비율의 표준식단에 비해 당지표 개선에 있어 이득이 없었다. 관련한 연구 결과를 종합해보면, 지방으로 섭취하는 하루 열량을 30%로 고정한 상태에서는 탄수화물과 단백질의 비율을 어떻게 정하든지 당뇨병 조절에는 이득이 없었다. 반면 지방 비율을 40~50%까지 증가시켰을 때는 이득이 있었다. 왜 그럴까?

단백질은 탄수화물과 성질이 비슷한 놈이에요

고단백식단이 당조절에 도움이 되지 않는 이유는 바로 단백질이 탄수화물과 비슷한 놈이기 때문이다. 지방은 탄수화물과 확연히 다르지만, 단백질은 탄수화물과 비슷한 데가 많다. 탄수화물을 먹으면 혈당을 낮추기 위해 인슐린이 분비된다. 그러나 저탄수화물 고지방식이를 하면 지방을 분해해서 열원으로 사용해야 하기 때문에 글루카곤이 분비된다.

인슐린은 동화작용을 한다. 동화작용이라는 것은 '무엇인가를 만들어낸다, 생합성 한다'는 것을 의미한다. 인슐린은 탄수화물로부터 얻은 포도당을 세포 안으로 밀어 넣고, 포도당으로부터 지방이 생합성되도록 하는 신호를 보낸다. 즉 잉여의 포도당을 지방으로 저장하도록 한다. 그래서 인슐린의 작용이 우세하게 되면 살이 찌게 된다.

반면 글루카곤은 이화작용을 한다. 이화작용은 '무엇인가를 분해하는 것'을 의미한다. 탄수화물이 공급되지 않거나 금식 상태가 되면, 글루카곤이 분비된다. 글루카곤은 지방을 분해하여 에너지원으로 사용하게 된다. 그래서 글루카곤의 작용이 우세해지면 살이 빠지게 되는 것이다. 이 원리를 식단에 활용한 것이 저탄고지식단과 간헐적 단식이다. 인슐린의 영향은 줄이고, 글루카곤의 영향권 하에 오래 머물도록 하자는 것이다.

그런데 단백질은 이 관점에 있어서 조금 특별한 놈이다. 단백질은 인슐린과 글루카곤 모두를 분비시키기 때문이다. 단백질을 식사 초반에 섭취하면 혈당 조절에 도움이 된다고 알려져 있다. 단백질이 섭취되면 인슐린이 분비되어, 뒤따르는 탄수화물 섭취에 대비하는 역할을 하기 때문이다.

문제는 단백질 섭취량이 우리 몸이 필요로 하는 정도를 넘어설 때 발생한다. 그럴 때는 단백질 또한 저장 대상이 된다. 잉여 단백질은 먼저 포도당으로 변형되고, 이후 다시 지방으로 변형되어 저장된다. 단백질이 포도당으로 전환되는 과정에 글루카곤의 작용이 필요한데, 그 결과 혈당이 올라간다. 이에 반응하여 인슐린이 분비된다. 분비된 인슐린은 포도당을 지방으로 변형하여 저장한다. 따라서 과도한 단백질 섭취는 인슐린 분비를 촉진하고, 그 결과 인슐린 감수성을 떨어뜨리고, 인슐린 저항성을 높이게 된다. 이로 인해 혈당 조절에 어려움이 생기고, 당뇨병 위험도가 높아지는 것이다.

단백질은 얼마나 먹어야 하나요?

단백질 필요량은 '정상적인 신체 활동과 에너지 균형을 유지하는 상태에서, 식사로 섭취된 질소량과 손실되는 질소량 사이의 균형을 유지할 수 있는 최소 수준의 단백질량'으로 정의된다. 몸을 구성하는 화합물 중 질소는 단백질에 있다. 쉽게 말하면 활동하면서 잃어버리는 딱 그만큼의 단백질을 먹어야 한다. 한국인 영양소 섭취 기준에 제안된 단백질 권장섭취량은 0.73g/kg/day(편집자 주: 체중 1kg당 하루 0.73g을 의미한다)이다.[4] 전 세계적으로는 0.8g/kg/day가 단백질로 통용되고 있다. 이 정도 양을 하루 열량에 대한 비율로 환산했을 때는 대략 8~15%에 해당한다. 그리고 같은 양의 단백질이라도 전체 열량 값에 따라 열량 비율은 큰 폭으로 바뀌기 때문에 식단을 계획할 때 단백질 섭취량은 기본적으로 체중*을 기반으로 산출하는 것이 좋다.

단백질에는 상한섭취량도 있다. 그 이상 넘어가는 단백질 섭취는 몸에 해롭다. 단백질의 상한섭취량은 교과서적으로는 2g/kg/day 또는 하루 열량의 35%이다.[14] 1.2~2g/kg/day는 고단백으로 정의된다.[15]

주의할 점은, 상한섭취량 이내의 고단백 섭취도 해로울 수 있다는 것이다. 하루 총 열량의 20%를 초과하는 단백질 섭취는 당뇨병 발생 위험성을 증가시켰고, 1.2g/kg/day 또는 하루 총 열량의 30%에 이를 때는 신장 손상을 야기할 수 있다는 증거가 포착되었기 때문이다.

그래서 하루 총 단백질 섭취량은 0.8~1.0g/kg/day 정도로 맞출 것을 권한다. 그리고 근감소증이 심한 65세 이상의 고령층에서는 약간 더 많은 양인 1.0~1.2g/kg/day를 권한다.[14]

단백질 섭취에 있어 또 한 가지 고려할 점은 1회 섭취량이다. 단백질 본연의 기능은 근육량을 유지하는 것이다. 그래서 단백질 섭취량을 고려할 때는 근육 합성 속도도 중요한 고려사항으로 두어야 한다. 단백질을 섭취하면 즉각적으로 근육 합성에 사용된다. 그래서 단백질 섭취량이 늘어나면 근육 합성 속도도 증가한다. 그런데 어느 수준에 도달하면, 단백질 섭취량이 늘어도 근육 합성 속도는 증가하지 않는다. 근육 합성 속도가 포화에 이르게 되는 것이다. 근육 합성이 포화에 이르는 1회 단백질 섭

---

* 비만인 경우 표준체중이나 조정체중을 사용한다.

취량은 나이에 따라서 다른데, 젊은 성인(18~37세)은 0.25g/ kg(대략 18g)이고, 중년 이상(55세 이상)에서는 0.4g/kg(대략 28g)이다.[14] 그러므로 단백질의 1회 섭취량은 30g 미만, 대략 20g 수준으로 맞출 것을 권한다. 그 이상의 잉여 단백질은 근육이 되는 것이 아니라, 지방으로 쌓일 운명이기 때문이다. 먼저 하루에 필요한 단백질 양을 권장섭취량에 따라 산출하고, 이 양을 비교적 균등하게 나누어 하루 세 번 섭취하면 된다.

고단백식단은 만성신질환 위험을 높이잖아요

50대 초반을 넘기고 있는 남자 환자분이 있다. 고지혈증으로 약물치료를 하고 있는데, 대학병원 신장내과에 다니고 있다. 건강검진에서 신장 크기가 조금 작게 측정되었고, 신장기능도 약간 감소하여 정기적으로 추적하고 있다고 한다. 그동안 살아오면서 단백뇨나 고혈압 등 통상적으로 신장질환을 시사하거나 일으킬 만한 것은 없었다. 이 환자분의 신장기능이 왜 떨어졌는지 묘연하게 느껴졌다.

그래서 혹시나 단백질을 많이 섭취했던 시기가 있었는지 질문했다. 그 결과, 30~40대를 지나면서 꽤 오랜 기간 고단백식단을 했다는 것을 알게 되었다. 젊은 남성들이 근육을 키우기 위해 근력운동을 하면서 고단백식단을 하는 경우가 많은데, 이분도 그랬던 것이다. 이분의 신장기능 감소가 젊은 시절의 고단백식단이 원인이 된 것은 아닌가 하는 의문이 들었다. 물론 고단백식단을 안 한 지는 오래되었지만, 앞으로도 이를 피할 것을 권고했다.

고단백식단을 주의해야 하는 이유는 이 환자분의 경우처럼 고단백식단이 만성신질환을 일으키는 원인이 될 수도 있기 때문이다. 물론 총 열량이 제한되어 단백질의 양이 하루 열량의 30%로 산출되었지만, 단백질 섭취량이 체중을 기준으로 0.8~1.0g/kg/day에 준하는 경우는 해당하지 않는다. 단백질 섭취량이 1.2g/kg/day를 넘는 경우에 해당하는 이야기이다.

비만과 당뇨병 조절을 위해 고단백식단의 인기가 높아지자, 이는 학계의 우려를 샀다. 고단백이 신기능에 어떠한 영향을 주는지 조사하는 여러 연구가 진행되었다. 역학연구는 고단백 섭취와 신기능 감소의 연관성을 보고했다.[15] 동물실험은 고단백 식단이 신장 손상을 유발한다는 것을 보여주었다.[16,17] 특히 사람의 신장과 크기가 비슷하여 이종장기이식 연구가 활발히 진행되고 있는 돼지에서 이루어진 실험이 있다. 8개월간 돼지에게 고단백식단*을 먹인 결과, 혈액검사에서는 신장기능이 오히려 개선된 것처럼 사구체여과율이 증가했고, 소변검사에서도 이상 소견이 없었다. 그러나 신장 조직을 떼어내 병리학적 수준에서 문제가 없는지 확인했을 때는 신장 손상이 이미 진행되고 있었음이 확인됐다.[17]

---

* 이 연구에서 돼지의 평균 체중은 175kg으로 대조군과 고단백식군에게 배정된 하루 단백질은 각각 130g(0.74g/kg) 및 310g(1.77g/kg)이었고, 열량 비율로는 각각 15% 및 35%였다.

여기서 주목할 점은 사구체여과율이라는 신장기능 지표가 처음에는 더 증가했다는 점이다. 이것은 신장기능이 좋아졌기 때문이 아니라, 신장이 걸러야 하는 노폐물의 부하가 늘어났기 때문에 나타나는 보상적 반응이다. 이것을 신장과여과(hyperfiltration)라고 부르는데, 과여과는 신장 손상 초기단계에서 나타나는 현상이다. 그리고 신장 손상이 더욱 진행되면 사구체여과율은 다시 정상 수준으로 감소하고, 더욱 시간이 지난 후에 정상 미만으로 떨어지는 코스를 밟는다. 이러한 변화가 나타나는 데는 최소 수년이 걸린다.

고단백식단으로 이루어진 여러 임상시험 결과를 살펴보면, 최장 2년까지 추적 관찰됐다. 이 추적기간 동안 신장기능 악화나 단백뇨 악화의 증거는 없었지만, 과여과의 증거는 확인됐다.[15] 임상시험 또한 고단백식단이 신장에 손상을 일으킨다는 것을 시사하고 있는 것이다.

"프로틴 파우더 먹어도 되나요?"
요즘 프로틴 파우더로 단백질을 보충하는 분들이 많다. 아무래도 한식은 전반적으로 채식을 기반으로 하기 때문에 단백질 음식을 챙겨 먹기가 쉽지 않다. 특히 연세가 많은 경우 소화기능이 떨어져 단백질을 음식으로 섭취하기가 어렵다고 하는 경우도 많다. 그리고 운동하는 젊은 남성들은 근육량을 늘리고 싶은데, 음식으로 단백질을 잘 챙겨 먹기가 어렵다고 하기도 한다.

이런 측면에서 프로틴 파우더 사용은 도움이 될 수 있다. 그러나 프로틴 파우더를 사용하기 전에, 먼저 현재 식단에서 정말 단백질이 불충분한지를 평가해보는 것이 좋다. 식단에 단백질이 0.8g/kg/day 정도 포함되어 있다면, 굳이 프로틴 파우더를 먹을 필요가 없다. 시중에서 유통되는 프로틴 파우더는 1회 제공량당 단백질을 대략 20g 정도 포함한다. 이것은 1회 섭취 시 근육 생합성 속도의 포화 수준을 넘지 않는 건강한 양이다. 따라서 제품이 제안하는 1회 제공량 수준에서 섭취할 것을 권한다.

프로틴 파우더를 고를 때는 당분 함량도 꼼꼼히 체크해보는 것이 좋다. 몇 해 전, 고중성지방혈증으로 1년간 추적했던 30대 초반의 쌍둥이 형제가 있다. 고중성지방혈증은 유전적 요인으로 발생하거나, 과도한 음주 또는 탄수화물 섭취가 많은 경우에 나타난다. 그런데 쌍둥이 형제분들의 고중성지방혈증 이유가 참 묘연했다. 탄수화물 섭취는 많지 않았다. 술은 좀 마시는 편이어서, 술 때문인가 싶어 절주를 해보기도 했다. 아버지가 고지혈증 치료 중이라서 가족력 때문인가 하기도 했는데, 아버지는 고중성지방혈증은 아니었다. 원인이 무엇인지 특정할 수 없는 상태에서, 생활습관을 관리하며 수치가 오르락내리락하는 채로 추적을 했다. 조절이 잘 되지 않는 것 같아 약물치료를 권했는데, 약물치료는 원치 않았다.

그러던 중 쌍둥이 형제분들이 고중성지방혈증의 이유를 찾아냈다. 바로 자신들이 먹던 프로틴 파우더 때문인 것 같다는 것이었다. 근력운동을 열심히 했고, 매일같이 프로틴 파우더를 섭취하고 있었다. 그런데 그분들이 먹던 프로틴 파우더의 당분 함량이 높았던 것이다. 그 프로틴 파우더를 끊고, 정말 거짓말처럼 중성지방이 정상화되었다.

요즘에는 첨가당에 대한 인식이 증가하여, 프로틴 파우더에도 당분이 거의 없게 조성된 제품이 많이 나와서 다행이다. 과거에는 맛을 내기 위해 당분이 많이 첨가된 제품이 주류였다. 물론 요즘에도 당분이 첨가된 프로틴 파우더가 꽤나 많이 유통된다. 프로틴 파우더로 인한 불필요한 당분 섭취를 원치 않는다면, 꼭 영양정보를 확인하고 고를 것을 권한다.

식물성 단백질이 더 좋다는 근거 있습니까?

단백질에 대한 대규모 역학연구는 공통적으로 식물성 단백질이 동물성 단백질보다 더 좋다고 이야기한다. 이것은 영양학적으로 동물성 단백질이 가용성이 더 좋은 단백질이라는 사실과 배치된다. 구석기식단을 지지하는 분들에게도 다소 달갑지 않은 소식일 것이다. 구석기식단은 동물성 단백질을 위주로 하기 때문이다.

대규모 역학연구는 동물성 단백질 섭취가 건강에 해로울 수 있다는 것을 보여준다. 단백질 섭취량과 사망률 사이의 관계를 살펴보았던 메타분석은 단백질 섭취량이 증가할수록 모든 원인 사망률과 심혈관질환 사망률이 증가했는데, 동물성 단백질과 식물성 단백질로 나누어서 분석해보니, 동물성 단백질 섭취량이 늘어날 때만 사망률이 증가했다. 식물성 단백질이 늘어나면 사망률은 감소했다.[18] 단백질 섭취가 많아질수록 당뇨병 발생 위험도가 높아지는 것도 동물성 단백질 때문이다. 단백질 섭취량과 당뇨병 발생 간의 연관성을 조사한 대규모 전향적 코호트 연구는, 하위그룹 분석을 통해 동물성 단백질은 당뇨병 발생 위험도를 높이고, 식물성 단백질은 오히려 당뇨병 발생 위험도를 낮춘다고 보고했다.[19] 이 연구에서 1회 제공량을 식물성 단백질로 대체했을 때 당뇨병 위험도 개선이 가장 큰 음식은 가공육이었다. 고단백 섭취 시 신장기능이 떨어지는 것도 동물성 단백질 때문이다. 동물성 단백질은 식이 산부하를 증가시키는데, 식이 산부하가 증가할수록 투석이 필요해지는 말기 신부전으로 이행하는 속도가 빨라진다. 반면 식물성 단백질은 신장 보호 효과가 있다.

식물성 단백질과 동물성 단백질의 최적 비율은?

지금까지의 이야기가 마치 동물성 단백질은 무조건 나쁘고, 식물성 단백질은 무조건 좋다고 하는 것처럼 들렸을 수 있다. 그러나 그렇지는 않다. 동물성 단백질은 필수 아미노산 함량이 풍부하고 소화율이 높다. 반면 일반적으로 식물성 단백질은 소화율이 낮고, 제한 아미노산이 있어 체내 이용률이 낮다. 영양학적으로는 동물성 단백질이 식물성 단백질보다 좋은 단백질 급원식품이다.

제한 아미노산이란?

인체가 필요로 하는 9가지 필수 아미노산 중에서 가장 부족하여 단백질 합성을 제한하는 아미노산을 말한다. 음식으로 섭취된 단백질이 인체에서 효율적으로 사용되려면 모든 필수 아미노산이 적절한 비율로 필요하다. 가장 적은 양으로 섭취되는 아미노산은 빨리 소진될 것이고, 그렇게 되면 다른 아미노산이 충분히 있더라도 추가로 단백질을 만들어내기 어렵게 된다. 이 부족한 아미노산이 제한 아미노산이 되는 것이다.

육류, 생선, 계란, 유제품은 제한 아미노산이 없는 완전 단백질이다. 반면 곡류는 라이신이 부족하고, 콩류는 메티오닌이 부족하고, 옥수수는 트립토판과 라이신이 부족하다. 제한 아미노산 문제를 해결하는 방법은 서로 다른 식품을 조합하는 것이다. 예를 들어 곡류와 콩류를 혼합하면, 라이신과 메티오닌 부족을 보완할 수 있다.

여러 역학연구가 동물성 단백질이 안 좋다는 결과를 내놓은 것은, 동물성 단백질 자체가 나쁘다는 것을 말하는 것이 아니다. 단백질을 동물성으로만 많이 섭취하는 것이 나쁘다는 것이다. 원활한 신체기능을 위해서는 동물성 단백질과 식물성 단백질이 모두 필요하다.

동물성 단백질과 식물성 단백질의 최적 섭취량이 얼마인지를 보여주는 연구가 있다. 이 연구는 전향적 코호트 연구를 모아서 진행한 메타분석이다. 단백질 섭취량과 사망률의 관계를 정량적으로 평가하기 위해 용량-반응 분석을 시행했다. 그 결과,

총 단백질, 동물성 단백질, 식물성 단백질 섭취량은 사망률과 모두 U자형 관계를 가졌다. 그리고 사망률이 가장 낮아지는 지점은 하루 열량 대비 전체 단백질 섭취량은 18%, 동물성 단백질은 7%, 식물성 단백질은 8%일 때였다.[20]

이 분석은 건강한 삶을 위해 동물성 단백질과 식물성 단백질이 모두 필요하고, 이상적인 비율은 대략 1:1에 준한다는 것을 보여준다. 전체 단백질 섭취량은 열량 대비 18%가 가장 좋았는데, 이것은 체중을 기준으로 계산하는 단백질 권장섭취량(0.8g/kg/day)에 준하는 양이다. 단백질은 더도 말고, 덜도 말고 권장섭취량만큼만 동물성과 식물성을 균등한 비율로 먹는 것이 가장 건강하다는 것을 보여준다.

도대체 왜 식물성 단백질이 좋다는 거죠?

동물성 단백질과 식물성 단백질의 최적 섭취 비율까지 알아봤지만, 도대체 왜 식물성 단백질이 건강에 이로운 효과를 내는지, 그 이유에 대해서는 여전히 궁금증이 남는다. 영양학적 측면에서는 동물성 단백질이 우수하기 때문이다. 이 질문은 풀리지 않는 숙제처럼 내 머리를 맴돌았다. 오랜 궁리 끝에, 식물성 단백질의 주요한 급원식품이 콩이라는 데 생각이 이르니, 그 이유를 알 것 같았다.

첫째, 식물성 단백질의 건강 효과는 식물성 단백질의 급원식품이 함께 가지고 있는 건강 물질 때문일 수 있다. 식물성 단백질의 주요 급원식품인 콩에는 몸의 생리활성을 돕는 다양한 식물 유래 영양소가 함유되어 있다. 그래서 콩은 항산화, 항염증,

항노화, 항암, 체중 감량, 당조절, 동맥경화 예방 등 다양한 건강 효과를 제공한다. 같은 맥락에서 지중해식단의 건강 효과 또한 콩을 주요한 구성 요소로 한다는 것과 무관하지 않을 것이다(참고: 2장 팔방미두, 콩, p.168).

그리고 콩 이외의 다른 식물성 식품도 마찬가지 건강 효과가 있다. 그래서 식물성 단백질을 많이 섭취한다는 것은 건강한 식물성 식품을 많이 섭취한다는 이야기도 되기 때문에, 건강 효과와 직접적으로 연결되는 것으로 보인다. 실제로 한 대규모 전향적 코호트 연구는 과일, 채소, 그리고 콩의 섭취량이 많을수록 사망률을 개선시킨다는 것을 보여주기도 했다.[21]

둘째, 식물성 단백질 급원식품의 건강 효과는 장내미생물 환경에 의해 매개되었을 수 있다. 장내미생물 환경은 여러 만성질환, 염증성질환의 발병과도 긴밀히 연관되어 있다. 장내미생물 환경을 건강하게 유지하기 위해서는 식이섬유 섭취가 뒷받침되어야 한다. 콩, 통곡물, 견과류 등은 식물성 단백질 급원식품인 동시에 식이섬유 급원식품이기도 하다. 이러한 식품의 섭취는 유익균이 잘 자랄 수 있도록 하여 장기적으로는 장내미생물에 의한 건강 효과가 나타날 수 있는 바탕이 되는 것이다.

하루 단백질 섭취, 실제 음식으로는 어떻게?

단백질의 하루 권장섭취량이 0.8g/kg/day이라고 하는데, 이 정도의 양이 실제 식품으로는 어느 정도에 해당하는지 막연한 분들도 많을 것이다. 위에서 제시한 체중별 개인 권장섭취량과는

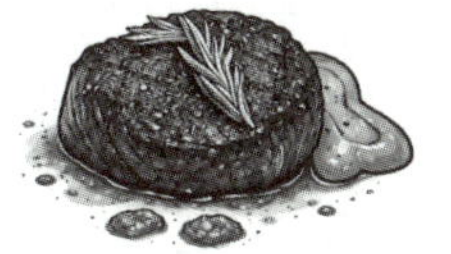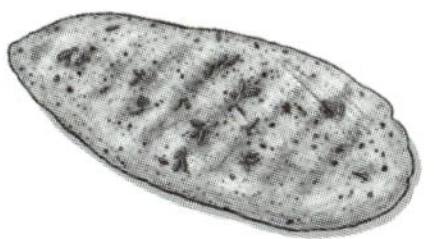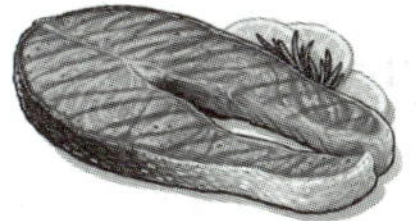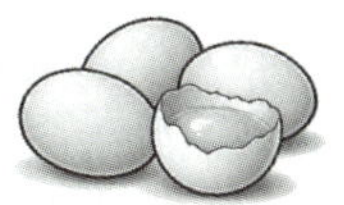

별개로, 한국인 영양소 섭취 기준에서는 성인 남녀의 단백질 권장섭취량을 대략 50~65g으로 정하고 있다.

이렇게 산출된 권장섭취량은 순수 단백질의 무게이다. 이것을 실제 식품의 양으로 전환하려면, 식품마다의 단백질 함량을 하나하나 따져보아야 한다. 그런데 내가 먹는 음식 영양성분표를 일일이 다 찾아보려면 매우 번거롭고 힘들 것이다. 이것을 조금 쉽게 하기 위해, 대표적인 동물성 단백질 급원식품에 포함된 단백질의 양을 어림잡아 알고 있으면 편하다. 돼지고기, 닭고기, 소고기, 생선, 새우, 오징어 등 우리가 주로 사용하는 동물성 단백질 급원식품은 대략 음식 무게 100g당 20g의 단백질을 포함한다(계란 1개는 단백질 5g 함유). 물론 각 식품마다 세세한 차이는 있지만, 대략 20g에 수렴한다. 이 관계를 활용해 순수 단백질의 양에 5를 곱하면, 동물성 단백질 음식의 양이 된다. 예를 들어 50g의 단백질을 함유하는 동물성 식품의 무게는 5를 곱해서 250g이 된다. 1회 식사 시 일반적으로 제공되는 고기 반찬의 양(1회 제공량 또는 1인분)은 100~150g 정도이다. 하루 2회 식사 시 고기 반찬을 먹게 되면 하루 50g의 단백질을 취할 수 있는 것이다.

대표적인 식물성 단백질 식품과 함량 기억해 보아요

- 두유 200mL=6~9g
- 콩밥 1공기=삶은 콩 반 공기=두부 반 모=10g
- 낫또 1회분(45g)=7g
- 하루견과(20g)=3g

콩밥 1공기의 단백질을 10g으로 만들려면?

콩은 종류에 따라 단백질 함량에 차이가 난다. 콩밥 1공기의 단백질이 10g이 되려면, 고단백 콩은 콩의 비율 15% 정도면 충분하지만, 중단백 콩은 콩의 비율이 35~40% 정도로 늘어난다.

콩의 종류에 따른 단백질 함량(삶은 콩 1/2컵 기준)
- 고단백 콩류(12~16g 함유): 대두(서리태 포함), 루핀콩
- 중단백 콩류(7~9g): 병아리콩, 강낭콩, 렌틸콩
- 저단백 콩류(5g 이하): 완두콩

식물성 단백질로 하루 열량 3% 치환하기

한 대규모 전향적 코호트 연구는 동물성에서 식물성 단백질로 하루 열량의 3%를 대체할 때 전체 사망률이 10% 감소한다는 것을 보여주었다.[22] 이 연구에 따라, 하루 열량의 3%를 식물성 단백질로 치환해보자.

하루 1,800kcal 식단에서 3%는 약 54kcal로, 단백질 14g에 해당한다. 단백질 14g은 익힌 살코기·생선 70g 또는 계란 3개 정도에 해당한다. 고기 반찬 섭취를 1번 줄이고, 아래의 식물성 단백질 옵션 중 하나로 대치할 수 있다.

- 콩밥 1공기 또는 삶은 콩 1/2컵(10g)+하루견과 1봉(3g)→13g
- 두유 200mL(9g)+하루견과 1봉(3g)+익힌 콩 몇 숟가락 또는 두부 소량(3g)→15g

단백질의 진실

1. 고단백식단은 당뇨병 및 만성신질환 발생 위험을 증가시킨다.
2. 단백질은 하루 권장섭취량 수준(0.8~1.0g/kg/day)에서 동물성과 식물성을 비교적 균등한 양(1:1)으로, 1회에 30g(근육 생합성 포화량) 이내로 섭취하는 것이 가장 이롭다.
   - 동물성 식품은 단백질 무게에 5를 곱해서 음식 무게로 환산
   - 식물성 식품은 두유 200mL에 9g, 삶은 콩 반 공기에 10g, 하루 견과 20g에 3g 수준이라고 기억
3. 프로틴 파우더는 평소 단백질 섭취량이 적은 경우에, 하루 총 단백질 섭취량을 권장섭취량 수준에서 맞출 수 있도록 1회 제공량씩 섭취한다. 제품 선택 시 당분 함량을 꼭 확인한다.

이제 50g의 단백질 중 절반을 식물성 단백질로 대체해보겠다. 동물성 단백질로 25g을 충당하기 위해 동물성 식품은 125g 섭취하면 된다. 하루에 고기 반찬을 1회 먹으면 충당된다. 식물성 단백질은 손쉽게 구할 수 있는 두유 1팩, 콩밥 1공기, 하루 견

과 2포를 먹게 되면, 25g의 식물성 단백질이 섭취된다.

4. 구석기식단

차라리 구석기식단을 하세요

TV에서 구석기식단에 대한 내용을 봤다며, 구석기식단을 해도 되냐고 문의하는 환자분들이 있었다. 관련 내용을 찾아보니 정말 구석기식단은 여러 임상시험을 통해 당뇨병, 비만, 고지혈증, 대사성증후군에 유용하다는 것을 보여주었다. 미국심장협회에서 권유되는 건강식단과 구석기식단을 비교했던 임상시험은 고지혈증 지표가 구석기식단에서 훨씬 더 큰 폭으로 개선된다는 것을 보여주기도 했다.[23] 뿐만 아니라 암, 심혈관질환, 호흡기질환, 신경학적질환, 소화기질환에도 도움이 된다는 역학연구도 있다.

그림 7 | 밥 1공기 = 큰 사과 3개

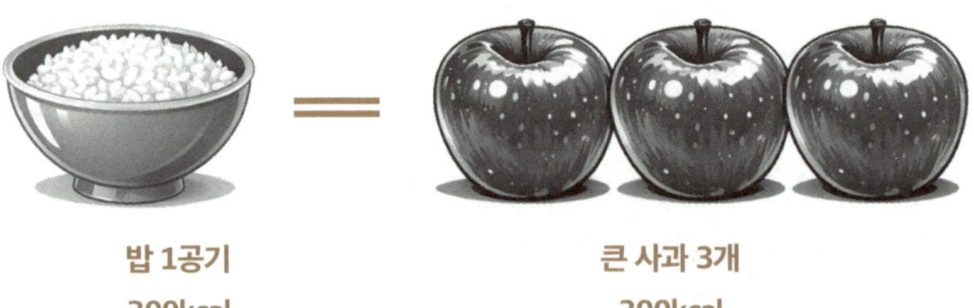

밥 1공기
300kcal

큰 사과 3개
300kcal

이렇게 구석기식단은 여러 연구를 통해 이득이 확인되어 신뢰해도 좋은 것은 맞다. 그러나 구석기식단을 환자분들에게 주먹구구로 추천하기에는 마음 한구석이 편하지 않다. 과도한 육류 섭취로 인한 건강 위해가 발생할까 염려돼서다. 육류 섭취에 제한을 두지 않기 때문에 동맥경화 발생 위험성이 증가할 수 있고, 고단백식이로 만성신부전 위험도 증가할 수 있고, 붉은 육류 때문에 대장암 등의 암 위험도 증가할 수 있다.

이제 이런 걱정을 어떻게 풀어갈 수 있는지 알아보겠다.

구석기식단이 획기적인 이유

구석기식단이 획기적이고 매력적인 이유는 식사를 바라보는 관점 자체를 바꾸기 때문이다. 농경사회로 들어오면서 인류는 곡물을 획득하게 되었다. 곡물은 열량밀도가 높다. 예를 들어 쌀밥 한 공기의 열량이 300kcal인데, 이것을 사과로 환산했을 때는 밥공기 크기의 대형 사과 3개에 해당하는 양이다. 같은 열량을 과일로 섭취하려면, 부피가 3배나 커진다.

밥을 먹는다면, 밥 한 공기를 다 먹고도 배에 여유가 있으니 각종 반찬도 같이 먹을 수 있다. 그런데 만약 사과로 식사를 한다고 생각해보자. 대형 사과 3개를 한꺼번에 다 먹을 수 있는 분은 많지 않을 것이다. 거기에 더해 뭔가를 더 먹을 수 있는 분은 더더욱 없을 것이다. 구석기식단의 핵심은 바로 여기에 있다. 열량밀도가 높은 곡물을 포기함으로써, 열량밀도가 낮은 채소, 과일로 배를 채우게 되니까 제한 없이 많이 먹는다 해도, 즉 배가

부를 때까지 많이 먹어도 곡물 식이를 하는 경우에 비해 열량 섭취가 부족해질 수밖에 없는 상황이 되는 것이다.

이 특징은 구석기식단 연구에서도 일관되게 확인된다. 구석기식단군은 표준 건강식단 대조군보다 대략 500kcal의 열량을 덜 섭취했다.[24] 개개인으로 봤을 때는 1,000kcal를 덜 섭취하게 된 사람들도 있다.[25] 배부르게 먹어도 총 섭취 열량이 적어지다 보니 자연스럽게 체중이 빠지는 것이다. 그리고 곡물에 의한 탄수화물 부하가 없어지니까 당뇨병도 자연스럽게 좋아진다.

구석기식단은 식물성 식단이다

구석기식단은 국내에 알려진 지 오래되지 않았지만, 해외에서는 약 40년 전부터 관심을 받아왔다. 대표적으로 1985년 《NEJM(뉴잉글랜드 의학 저널, *The New England Journal of Medicine*)》에 실린 논문이 구석기식단의 구성 요소를 자세히 설명하며 '교과서'처럼 인용된다.[26] 또 현존 원시부족의 식단을 조사한 연구들도 있는데, 결과를 보면 부족마다 식단이 너무 달라 '이것이 구석기식단이다'라고 특정하기는 어렵다. 어떤 부족은 식재료의 90%를 동물성으로, 다른 부족은 80%를 식물성으로 충당한다. 열량 비율로 보면 단백질이 하루 열량의 50%로 우려스러운 수준인 경우도 있다. 다만 이런 연구들은 원시부족의 실제 식사 방식이나 건강 상태, 그리고 평균수명을 함께 확인한 것이 아니어서, 그들의 고단백식단이 실제로 건강한지는 단정하기 어렵다.

결국 구석기식단의 범위가 넓기 때문에 '어떤 버전을 채택할 것인가'의 문제에 부딪힌다. 그 답을 찾기 위해 1차적으로는 연구에서 실제 사용된 구석기식단을 공부해볼 수 있다. 연구에서 건강 효과가 입증된 구석기식단은 구체적으로 어떻게 실천되었는지 확인하는 것이다. 구석기식단의 실천적 세부사항을 확인했다면 2차적으로는 수정할 부분이 없는지 검토할 수 있다. 현재의 의학 근거에 반하거나 부족하다고 생각되는 부분을 수정 보완하는 것이다.

2007년《Diabetologia(유럽 당뇨병연구협회지)》에 실린 구석기식단 연구를 통해 실제 식단 구성을 조금 더 자세히 살펴보자. 이 연구는 내당능장애(편집자 주: 공복혈당은 정상범위에 있으나, 식후혈당이 정상보다 높아진 상태)나 당뇨병을 동반한 허혈성 심장병 환자에서 3개월간의 구석기식단(14명)과 지중해식단(15명)의 효능을 비교했고, 구석기식단이 지중해식단보다 허리둘레 감소 및 내당능장애 개선에 더 도움이 된다고 보고했다.[24]

실제 연구에서 구석기식단군에게 식단이 어떻게 지시되었는지를 살펴보면 매우 간결하다. 살코기, 생선, 과일, 채소 섭취를 늘리고, 유제품, 곡물, 콩, 설탕, 제과, 청량음료 및 맥주는 피하며, 계란(하루 한 개 이하)과 감자(중간 크기 하루 두 개 이하)는 적은 양으로 제한하고, 식용유(하루 한 큰술 이하)로는 카놀라유나 올리브유를 사용할 것이 권고되었다. 이외에 다른 식품 섭취 제한은 없었고, 동물성 식품과 식물성 식품의 섭취 비율에 대한 제한도 없었다.[24] 즉 몇 가지 음식을 제한했고, 몇 가지 음식은 제한된 수준으로 허용했으며, 나머지는 자유롭게 먹으라고 했다.

다음으로 연구 참가자들이 이 지시사항을 실제로 어떤 식으로 따랐는지 살펴보자. 섭취한 열량의 차이를 살펴보면, 구석기식단은 1,344kcal, 지중해식단은 1,795kcal로 구석기식단군에서 대략 450kcal 정도 열량을 덜 섭취했다.

단백질 섭취량은 양군 모두 90g으로 같았다. 구석기식단군과 지중해식단군의 평균 체중이 각각 91.7kg 및 96.1kg이었으니, 체중당 단백질 섭취량은 양군 모두 1.0g/kg/day에 약간 못 미치는 수준이었다. 이것은 단백질 권장섭취량 기준인 0.8g/kg/day보다 약간 많고, 고단백식단 기준인 1.2g/kg/day보다는 적은 양이다. 만성신부전 위험 관련해서는 매우 안전한 양이다. 다만 이렇게 같은 양의 단백질이더라도 열량 대비 비율로 환산하면, 구석기식단군에서는 27.9%, 지중해식단군에서는 20.5%가 된다. 구석기식단에서 단백질의 열량 대비 섭취 비율이 높게 평가되었는데, 이것은 전체 열량 섭취량이 구석기식단에서 현저히 적었기 때문에 분모가 작아져서 생긴 결과이다. 따라서 앞서 고단백의 기준인 열량 대비 섭취 비율 30%에 비견되어 보이는 것은 착시 효과일 뿐이다.

탄수화물 섭취량은 구석기식단군에서 134g, 지중해식단군에서 231g이었다. 열량 대비 비율은 각각 40% 및 51%였다. 탄수화물의 권장섭취량은 130g인데, 구석기식단은 딱 그만큼만 섭취되었다. 이것은 지중해식단군보다 100g이나 적었다. 이것이 구석기식단이 당뇨병 조절에서 우위를 지니게 하는 핵심 요인이다.

지방 섭취량은 구석기식단에서 42g, 지중해식단에서 50g이었다. 열량 비율로는 각각 27% 및 25%였다. 포화 지방의 경우 구석기식단에서는 11g, 지중해식단에서는 17g이었다. 열량 비율로는 각각 7.7% 및 8.3%에 해당한다(참고: 2장 '알아두기 9' 건강한 포화지방 섭취량, p.153). 지중해식단에서 포화지방의 섭취량이 더 많았던 것은 유제품 섭취량이 구석기식단군보다 많았다는 점에 기인한다.

하루에 섭취한 식품의 양을 살펴보면, 구석기식단에서는 과일 493g, 채소 327g이었고, 지중해식단은 과일 252g, 채소 202g이었다. 과일, 채소 합해서 구석기식단군이 350g이나 더 많은 양을 섭취한 것이다. 구석기식단에서 과일과 채소 섭취량을 합하면 하루에 800g이 넘는다. 건강 이득이 있어 권고되는 채소, 과일의 하루 섭취량은 400g 이상인데(참고: 4장 활성산소 잡는 채소, 과일 섭취량, p.253), 이것을 훨씬 상회하는 양이다. 이렇게 채소와 과일을 많이 섭취하게 되면, 항산화 성분, 식물 유래 영양소 섭취가 많아지게 된다. 이것은 구석기식단이 항산화식단, 항염식단으로서도 기능할 수 있게 하는 기반이 된다.

다음으로 동물성 식품과 식물성 식품의 전체 양을 무게로 살펴보자. 구석기식단은 총 1,311g 중 동물성 식품이 400g, 식물성 식품이 900g이었다. 대조군 지중해식단은 1,392g 중 동물성 식품이 540g, 식물성 식품이 840g이었다. 이렇게 무게로 봤을 때도 구석기식단은 지중해식단보다 더 적은 양의 동물성 식품, 그리고 더 많은 양의 식물성 식품을 사용했다. 이렇게 우리가 채택해야 하는, 연구로 효능이 입증된 구석기식단은 식물성식단인 것이다.

살코기는 찾으셨나요?

어떤 고기가 맛이 있는지, 마블링이 무엇인지 전혀 모르던 시절, 뉴질랜드에서 배낭여행을 했다. 음식은 인근 마트에서 식재료를 사서 배낭여행자 숙소에서 간단하게 만들어 먹는 일이 많았

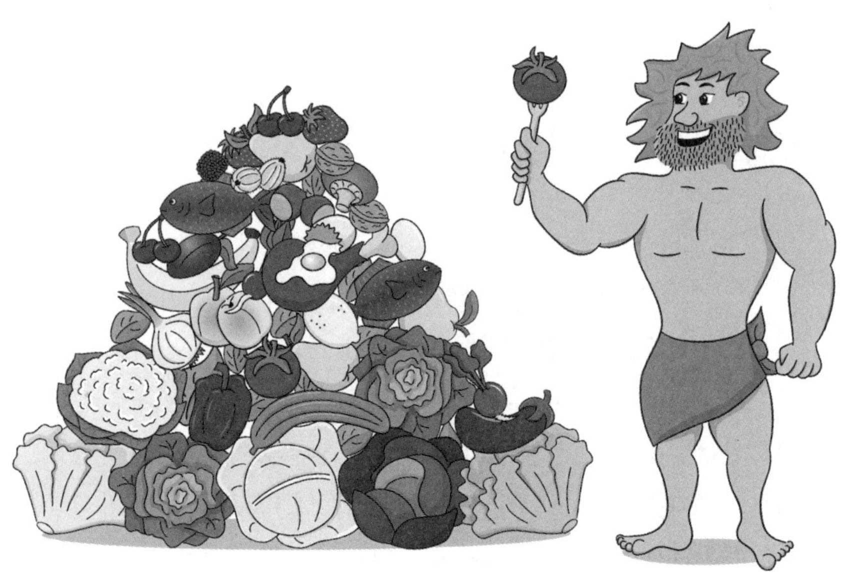

그림 8 | 구석기식단은 식물성

다. 한번은 소고기 구이가 먹고 싶어져서, 마트에서 아주 선명한 선홍색을 띠어 싱싱해 보이는 고기 한 덩이를 샀다. 그런데 구워보니 도저히 먹을 수가 없었다. 너무 질겨서 씹기 어려웠기 때문이다. 시간이 더 지나고 나서야, 그때 그 고기가 한국에서 먹던 것과 달리 왜 그렇게 질긴지 알게 되었다. 그 고기는 지방이 전혀 끼어 있지 않은 순살코기였기 때문이다. 그것을 바싹 구운 탓에 더욱 질겨졌다. 뉴질랜드의 넓은 초원에서 방목된 가축의 고기는 그랬다. 지금 생각해보니, 바로 그때 그 고기가 구석기식단에 적합한 고기였다.

구석기식단을 실천할 때 현실에서 부딪힐 가장 어려운 문제는 구석기식단에 부합하는 고기를 찾는 일이다. 구석기식단에서 식재료로 활용되던 고기는 야생동물이다. 사육된 가축은 포화지방이 너무 많기 때문에 사실 구석기식단에 적합한 육류는 아니다.[26] * 물론 살코기 위주로 선택할 수는 있겠지만, 사육된 가축에는 근육 조직 안에도 야생동물에 비해 지방이 많다.[26]

그러나 야생의 고기는 현실적으로 구하기가 거의 불가능하

---

* 사육된 가축의 고기는 지방 함량이 25~30%에 이르는 데 반해, 아프리카 야생 초식동물의 고기는 지방 함량이 3.9%에 지나지 않는다. 무려 7배에 이르는 차이일 뿐만 아니라, 지방의 구성에도 차이가 있다. 야생동물은 사육되는 가축에 비해 다중 불포화 지방산이 5배나 더 많다. 오메가-3 함량도 4%에 이른다. 사육된 소고기에서는 불포화 지방산을 거의 찾아볼 수 없기 때문에 대조를 이룬다.[26]

다. 그래서 구석기식단을 한다면, 우리가 구할 수 있는 고기 중에서 가장 기름기가 없는 부위로 골라야 한다. 조리법 또한 포화지방을 조금 더 제거할 수 있는 수육 방식이 추천된다.

그리고 붉은 육류의 과도한 섭취는 암과 심혈관질환의 위험성을 증가시킨다는 점을 유념할 필요가 있다. 세계암연구기금(World Cancer Research Fund)은 1주간 붉은 육류의 상한섭취량을 500g으로 규정하고 있다. 붉은 육류 섭취량은 이 기준을 따르기를 권한다.

가금류와 생선, 해산물도 구석기식단에서 유용하게 사용할 수 있는 식재료이다. 건강 위험 측면에서 붉은 육류보다 안전하다고 확인되었기 때문에 안심하고 쓸 수 있다. 닭고기와 칠면조는 서양에서 식재료로 널리 활용되는 살코기 가금류이다. 우리나라에서는 칠면조 고기를 구하기가 쉽지 않으니, 닭고기를 활용하면 되겠다. 생선과 해산물은 오메가-3를 섭취할 수 있는 이득이 있는 식재료이다. 특히 생선을 고를 때는 먹이사슬에 따른 중금속 축적을 고려해, 먹이사슬의 아래 단계에 속하는 소형 어종 위주로 고를 것을 권한다.

구석기식단, 대장암 괜찮을까?

붉은 육류 섭취량이 증가하면 여러 가지 암 발생 위험성이 높아지는 것으로 알려져 있다. 메타분석 결과, 붉은 육류 섭취가 많을수록 대장암, 직장암, 유방암, 자궁내막암, 폐암, 간세포암 등 여러 암종의 발생 위험이 높아지는 것으로 보고되었다.[27] 특히 붉은 육류 섭취는 대장암 발생의 주요 위험인자이다. 기전적으로도 과도한 붉은 육류 섭취가 대장 용종을 일으키고, 대장 용종은 시간이 지나면서 대장암으로 진행한다는 것도 규명되었다.[28] 그래서 구석기식단이 육류 섭취량에 제한을 두지 않는 점을 고려하면, 붉은 육류 섭취 증가로 인해 대장암 위험이 증가하지 않을지 짚어볼 필요가 있다.

관련해서 살펴볼 만한 연구가 있다. 이 연구는 구석기식단과 대장암 발생률 간의 관계를 조사한 것이다.[29] 그 결과, 구석기식단을 잘 따를수록 대장암 발생률이 오히려 낮아지는 것으로 보고되었다. 연구 결과가 의아해 자세히 읽어보았더니 그 이유를 알 수 있었다. 이 연구는 붉은 육류 섭취를 구석기식단의 특성이 아닌 것으로 정의하고 있었다.* 즉, 붉은 육류는 대장암 발생의 위험인자인데, 이 연구에서는 구석기식단의 특성이 아닌 것으로 정의했기 때문에 대장암 발생률을 낮춘다는 결과가 나온 것이다.

구석기식단 관련한 연구를 꼼꼼히 따져보면, 붉은 육류 섭취는 구석기식단에서조차 좋은 특성으로 고려되지 않는다는 점이 확인된다. 구석기식단을 실천하기 위해 살코기를 선택할 때 붉은 육류는 어느 정도 제한하는 것이 필수이다.

---

* 이 연구는 구석기식단의 특성을 채소, 과일, 살코기, 생선, 견과류, 칼슘 섭취로 정의했다. 그리고 붉은 육류와 가공육류, 유제품, 설탕 첨가 음료, 곡물 및 전분, 빵, 나트륨, 알코올은 구석기식단의 특성이 아닌 것으로 정의했다.

구석기식단, TMAO 괜찮을까?

구석기식단으로 육류 섭취량이 많아질 때 또 한 가지 걱정해야 할 것은 동맥경화이다. 구석기식단으로 당뇨병이 조절된다 해도, 동맥경화가 진행된다면 결코 좋은 식단 선택이라고 할 수 없다. 따라서 구석기식단이 동맥경화 측면에서 안전한지 점검할 필요가 있다.

동맥경화성 심혈관질환에 대한 현대의학적 치료는 콜레스테롤 관리이다. 나쁜 콜레스테롤인 저밀도 콜레스테롤 수치를 약물치료를 통해 공격적으로 낮추는 것이다. 그런데 콜레스테롤 수치를 잘 조절해도 심혈관질환이 진행되는 분들이 있다. 이것을 잔류 심혈관질환 위험이라고 부른다. 잔류 심혈관질환 위험을 어떻게 조절할지는 의학이 해결해야 할 주요 과제이다.

진료를 하면서, 콜레스테롤 관리를 철저히 하고 있음에도 직전 해에 비해 동맥경화가 심하게 진행된 환자분들을 종종 본다. 그분들 중에는 충분한 채소와 과일 섭취를 통해 산화스트레스까지 잘 관리하는 분들도 있었다. 이 환자분들을 보면서, 도대체 무엇이 문제인지, 동맥경화 진행을 어떻게 멈추게 할지 자주 고민했다. 그러다가 이 환자분들의 공통점을 특정할 수 있었다. 그것은 고기를 너무 자주 먹는다는 점이었다. 동맥경화가 심하게 진행된 것이 확인되어 생활습관에서 특이사항이 있었는지 확인하니, 직전 1년 동안 회식이나 접대 또는 가족모임으로 외식을 하면서 붉은 육류를 구워 먹는 일이 그전보다 많았다.

육류 섭취는 동맥경화의 중요한 위험인자이다. 육류 섭취가 동맥경화의 위험을 높이는 이유는 주로 포화지방 섭취 때문으로 설명된다. 그러나 포화지방 섭취와 심혈관질환 사이에 연관성이 없다는 메타분석이 보고되면서,[30] 육류가 동맥경화 위험성을 높이는 것이 정말 포화지방 때문인지 의문이 제기되었다.[31] 이렇게 육류가 어떠한 기전으로 동맥경화의 위험성을 높이는지 미궁에 빠졌을 때 타당한 기전이 제시되었는데, 그것은 바로 TMAO(trimethylamine N-oxide, 트라이메틸아민 N-옥사이드)를 경유하는 것이었다.

2011년 《Nature(네이처)》에 한 연구가 발표되었다.[32] 이 연구는 고콜레스테롤혈증 이외에도 동맥경화 발생에 관여하는 다른 물질이 혈액에 존재하는지 확인하고자 했다. 이를 위해 심혈관질환이 있는 사람의 혈액과 건강한 사람들의 혈액을 대사체학(metabolomics) 분석 기법을 통해 비교했다. 연구 결과, 건강한 사람보다 심혈관질환 환자의 혈액에서 더 높은 수치로 확인되는 물질이 있었다. 그중에서 통계적으로 가장 유의미했던 물질 3개를 추려서 분석했는데, 그 결과 TMAO, 콜린, 베타인으로 밝혀졌다.

TMAO는 카르니틴, 콜린, 베타인의 대사산물로, 장내미생물에 의해 만들어진다. 특히 카르니틴은 육류에 풍부히 포함된 영양성분으로, 육류 섭취 시 동맥경화 위험성이 높아지는 것은 카르니틴 때문이라고 지목된다.

연구자들은 TMAO가 실제로 동맥경화에 관여하는지 동물실험을 통해 검증했다. 그 결과, 몇 가지 흥미로운 점이 있었다. 장내미생물이 없다면, 콜린 섭취만으로는 동맥경화가 유발되지 않았다. TMAO가 많을 때는 동맥경화가 유발되었다. 그런데 놀랍게도 동맥경화가 유발된 쥐와 그렇지 않은 쥐에서 콜레스테롤 수치의 유의미한 차이는 없었다! 이것은 동맥경화 발생에 있어 어쩌면 TMAO가 콜레스테롤보다 더 중요하다는 것을 시사한다. TMAO는 혈관 내피를 손상시켜 동맥경화가 발생할 수 있는 초기 병변을 만들기 때문이다. 더 나아가 이 실험은 동맥경화 발생에 장내미생물이 중요한 역할을 한다는 이야기를 하고 있다. 음식으로 섭취된 카르니틴, 콜린, 베타인으로부터 TMAO를 만들어내는 것은 장내미생물이기 때문이다.

그렇다면 구석기식단은 TMAO 관련해서 과연 안전할까. 이 질문과 관련된 연구는 2건이 보고되어 있는데, 두 연구는 서로 상반된 결과를 보여준다.

첫 번째 연구는 구석기식단이 TMAO에 영향을 주지 않았다고 보고한다.[33] 40대 건강한 여성 39명을 대상으로 4주 동안 구석기식단과 호주 건강식을 적용하여 비교한 결과, 구석기식단은 TMAO 혈중농도에 영향을 미치지 않았다. 이 연구는 피험자 수도 적고, 추적기간도 너무 짧았기 때문에 장기적인 결과를 담보하지 못한다.

두 번째 연구는 구석기식단이 TMAO를 증가시킨다고 보고한다.[34] 이 연구 역시 호주에서 진행되었다. 1년 이상 구석기식단을 따랐다고 하는 44명과 그러지 않았던 47명을 비교했다. 연구 참가자들이 구석기식단을 따랐던 평균 기간은 2.4년이었다.

하루에 곡물을 1회 미만 섭취했던 사람은 엄격한 구석기식단군, 1회 이상 섭취했던 사람은 가짜 구석기식단군으로 분류되었다. TMAO 혈중농도는 대조군(3.93μM)에 비해 가짜 구석기식단군(5.47μM), 엄격한 구석기식단군(9.53μM) 순으로 증가되어 있었다. 연구자들은 구석기식단군에서 TMAO 농도가 높았던 이유를 조사했는데, TMAO 생산의 원인이 되는 장내미생물이 구석기식단군에서 증가된 것을 확인한다.

장내미생물 환경의 건강을 결정짓는 것은 식이섬유이다. 이 연구에서는 구석기식단군과 대조군의 전체 식이섬유 섭취량에 차이가 없었다. 그러나 섭취되는 식이섬유의 질적인 측면에서는 차이가 있었다. 장내미생물이 좋아하는 식이섬유는 장내미생물 접근 가능 탄수화물(microbiota-accessible carbohydrates, MAC)인데, 이것은 곡물의 껍질과 콩류에 풍부하게 존재한다(참고: 4장 배고픈 미생물, "우린 접근 가능한 탄수화물을 원해요" p.298). 그런데 구석기식단은 이 두 가지 식품을 제한하기 때문에 장내미생물 환경에 문제가 생기게 되는 것이다. 이에 대해서는 장내미생물 파트에서 더욱 자세히 다룬다.

여기서 잠깐! 2

카르니틴 영양제

카르니틴은 지방산을 미토콘드리아 안으로 운반해주는 셔틀버스와 같은 역할을 한다. 미토콘드리아는 우리가 섭취한 열량과 영양소를 활동 에너지로 바꾸어 주는 세포 소기관이다. 카르니틴은 이렇게 지방산의 대사를 돕는 성분이기 때문에, 지방의 연소를 촉진시킬 목적으로 다이어트 영양제로도 자주 활용되는 성분이다. 같은 이유로, 지방간을 타깃으로 하여 카르니틴을 사용한 전문의약품 간기능 개선제도 있고, 뇌기능이나 심장기능을 개선할 목적으로 승인받은 카르니틴 전문의약품이 있다.

카르니틴 성분 약을 처방할 때 가장 걱정하게 되는 부분이 TMAO 문제이다. 그래서 이 성분의 이득을 고려해 처방하더라도, 단기간 처방을 하고, 장내미생물 환경이 중요하다는 점을 다시 한 번 주지시킨다. 이러한 고민은 치매 파트에서 다룰 콜린 성분 의약품에서도 마찬가지다(참고: 3장 기억력 영양제, 포스파티딜세린?, p.218).

개량 구석기식단, 여기 콩 추가요

구석기식단은 대사성질환 조절에 있어 확실히 이득이 있지만, 아직은 장기적 안전성 면에서 불확실성이 있다. 한복의 불편한 점을 개선하여 개량한복이 만들어졌듯, 구석기식단도 지금까지 살펴본 근거를 기반으로 안전한 방향으로 다듬어 '개량 구석기식단'을 만들어보자고 제안한다.

첫째, 소량의 콩과 통곡물을 추가하면 좋겠다. 콩과 통곡물은 미생물 접근 가능 탄수화물이 풍부한 급원식품이다. 장내미생물 환경은 장기적인 관점에서 건강에 큰 영향을 미친다. 때문에, 장내미생물 건강을 위해 소량의 콩과 통곡물을 구석기식단에 추가하는 것을 제안한다.

둘째, 단백질 급원식품 관련해 건강한 기준을 따르는 것이 좋겠다. 붉은 육류는 주 500g 미만으로 제한하고, 하루 총 섭취하는 단백질 섭취량은 0.8~1.0g/kg/day 정도로 맞추도록 한다. 견과류와 소량의 콩 섭취를 통해 단백질의 일정 부분을 식물성으로 섭취하도록 한다(참고: 1장 '실천 가이드 1' 식물성 단백질로 하루 열량 3% 치환하기, p.72).

셋째, 마늘, 허브 등 향신료 식재료를 자주 사용해보면 좋겠다. 이들 식품이 가진 다양한 식물 유래 영양소는 장내미생물이 TMAO를 생산하는 과정을 억제하는 것으로 보고된다. 그렇기 때문에 육류 섭취가 유발할 수 있는 잠재적 위해로부터 방패막이 역할을 해줄 것이라 기대한다(참고: 2장 폴리페놀: 식물이 주는 건강 방패, p.160). 이외에도 식용유는 올리브유, 카놀라유, 아보카도유, 들기름 같은 더 건강한 기름을 활용할 것을 권한다(참고: 2장 올리브유가 특별한 이유, p.146).

구석기식단, 누구에게 도움될까

구석기식단에 대한 연구를 살펴보면, 다른 건강식단에 비해 혈당 조절, 체중 감량, 대사성질환 조절에 이득이 있다. 당장 조절이 필요한 당뇨병이나 비만이 있는 분들이라면, 구석기식단을 적극 활용할 것을 권한다.

그러나 어느 정도 목적한 바를 이루었다면, 그 이후에는 지중해식단으로 넘어올 것을 권한다. 왜냐하면 구석기식단은 앞서 논의한 TMAO 문제처럼 장기적 안전성 측면에서 확실히 검증되지 않았기 때문이다. 현존하는 건강식단 중 가장 많은 연구가

이루어져 검증되었고, 장기적으로도 안전하다고 판단되는 식단
은 지중해식단이다. 만약 지중해식단의 곡물 탄수화물 섭취가
너무 많다고 생각되면 구석기식단과 지중해식단의 중간 접점을
찾아보는 것도 좋다.

지중해식단에 대해서는 뒤에 나오는 동맥경화 파트에서 더
다루도록 하겠다.

구석기식단 더 안전하게, 더 건강하게

1. 실제 구석기식단 연구 참여자는 평균 체중 91.7kg이었고, 하루 단백질 섭취량은 1.0g/kg/day, 과일 섭취량은 493g, 채소 섭취량 327g이었다.
2. 구석기식단의 TMAO 우려에 대한 대처로, 장내미생물 건강을 위한 식이섬유 섭취를 위해 소량의 콩을 추가하고, 장내미생물의 TMAO 생성 억제를 위해 조리 시 마늘과 허브 등 향신료 식재료를 함께 사용해본다.
3. 구석기식단 연구에서 사용된 식용유는 카놀라유와 올리브유이다.
4. 구석기식단이 대장암 발생률을 낮춘다는 결과를 보여주었던 연구는 붉은 육류를 구석기식단의 특성이 아닌 것으로 정의했다. 세계암연구기금 권고에 따른 붉은 육류 섭취 권고량은 주당 500g 이내이다.
5. 구석기식단은 적극적인 혈당 및 체중 조절이 필요한 시기에 실천해보고, 목표한 바를 이루었다면 이후 지중해식단으로 갈아타거나 구석기식단과 지중해식단의 알맞은 접점을 찾아보는 것을 권유드린다.

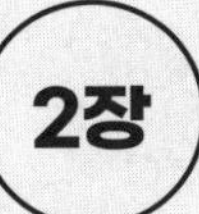

동맥경화

심근경색과 뇌경색, 답은 예방뿐

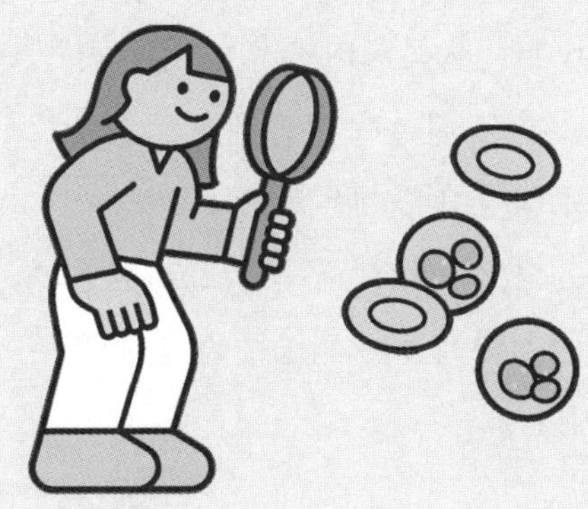

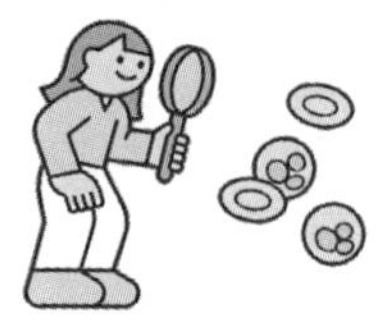

아찔했던 심근경색

환자분 중에 40대 후반에 심근경색이 왔던 분이 있다. 이분이 심근경색을 앓게 된 경위가 참 아찔하다. 평소 건강했지만 운동은 하지 않다가 헬스장에서 PT(personal training)를 받기 시작했다. 그러다 흉통이 발생했는데, 이를 위중한 증상으로 알아차리지 못했다. PT 강사는 운동을 독려할 목적으로 이분을 계속 몰아붙였고, 결국 심근경색이 와서 쓰러졌다. 심근경색은 빠른 시간 내에 응급치료가 되지 않으면 죽음으로 이어질 수도 있는 아주 위중한 질환이다. 다행히 환자분은 신속히 구급차로 이송되었고, 응급치료가 잘 이루어져서 심장이 혈액을 짜주는 기능에는 문제가 발생하지 않았다. 하지만 심근경색 후유증으로 심방세동이라는 부정맥이 발생했다. 심방세동은 뇌졸중을 일으킬 수 있는 중증도가 높은 부정맥이다.

이렇게 젊은 나이에 심근경색을 앓은 분들은 고지혈증 조절이 안 되었기 때문이다. 고지혈증 자체는 증상이 없다. 그래서 고지혈증이 있는지도 모르고 지내는 경우가 대부분이다. 그러다 나이가 조금 더 들어서 심근경색이나 뇌경색이 발생하면 그제서야 고지혈증이 있었음을 알게 된다.

고지혈증은 이상지질혈증 또는 고콜레스테롤혈증이라고도 불리는데, 동맥경화의 주요한 원인이다. 저밀도(LDL, low-density lipoprotein, 저밀도 지단백) 콜레스테롤이나 중성지방의 수치가 높거나 고밀도(HDL, high-density lipoprotein, 고밀도 지단백) 콜레스테롤 수치가 낮은 것을 특징으로 한다. 흔히 저밀도 콜레스테롤은 나쁜 콜레스테롤로, 고밀도 콜레스테롤은 좋은 콜레스테롤로 알려져 있다. 혈액 내에 저밀도 콜레스테롤이나 중성지방 수치가 높은 상태로 오랜 시간 지속되고 혈관에 염증이 일어나면, 그 결과로 혈관 내피에 지방이 침착된다. 마치 기름때가 끼는 것에 비유할 수 있다. 기름때가 계속 쌓이다 보면 혈관이 좁아지고, 그 결과 혈액이 잘 흐를 수 없는 상태가 된다. 동맥경화로 인한 협착이 발생하는 것이다. 심한 동맥경화로 인한 협착이 심장동맥에 발생하면 심근경색을 일으키고, 뇌동맥에 발생하면 뇌경색을 일으킨다.

심장근육에 산소와 영양분을 전달하는 심장동맥의 다른 이름은 관상동맥이다. 마치 왕관처럼 심장 주위를 둘러싸고 있어, 왕관 모양이라는 의미로 관상동맥이라 이름 붙여졌다. 관상동맥은 지름이 3~5mm에 지나지 않는 매우 가는 혈관이다. 이 관상동맥이 동맥경화로 좁아져서 혈류 공급에 문제가 생길 때 생기는 질환을 관상동맥 증후군 또는 허혈성 심질환이라고 부른다. 그중 협심증은 혈류 공급이 부족해져 흉통을 일으킬 때를 의미하고, 심근경색은 심장근육 세포가 산소 부족으로 인해 손상을 입은 상태를 말한다.

흉통이 격한 운동을 하는 경우에만 일어난다면 안정형협심증이다. 운동을 할 때는 심장이 혈액을 더 빠르게 짜주어야 한다. 심장근육이 일을 더 많이 해야 하고, 그러기 위해서는 더 많은 산소 공급이 필요하다. 그런데 혈관이 좁아져 공급되는 산소량이 필요량에 미치지 못하다 보니 흉통이 생기는 것이다. 운동할 때 가슴이 조이는 듯한 느낌의 증상이 발생하고, 휴식하면 괜찮아진다.

안정형협심증 상태가 방치된다면 동맥경화가 점차 더 진행해, 운동을 하지 않아도 흉통이 발생하는 상태가 된다. 이것을 불안정형협심증이라고 부른다. 이 다음 단계가 심근경색이다. 심장혈관이 꽉 막혀서 혈류가 공급되지 않아, 심장근육이 손상 또는 괴사될 수 있는 상태이다. 보통 '심장마비로 쓰러졌다'는 표현을 쓸 때 심근경색 때문인 경우가 많다. 심근경색은 초응급 상태로, 신속한 응급처치 및 심혈관중재술이 필요하다. 만약 골든타임을 놓친다면 사망에 이를 수도 있고, 심장근육에 영구적인 손상이 남아, 심장이 혈액을 짜주는 기능이 떨어지는 심부전이 생길 수도 있다.

뇌졸중은 허혈성 뇌졸중과 출혈성 뇌졸중으로 나뉜다. 그중 허혈성 뇌졸중이 동맥경화협착으로 발생하는 것이다. 뇌동맥도 관상동맥과 마찬가지로 지름이 2~5mm에 지나지 않는다. 뇌동맥이 좁아져 혈류 공급이 제대로 되지 않아 뇌세포가 손상되면 뇌경색에 이르게 된다. 출혈성 뇌졸중은 뇌출혈에 의해 발생한다. 뇌출혈은 많은 경우 뇌동맥류의 파열로 인해서 발생한다. 뇌동맥류는 뇌혈관의 일부가 꽈리 또는 풍선처럼 부풀어져 있는 상태를 말한다. 풍선처럼 부풀어진 부위는 혈관벽이 얇다. 그래서 혈압이 급격히 오를 경우 물리적 압력에 의해 쉽게 터져 뇌출혈이 일어나는 것이다.

뇌졸중 증상은 손상받은 뇌의 영역이 담당하고 있던 신체기능에 마비가 오는 양상으로 나타난다. 한쪽 팔다리의 힘이 빠지면서 움직일 수 없게 되는가 하면, 얼굴 한쪽 면 표정 근육의 움직임이 없어지며, 반대쪽으로 입술이 당겨져 올라가기도 하고, 한쪽 눈이 갑자기 안 보일 수도 있고, 혀를 원하는 대로 움직일 수가 없어 말이 어눌해질 수도 있다. 출혈성 뇌졸중의 경우 갑작스러운 심한 두통이 발생하거나 의식을 잃고 쓰러질 수도 있다. 뇌졸중도 초응급 상태로 즉각적인 응급처치 및 치료가 필요하다.

심장마비와 뇌졸중은 인류가 오랜 시간 '당해 왔던' 질환이다. 그런데 사실 심장마비와 뇌졸중의 상당 부분은 예방이 가능하다. 더 이상 '당하는 질환'이 아닌 '관리 가능한 질환'인 것이다. 그 열쇠는 고혈압과 고지혈증 및 식습관 관리에 있다.

1. 고혈압

루즈벨트 대통령과 고혈압

의대 공부를 하며, 고혈압은 심부전의 중요한 원인이라고 배웠다. 그런데 수련받으면서 고혈압만으로 심부전에 이른 환자는 많이 보지 못했다. 고혈압이 있으면 약물치료를 받는 것이 당연하고, 고혈압을 조절하기 위해 저염식이 전 국민에게 홍보되고 있는 시대에 살고 있기 때문이다. 그러나 이렇게 고혈압이 적극적으로 조절되기 시작한 것은 인류 역사를 통틀어 볼 때 그리 오래되지 않았다.

프랭클린 D. 루즈벨트 대통령은 재임 기간 중인 1935년부터 1941년 사이에 혈압이 136/78mmHg에서 188/105mmHg로 점진적으로 상승했다고 한다.[35] 지금의 정상 혈압 기준이 120/80mmHg 미만인 점을 생각하면, 상당히 높은 수준이다. 그러나 그의 혈압은 "그 또래 남성에게서 정상적으로 확인되는 정도"로 여겨졌다고 한다.[35] 그 당시에는 나이가 들어 고혈압이 생기는 것을, 노화에 따라 말단 장기에 혈액을 충분히 공급하기 위해 필요한 보상 메커니즘으로 이해했기 때문이다.[36] 그래서 수축기 혈압은 나이에 100을 더한 값까지 정상범위로 허용되었다.

1944년 노르망디 상륙작전 계획이 진행 중일 때 루즈벨트 대통령은 호흡곤란과 발한, 복부팽만으로 병원에 입원하게 된다. 당시 진료기록에는 약간의 청색증이 관찰되고, 혈압은 186/108mmHg이며, 흉부 엑스레이에서 심장 크기가 커져 있음이 확인된다고 기술되어 있다.[35] 그제서야 그는 고혈압과 이에 의한 심장병 및 심부전으로 진단받는다. 당시에는 효과적인 치료제가 없었기 때문에 병세는 더욱 악화되었고, 혈압은 더 상승했다. 얄타회담 등을 이어갈 때도 주치의 빼고는 모두가 그가 아프다는 것을 믿지 않는 가운데, 루즈벨트 대통령은 1945년 63세 나이로 혈압이 300/190mmHg까지 올라 뇌출혈로 생을 마감한다.[35]

　루즈벨트 대통령 시절에 현대적인 고혈압 치료제가 있었다면, 역사가 어떻게 바뀌었을지 많은 이들이 궁금해하는 대목이다.[35] 고혈압은 심장근육에 지속적인 과부하를 주고, 그 결과 심부전이 발생한다고, 학교 수업에서 이론적으로 배웠지만, 실제로 순전히 고혈압만으로 심부전이 생긴 환자분은 많이 만나보지 못했다. 루즈벨트 대통령 재임 시절로부터 불과 60년 남짓한 시간이 흘렀을 뿐이지만, 그 사이 많은 변화가 일어난 것이다. 그래서 고혈압이 이렇게 무서운 병임을 역사적 사건을 통해 배운다.

고혈압 합병증

고혈압이 당뇨병처럼 정말 무서운 병이라는 것을 각인시켜 준 환자분이 있다. 신장내과 병동에서 근무할 때 만났던 60대 남자 환자분이었다. 건강하게 지내다가 갑자기 소변이 잘 나오지 않고, 몸이 부어서 병원에 내원했다. 환자분은 이미 말기 신부전으로 투석이 필요한 상태였다. 신부전은 신장이 혈액의 노폐물을 걸러주는 기능을 더 이상 제대로 수행하지 못하게 된 상태를 의미한다. 신부전에 이르게 되는 원인은 매우 다양하기 때문에, 환자분이 처음 신부전으로 내원하게 되면 원인을 찾기 위해 조직 검사를 비롯해 다양한 검사를 한다. 그런데 이분의 경우 왜 신부전이 왔는지 참 묘연했다. 신부전의 흔한 원인으로 당뇨병, 신증후군, 신염 등이 있는데, 이러한 흔한 원인의 증거가 하나도 없었다. 결국 이 환자분의 신부전 원인은 고혈압 때문이었던 것으로 결론지어졌다.

환자분은 혈압이 높다는 이야기를 들은 지 꽤 오래되었지만, 본인은 증상이 없었기 때문에 약물치료를 받지 않았다고 했다. 그렇게 오랜 기간 치료되지 않고 방치된 고혈압이 신부전을 일으킨 것이다. 이 환자분이 병원에 왔을 당시, 이미 우리나라는 십 수년 전부터 고혈압, 고지혈증, 당뇨병, 5대 암 등 사회경제적 부담이 높은 중요한 질환에 대해 전 국민을 대상으로 국민건강보험공단 검진 사업을 진행하고 있었다. 이 환자분은 고혈압을 관리할 기회가 이미 여러 차례 있었던 것이다. 고혈압 관리를 받아야 한다고 들었을 때 조금만 더 주의를 기울여서 귀찮더라도 진료를 받고, 고혈압 약을 하루에 한 번만 챙겨 복용했더라도 신부전은 예방될 수 있었다.

고혈압이 신부전을 일으키는 기전은 모세혈관 손상으로 설명된다. 신장에서 혈액을 걸러주는 기능을 하는 구조물을 사구체라고 하는데, 사구체는 모세혈관 덩어리로 이루어진다. 그런데 모세혈관은 혈관벽이 약하기 때문에 너무 큰 압력이 주어지면 손상이 발생한다. 고혈압은 망막병증도 일으키는데, 같은 기전에 의한 것이다. 눈의 망막에도 모세혈관이 있는데, 고혈압에 의해 모세혈관이 손상되면 시력에 문제가 생기게 된다. 이렇게 고혈압은 심부전, 부정맥, 뇌졸중, 신부전, 망막병증 등 다양한 질환의 원인이 되고, 요즘은 인지기능 저하와도 관련성이 제시 되고 있다. 고혈압이 조절되지 않을 경우 치매 발생 위험성이 증가한다는 것이다.

고혈압은 이렇게 다양한 중증질환의 원인이 되지만, 중증합 병증이 가시화되기 전까지는 증상이 두드러지지 않을 수 있다. 그래서 무서운 것이다. 당뇨병과 함께 '소리 없는 살인마'라는 별명이 붙여진 이유가 이 때문이다. 고혈압을 의심할 수 있는 증상은 두통, 시야 흐려짐, 오심, 구토 증상이다. 심한 경우 실신이나 경련 등 신경학적 증상이 나타날 수도 있다. 그런데 이런 증상은 혈압이 매우 높을 때만 나타난다. 치료가 필요하지만 증상이 없는 고혈압은 간과되기 쉽다.

고혈압의 진단기준

요즘은 회사나 운동시설에도 혈압기가 비치된 곳이 많아, 조금만 관심을 기울인다면 손쉽게 혈압을 확인할 수 있다. 치료가 필요한 고혈압은 수축기 혈압이 140mmHg 이상이거나 이완기 혈압이 90mmHg 이상인 경우를 말한다. 정상 혈압은 수축기 혈압이 120mmHg 미만이면서, 동시에 이완기 혈압이 80mmHg 미만인 경우이다. 정상 혈압과 고혈압 사이는 고혈압 전단계라고 부른다. 만약 고혈압 전단계라면 생활습관을 개선하고, 혈압을 자주 측정하면서 관리해가야 한다. 고혈압이 빈번하게 측정된다면 약물치료를 시작하는 것이 좋다.

집에서 일상적인 활동을 하면서 재는 혈압은 정상인데, 병원에만 오면 혈압이 오르는 분들이 있다. 이런 경우를 '백의 고혈압'이라고 부르는데, 의사들이 입는 하얀 가운만 보면 긴장이 되어 혈압이 오른다는 의미로 붙여진 이름이다. 반대로 평상시 활동 중에는 혈압이 높은데, 병원에서 측정할 때는 정상 혈압으로 나오는 분들도 있다. 이런 경우는 '가면 고혈압'이라 부른다. 이렇게 혈압은 장소나 상황, 안정 시 및 활동 시에 차이가 날 수 있다. 정확한 진단을 위해서는 24시간 활동 혈압 측정 검사를 받아보는 것도 좋다. 이 검사는 병원에 내원해서 기계를 부착하고, 다음날 반납하는 방식으로 이루어진다. 요즘에는 반지 형태로 24시간 혈압을 측정할 수 있는 기기도 도입되어 측정 방식이 많이 간편해졌다.

프레이밍햄 심장 연구

루즈벨트 대통령의 심장병은 미국인들에게 큰 트라우마가 되었다. 미국 의회는 "고혈압을 포함한 심장 및 순환기질환으로 미국인의 건강이 심각하게 위협받고 있고, 3명 중 1명이 이로 인해 사망한다"라고 밝히며, 국가심장관리법안(National Heart Act)을 발의했다. 이 법안은 향후 20년간 심장질환에 대한 역학연구를 진행하기 위한 연구비를 할당하고, 연구기관을 설립한다. 연구 대상 도시는 그로부터 20년 전 결핵 시범연구에 참여한 바

있던 프레이밍햄(Framingham)으로 결정됐다.

이렇게 프레이밍햄 심장 연구가 시작되었다. 1948년부터 프레이밍햄 지역 주민 성인 남녀 5,209명으로 이루어진 코호트를 20년간 전향적으로 추적하며, 어떠한 인자가 심장질환 발생 위험도를 높이는지 조사했다. 지금은 담배를 피우는 것이 심혈관질환의 원인이라는 것을 누구나 알고 있지만, 흡연이 심혈관질환의 원인이라는 것이 밝혀진 것도 이 연구를 통해서다. 프레이밍햄 심장 연구의 첫 연구물은 연구 코호트를 4년간 추적한 이후 발표되었는데, 남성, 고령, 비만, 높은 콜레스테롤 수치, 혈압, 흡연이 심혈관질환의 위험 요소라는 것을 알렸다. 이후 적은 신체 활동량, 고혈압, 당뇨병도 위험요인으로 밝혀졌다. 특히 당시에는 관상동맥질환보다 고혈압이 심부전의 더 중요한 원인이었다. 프레이밍햄 심장 연구의 결과물이 하나 둘 출판됨에 따라 미국인들의 심장병 사망률도 급격히 개선된다.[36] 이렇게 프레이밍햄 심장 연구는 미국의 역사와 함께하며, 미국인과 전 세계인들의 건강에 큰 이정표를 마련했다.

프레이밍햄 연구 결과를 바탕으로, 향후 10년 동안의 심혈관질환 위험을 예측할 수 있는 모델도 구성됐다. 심혈관질환 예측을 위한 프레이밍햄 위험지수(Framingham Risk Score)라는 이름의 모델인데, 인터넷에 검색하면 위험도를 산출해주는 웹사이트를 찾을 수 있다. 개인이 가지고 있는 위험 요소의 값을 입력하면, 향후 10년 동안 심혈관질환이 발생할 확률을 계산해준다.

소리 없는 고혈압, 자주 재면 잡힌다

1. 정상 혈압은 수축기 혈압이 120mmHg 미만이면서 동시에 이완기 혈압이 80mmHg 미만인 경우이다.
2. 수축기 혈압이 140mmHg 이상이거나 이완기 혈압이 90mmHg 이상이면 약물치료가 필요하다.
3. 고혈압 전단계라면 혈압을 자주 측정하고, 고혈압에 부합한다면 약물치료를 받는다.
4. 담배를 끊는다.

2. 고지혈증

고지혈증은 왜 생기는가?

동맥경화 예방에 있어 가장 중요한 것은 고지혈증에 대한 약물치료이다. 엄마의 건강검진 결과, 동맥경화와 고지혈증이 발견되어 약물치료를 시작했다. 이에 대해 가족들과 이야기를 나누다 보니, 동생이 묻는다.

"언니, 콜레스테롤은 왜 생기는 거야? 콜레스테롤이 많이 들어 있는 새우 같은 음식은 먹으면 안 되는 거야?"

한동안은 콜레스테롤을 관리하기 위해 콜레스테롤 함유량이 많은 음식을 피해야 한다는 이야기가 제법 돌았다. 그러나 콜레스테롤은 음식으로부터 취해지는 것보다 우리 몸이 많이 만들

어내는 것이 문제이다. 콜레스테롤을 얼마나 많이 만들어내는
지는 사람마다 다르다. 그러다 보니 콜레스테롤 섭취를 줄이고,
운동을 하는 등 생활습관을 관리하는 것으로는 한계가 있다. 생
활습관을 통해 관리되는 분들은 음식 때문에 일시적으로 오른
분들이다. 그래서 생활습관 관리 후 추적했을 때 괜찮아졌다면
약물치료가 필요하지 않다.

그러나 고지혈증이 있는 분들의 상당수는 생활습관 관리만
으로는 개선되지 않는다. 이런 경우에는 약물치료가 필요한데,
일시적으로 하고 끊을 수 있는 것이 아니라 지속해서 필요하다.
약물치료를 끊으면 다시 고지혈증이 생기기 때문이다. 고지혈
증 약물치료의 목표는 당장의 콜레스테롤 수치를 낮추는 것 자
체에 있지 않다. 궁극적으로 최소 10~20년 이후에 발생할 수도
있을 심근경색과 뇌경색을 예방하는 것이 목표다. 그래서 지속
적인 치료가 필요한 것이다.

콜레스테롤 수치는 일반적으로는 여성보다 남성에서 높다.
여성은 폐경 이후에 콜레스테롤 수치가 높아진다. 여성호르몬
이 콜레스테롤 수치를 낮게 유지해주었는데, 폐경으로 여성호
르몬 분비가 적어져서 그런 것이다. 그래서 여성의 경우, 폐경
이후에 고지혈증으로 진단되는 경우가 많다.

고지혈증 치료 기준과 심혈관질환 위험인자

고지혈증 약물치료를 시작하는 기준은 개인마다 다르다. 콜레
스테롤 수치가 얼마인지, 심혈관질환이나 몇 개의 위험인자를

가지고 있는지, 몇 살인지, 남자인지, 여자인지에 따라 달라진다. 치료 목표는 저밀도 콜레스테롤을 기준으로 한다.[*]

저밀도 콜레스테롤이 심혈관질환의 위험인자가 1개 이하인 사람은 160mg/dL 이상일 때, 위험인자가 2개 이상인 사람은 130mg/dL 이상일 때, 당뇨병이 있는 사람은 100mg/dL 이상일 때 치료를 시작한다. 동맥경화성 병변이 있다면 치료 목표는 70mg/dL 미만으로, 관상동맥질환 등 중대한 동맥경화성질환이 있다면 55mg/dL 미만으로 설정된다.

심혈관질환 위험인자에는 나이, 관상동맥질환 조기 발병의 가족력, 흡연, 고혈압, 낮은 고밀도 콜레스테롤 혈중농도 이렇게 다섯 가지가 있다. 이 다섯 가지 중에서 몇 개의 위험인자를 가지고 있느냐에 따라 치료 시작 지점이 달라진다. 나이는, 남자는 45세 이상일 경우, 여자는 55세 이상일 경우 위험인자에 해당한다. 관상동맥질환 조기 발병 가족력은, 부모와 형제자매 중에서 남자 가족은 55세 미만, 여자 가족은 65세 미만에서 관상동맥질환이 발병한 경우 위험인자가 된다. 현재 흡연 중이라면 위험인자가 된다. 고혈압은 수축기 혈압 140mmHg 이상 또는 이완기 혈압 90mmHg 이상인 경우 또는 고혈압으로 혈압약을 복용하는 경우 위험인자가 된다. 고밀도 콜레스테롤 혈중농도는 40mg/dL 미만일 때 위험인자가 된다. 그런데 고밀도 콜레스테

---

[*] 중성지방도 중요하기 때문에 저밀도 콜레스테롤과 중성지방을 합한 값인 비-고밀도 콜레스테롤 수치를 기준으로 하기도 한다.

롤 혈중농도가 60mg/dL 이상이라면, 이것은 보호인자로 간주하여 총 위험인자 수에서 하나를 감할 수 있다.

콜레스테롤, 낮을수록 좋다!

가끔은 고지혈증 진료를 하다가 고구마가 목에 걸린 듯 답답해질 때가 있다. 환자분의 동맥경화 정도에 맞게 약을 쓰고 있는데, 약을 줄이거나 복용하지 않겠다는 것이다. 이유인 즉, 기능의학 진료를 받았는데 콜레스테롤 수치가 너무 떨어지면 호르몬 생산이 잘 안 된다고 들었다는 것이다. 이런 경우에는 환자분의 동맥경화 상태와 위험인자, 진료 지침에 대해 다시 한 번 설명을 한다. 그런데도 못미더워하면 상급병원 심장내과 진료를 받아볼 수 있도록 의뢰해드린다. 이렇게 고지혈증 치료에 대한 입장은 의사의 세부전공에 따라 차이가 난다.

'콜레스테롤 가설'은 콜레스테롤 수치가 낮을수록 좋다고 한다. 이 가설은 1955년부터 1985년 사이에 이루어진 많은 역학 연구 결과에 기반한다. 콜레스테롤 수치가 높을수록 심혈관질환 발생이 많았다는 것이 연구를 통해 확인됐다. 그리고 1985년부터 2015년 사이에는 여러 임상시험을 통해 콜레스테롤 수치가 낮아질수록 심혈관질환 발생도 적어진다는 것이 확인됐다.[37]

앞서 소개한 고지혈증 치료 기준도 전문가들이 대충 잡은 것이 아니라, 잘 설계된 임상시험 결과에 근거하여 설정된 것이다. 임상시험은 저밀도 콜레스테롤 수치를 70mg/dL 미만, 그리고 55mg/dL 미만으로 낮추었을 때를 그러지 않았던 경우와 비교해보았다. 그랬더니 콜레스테롤 수치가 낮을수록 심혈관질환 사건* 발생률이 현저히 감소했던 것이다.[38,39]

이러한 연구를 바탕으로 콜레스테롤 수치는 '낮을수록 좋다'고 하는 것은 가설이 아닌 정설이 되었다. 특히 콜레스테롤 수치가 낮을수록 좋고, 그래서 반드시 낮게 유지해야 하는 분들은 이미 심근경색이나 뇌경색 등 중대한 동맥경화성질환을 앓았던 분이다. 이런 분들은 콜레스테롤을 잘 관리하지 않을 경우 심근경색과 뇌경색이 재차 발생할 수 있다. 그렇기 때문에 약물치료를 잘 받아야 하는 것이다.

콜레스테롤, 너무 낮아도 안 좋다?

수많은 임상시험을 통해 콜레스테롤 수치가 낮을수록 좋다는 것이 증명되었음에도 불구하고, 정말 콜레스테롤 수치가 낮을수록 좋은 것인지 의문이 제기되고 있는데, 이 의문은 관찰연구에 기반한다.

한 관찰연구는 저밀도 콜레스테롤 수치가 70~100mg/dL일 때 100~130mg/dL인 경우보다 심혈관질환 사건 발생률이 낮았지만, 70mg/dL 이하로 더 낮추더라도 추가적인 이득은 없었다고 보고한다.[40] 연구 결과를 보고 현재 가이드라인은 중대한 동

---

* 심혈관질환 사건은 심장·뇌 혈관이 막히거나 터져 생기는 중대한 사건을 뜻한다. 심근경색, 뇌졸중, 심혈관 사망 같은 중대 항목을 묶어 주요 심혈관 사건으로 정의하는 경우가 많고, 심부전 입원이나 관상동맥 시술/수술 등까지 포함하기도 한다.

맥경화성질환이 있을 경우 70mg/dL 이하로 낮출 것을 지시하고 있는데, '그럴 필요가 없는 것 아니냐'는 의문을 제기하는 분들이 있다. 이럴 때는 연구의 근거 수준을 고려해야 한다. 관찰연구는 무작위 대조군 임상시험에 비해 근거 수준이 떨어진다. 임상시험은 환자분이 어떤 상태인지 정확하게 통제한다. 그러나 관찰연구는 그런 통제가 불가능하다. 그래서 심한 동맥경화가 있는 분들이 콜레스테롤 수치를 더욱 낮추었을 때 이득이 있다는 것이 관찰연구에서는 확인되지 못할 수 있다. 그러므로 중대한 동맥경화성질환이 있는 경우에는 다른 이야기는 듣지 말고, 심장내과나 신경과처럼 해당 질환의 전문 진료과 주치의 선생님의 처방을 따라가면 된다. 그 처방은 가장 신뢰도 높은 연구를 기반으로 한 것이기 때문이다.

한편 같은 의문이 '동맥경화성질환이 없는 사람'에서 제기된다면, 그것은 여러모로 타당할 수 있다. 동맥경화가 없다면 콜레스테롤 수치가 무조건 낮은 것이 건강에 이득이 없을 수 있다는 것이다. 이 부분에 대한 답을 찾기 위해 콜레스테롤 혈중 농도와 사망률과의 관계를 살펴볼 수 있다. 콜레스테롤 혈중 농도와 사망률은 U자형 관계를 보인다. 역학연구에서 사망률을 최저 수준으로 낮춰주는 총 콜레스테롤 수치는 220mg/dL, 저밀도 콜레스테롤은 140mg/dL이었다.[41, 42] 이러한 양상은 고밀도 콜레스테롤에도 공통되게 적용된다. 고밀도 콜레스테롤은 48~97mg/dL 범위가 좋은 수치이다.[43, 44] 고밀도 콜레스테롤은 좋은 콜레스테롤로 알려져 있지만, 이 또한 너무 높으면 여러 건강 위험이 증가한다.

콜레스테롤 혈중농도가 너무 낮아지게 되면, 심혈관질환 이외의 암과 다른 원인으로 인한 사망률이 증가한다. 이 결과는 적절한 양의 콜레스테롤이 건강을 유지하기 위해 반드시 필요하다는 것을 의미한다. 고지혈증 치료를 받지 않는데도 콜레스테롤 수치가 너무 낮은 것은 영양 상태가 좋지 않거나 쇠약하다는 것을 나타낼 수 있기 때문이다.

실제로 콜레스테롤은 우리 몸의 정상적인 대사활동을 위해 꼭 필요한 성분이다. 콜레스테롤은 우리 몸이 세포막, 담즙, 성호르몬, 비타민 D 등을 만들어낼 때 사용하는 주된 재료가 된다. 그래서 콜레스테롤 수치가 너무 떨어지게 되면, 원활한 신체기능 유지나 전반적인 건강 상태에 좋지 않을 수 있다는 것은 타당한 우려이다.

그렇다 해도, 중대한 동맥경화가 있는 경우에는 여전히 콜레스테롤은 '낮을수록 좋다'. 이럴 때는 위험 대비 기대 이득을 저울질해야 한다. 동맥경화성질환이 진행할 경우 중대한 합병증이 발생하거나 죽음에 이를 수 있다. 콜레스테롤 수치를 다소 높게 유지하면서 얻을 수 있는 이득은 신체기능 유지이다. 죽을 위험을 감수하고, 콜레스테롤 수치를 높게 유지해 신체기능을 유지한다는 것에 동의할 분은 거의 없을 것이다. 그리고 이 '신체기능 유지'라는 것은 주관적인 느낌에 지나지 않는다. 대부분의 환자분들은 콜레스테롤 수치를 낮게 유지하더라도 전혀 불편함을 느끼지 못하기 때문이다. 혹여 처음에는 부작용이나 피로감을 경험하더라도 시간이 조금 지나면 다 적응이 되기 마련이다.

그래서 고지혈증 치료에서 중요한 것은 환자분 개별 상황에 맞는 목표 수치 설정이다. 환자분 중에 처음 내원했을 때 저밀도 콜레스테롤 수치가 50mg/dL이었던 40대 후반 여성이 있다. 동맥경화도 없고, 심혈관질환 위험인자는 가족력 1개 밖에 없었는데, 왜 이렇게 약을 세게 쓰는지 물었더니, 어머니가 심근경색으로 다니는 병원에서 같이 진료를 받았고, '좋은 약'을 한꺼번에 많이 지어주었다고 했다. 그런데 약을 쓰면서도 혈중농도가 어느 정도 나오는지 확인도 이루어지지 않고 있었다. 시중에 유통되는 고지혈증약은 효과가 천차만별이다. 같은 약이라도 고지혈증약의 치료 효과는 개인마다 달라진다. 이 환자분의 경우에는 100~130mg/dL를 목표로 조절하기로 했다. 그래서 그 정도 범위가 나올 수 있도록 약한 약으로 바꿔주었다.

고밀도 콜레스테롤을 높이고 싶다고요?

저밀도 콜레스테롤 수치가 200mg/dL 이상 확인되는 50대 후반의 남자 환자분이 있었다. 심장혈관에 경증 협착도 동반되어 있었는데, 이분은 근육통 때문에 스타틴(statin) 복용을 매우 힘들어했다. 스타틴으로 충분히 고지혈증을 조절하기가 어려워, 다른 기전의 약제를 써보는 옵션을 상의해보도록 대학병원에 의뢰해드렸는데, 몇 번 진료를 받더니 다시 찾아왔다. 대학병원이라고 해서 특별한 검사를 하는 것도 아니고, 약물치료도 다를 바가 없고, 약은 한 번에 6개월치씩 처방받았다고 했다. 약을 먹으면서 생기는 불편감에 대해 이야기해도 진료시간이 짧아서 교수님이 잘 들어주지도 않고, 대기시간은 길어 여러모로 불편하다는 것이었다. 그리고 부작용 때문에 스타틴을 충분히 쓸 수 없으니, 폴리코사놀과 함께 쓰면서 조절이 잘 되는지 보다 자주 확인하고 싶어했다.

이렇게 본인의 치료에 대해 주관이 뚜렷한 환자분들은 대학병원의 진료에 만족하지 못한다. 약물과 영양제로 치료를 병행하고 싶고, 영양제의 효과에 대해서도 의사에게 전문적 자문을 구하고 싶은데, 짧은 시간 안에 진료를 마쳐야 하는 대학병원 진료 환경에서는 그러기가 어렵다. 사실, 고지혈증 약물치료를 한다면 폴리코사놀은 쓸모가 없다. 폴리코사놀의 약리작용은 스타틴과 같고, 다만 약효가 약하다는 차이가 있을 뿐이다. 약리작용이 있으나 약효가 약한 것은 임상시험에서 유의미한 효과를 보여주기 어렵기 때문에, 의약품으로 승인받기가 어렵다. 그래서 영양제로 유통되는 것이다. 고지혈증에 좋다고 하는 영양제의 대부분이 효과가 약하다. 그래서 약물치료가 필요한 분에게 대체제로 쓰일 수 없다. 다만 약물치료를 받아야 할 만큼 고지혈증이 심하지는 않지만, 수치가 경계 범위로 높은 경우에는 생활습관 개선과 함께 보조제로 사용해볼 수는 있다.

이 환자분이 폴리코사놀 사용을 고집했던 이유는 폴리코사놀이 고밀도 콜레스테롤을 올려주는 효과가 있기 때문이다. 환자분은 고밀도 콜레스테롤이 40mg/dL 미만이었는데, 폴리코사놀을 쓰면서 10mg/dL 정도 올랐고, 그것에 굉장히 만족하고 있었다. 고밀도 콜레스테롤은 좋은 콜레스테롤로 알려져 있고, 60mg/dL을 넘으면 보호인자로 인정되고 있다. 그러나 약물이나 영양제를 통해 고밀도 콜레스테롤을 증가시켰을 때 실제로 좋은 효과가 나타나는지는 또 다른 문제이다. 실제로 저밀도 콜레스테롤 치료 목표를 달성한 이후에도 잔존하는 심혈관질환 위험을 개선하고자, 고밀도 콜레스테롤 수치를 증가시키려는 노력이 있었다. 하지만 고밀도 콜레스테롤 수치를 증가시키는 것은 심혈관질환 사건 발생 관련해 아무런 이득이 없었다.[45~47]

그래서 환자분께 폴리코사놀에 의해 고밀도 콜레스테롤이 올라간 것은 현재 의미가 없다는 것을 설명해도 환자분은 여전히 쓰고 싶다고 했다. 의지가 확고해서 더는 설명해도 소용이 없었다. 같이 쓰는 게 크게 해가 될 것은 없고, 근육 부작용 때문에 스타틴을 충분히 못 쓰고 있으니 저밀도 콜레스테롤을 조금이라도 낮춰준다면 도움이 될 여지도 있겠다고 보였다. 긴 시간 상의 끝에 병행 치료를 결정했다. 치료 결과에 대해 환자분은 만족했다.

사람 마음이란 그런가 보다. 남들이 좋다고 하는 조건을 하나라도 더 만족시키면, 잘은 몰라도 더 좋지 않을까 하는 막연한 기대를 품게 되는 것이다. 그리고 그것이 때로는 위안이 되어주기도 하는 것 같다.

"조밀 저밀도 콜레스테롤을 측정해주세요"

대학병원 검진센터에서 검진 후 고지혈증 치료를 받고 있던 환자분이 내원했다. 환자분은 고지혈증 약제를 투약하면서 피로감이 심하게 발생했다. 일상생활이 어려울 정도였다. 환자분은 조밀(small dense) 저밀도 콜레스테롤 수치를 측정해달라고 했다. 지난 1년 동안 너무 힘들게 약을 먹었는데, 자신의 지인들은 콜레스테롤 약을 먹지 않고, 조밀 저밀도 콜레스테롤 수치만 관리 중이라고 하면서 본인도 그렇게 하고 싶다는 것이었다.

조밀 저밀도 콜레스테롤에 대한 일반 대중의 인지도가 높아지고 있어, 가끔 이렇게 환자분들이 먼저 측정해달라고 요청한다. 조밀 저밀도 콜레스테롤은 저밀도 콜레스테롤 입자 중 크기가 작고 밀도가 높은 것으로 동맥경화를 더 잘 일으킨다.

조밀 저밀도 콜레스테롤이 동맥경화를 잘 일으키는 기전으로, 입자 크기가 작기 때문에 혈관벽에 더 침투를 잘한다는 것이 일반적인 설명이다. 하지만 더 정확하게는 생화학적 특성에 의한다.[48] 조밀 저밀도 콜레스테롤은 표면에 리신(lysine)이라는 아미노산의 분포가 적어 음전하를 띠게 되는데, 이것은 콜레스테롤 입자 표면에 분포하는 단백질 모양에 영향을 준다. 그 결과, 간세포막에 존재하는 저밀도 콜레스테롤 수용체와 결합할 수 있는 친화력이 줄어든다. 간세포막의 수용체와 결합이 잘되어야 혈액으로부터 제거될 수 있는 것인데, 제거가 어렵게 되는 것이다. 그 결과, 혈액에 잔류하는 시간이 늘어나 동맥경화를 더 잘 일으키게 된다.[49]

게다가 조밀 저밀도 콜레스테롤은 크기가 작아 그 안에 비타민 E나 카로틴 같은 지용성 비타민을 상대적으로 적게 함유하고 있다. 그래서 산화스트레스에도 취약하다. 산화된 저밀도 콜레스테롤은 산화되지 않았을 때보다 동맥경화를 더 잘 일으킨다.

조밀 저밀도 콜레스테롤과 탄수화물

조밀 저밀도 콜레스테롤이 많아지게 되는 이유의 중심에는 탄수화물이 있다. 그래서 제2형 당뇨병과도 연관된다. 우리가 음식을 먹으면 소장에서 영양소가 흡수되어 간으로 전달된다. 간에서는 지방질을 콜레스테롤 입자로 조립하여 혈액으로 방출한다. 콜레스테롤 입자는 우리 몸의 각 조직을 순환하면서 지방질을 전달한다. 순환을 마친 콜레스테롤 입자는 크기가 작아지는데, 이것이 저밀도 콜레스테롤이다. 그런데 순환을 시작하기 전에 처음 만들어졌던 콜레스테롤 입자에 중성지방의 함량이 많았다면, 순환을 마친 후 입자의 크기가 더욱 작아져 조밀 저밀도 콜레스테롤이 되는 것이다.

탄수화물 섭취량이 많아지면 탄수화물이 중성지방으로 변환되기 때문에, 콜레스테롤 입자의 중성지방 함량을 높인다. 뿐만 아니라 인슐린 저항성은 중성지방 생성을 증가시키기 때문에 마찬가지로 중성지방 함량을 높인다(참고: 2장 뱃살 빼려면 견과류 드세요, p.165). 결과적으로 탄수화물 섭취량이 많거나, 인슐린 저항성이 있거나 당뇨병이 있다면, 조밀 저밀도 콜레스테롤이 더 잘 생기는 환경이 되는 것이다.

이러한 기전에 기반해 조밀 저밀도 콜레스테롤을 줄이기 위해서는 탄수화물 섭취량을 살피고, 인슐린 저항성을 개선하는 것이 중요하다. 단순당과 탄수화물 섭취량을 줄이고, 규칙적인 운동을 통해 내장지방을 줄이는 것이 도움이 된다.

한편 음식으로 섭취하는 콜레스테롤은 콜레스테롤 입자 크기를 키우는 데 도움이 될 수 있다. 고지혈증 조절을 위해 꽤 오랫동안 콜레스테롤 섭취량을 줄일 것이 학회 차원에서 권고되어 왔는데, 콜레스테롤 섭취가 오히려 조밀 저밀도 콜레스테롤을 줄이는 데 도움이 될 수도 있다는 것이다!

계란과 콜레스테롤

계란을 먹을 때 노른자는 안 먹고 흰자만 먹는 분들이 있다. 이유를 물어보면 콜레스테롤 때문이라고 한다. 계란 노른자에는 콜레스테롤이 많으니 흰자 위주로 먹으라고 영양 전문가들이 대중매체에 나와 이야기하던 시절이 있었다. 새우와 오징어에도 콜레스테롤이 많으니 적게 먹으라고 했다. 음식을 통한 콜레스테롤 섭취가 혈중 콜레스테롤 수치를 높여 심혈관질환 발생 위험도를 높인다고 생각했기 때문이다. 요즘도 가끔 일부 다른 병원에서 고지혈증 치료를 받으면서 계란은 일주일에 4개까지만 섭취하라고 안내받았다는 분들을 만난다.

하지만 지금은 예전만큼 식이 콜레스테롤을 엄격히 제한하지 않는 분위기다. 1968년 미국심장협회는 식이 콜레스테롤을 하루 300mg 미만, 계란은 주 3개 이하로 권고했다. 2001년에는 고위험군을 대상으로 권장섭취량을 하루 200mg 미만으로 더 낮췄다. 하지만 2013년 지침에서는 식이 콜레스테롤의 구체적

상한을 더 이상 강조하지 않았다. 이어 2015년 미국인 식사지침(Dietary Guidelines for Americans)에서 '하루 300mg 미만'의 수치 제한이 공식적으로 삭제되었다.[50, 51] 이후 아직까지 식이 콜레스테롤 섭취 제한을 부활시키는 업데이트는 없었다.

물론 이러한 조치는 여전히 논란이 되고 있다. 2019년《JAMA 미국의사협회지, *Journal of the American Medical Association*)》에는 미국 성인에서 식이 콜레스테롤 섭취나 계란 섭취량이 많을수록 용량에 비례하는 방식으로 심혈관질환과 모든 원인에 의한 사망위험이 높아지기 때문에, 식이 지침이 다시 개정되어야 한다고 촉구했다.[52] 그러나 이 연구보다 훨씬 더 규모가 컸던 2020년 《BMJ(영국의학저널, *The British Medical Journal*)》에 발표된 연구는 미국인에서 하루 한 개의 계란 섭취는 심혈관질환과 연관성이 없고, 아시아인에서는 심혈관질환 위험성을 낮출 수 있는 잠재적 가능성이 있다고 보고했다.[53] 그리고 가장 최근인 2025년에 나왔던 메타분석 또한 계란 섭취량과 심혈관질환 사이의 연관성을 확인하기 어렵고, 계란이 건강한 식단의 식재료로서 사용되는 데 무리가 없다고 밝힌다.[54] 이러한 연구 동향을 반영하여 한국인 영양소 섭취 기준은 콜레스테롤 섭취량을 "하루 300mg 수준에서 권고"한다는 식으로 완화된 표현을 쓰고 있다.

콜레스테롤이 음식을 통해 과도히 섭취되면 동맥경화를 유발한다는 것은 동물실험에 근거한 것이다. 그런데 동물실험에서 사용된 콜레스테롤 양은 사람의 일상 식이에는 적용될 수 없는 수준이다. 동물실험에서 사용된 식단의 콜레스테롤 함량을 사람에게 해당하는 양으로 환산했을 때 하루 10,000~37,000mg에 해당한다.[55] 계란 1개에는 대략적으로 콜레스테롤이 250mg 정도 들어 있다. 동물실험에 해당하는 양은 계란 40개 이상에 해당한다. 실생활에서 하루에 계란을 이렇게 많이 먹는 사람은 없다.

그리고 실제로 사람에서 조사된 관찰연구와 중재연구는 콜레스테롤 섭취량과 동맥경화의 관련성을 일관되게 보여주지 못했다.[51] 물론 동맥경화와의 관련성을 통계적으로 의미 있게 보여주지 못했더라도, 콜레스테롤 섭취량이 많으면 혈중 콜레스테롤 농도가 올라가는 것은 사실이다. 그러나 그 정도는 매우 소폭이다.[56,57] 하루 콜레스테롤 섭취량이 0~415mg이었던 대조군에 비해 501~1,415mg를 섭취했던 시험군의 콜레스테롤 상승 폭은 총 콜레스테롤 11.2mg/dL, 저밀도 콜레스테롤 6.7mg/dL, 고밀도 콜레스테롤 3.2mg/dL에 지나지 않았다.[56] 각 군의 콜레스테롤 섭취량을 계란으로 환산하면 대조군은 0~2개, 시험군은 3~7개에 준한다.[51] 콜레스테롤 섭취량이 늘어나 혈중 콜레스테롤 수치가 높아진다고 해도 임상적으로 문제될 수준은 아닌 것이다.

이렇게 콜레스테롤 섭취량이 콜레스테롤 혈중농도에 큰 영향을 미치지 않는 이유는, 콜레스테롤 혈중농도 중 음식으로 섭취되는 비율은 20% 정도에 지나지 않기 때문이다. 내 몸이 생합성하는 비중이 80% 정도로 훨씬 크다. 이 때문에 콜레스테롤 섭취량이 전체 혈중농도에 큰 영향을 미치지 않는 것이다. 그런데 개인차는 있다. 콜레스테롤 흡수를 더 잘하는 분들은 음식으로 섭취되는 비중이 높아지는 것이다. 그래서 전반적으로는 음식을 통한 콜레스테롤 섭취에 대해 그리 걱정하지 않아도 되겠지만, 정말 괜찮은지는 사람마다 차이가 있기 때문에 개인별 맞춤 접근이 필요하다.

콜레스테롤 섭취와 조밀 저밀도 콜레스테롤

그동안 콜레스테롤 섭취량과 혈중농도는 양적인 관계를 확인하는 데 치중되어 있었다. 그런데 조밀 저밀도 콜레스테롤이 알려져, 저밀도 콜레스테롤의 질적인 부분까지 고려에 넣으면서, 음식을 통한 콜레스테롤이 오히려 도움이 될 수 있다는 증거가 제시되고 있다.

멕시코에서 진행된 소규모 연구는 어린이(8~12세) 54명에게 한 달간 계란을 섭취시키고, 저밀도 콜레스테롤 입자의 크기를 비교했다. 하루에 계란 2개를 먹었을 때(콜레스테롤 518mg)와 동등한 양의 계란 흰자만을 먹었을 때(콜레스테롤 0mg)를 교차시험으로 비교했다. 그 결과, 콜레스테롤 섭취량이 많았던 군에서 저밀도 콜레스테롤 입자의 크기가 커졌고, 그 결과 조밀 저밀도 콜레스테롤의 비율이 감소했다.[58] 콜레스테롤 섭취량이 많았을 때 혈중 저밀도 콜레스테롤 농도가 증가한 참가자는 18명, 그러지 않은 참가자는 36명으로, 콜레스테롤 섭취량 증가가 반드시 혈중농도의 증가로 이어지지는 않는다는 것도 확인됐다. 그리고 저밀도 콜레스테롤 수치가 상승했더라도 고밀도 콜레스테롤 수치도 동반 상승하여, 저밀도 콜레스테롤과 고밀도 콜레스테롤의 비율에는 변화가 없었다.

콜레스테롤 섭취량이 늘었을 때 저밀도 콜레스테롤 입자의 크기가 커지는 것은 눈사람 만들기에 비유할 수 있다. 눈덩이를 굴릴 때 땅에 눈이 수북이 쌓여 있을수록 눈덩이를 몇 번만 굴려도 크게 만들어지는 반면, 눈이 얼마 오지 않았다면 눈덩이를 굴려도 크게 만들어지지 않는 것처럼 말이다.

이런 관점에서 보았을 때 식품을 통한 콜레스테롤 섭취는 고지혈증 관리에 도움이 될 수 있다. 식이 콜레스테롤 섭취에 의한 콜레스테롤 혈중농도는 미미한 수준으로, 약물치료로 조절될 수 있는 범위 안에 있다. 동시에 저밀도 콜레스테롤 입자의 크기가 커져, 더욱 건강한 상태가 된다. 게다가 콜레스테롤 섭취량 관련해 주로 논란이 되는 식재료는 계란인데, 계란 노른자는 콜레스테롤 함량도 많지만, 루테인과 제아잔틴 등 항산화 성분도 많이 함유하고 있어 콜레스테롤 입자를 질적으로 더욱 개선시킨다.[50,59] 실제 역학연구에서 계란 섭취량 또는 콜레스테롤 섭취량이 많은 것이 심혈관질환 위험성을 높이지 않았거나 오히려 보호 효과를 보였던 것은 아마도 이 때문이었을 것이다.

가족성 고콜레스테롤혈증

콜레스테롤 혈중농도가 유난히 높은 분들이 있다. 이런 경우는 유전질환인 가족성 고콜레스테롤혈증(familial hypercholesterolemia)에 해당한다. 가족성 고콜레스테롤혈증이 있는 경우 일반적으로 콜레스테롤 수치가 높은 분들보다도 훨씬 더 높다. 일반인들은 저밀도 콜레스테롤 수치가 평균적으로 정상범위 상한치인

140mg/dL 안팎에서 관찰되고, 높은 분들이더라도 160mg/dL 전후이다. 이에 반해 가족성 고콜레스테롤혈증이 있는 경우에는 200mg/dL을 훌쩍 넘는 경우가 많다.

가족성 고콜레스테롤혈증이 있을 경우 특징적인 신체 소견이 있다. 콜레스테롤이 조직에 침착되다 보니 생기는 것들이다. 이것을 황색종이라고 하는데, 피부에 콜레스테롤이 침착되어 노랗게 튀어나온 판상 병변을 만들기도 하고, 아킬레스건에 침착되어 다른 사람들보다 아킬레스건이 두꺼워지기도 한다. 또 각막 둘레를 따라 콜레스테롤이 침착되어 흰 테두리를 이루는 각막환이 생기기도 한다.

가족성 고콜레스테롤혈증이 문제가 되는 이유는 30~40대의 이른 나이에 협심증이나 심근경색 등 동맥경화로 인한 질환이 발생할 수 있기 때문이다. 그래서 가족성 고콜레스테롤혈증이 의심되면 가급적 빨리 진료를 받고 고지혈증 치료를 시작해야 한다.[60]

가족성 고콜레스테롤혈증은 생활습관 관리로는 조절에 한계가 있다. 그래서 약물치료가 중요하다. 만약 심혈관질환이 발생했던 가족들이 많고, 콜레스테롤 수치가 높다면, 가족성 고콜레스테롤혈증은 아닌지 전문가와 상담을 나누어보면 좋겠다.

채소가 예방해준 동맥경화

60대 초반을 넘기고 있는 한 여성분이 진료에 왔다. 가족력을 들어보니 심근경색, 뇌졸중을 앓은 분들이 많았다. 저밀도 콜레스테롤은 160mg/dL을 조금 넘는 수치였는데, 아직까지 고지혈증 약을 안 쓰고 있었다. 나는 '검사해보면 분명 경동맥에 동맥경화가 있겠지' 하고 생각했다. 그런데 놀랍게도 이 환자분의 혈관검진 결과는 정말 깨끗했다. 이렇게 혈관이 깨끗하다는 게 믿어지지 않을 정도였다. 보통 저 정도의 콜레스테롤 수치로 약물치료 없이 60세 넘게 살아왔다면 경동맥에 동맥경화반 정도는 조금이라도 있는 것이 당연하기 때문이다. 비결을 물었더니, 사실은 환자분 자신도 어렸을 때부터 심혈관질환 가족력 때문에 걱정이 많았다고 했다. 그래서 젊어서부터 기름진 고기는 손도 안 대고, 채소 위주의 식단을 해왔다는 거다. 마침 같이 검사했던 활성산소 스트레스 균형 검사를 보니, 산화스트레스가 거의 없었다.

이 환자분은 동맥경화가 단순히 저밀도 콜레스테롤 수치가 높다고 다 발생하는 것은 아니라는 것을 몸소 보여주었다. 동맥경화가 만들어지는 과정에는 저밀도 콜레스테롤 말고도 다른 중요한 참여자들이 있다. TMAO, 산화스트레스, 인슐린 저항성이 바로 그것이다.

TMAO는 육류 섭취가 많으면서 동시에 장내미생물 환경이 좋지 않을 경우에 장내미생물에 의해 만들어진다(참고: 1장 구석기식단, TMAO 괜찮을까?, p.84). TMAO는 혈관 내피를 손상시켜 동맥경화가 발생할 수 있는 터를 만든다. 이렇게 혈관이 손상된 자리에 저밀도 콜레스테롤이 쌓이기 시작하는 것이다. 그리고 저밀도 콜레스테롤이 과도한 산화스트레스에 의해 산화되면 동맥경화를 더 잘 일으킨다. 혈관벽에 더 잘 들러붙는 찐득찐득한 상태가 된다고 비유할 수 있다. 인슐린 저항성이 동반되어 있다면, 동맥경화를 더욱 잘 일으키는 조밀 저밀도 콜레스테롤이 만들어진다. 면역세포 중 대식세포는 산화된 저밀도 콜레스테롤이 혈관 내피에 침착된 것을 보게 되면, 이것을 제거하기 위해 삼켜버린다. 그런데 이 탐식작용은 대식세포를 거품세포로 변형시키고, 거품세포는 면역 이상반응을 일으켜 혈관 내피에 염증반응을 유발한다. 그리고 염증반응이 지속되면서, 거품세포는 콜레스테롤과 함께 덩어리져서 동맥 벽에 점차 더 침착된다. 그러면서 동맥경화반을 형성하는 것이다.

그런데 이 환자분은 육류 섭취를 많이 하지 않아 TMAO가 생성될 기회를 제공하지 않았고, 채소를 많이 섭취해서 산화스트레스도 쌓일 틈이 없었다. 나는 이분을 통해, 콜레스테롤 수치가 높더라도 생활습관 관리를 통해 동맥경화를 예방할 수 있다는 것을 배웠다. 그러나 이분처럼 관리하기는 쉽지 않을 것이다. 그래서 고지혈증이 있다면 안전 마진 확보를 위해 약물치료를 여전히 권유한다.

"같이 삼겹살 먹었는데, 왜 나만 동맥경화?"

매년 검진 결과를 함께 추적해온 40대 후반의 부부 고객이 있다. 얼마 전 검진에서 아내분에게서만 경동맥 협착이 발견됐다. 2년 전에 했던 검사에서는 동맥경화반조차 없었는데, 갑자기 협착 판정이라니 나도 당황스러웠다. 도대체 무엇이 문제였을까. 머리를 맞대고 원인을 찾고자 고민했다. 그러다 환자분이 지난

1년간의 변화라면 이전보다 자주 삼겹살을 구워 먹었는데, 그것 때문일까 하였다. 그러면서 "남편도 같이 먹었는데, 남편은 괜찮고 왜 본인만 동맥경화가 진행했는지 이상하다"고 했다.

그런데 두 분의 생활습관을 보면 이해가 간다. 남편분은 평상시 채소를 많이 섭취했다. 산화스트레스를 관리하기 위해 일부러 더 잘 챙겼다. 동물성 기름은 좋지 않으니 기름진 음식을 먹을 때면 비만치료제로 사용되는 지방 흡수 억제제를 같이 복용했다. 그리고 고지혈증 약제도 꼬박꼬박 잘 챙겨 복용했다. 그런데 아내분은 채소를 좋아하지 않았다. 채소를 많이 섭취하라고 독려해도 먹기가 힘들다고 했다. 그래서 산화스트레스가 늘 어느 정도 상승한 상태였다. 또 고지혈증 약 복용도 빠뜨리는 날이 많았다. 이 환자분은 자신과 남편이 같은 음식을 먹었지만, 이외의 생활습관에서는 차이가 많았다는 것을 깨닫게 되었다.

이 환자분만이 아니다. 검진 결과를 상담하다 보면, 이전에 없던 경동맥 동맥경화 협착이 갑자기 확인되는 분들이 있다. 이런 환자분들과 지난 1년간의 생활습관을 검토해보면, 고기 섭취가 많았다는 사실이 공통점으로 확인된다.

다행인 점은, 그래도 검진을 잘 받아서 동맥경화가 조기 단계에서 발견되었다는 점이다. 일찍 발견하고, 치료하고, 생활습관 관리를 하면 추가 진행을 막을 수 있다. 모르고 지냈더라면 10~20년 후에 심근경색이나 뇌졸중이 생길 수도 있겠지만, 알게 된 이상 그렇게 방치해두지 않을 것이기 때문이다.

동맥경화, 쌓일 틈 없는 고지혈증 관리

1. 혈액검사 후 콜레스테롤 수치와 위험인자 개수를 스스로 챙겨서 치료 기준에 부합하는지 확인해본다.
2. 여성은 폐경 후에 콜레스테롤 수치를 더욱 잘 살펴본다.
3. 조밀 저밀도 콜레스테롤을 줄이기 위해 탄수화물 섭취량 및 음주량을 점검한다.
4. 계란 섭취를 제한할 필요는 없지만, 콜레스테롤 고함량 음식을 자주 먹는다면 콜레스테롤 수치가 양호한 범위에 있는지 꼭 확인한다.
5. 동맥경화 발생에는 저밀도 콜레스테롤 말고도 TMAO, 산화스트레스, 인슐린 저항성이 함께 관여한다.
   - TMAO: 자주 고기를 먹는다면(특히, 구워 먹는다면) 줄여보자.
   - 산화스트레스: 채소 섭취를 충분히 하자.
   - 인슐린 저항성: 탄수화물 섭취량을 점검하고, 규칙적인 운동을 하자.

3. 스타틴

고지혈증 약물치료

고지혈증의 주요한 치료약제는 스타틴과 에제티미브(ezetimibe)이다. 스타틴은 우리 몸이 저밀도 콜레스테롤을 생합성하는 과정을 막는 약제로, 저밀도 콜레스테롤 수치를 40~60% 정도 떨어뜨린다. 에제티미브는 콜레스테롤 흡수 억제제이다. 음식으로 섭취된 콜레스테롤이 장에서 흡수되는 것을 막는 것이다.

에제티미브는 저밀도 콜레스테롤 수치를 15~20% 정도 떨어뜨린다.

콜레스테롤은 장에서 흡수하는 것보다 내 몸이 생합성하는 양이 훨씬 많다 보니, 고지혈증 치료에서 중심적인 역할을 하는 것은 스타틴이다. 스타틴에 잘 반응하는 사람들은 스타틴 단독요법으로 치료해도 충분하다. 그런데 스타틴이 효과가 적은 사람들도 있는데, 그런 경우 콜레스테롤을 음식으로 흡수하는 비율이 크기 때문이다. 식이 콜레스테롤이 장에서 흡수되는 효율은 25~80%로 개인마다 차이가 크다. 그래서 콜레스테롤 흡수를 잘하는 사람이라면 에제티미브가 효과적이다. 스타틴과 에제티미브는 병용되었을 때 콜레스테롤 강하 효과가 더욱 좋기 때문에, 콜레스테롤 수치가 높은 분들께는 병용치료제가 많이 처방된다.

요즘엔 고지혈증이 확인되어 약물치료를 권하면, 원치 않는다는 분들이 꽤 많다. 스타틴을 복용하다가 당뇨병을 진단받은 지인이 있었다며, 절대로 스타틴을 안 먹겠다는 분도 있었고, 스타틴을 복용한 다음에 살이 너무 빠지고, 피곤하며, 주변에서 안색이 안 좋아 보인다는 이야기를 자주 들었다고 계속 먹어도 될지 걱정하는 분들도 있었다. 그리고 스타틴 때문에 기억력에 문제가 생긴다고 들었는데, 치매가 생기는 것 아니냐, 탈모도 생긴다고 들었다 등등 스타틴에 관한 여러 가지 불안감을 가지고 있는 분들이 많다. 또 오랜만에 검진을 위해 내원했던 한 환자분은 대학병원에서 처방받아 복용하던 스타틴을 여러 유튜브 방송을 보고 끊었다고 했다!

사실 스타틴은 정말 좋은 약이다. 오죽하면 내과 의사는 치료 기준에 부합하는 나이가 되고, 콜레스테롤 수치가 높으면, 스스로 '알아서' 스타틴을 처방해 챙겨 먹겠는가 말이다. 이렇게 스타틴에 대한 내과의사와 일반인들의 입장이 다른 것은 정보의 양과 질에서 차이가 크기 때문이다.

스타틴과 당뇨병

스타틴 관련해 환자분들이 가장 크게 우려하는 부분은 당뇨병 위험을 높인다는 점이다. 스타틴을 쓰다가 당뇨병이 발생했다며 스타틴을 탓하는 분들도 있다. 그럼에도 불구하고 잘 알고 보면 당뇨병 위험성은 전혀 걱정할 부분이 아니다.

스타틴을 사용하면서 당뇨병이 발생한 분들은 이미 당뇨병 위험인자를 가지고 있던 분들이었다. 관련한 임상시험을 살펴보면 당뇨병 위험요인이 없던 사람에게는 스타틴이 당뇨병 발생에 영향을 주지 않았다.[61] 당뇨병이 발생했던 사람들은 당뇨병 위험요인*이 하나라도 있었던 사람들이었다. 이미 당뇨병 전단계에 있었던 것이다.

구체적으로 숫자를 살펴보면, 당뇨병 위험요인이 없었던

---

* 이 연구에서는 대사증후군, 공복혈당장애, 비만지수가 $30kg/m^2$를 초과하는 경우, 당화혈색소가 6%를 초과하는 경우가 위험요인으로 정의되어 사용되었다.

6,095명 중 스타틴 시험군과 위약군(편집자 주: 임상시험에서 약의 효과를 정확히 비교하기 위해 유효 성분이 없는 가짜 약을 투여한 집단)에서 당뇨병이 발생한 사람은 각 군 모두 12명이었으며, 발생률도 두 군 모두 0.18%로 동일했다.[61] 이것은 당뇨병 위험요인이 없는 사람이라면 스타틴에 의한 당뇨병 발생 위험성은 걱정하지 않아도 된다는 점을 시사한다.

당뇨병 고위험군 1만 1,508명의 경우에는 스타틴군에서 258명, 위약군에서 204명에게서 당뇨병이 발생했다. 각 군의 당뇨병 발생률은 스타틴군에서 2.12%였고, 위약군에서 1.65%였다. 스타틴군에서 당뇨병 발생률이 통계적으로 유의미하게 높았다.[61] 그러나 양군 간의 차이는 0.5%에 지나지 않는다. 이렇게 실제 스타틴이 당뇨병 발생을 증가시키는 수준은 매우 낮다. 당뇨병의 고위험군은 이미 당뇨병 전단계로 당뇨병 발생이 시간 문제인 분들이었다. 당뇨병을 예방하기 위한 적극적인 조치가 취해지지 않는다면, 언젠가 당뇨병이 발생할 코스에 있었던 것이고, 스타틴은 그 과정을 다만 촉진시켰을 뿐이다. 이 연구가 우리에게 알려주는 점은, 당뇨병 고위험군이라면 스타틴 치료와 동시에 당뇨병 예방을 위한 생활습관 관리를 병행해야 한다는 점이다. 스타틴을 쓸 수 없다는 것이 아니다.

또 한 가지 안심하실 수 있는 대목은, 모든 스타틴이 당뇨병 발생 위험도를 증가시키지는 않는다는 점이다. 스타틴은 종류마다 당뇨병의 위험성을 높이는 정도가 다 다르고, 당뇨병 위험성을 거의 높이지 않는 약도 있다. 실제 임상에서는

환자분의 상황에 맞게 안전하게 사용할 수 있는 다양한 선택
지가 있다.

만약 스타틴을 쓰다가 당뇨병 지표가 조금씩 올라간다면, 약
을 바꾸거나 생활습관을 개선하는 방식으로 관리가 가능하다.
그러니 너무 걱정하지 않아도 된다. 다만 진료할 때 주치의 선생
님께 당뇨병이 걱정되니, 가끔 당뇨병 지표를 확인해달라고 요
청하고, 함께 상의해가면 좋겠다.

스타틴과 근육병증, 그리고 코엔자임Q10

여러 부작용에도 불구하고, 스타틴은 쓸 수 있다면 쓰는 게 이득
인 약이다. 그런데 정말로 스타틴을 쓸 수 없는 분들이 있다. 스
타틴에 의해 심한 근육통이 생기는 분들이다.* 스타틴이 근육병
증을 일으키는 기전이 명확히 밝혀져 있지는 않다. 한 가지 설명
은 스타틴이 저밀도 콜레스테롤뿐 아니라 코엔자임Q10(큐텐)
의 생합성도 억제한다는 점이다.

코엔자임Q10은 탄수화물이나 지방을 태워 활동 에너지로 전
환하는 대사 과정에 관여한다. 이 작업은 세포 내 소기관인 미토
콘드리아에서 일어나며, 코엔자임Q10은 이 과정에서 조효소로
관여한다. 몸을 움직일 때 근육은 에너지가 필요하다. 특히 운동
을 하게 되면 보다 빠른 속도로 에너지를 생산해내야 한다. 그런
데 코엔자임Q10이 부족해지면 근육이 에너지를 발생시키는 과

---

* 이러한 경우 PCSK9 억제제가 고려되기도 한다.

정에 문제가 생기게 된다. 이것이 스타틴 치료에 의한 근육병증이 발생하는 원인이라고 추론되고 있다. 그래서 근육병증을 예방하기 위해 스타틴 치료 시 코엔자임Q10 영양제를 써야 한다는 전문가들의 의견이 있다.

그런데 '스타틴이 코엔자임Q10 생산을 저하'시키는 것은 맞지만, '코엔자임Q10을 보충하면 근육병증을 예방'해주는가는 또 다른 문제이다. 코엔자임Q10이 근육병증을 예방하는지 확인하기 위해 진행된 여러 건의 임상시험이 있다. 그런데 연구 결과는 제각각이다. 효과를 보여준 연구도 있지만, 보여주지 못한 연구도 있다.[62, 63] 게다가 임상시험의 연구 참여자 수도 수십 명 정도로 매우 적어, 연구 신뢰도도 높지 않다. 상황이 이렇다 보니 코엔자임Q10이 정말 근육병증을 예방하는가 하는 질문은 여전히 결론이 나지 않은 상태이다.

그럼에도 불구하고 나는 스타틴 치료를 할 때 환자분들이 필요시 코엔자임Q10을 보충할 수 있도록, 스타틴과 코엔자임Q10의 관계에 대해 설명한다. 이는 임상적 근거뿐 아니라, 현실적인 이유까지 함께 고려한 것이다. 지금까지의 연구 결과를 보면 코엔자임Q10은 스타틴에 의한 근육병증이나 근육의 운동 효율 저하를 개선할 만한 의학적 개연성이 충분하다. 긍정적 효과를 보여주었던 임상시험도 꽤 있었다. 지금 필요한 것은 보다 잘 설계된 대규모 임상시험이다. 그러나 그런 임상시험 결과가 나오려면 시간이 매우 오래 걸릴 수 있고, 그런 임상시험 자체가 진행되지 않을 가능성도 높다.

임상시험을 진행하는 데는 상당한 재원이 필요하다. 제약회사는 신약의 판권을 가지고 있어, 약의 효과가 확인되면 돈을 벌 수 있으니 막대한 자금을 투자할 수 있다. 그런데 코엔자임Q10 같은 영양제는 판권이 특정 회사에 귀속되지 않는다. 영양제는 누구나 만들 수 있기 때문이다. 재원을 투자하더라도 돈을 벌 수 있는 기회는 없다. 그래서 의약품에 비해 영양제는 임상시험 규모도 작고, 진행된 건수도 많지 않다.

그래서 코엔자임Q10에 대한 임상시험이 진행되어 결과가 나오기를 하염없이 기다리기보다 생물학적인 개연성과 현재까지 모아진 근거를 바탕으로 필요한 분들은 사용해볼 수 있도록 정보를 드린다. 물론 효과는 제한적이라, 코엔자임Q10을 쓰더라도 여전히 근육병증이 생기는 분들도 있다.

고지혈증, 영양제로 조절 안 될까요?

고지혈증 약물치료를 권하면, 약 대신 영양제를 쓰면 안 되느냐고 묻는 분들이 있다. 일반 대중의 인식에는 영양제가 약보다 더 친근하게 느껴지나 보다. 그런데 영양제를 쓰든, 약을 쓰든 고지혈증 치료에서 중요한 것은 치료 목표를 달성하는 것이다. 영양제로 치료 목표에 도달 가능하다면 영양제를 써도 된다. 그러나 영양제는 약에 비해 효과가 크게 떨어진다. 치료 목표에 도달하기에는 역부족이다. 그래서 '치료제'가 아니고, '영양제'인 것이다.

동맥경화성질환이 있는 경우 앞서 설명한 것처럼 분명한 치료 목표가 있다. 그에 도달하려면 보통 저밀도 콜레스테롤을 기저치의 50% 수준으로 떨어뜨려야 한다.

널리 알려진 고지혈증 영양제인 폴리코사놀의 콜레스테롤 강하 효과는 20%밖에 되지 않는다. 만약 저밀도 콜레스테롤 기저 수치가 200mg/dL이라면, 최대 160mg/dL까지 낮출 수 있다. 160mg/dL은 여전히 높은 수치이므로 별로 도움이 되지 않는다. 만약 저밀도 콜레스테롤 기저치가 160mg/dL이라면, 최대 120mg/dL까지 떨어뜨릴 수 있다. 동맥경화가 없다면 해볼 수 있다. 그러나 당뇨병이 있거나 동맥경화가 있다면, 적합한 치료가 아니다.

베르베린을 써보고 싶다고 하는 분도 있었다. 베르베린은 저밀도 콜레스테롤을 기저치 대비 25% 감소시킨다. 질문한 분의 저밀도 콜레스테롤 기저치는 170mg/dL이었다. 25% 감소 시 127.5mg/dL까지 도달할 수 있다. 그런데 환자분은 동맥경화협착이 진행하고 있었다. 이런 경우 가이드라인에 따르면 70mg/dL 미만이 치료 목표이기 때문에 베르베린으로는 턱없이 부족하다. 게다가 베르베린은 인슐린처럼 행동하기 때문에 혈당이 약간 좋아지는 듯 보이게 하지만, 살이 찌는 부작용이 있다!

흑마늘 또는 숙성마늘을 궁금해하는 분도 있었다. 숙성마늘은 저밀도 콜레스테롤을 대략 10mg/dL 정도 낮추는 수준으로, 콜레스테롤 강하 효과는 매우 미미하다. 숙성마늘이 동맥경화에 효과가 있다고 선전되고 있지만, 숙성마늘을 섭취한다고 해서 동맥경화가 진행하지 않는 것은 아니다. 다만 동맥경화 진행 속도를 늦추고, 불안정한 동맥경화반을 석회화를 통해 안정

화시키는 효과가 있다.[64, 65] 숙성마늘이 이러한 효과가 있는 것은
항염, 항산화, 항혈전 기능 때문이다.

그럼에도 불구하고 숙성마늘이 널리 활용되는 것에 대해 개
인적으로는 매우 우려스럽게 생각한다. 이미 병원 치료를 받는
심혈관질환 환자분들은 항혈전제나 항응고제도 복용하고 있을
텐데, 여기에 항혈전 및 항응고 작용이 있는 영양제가 함께 복용
되면 약물 부작용 발생의 위험성을 높일 수 있다. 즉 위험하다는
것이다. 이런 경우 병원 치료로 이미 충분하기 때문에 영양제를
복용할 필요가 없다. 물론 이런 병원 치료가 필요치 않은 수준의
경증 동맥경화에서는 도움이 될 수 있다.

스타틴과 암

몇 해 전, 당시 50대 초반을 넘기고 있는 모교 교수님을 만나 뵈
었다. 교수님은 아주 밝은 목소리로 최근에 스타틴 치료를 시작
했다고 하셨다. 어떤 약으로 고르셨는지 여쭈었더니, 어떤 연구
에서 암예방 효과가 가장 크게 분석된 약을 골랐다고 자랑스럽
게 말씀하셨다. 그런데 그 약은 당뇨병 발생 위험도 또한 가장
높게 분석된 약이기도 해서, 당뇨병 위험성은 어떻게 하시는지
여쭈었더니, 스타틴에 의한 당뇨병 발생률은 1% 미만이라 무시
할 수 있다고 쿨하게 답하셨다. 사실 암예방 효과도 그와 비슷하
거나 더 못한 수준일 수 있다. 이 역시 무시할 만한 수준이지만,
그래도 예방 효과가 있다고 하니 기분은 좋은 것이다. 이렇게 이
야기를 나누며 한참을 웃었다.

스타틴의 암예방 효과는 임상시험에서 부작용을 모니터링하면서 관찰됐다. 처음 스타틴이 개발되었을 당시 스타틴이 암 발생률을 높이지는 않을까 하는 우려가 있었다. 그런데 실제 임상시험을 진행해보니, 우려와 반대로 암 발생률을 줄여주었다![66]

스타틴의 암예방 효과는 주로 메타분석에서 확인된다. 개별 연구에서는 암예방 효과가 확인되지 않았더라도 연구를 모아서 분석하면 암예방 효과가 확인되는 것이다. 이렇게 개별 연구에서는 효과가 없지만, 모아서 분석했을 때 효과가 관찰되는 것은 효과 자체가 크지 않기 때문이다. 효과가 크다면 표본 크기가 작아도 금방 통계적으로 유의미한 차이를 보일 것이다. 그런데 효과가 작으면 연구 표본이 작을 때는 효과가 관찰되지 않는다. 특히 암은 발생률 자체가 매우 작은 질환이기 때문에, 표본 크기가 상대적으로 작은 개별 연구에서는 암예방 효과가 확인되기 어렵다.

여러 연구를 종합해보았을 때 스타틴의 암예방 효과는 1% 정도이다. 스타틴을 복용하는 100명 중 1명에서 암이 예방되는 것이다. 스타틴이 암예방 효과를 지니는 이유는 암세포도 정상세포처럼 콜레스테롤 대사가 꼭 필요하기 때문이다. 콜레스테롤을 만들어내지 못하게 되면, 암 생장과 전이가 억제되는 것으로 설명된다.

물론 일부 소수의 연구에서는 암 위험도를 높인다는 보고도 있었기 때문에 이 효과 또한 맹신할 수는 없다.

스타틴과 치매

스타틴이 치매 위험성을 높이지는 않느냐는 질문을 받았다. 아닌 게 아니라, 환자분의 어머니가 심근경색으로 스타틴을 복용한 지 오래되었는데, 최근에 알츠하이머 치매로 진단받았다. 어머니의 치매가 스타틴에 의한 것은 아닌지 의심스럽다는 것이었다.

인지기능장애는 스타틴 시판 후 부작용으로 보고되어 있다. 기억력 저하, 기억 상실이 드물게 보고되는데, 문헌에서는 이러한 부작용이 발생한다면 스타틴을 중단하거나, 다른 스타틴으로 바꾸거나, 용량을 줄이거나, 오메가-3나 코엔자임Q10을 같이 써보기를 권유한다.[67] 만약 증상이 심하다면 신경과 진료를 받고, 적절한 약물치료도 고려해야 한다. 그런데 스타틴의 부작용으로 나타나는 인지기능장애는 영구적인 것이 아니라 가역적인 것이라서 크게 걱정하지 않아도 된다. 오히려 최근 연구를 살펴보면, 스타틴은 모든 유형의 치매를 예방하는 것으로 보고되고 있다. 그리고 스타틴 사용 기간이 늘어날수록 치매 발생 위험도도 그에 비례해서 점진적으로 감소한다고 보고된다.[68]

스타틴이 치매를 예방하는 기전으로는 동맥경화를 예방하고, 항염증 및 항산화 작용이 있으며, 신호 전달 과정에도 긍정적인 영향을 미치는 점이 제시되고 있다.[69] 이에 대해서는 뒷장 치매 예방 파트에서 더욱 자세히 살펴보겠다.

4. 지중해식단

지중해식단이 뭐길래

동맥경화 관리를 위해 지중해식단을 추천한다. 앞서 소개해드린 구석기식단의 지지자들은 인류가 곡물을 사용하게 되면서 탄수화물 섭취량이 늘어 대사성 만성질환이 증가하게 되었다고 이야기한다. 틀린 말이 아니다. 이 관점에서는 구석기식단을 지중해식단보다 더 건강한 것으로 평가한다. 그러나 TMAO를 고려에 넣게 되면 지중해식단이 현존하는 식단 중 가장 건강한 식단이다. TMAO는 동맥경화 발생의 주범이기 때문에 동맥경화성질환 관리에 가장 안전하고 좋은 식단은 지중해식단이다.

1950년 미국의 생리학자이자 영양학자인 안셀 키스(Ancel

Keys) 박사는 미국에서 심장병이 급증하는 현상을 고민하다가, 미국과는 대조적으로 이탈리아 남부, 특히 나폴리와 그리스의 크레타섬에는 건강하게 오래 사는 노인들이 많다는 점에 주목한다. 그는 '왜 어떤 나라 사람들은 심장병에 덜 걸릴까?'라는 질문을 갖는다. 그 답을 찾고자, 미국, 핀란드, 네덜란드, 이탈리아, 유고슬라비아, 그리스, 일본 이렇게 7개 국가에서 40~59세 남성 약 1만 2,000명을 1958년부터 장기간 추적하는 연구를 진행한다. 연구 결과 핀란드, 미국에서는 심장병 사망률이 매우 높은 반면, 이탈리아, 그리스, 일본에서는 심장병 사망률이 매우 낮았다.[70] 심장병 사망률이 높은 나라에서는 콜레스테롤 혈중농도가 높게 관찰되었고, 식단에는 포화지방 함량이 높았다. 반면 심장병 사망률이 낮은 나라에서는 콜레스테롤 혈중농도가 낮았고, 식재료로는 생선과 채소, 올리브유가 자주 사용되었다. 이러한 관찰로부터 안셀 키스 박사는 심장병 사망률의 차이가 식단에서 기인한다고 결론 내렸다. 심장병 사망률이 낮은 나라는 지중해 연안에 위치하고 있었다. 그래서 이들의 식단이 지중해식단이라는 이름으로 알려지게 되었다.

이후 지중해식단에 대해 많은 연구가 이루어졌다. 현재, 지중해식단은 가장 많이 연구가 이루어진 건강식단으로 자리매김하고 있다. 단기적 효과뿐만 아니라, 장기적인 안전성과 효과도 검증되었다. 효과가 있는 질환군도 다양하다. 이번 파트의 주제인 동맥경화뿐만 아니라, 제2형 당뇨병, 비만, 대사증후군, 비알코올성 지방간 등의 대사성질환 및 암, 인지기능 장애,

알츠하이머병 등 노화에 따른 질환, 그리고 류마티스관절염, 염증성장질환, 건선, 아토피 피부염 등의 각종 염증성질환에도 도움이 된다는 것이 확인됐다.

지중해식단의 구성 요소

지중해식단은 단일 음식이나 요리가 아닌 전체적인 식사 방식을 말한다. 전통적으로 지중해 연안 국가인 이탈리아, 그리스, 스페인, 남부 프랑스의 전통 음식문화를 기반으로 한다. 전반적으로 올리브유, 채소, 과일, 견과류, 씨앗류, 통곡물 섭취가 많고, 콩, 생선 및 해산물과 가금류는 적당히, 붉은 고기, 가공육은 적게 섭취하며, 요리 시 마늘, 양파, 허브 등 향신료를 많이 사용하는 것이 특징이다.

지중해식단재단에서 공식적으로 발표한 지중해식단 지침은 식재료의 구체적인 사용 빈도를 제시하면서, 충분한 수분 섭취, 허브티 사용, 적절한 신체 활동과 휴식도 함께 권유한다.[71] 또 한 가지 흥미로운 점은 'Conviviality(컨비비얼리티)', 즉 함께 모여서 식사를 즐기는 문화와 와인을 적당히 마시는 것도 권유한다는 사실이다. 지중해식단에 대한 이러한 설명은 지중해식단이 단지 음식에 국한된 것이 아님을 알 수 있다. 건강한 식재료를 활용함과 동시에 함께 모여 건강한 음식을 먹으며, 즐거운 시간을 갖는 것까지 함의된 것이다.

특히 음주와 건강에 관한 최근의 연구는, 술은 한 잔이라도 마실 경우 암 위험도를 높이기 때문에 금주를 권고한다.[72] 이로 인해 슬

그림 9 | 지중해식단 피라미드

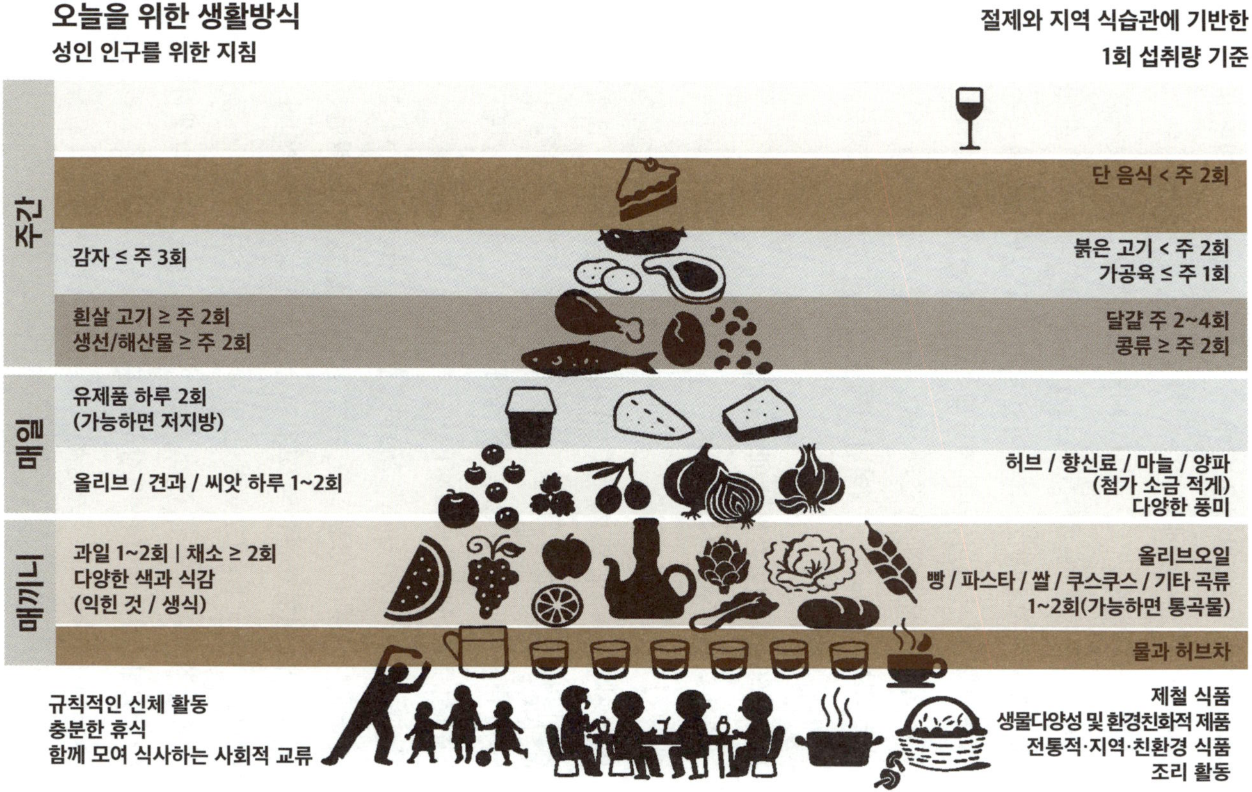

©2010 Fundación Dieta Mediterránea
The use and promotion of this pyramid is recommended without any restriction

퍼하는 애주가분들이 많을 텐데, 지중해식단이 와인을 적당량 마실 것을 권한다는 사실에서 사뭇 반가울 것 같다. 지중해식단 지침에서 그려지는 음주는 언젠가 TV 다큐멘터리에서 보인 것처럼 이탈리아 대가족이 함께 식사를 하고, 웃고 즐기며, 와인 한두 잔 정도를 가볍게 하는 모습에 가깝다. 이런 맥락에서 그런 정도의 음주라면 해가 될 게 없지 않나 싶다. 지중해식단은 좋은 식재료로 몸을 건강하게 하는 동시에, 가족 간의 사랑과 유대를 통해 마음을 건강하게 하는 과정이기도 하다. 그러니 어찌 건강하지 않을 수 있겠는가.

지중해식단의 심혈관질환 예방 효과

지중해식단 푸드 피라미드(food pyramid)는 지중해식단의 구조와 구성 요소를 개괄적으로 보여준다. 실제로 실천되는 지중해식단은 지역에 따라, 또 개인에 따라 차이가 있을 수 있다. 그래서 실제 연구를 통해 건강 효과가 입증된 지중해식단이 궁금해진다.

지중해식단 관련한 연구 중에서 가장 유명한 것은 스페인에서 진행된 PREDIMED(프레디메드, Prevención con Dieta Mediterránea) 연구이다.[73] 2018년 《NEJM》에 발표된 이 연구는 지중해식단의 심혈관질환 예방 효과를 증명했다. 심혈관질환이 없지만 심혈관질환의 고위험군에 해당하는 7,447명을 지중해식단 시험군과 저지방식단 대조군에 배정하여, 4.8년 동안 추적하며 심혈관질환 사건이 각 군에서 얼마나 많이 발생하는지 관찰했다. 지중해식단 시험군은 다시 엑스트라 버진 올리브유(extra virgin olive oil)가 보충된 그룹과 견과류가 보충된 그룹으로 나뉘었다. 이렇게 두 개의 지중해식단군과 대조군으로, 총 세 개의 그룹에 각각 2,500명씩 나누어 배정되었다. 연구 결과, 올리브유군 96명(3.8%), 견과류군 83명(3.4%), 저지방식단군 109명(4.4%)에서 심혈관질환 사건이 발생했다.[73] 저지방식단군의 심혈관질환 사건 발생 위험도를 1로 설정해 기준점으로 잡았을 때 올리브유군의 위험도는 0.69배, 견과류군의 위험도는 0.72배였다. 즉 지중해식단군은 저지방식단군에 비해 대략 심혈관질환 사건 발생을 30% 낮춘 것이다.

이 결과는 통계적으로는 유의미했지만, 심혈관질환 사건 발생률 자체를 놓고 보면 지중해식단군과 저지방식단군 사이의 차이가 그리 크지 않다. 지중해식단군의 3.4~3.8%와 저지방식단군의 4.4%는 단지 1% 차이이다. 즉 저지방식단을 했던 사람들 100명이 지중해식단으로 식단을 바꾼다면, 딱 1명 더 심혈관질환이 예방되는 것이다. 그래서 큰 차이가 안 난다고 느껴질 수도 있는데, 그 점에 대해서는 대조군 식단인 저지방식단이 이미 당시로서는 가장 건강하다고 생각되는 식단이었다는 점을 고려할 필요가 있다.

당시로서는 포화지방과 콜레스테롤 함량이 높은 식단이 심혈관질환 발생의 위험인자로 지목되고 있던 시기여서, 저지방식단이 건강한 식단으로 받아들여졌다. 연구를 위해 대조군에 불건강한 식단을 배정하는 것은 비윤리적이다. 그래서 임상시험에서는 대조군에게도 의학적으로 이득이 되는 최선의 기존 치료제가 주어진다. 그리고 새로운 치료제를 시험군에 배정하여, 새로운 치료제가 기존 치료제에 비해 나은 효과가 있는지 확인한다. 임상시험은 이렇게 윤리적인 방식으로 이루어진다. 그래서 이 연구는 지중해식단이 저지방식단에 비해 지니는 이득이 단지 1%에 지나지 않더라도, 이것을 통계적으로 증명했다는 것은 엄청난 의미가 있는 것이다. 지중해식단이 만약 통상적인 서양식단과 비교되었다면, 훨씬 더 심혈관질환 예방 효과가 두드러질 것임을 추론할 수 있다.

실제 연구의 지중해식단 프로토콜

이 연구에서 실제로 사용된 지중해식단 프로토콜을 살펴보자.[73] 가장 중요하게 살펴볼 부분은 올리브유 및 견과류 섭취 권장량이다. 이 부분의 실천을 위해 올리브유군에게는 엑스트라 버진 올리브유가 무료로 지급되었고, 하루에 4큰술(=50g=56mL) 이상 섭취하는 것이 목표로 제시되었다. 이것은 집에서 요리와 샐러드로 섭취되는 것과 집 밖에서 먹는 식사로 섭취되는 것을 모두 합한 양이다. 소주잔 한 잔이 50mL이니 그 정도의 양으로 생각하면 되겠다. 한편 견과류군에게는 무료로 견과류가 지급되었고, 견과류 30g(호두 15g, 아몬드 7.5g, 헤이즐넛 7.5g)을 매일 섭취하는 것이 목표로 제시되었다. 우리나라에서 유통되는 '하루 견과'로 포장된 제품은 대부분 1팩이 20g이다. '하루 견과' 1.5팩 분량인 것이다. 기본 프로토콜에는 올리브유 4큰술과 견과류(1회당 30g)를 주 3회 섭취하도록 했는데, 올리브유군은 올리브유 중에서도 엑스트라 버진 올리브유를 섭취하도록 했고, 견과류군은 견과류의 종류와 양을 특정하여 섭취를 늘리도록 한 것이다.

올리브유 샷?

최근에 올리브유를 샷으로 먹는 트렌드가 생겨났다. 아마도 이 연구에서 제시된 소주잔 1잔 분량을 보고 나타난 현상이 아닌가 한다. 그런데 이 연구는 요리 시 식재료로서 활용되는 분량을 말한 것이다. 올리브유를 샷으로 식사에 더해서 드시면, 과도한 지방 섭취로 중성지방 수치가 오르거나 살이 찔 수도 있다. 특히, 탄수화물이 제한되지 않은 상태에서 지방도 많이 먹게 되면, 인슐린의 작용으로 섭취된 지방은 몸에 쌓이게 된다(참고: 1장 단백질은 탄수화물과 성질이 비슷한 놈이에요, p.58 / 3장 방탄커피와 MCT 오일, 그리고 치매, p.212).

그러므로 올리브유 샷을 하신다면 전체 열량 섭취량과 지방 섭취 비율 및 식단 특성을 함께 고려해 섭취량을 결정하시면 좋겠다. 참고로 유럽식품안전청과 마인드식단연구는 절반 수준인 2숟갈 분량(20g) 섭취를 추천했다(참고: 2장 비싸도 엑스트라 버진 올리브유, p.159 / 3장 '표 7' 마인드식단 프로토콜, p.205).

이 외에 섭취가 권장된 식재료는 다음과 같다. 과일은 하루에 3회 이상, 채소는 하루에 2회 이상(1회당 200g) 섭취가 권장되었다. 지방이 많은 생선과 해산물은 주 3회 이상(1회당 100~150g), 콩류는 주 3회(1회당 150g) 이상 권장되었다. 소프리토(sofrito)는 토마토와 양파에 마늘, 파프리카, 허브, 올리브유를 넣고 끓여서 만든 소스 요리로, 주 2회 이상 섭취가 권장되었다. 그리고 붉은 육류 대신 흰 고기(가금류)를 사용하도록 했다.

한편 탄산음료는 하루 1잔 미만, 상업용 베이커리 상품(케이크,

쿠키, 비스킷, 커스터드), 사탕류, 페이스트리는 주 2회 미만, 빵에 발라먹는 지방(버터 등)은 하루 1회 미만, 붉은 육류 및 가공육류는 하루 1회 미만으로 제한하도록 했다. 여기서 1회 '이하'가 아니고, '미만'이라는 표현에 주의할 필요가 있다. 1번 먹어도 된다는 이야기가 아니라, 1번도 먹지 말라는 표현이다!

지중해식단 실천 체크리스트

지중해식단을 잘 실천하고 있는지 체크리스트를 통해 점검해보자. 이 체크리스트는 앞서 살펴본 PREDIMED 연구를 기준으로 한다.

해당되는 항목에 체크하세요. 체크 1개당 1점입니다.

- ☐ 1. 나는 요리할 때 올리브유를 사용한다.
- ☐ 2. 나는 하루에 올리브유를 4큰술 이상 섭취한다.
    (요리, 샐러드, 외식 시 섭취한 양 포함)
- ☐ 3. 나는 하루에 채소를 2회 이상 섭취한다.
    (1회=200g, 반찬은 1/2회로 계산, 최소 1회는 생채소 또는 샐러드)
- ☐ 4. 나는 하루에 과일을 3회 이상 섭취한다.
    (생과일주스 포함*)
- ☐ 5. 나는 하루에 붉은 고기 또는 가공육을 1회 미만으로 섭취한다.
    (1회=100~150g)
- ☐ 6. 나는 하루에 버터, 마가린, 생크림을 1회 미만으로 섭취한다.
    (1회=12g)
- ☐ 7. 나는 하루에 가당 음료를 1회 미만으로 마신다.
    (탄산음료, 콜라, 토닉 등)
- ☐ 8. 나는 일주일에 와인을 7잔 이상 마신다.**
- ☐ 9. 나는 일주일에 콩류를 3회 이상 섭취한다.

　　　(1회=조리된 상태 기준 150g)

☐　10. 나는 일주일에 생선 또는 해산물을 3회 이상 섭취한다.
　　　(1회=생선 100~150g 또는 해산물 약 200g)

☐　11. 나는 일주일에 과자, 케이크 등 가공 디저트를 2회 미만으로
　　　섭취한다.

☐　12. 나는 일주일에 견과류를 3회 이상 섭취한다.
　　　(1회=30g)

☐　13. 나는 붉은 고기 대신 닭고기, 칠면조, 토끼고기 등 흰살 고기를
　　　주로 선택한다.
　　　(1회=100~150g)

☐　14. 나는 일주일에 소프리토(토마토, 마늘, 양파 등을 올리브유에
　　　볶아 만든 소스)를 활용한 음식을 2회 이상 섭취한다.

점수 계산　총 점수: ＿＿점/14점

점수 해석
- 0~5점: 지중해식단 실천도가 낮음
- 6~9점: 중간 수준
- 10~14점: 높은 실천도

점수가 높을수록 연구에서 검증된 지중해식 식단에 더 가깝다고 볼 수 있습니다.

*** 과일 주스 및 음주와 관련하여, 다른 대규모 연구에서는 과일을 주스 형태로 섭취할 경우 과육 섭취 시 관찰되는 사망률 감소 효과가 나타나지 않았으며,[187] 소량의 음주도 암 발생 위험을 높여 기존에 보고된 건강상 이점을 상쇄할 수 있다고 보고된다.[72] 따라서 이 두 항목은 해석에 주의가 필요하다. 다만, 설문지 원문을 충실히 반영하기 위해 해당 항목들은 원문 그대로 제시하였다.

이 체크리스트는 PREDIMED 연구의 저자인 미겔 앙헬 마르티네스-곤살레스(Miguel Ángel Martínez-González) 박사의 허락을 받아 사용하였으며,[73] 원문은 다음에서 확인할 수 있다.
http://www.predimed.es/uploads/8/0/5/1/8051451/p14_medas.pdf

올리브유의 종류

지중해식단에서는 올리브유가 많이 사용된다. 이탈리아 레스토랑에 가면 파스타를 올리브유에 볶아내듯 만들고, 식전 빵을 찍어 먹으라며 올리브유를 작은 접시에 내주기도 한다. 그런 만큼 지중해식단에 있어 올리브유는 시그니처 구성 요소라고도 할 수 있다. 특히 고급 엑스트라 버진 올리브유는 과실의 싱그러움을 머금고 있는 향이 나, 마치 올리브 나무가 바로 옆에 있는 것 같은 착각마저 불러일으킨다. 요즘은 이상 기후로 생산량이 감소해서 올리브유의 가격이 많이 올랐다. 특히 품질이 좋은 엑스트라 버진 올리브유는 상당히 비싼 편이다. 값이 더 싼 기름을 먹어야 하나 하는 고민이 올라올 때도 있지만, 올리브유의 건강 효과를 생각하면 '몸을 위한 건데' 하며, 온라인으로 장을 볼 때면 손가락은 어느새 엑스트라 버진 올리브유를 주문하고 있다.

올리브유는 가공 방식에 따라 여러 종류로 나뉜다. 품질 좋은 올리브를 냉압착 방식의 기계적인 공정으로만 추출하고, 화학 처리를 하지 않은 것이 엑스트라 버진 올리브유이다. 항산화 성분이 풍부하여 가장 품질이 좋다고 평가된다. 압착 방식은 동일하지만 품질 기준이 낮은 것이 버진(virgin) 올리브유이다. 항산화 성분이 있지만, 엑스트라 버진 올리브유에는 못 미친다. 버진 올리브유 중에서 품질이 낮거나 결함이 있는 것을 화학적 공정을 통해 불순물, 자유지방산, 냄새를 제거한 것이 정제(refined) 올리브유이다. 향미와 항산화 성분이 거의 없다. 정제 올리브유가 풍미가 없다는 점을 보완하기 위해 소량의 버진 올리브유를 블렌딩한 것이 퓨어(pure) 올리브유이다. 그리고 올리브를 압착해 기름을 추출한 뒤 남은 과육과 씨, 껍질 등의 찌꺼기를 원료로, 다시 화학적 공정을 거쳐 기름을 추출한 것이 포마스(pomace) 올리브유이다.

올리브유의 품질을 판별하는 데는 산도(acidity)라는 지표가 사용된다. 신맛을 의미하는 산도가 아니라, 자유지방산의 함량을 의미하는 산도이다. 올리브유는 대부분 3개의 지방산이 글리세롤과 결합한 트리아실글리세롤(triacylglycerol)의 형태로 존재한다. 그런데 트리아실글리세롤 형태로 존재하지 않고 낱개로 존재하는 지방산도 있는데, 이것을 자유지방산이라고 부른다.

엑스트라 버진 올리브유의 산도가 낮다는 것은 추출 과정에서 화학적 스트레스가 상대적으로 덜 가해졌음을 의미한다. 올리브를 추출하는 과정에서 열, 산화, 효소 분해와 같은 가공적 요소나 화학적 스트레스가 클수록 자유지방산의 양이 많아진다. 그래서 엑스트라 버진 올리브유는 산도가 낮을수록 기계적인 방식으로만 빠르게 추출되어 더욱 신선하고 고품질임을 의미하며, 이 때문에 산도는 중요한 품질 판단의 기준이 된다. 엑스트라 버진 올리브유는 지용성 비타민, 폴리페놀, 클로로필(chlorophylls), 피토스테롤(phytosterols)과 같은 항산화 및 항동맥경화 물질을 풍부하게 함유하고 있어 높이 평가된다.

올리브유의 산도 기준

올리브유 등급 평가를 위한 산도 기준은 국제올리브이사회(International Olive Council)에 의해 규정되고 있다. 엑스트라 버진 올리브유의 등급을 받기 위한 산도 기준은 0.8% 이하이고, 버진 올리브유는 2.0% 이하이며, 정제 올리브유와 포마스 올리브유는 0.3% 이하이다. 그리고 버진 올리브유와 블렌딩된 정제 올리브유와 포마스 올리브유는 1.0% 이하이다.

소비자로서 올리브유를 고를 때 품질을 판단하기 위해 산도를 살펴보는데, 이것은 엑스트라 버진 올리브유에서만 의미가 있다. 올리브유 전면 라벨에 퓨어 또는 포마스라는 말이 붙어 있다면, 산도를 확인하는 것이 의미가 없다. 화학적 추출법을 사용하여 인공적으로 산도를 등급 기준에 맞게 낮춘 것이기 때문이다.

올리브유가 특별한 이유

지중해식단이 건강한 이유는 올리브유를 사용하기 때문이라고 해도 과언이 아니다. 그렇다면 올리브유는 무엇이 특별해서 이러한 건강 효과를 만들어내는 것일까? 엑스트라 버진 올리브유에 항산화 성분이 풍부하다는 점 외에도, 올리브유가 특별한 이유는 또 있다. 이것은 엑스트라 버진 올리브유만이 아닌 모든 올리브유에 해당하는 특성이다.

올리브유의 70%는 올레산(oleic acid)으로 구성된다. 올레산은 오메가-9 계열의 단일 불포화 지방산(monounsaturated fatty acid,

MUFA)이다. 올리브유가 건강 이득을 지니는 첫 번째 이유는 바로 단일 불포화 지방산의 안정성에 있다. 이중결합을 하나만 가진 단일 불포화 지방산은 이중결합을 두 개 이상 가진 다중 불포화 지방산(polyunsaturated fatty acid, PUFA)에 비해 산화스트레스에 대한 저항성이 크다.

동맥경화의 주범인 저밀도 콜레스테롤은 산화되면 동맥경화를 더욱 잘 일으킨다. 저밀도 콜레스테롤에 산화스트레스가 가해져 지방 과산화(lipid peroxidation)가 일어날 때 다중 불포화 지방산이 더 쉽게 표적이 된다. 즉 저밀도 콜레스테롤 입자에 다중 불포화 지방산이 많이 포함되어 있으면 산화되기가 쉬워지고, 산화된 저밀도 콜레스테롤은 동맥경화를 더 잘 유발한다. 반면 저밀도 콜레스테롤 입자에 단일 불포화 지방산이 많을 때는 이런 산화 과정에 대해 내성을 갖게 된다.[74]

올리브유가 건강한 기름인 두 번째 이유는 올리브유의 오메가-6 함유량이 다른 식물성 식용유에 비해 현저히 낮기 때문이다. 자주 활용되는 다른 식용유의 경우 오메가-6의 비율이 보통 50%를 넘어가는 데 반해, 올리브유는 10% 정도에 지나지 않는다. 자주 사용하는 식용유의 오메가-6 함유량이 적을수록 전체 식단에서 '오메가-6:오메가-3'의 건강한 균형을 맞추기가 쉬워진다.

올리브유의 이러한 특성은 엑스트라 버진 올리브유뿐만 아니라, '모든 올리브유'에 해당한다. 또 올리브유가 아니더라도 올리브유처럼 오메가-9 함유량이 높고, 오메가-6 함유량이 낮은 아보카도유나 카놀라유에도 공통되게 적용된다.

표 3 | 주요 식용유의 지방산 구성

식용유 종류	지방산 구성(%)			
	오메가-3 (알파리놀렌산)	오메가-6 (리놀레산)	오메가-9 (올레산)	포화지방
오메가-9이 풍부한 식용유				
해바라기유 (고올레산)	~0	3~15	75~90	7~12
올리브유	0.5~1	8~12	70~75	10~20
아보카도유	~0	10~12	65~70	12~20
카놀라유 (유채유)	9~11	18~20	60~65	≤ 7
오메가-6가 풍부한 식용유				
포도씨유	~0	65~75	15~20	~10
해바라기유 (일반형)	~0	60~70	20~25	10~12
대두유 (콩기름)	7~8	50~55	25~30	14~16
옥수수유	< 1	50~60	25~30	~13
땅콩유	~0	30~35	45~50	10~20
참기름	< 1	40~45	35~40	12~16
오메가-3가 풍부한 식용유				
들기름	55~65	12~20	10~15	7~10
아마씨유	50~60	12~18	16~26	9~11
치아씨유	55~65	15~25	7~10	~10
포화지방 고함량 유지				
코코넛오일	~0	1~3	5~8	82~92
버터	0.3~1	2~3	25~30	60~65

오메가-6:오메가-3 비율 맞추기

지중해식단이 건강 효과를 지니는 여러 특성 중 하나는 오메가-3의 함유량이 높다는 점이다. 오메가-3는 항염작용을 통해 여러 질환의 예방 및 질병 조절 효과를 나타내는 것으로 유명하다. 그런데 지중해식단에서 오메가-3가 제 역할을 할 수 있는 것은 바로 올리브유 덕분이다. 올리브유 자체의 오메가-3 함량은 1.5% 이내로 매우 낮은데도 불구하고 말이다.

우리 몸은 필요에 따라 염증물질을 만들어내기도 하고, 항염물질을 만들어내기도 한다. 만성 염증성질환이 문제가 되면서 염증물질은 무조건 나쁜 것으로, 항염물질은 무조건 좋은 것으로 인식되곤 하는데, 그렇지 않다. 우리 몸은 두 가지 모두 필요하다. 여기서 중요한 것은 균형이다. 염증물질과 항염물질이 조화롭게 균형 상태에 있어야, 우리 몸을 외부의 적인 병원균과 내부의 적인 암세포나 염증성질환으로부터 보호할 수 있다.

염증물질과 항염물질은 같은 효소로부터 만들어진다. 오메가-6는 염증물질의 재료가 되고, 오메가-3는 항염물질의 재료가 된다. 재미있는 점은 오메가-6와 오메가-3가 이 효소의 기질이 되기 위해 경쟁하는 관계에 놓여 있다는 점이다. 그래서 우리 몸이 보유하고 있는 오메가-6와 오메가-3의 풍부도에 따라 염증물질이 더 많이 만들어질지, 항염물질이 더 많이 만들어질지가 결정된다. 균형이 중요한데, 어느 한쪽이 너무 많아지게 되면 균형을 잃게 되어 문제가 생기는 것이다.

현대인의 식단에는 오메가-6가 오메가-3에 비해 너무 많이 늘어나면서 문제가 발생했다. 원시시대에는 오메가-6:오메가-3의 비율이 1:1 정도였다고 한다. 지중해식단과 같은 건강식단은 이 비율을 1~4:1 정도로 건강하게 유지하고 있다. 반면 여러 현대 문화권에서 이 비율은 높아졌고, 15:1을 넘어가는 곳도 있다.[75] 이렇게 오메가-6 쪽으로 비율이 심하게 치우쳐 있으면, 몸은 항염물질은 부족하게 생산하고, 염증물질만 많이 만들어내는 상태가 된다. 즉 염증성질환이 더 쉽게 발생할 수 있는 생화학적 환경이 조성된 것이다.[75]

현대인들의 식사에 오메가-6의 비율이 증가하게 된 데는 여러 이유가 있다. 먼저 오메가-6 함유량이 높은 식물성 식용유가 널리 사용된 것이다. 해바라기씨유, 옥수수유, 포도씨유의 오메가-6 함유량은 50~70%에 이르고, 오메가-6:오메가-3 비율은 50:1을 초과한다. 육류 섭취를 통해서도 오메가-6를 많이 섭취하게 된다. 가축의 사료로 오메가-6 함량이 높은 곡물 사료가 주로 이용되기 때문이다. 이 점에 대해서는 당뇨병 파트 구석기 식단 편에서, 사육되지 않은 야생 동물의 고기에는 오메가-3 함유량이 높다고 짚은 바 있다. 이는 사료가 아니라, 오메가-3 함량이 높은 야생의 먹이를 섭취했기 때문이다. 현대인의 식단에 오메가-3 함유량이 높은 식재료 사용이 줄었다는 점도 중요한 이유이다. 오메가-3는 생선, 해산물, 견과류, 씨앗류에 풍부한데, 이런 건강한 식재료의 사용 빈도가 전반적으로 줄어든 것이다.

오메가-6:오메가-3의 비율에 관한 여러 연구를 살펴보면, 이 비율이 5:1 미만으로 낮을 때 심혈관질환, 대장암, 류마티스관절염, 천식 등 여러 질환에서 유의한 건강 효과가 관찰된다.[76] 그중에서 1994년《Lancet(랜싯)》에 발표된 리옹 심장 연구(Lyon Heart Study)는 오메가-6:오메가-3=4:1의 비율로 계획된 연구용 지중해식단이 미국심장협회에서 권유하는 건강식단보다 심근경색 환자의 사망률을 70%나 감소시켜준다는 것을 보여주었다.[77] 이 연구는 참여자로 하여금 기존에 사용하던 옥수수유 등의 식용유를 올리브유나 카놀라유로 대체함으로써 오메가-6:오메가-3 비율을 4:1로 낮추도록 했다.

이 연구는 건강한 식단의 요건으로 오메가-6:오메가-3의 낮은 비율이 얼마나 중요한지를 보여준다. 동시에 그 비율을 건강하게 맞추는 것이, 단순히 식용유를 바꾸는 것처럼 간단한 데 있다는 것도 알려준다.

이 점을 실생활에 바로 적용할 수 있도록, 건강한 오메가-6:오메가-3 비율에 부합하는 식용유 사용량을 구해보겠다. 각각 포도씨유와 올리브유를 주된 식용유로 사용할 때 오메가-3 급원식품의 섭취량이 얼마나 달라지는지 계산해보자. 오메가-3 급원식품으로 들기름을 예로 들겠다.

앞 장에서 살펴본 건강한 열량 비율(참고: 1장 탄수화물의 최적 섭취 비율과 양은?, p.36)에 따라 하루 열량의 30%를 지방으로 사용하고, 세계보건기구의 포화지방 허용량 기준 '하루 열량의 10% 이내'의 상한치를 적용하면, 불포화지방은 하루 열량의 20%가 된다.

하루 필요 열량이 1,800kcal인 경우로 예를 들면, 이것의 20%는 360kcal이다. 지방은 1g당 9kcal의 열량을 가지므로, 360kcal

을 9kcal/g으로 나누면 40g의 불포화지방의 양이 구해진다. 포도씨유, 올리브유, 들기름의 평균 포화지방 함량은 10%, 불포화지방 함량은 90%이므로, 40g의 불포화지방을 얻기 위해서는 이들 기름이 44.4g(44.4g×0.9=40g) 필요하다.

이제 44.4g의 '포도씨유와 들기름' 또는 '올리브유와 들기름' 조합으로, 오메가-6:오메가-3=4:1로 맞춰보겠다. 각 조합에서 들기름의 필요량이 어떻게 달라지는지 눈여겨보면 된다.

포도씨유와 들기름

(방정식) 포도씨유×0.7+들기름×0.15:들기름×0.6=4:1

포도씨유+들기름=44.4g

(답) 포도씨유=33.87g=36.8mL

들기름=10.53g=11.38mL

올리브유와 들기름

(방정식) 올리브유×0.1+들기름×0.15:들기름×0.6=4:1

올리브유+들기름=44.4g

(답) 올리브유=42.46g=46.4mL

들기름=1.89g=2.04mL

- 포도씨유와 올리브유, 들기름의 오메가-6 함량은 각각 70%, 10%, 15%로, 들기름의 오메가-3 함량은 60%로 가정했다.
- 포도씨유·올리브유·들기름의 밀도로 0.92g/mL를 적용해 최종 부피를 구했다.

위 답안의 양이 어느 정도인지 가늠하려면, 소주잔 1잔은 50mL, 밥 숟가락 가득은 10mL라는 것에 견주어보면 된다. 이 풀이를 통해, 올리브유를 식용유로 사용하면 상당히 적은 양의 들기름, 즉 오메가-3 급원식품을 사용해도 오메가-6:오메가-3의 비율을 건강하게 유지할 수 있다는 것을 알게 된다. 포도씨유를 사용하면서 같은 비율을 유지하려면, 올리브유를 사용할 때보다 오메가-3 급원식품을 5배나 더 많이 먹어야 한다. 그런데 일상 생활에서 오메가-3 급원식품을 잘 챙겨 먹게 되지 않으니, 여기에서 어려움이 발생하는 것이다.

마찬가지 방식으로 오메가-6:오메가-3=1:1로 맞추는 올리브유와 들기름의 양을 계산해보면, 올리브유는 40mL, 들기름은 9mL이 된다. 식사할 때 들기름 한 숟가락을 나물 반찬이나 밥에 비벼 먹는 방식으로 쉽고 간단하게 실천 가능한 양이다.

지중해식단은 들기름을 사용하지는 않지만, 생선, 해산물, 견과류, 씨앗류 등 양질의 오메가-3 급원식품을 자주 활용한다. 게다가 올리브유를 사용하니, 매우 쉽게 오메가-6:오메가-3 비율을 1:1까지 낮출 수 있다.

건강한 포화지방 섭취량

포화지방의 섭취 비율에 대해 세계보건기구는 총 열량의 10% 미만을 권고 수준으로 제시한다. 심혈관질환의 고위험군에 대해 유럽심장학회는 7% 미만, 미국심장협회는 5~6% 미만을 권고한다. 한국인의 영양소 섭취 기준은 심혈관질환 예방을 위해 7% 미만을 권고 수준으로 제시한다.

위에서 예를 든 계산에서 1,800kcal의 세계보건기구 권고 기준에 따른 10%는 180kcal로, 포화지방은 20g이다. 포도씨유 또는 올리브유, 그리고 들기름으로 보충할 기름의 양인 44.4g 중 10%인 4.44g이 포화지방이다. 그래서 다른 음식으로 섭취할 수 있는 포화지방은 대략 15g이 된다. 미국심장협회 기준인 5%를 적용하면 총 포화지방 섭취량은 10g으로 줄어들어, 다른 음식으로 섭취할 수 있는 포화지방은 5g 수준으로 줄어든다. 포화지방 5~15g은 여러 식품 섭취 시 쉽게 섭취되는 양이다.

주요 식품별 포화지방 함량
- 버터 1조각: 2.5g
- 우유 1잔(200mL): 4g
- 슬라이스 치즈 1장: 5g
- 소고기 및 돼지고기 100g: 8~20g
- 닭가슴살 100g: 1g
- 연어 100g: 2g
- 고등어 100g: 4g
- 흰살생선은 포화지방이 거의 없다.

이번 장에서 들기름을 예시로 들었는데, 들기름에 함유된 오메가-3는 보통 식물성 오메가-3라고 일컬어지는 ALA(α-linolenic acid, 알파-리놀렌산)이다. 그리고 우리 몸에 긍정적인 생리 활성을 지니고 있어서 오메가-3 영양제의 주된 성분으로 사용되는 것은 EPA(eicosapentaenoic acid, 아이코사펜타엔산)와 DHA(docosahexaenoic acid, 도코사헥사엔산)이다. EPA와 DHA의 일일권장량(충분섭취량)은 이 둘의 합으로 한국 성인에서 250mg으로 책정되어 있다.[4] 이것은 전체 오메가-3 섭취량 대비 비교적 적은 양이어서 오메가-6:오메가-3 비율 계산 시에는 무시했다. 이 정도의 양은 주 1~2회 생선과 해산물을 섭취하면 충당할 수 있다. 지중해식단은 주 2~3회 이상 생선과 해산물 섭취를 권장하기 때문에, EPA와 DHA도 충분히 공급된다. EPA와 DHA 섭취량에 대해서는 뒤의 영양제 파트에서 더 자세히 소개하겠다.

올리브유, 튀김에도 괜찮을까?

많은 사람들이 올리브유가 열에 약해서 튀김요리에는 적합하지 않다고 잘못 알고 있다. 하지만 올리브유는 튀김요리에 매우 적합할 뿐만 아니라 안전하고 건강한 기름이다.[78]

튀김용 기름을 논할 때 흔히 발연점을 기준으로 이야기한다. 발연점은 기름이 가열되었을 때 연기가 처음 발생하는 온도이다. 발연점이 낮은 기름은 튀김 시 연기와 그을음이 쉽게 발생해서 음식에서 탄맛과 쓴맛이 날 수 있고, 산화도 빨라진다. 발연점이 높은 기름은 안정적이라 맛과 향이 보존되기 때문에 더 맛있게 튀겨진다.

그러나 발연점이 높은 기름이 반드시 다 건강한 것은 아니다. 발연점이 높더라도 다중 불포화 지방산의 함량이 많다면, 건강에 좋지 않다. 튀김 과정에서 기름의 산화에 가장 큰 영향을 미치는 요인은 지방산의 불포화 정도이다. 불포화도가 높을수록, 즉 지방산의 분자 안에 이중결합이 많을수록 산화에 취약하다. 그래서 다중 불포화 지방산이 튀김유로 사용되면 고온에서 산화나 중합 반응이 일어나, 유해물질이 더 쉽게 생성된다.

반면 단일 불포화 지방산은 고온에서도 구조가 안정적이고, 산화에 덜 민감하다. 물론 고온에서 가장 안정적인 것은 포화 지방산이다. 그러나 영양학적인 관점에서는 바람직하지 않다. 그래서 튀김을 위한 기름을 고르는 기준으로, 단일 불포화 지방산 함량이 많은 동시에 다중 불포화 지방산 함량이 적고, 리놀렌 지방산(linolenic fatty acid)의 수준이 3% 이하인 것을 고르는 것이 제안된다.[78] *

올리브유는 오메가-9 단일 불포화 지방산인 올레산 함량의 범위가 55~83% 정도에 이른다. 널리 사용되는 식용유 중 단일 불포화 지방산 함량이 가장 높다. 다중 불포화 지방산 함량은 2.5~21%로 가장 낮다. 동시에, 리놀렌 지방산 함량은 1.5% 미만인데, 일반적으로는 0.3~0.8% 수준에 그친다. 그렇기 때문에 올리브유는 다른 식용유에 비해 산화 안정성이 매우 크다. 그래서 사실은 고급 튀김용 기름이다. 특히 정제 올리브유(퓨어 올리브유, 포마스 올리브유)는 발연점이 약 230°C로 높아, 튀김요리에 매우 적합하다.

---

* 리놀렌 지방산에는 오메가-3인 ALA와 오메가-6인 GLA(γ-linolenic acid, 감마-리놀렌산)가 있다. GLA는 달맞이꽃 종자유에 함유된 성분으로 잘 알려져 있다.

엑스트라 버진 올리브유도 튀김요리에 적합한지는 여러모로 논란이 된다. 엑스트라 버진 올리브유의 발연점은 약 190~210℃로 정제유나 다른 튀김용 기름보다 훨씬 낮다. 그래서 이전에는 튀김용 기름으로 권장되지 않았다. 그러나 지금은 엑스트라 버진 올리브유에 함유된 폴리페놀이 튀김 과정에서 유해물질이 생성되는 것을 막아주거나 줄여준다고 알려져 있어, 오히려 튀김요리를 하기에 가장 건강한 기름이라고 논의된다.[79] 폴리페놀은 가열 중 발생하는 자유라디칼을 소거함으로써, 영양성분이 산화되지 않게 보호한다. 엑스트라 버진 올리브유를 가열하면, 120℃ 전후에서는 폴리페놀이 거의 손실 없이 보존된다. 그리고 180℃까지는 어느 정도 안정성을 보이고, 그 이상의 온도에서는 빠르게 감소한다. 다른 영양성분의 산화를 막는 일을 하면서 점차 소모 및 분해되는 것이다. 먹는 이의 건강을 위해 살신성인(殺身成仁)하는 것이다! 엑스트라 버진 올리브유를 튀김에 사용한다면 180℃ 이내에서 빠르게 튀겨내는 것이 좋다.[78]

엑스트라 버진 올리브유를 튀김요리에 활용할 경우 또 하나의 장점은 튀긴 음식의 영양 가치가 더욱 높아진다는 점이다. 폴리페놀이 튀김옷과 음식에 스며들기 때문이다. 관련해 흥미로운 연구가 있다. 앵글로색슨 국가에서는 튀긴 음식을 자주 섭취하는 것이 심혈관질환과 전립선암 위험, 그리고 전체사망률을 높이는 것과 연관되어 있었다. 튀긴 음식을 많이 먹을수록 건강 위험성이 높아지는 것이다. 그러나 지중해 연안 국가에서는 이런 연관성이 관찰되지 않았다. 오히려 스페인에서 진행된 전향적 코호트 연구에 따르면, 60세 이상에서 튀긴 음식 섭취량이 많을수록 노화로 인한 기능 저하가 지연되었다.[80] 즉 지중해 국가에서는 튀긴 음식이 건강에 좋았던 것이다. 이 차이는 바로 엑스트라 버진 올리브유에 의한 것이다. 실제로 지중해 연안 국가에서는 튀김을 할 때에도 엑스트라 버진 올리브유가 사용된다고 한다!

엑스트라 버진 올리브유를 튀김요리에 활용할 수 없는 현실적인 이유는 비용이다. 튀김요리를 할 때 튀김 후 남은 기름은 버려지게 되는데, 그런 식으로 버리기에는 엑스트라 버진 올리브유가 너무나 비싼 기름이다. 그래서 엑스트라 버진 올리브유는 요리하지 말고, 드레싱처럼 생으로 활용하는 것이 권유된다. 이것이 가격 대비 건강 효과를 극대화하는 섭취 방식이기 때문이다.

비싸도 엑스트라 버진 올리브유

요즘은 값비싼 고급 엑스트라 버진 올리브유를 아침에 한두 숟갈씩 그냥 드시는 분들도 많다. 이렇게까지 엑스트라 버진 올리브유에 열광하는 것은 폴리페놀 때문이다.

같은 올리브유이더라도 폴리페놀 함량에 따라 건강 효과가 다르게 나타난다는 것을 보여주는 연구가 여럿 있다. 폴리페놀 함량이 많은 올리브유 섭취 시 고지혈증이 개선되고, 산화된 저밀도 콜레스테롤 수치도 감소하며, 염증 수치도 감소하고, 당지표도 개선됐다. 이러한 연구 결과는 폴리페놀이 건강 상태를 향상시킬 수 있는 잠재력이 매우 크다는 것을 시사한다.

올리브유의 폴리페놀 함량은 50~1,000mg/kg으로 그 편차가 상당하다. 이는 농업적 요인, 올리브의 숙성도, 추출 기술 및 저장, 포장 과정에 따라 달라진다. 엑스트라 버진 올리브유에는 보통 100~500mg/kg 정도의 폴리페놀이 함유되어 있다. 폴리페놀의 공식적인 일일권장량은 없다. 2011년 유럽식품안전청 권유사항을 참고하면 올리브유에 함유된 대표적인 폴리페놀인 하이드록시티로솔(hydroxytyrosol)과 그 유도체를 하루에 5mg 이상 섭취하면 저밀도 콜레스테롤의 산화를 억제하는 데 도움이 된다고 한다. 이 정도의 하이드록시티로솔을 섭취하기 위해서는 폴리페놀 함량이 250mg/kg 이상인 엑스트라 버진 올리브유를 하루 약 20g(두 숟갈) 섭취하면 된다.

그런데 이 정도 올리브유를 챙겨 먹으니, 폴리페놀 섭취는 충분하다고 생각한다면 오산이다. 건강한 그리스 성인에서 조사된 일일 평균 폴리페놀 섭취량은 1,905mg이라고 하기 때문이다![81] PREDIMED 연구 프로토콜을 따라 엑스트라 버진 올리브유를 하루 50g 먹는다 해도 폴리페놀 섭취량은 5~25mg에 지나지 않는다. 지중해 국가 사람들이 엑스트라 버진 올리브유를 통해 섭취하는 폴리페놀 양은 전체 섭취량에 비하면 매우 미미한 수준이다. 그렇다면 나머지 폴리페놀은 어디에서 오는 것일까?

튀김용 기름을 고른다면?

올레산의 함량이 매우 높고, 리놀레산 함량은 매우 낮으며, 리놀렌산이 거의 없는 것을 튀김요리에 적합한 기름의 기준으로 볼 때 올리브유 이외에 튀김에 적합한 기름은 다음과 같다.[78]

아보카도유의 지방산 함량은 올리브유와 거의 유사한 범위라 튀김요리에 적합하다.

카놀라유는 오메가-9 올레산과 오메가-6 리놀레산 함량은 괜찮지만, 오메가-3 리놀렌산 함량이 8~12%로 높다. 그래서 적합하지 않다. 이런 점을 보완한 고올레산 카놀라유는 품종 개량을 통해 오메가-9 올레산 함량은 높이고, 오메가-3 리놀렌산 함량은 낮추었다. 그래서 고올레산 카놀라유는 튀김요리에 적합하다.

해바라기씨유 일반 제품은 오메가-6 리놀레산 함량이 45~74%이지만, 품종 개량으로 얻은 고올레산 해바라기씨유는 오메가-9 올레산 함량은 높이고, 오메가-6 리놀레산 함량은 낮췄다. 그리고 오메가-3 리놀렌산 함량은 거의 없다. 그래서 튀김요리에 적합하다.

시중에 튀김용 기름으로 유통되는 식용유 제품 중에는 발연점만을 기준으로 삼은 것들이 많다. 이런 것들은 튀김용으로 표기되지만, 다중 불포화 지방산의 함량이 너무 많다. 앞으로는 튀김용 기름을 고를 때 올레산, 리놀레산, 그리고 리놀렌산의 함량도 챙겨보시기를 권한다.

폴리페놀: 식물이 주는 건강 방패

식물은 외부 환경으로부터 자신을 보호하기 위해 화합물을 만들어낸다. 이것을 파이토케미컬(phytochemicals)이라고 부른다. 식물이 파이토케미컬을 만들어 내는 이유는 병원균, 해충,

과도한 햇빛, 가뭄 등 식물이 살아가는 과정에서 마주하게 되는 스트레스 환경으로부터 살아남기 위해서이다. 그런데 이 물질들은 식물 자신에게만 도움이 되는 것이 아니다. 동물과 사람에서도 건강에 유익한 생리 활성을 발휘한다. 파이토케미컬은 영양학적으로 도움이 되기 때문에 파이토뉴트리언트(phytonutrient)로도 불린다. '필수 영양소'는 아니지만, 극소량만 섭취되어도 신체기능을 개선하고, 건강 유지와 질병 예방에 도움이 되기 때문에 비타민과 미네랄처럼 '미량영양소'로 분류된다.

폴리페놀은 파이토케미컬의 가장 큰 그룹 중 하나이다. 폴리페놀은 항산화 및 항염증, 혈관기능 개선, 혈당 조절, 장내미생물 균형 조절, 항균 및 항생 작용을 한다. 여러 임상연구는 폴리페놀이 체중 감량, 혈압 강하, 동맥경화 예방, 치매 등 퇴행성 신경질환 예방, 관절염 개선, 암예방, 감염증 개선, 알레르기 증상 조절 등 다양한 질환에서 효과를 나타낸다는 것을 보여주고 있다.

요즘은 폴리페놀이 단일 성분 고함량 영양제로 만들어져 유통되기도 하지만, 이런 영양제보다는 음식으로 섭취할 것을 권한다. 폴리페놀은 음식 속의 다른 성분과 상호작용하여 복합적인 방식으로 작용한다. 그리고 영양제 형태로 고용량 섭취된다면 간독성이나 약물과의 상호작용에 의한 부작용도 우려된다. 폴리페놀은 음식으로 섭취할 때 가장 안전하고 건강하다.

폴리페놀의 건강 효과가 다양하고, 지중해식단의 폴리페놀 함량이 높다 보니 지중해식단의 건강 효과가 폴리페놀에서 기인한다고 해도 과언이 아니다. 현재까지 보고된 폴리페놀의 종류는

8,000종이 넘는다. 모든 폴리페놀에 대해 알기는 어렵겠지만, 건강 효과에 대해 연구가 많이 된 대표적인 폴리페놀의 이름과 그 급원식품을 알고 있으면, 건강한 식단을 꾸릴 때 도움이 될 것이다.

양파와 사과에 풍부한 것으로 알려진 퀘르세틴(quercetin)을 가장 많이 함유한 음식은 케이퍼(caper)이다. 케이퍼는 연어를 먹을 때 함께 제공되곤 하는 향신료이다. 다음으로는 오레가노(oregano, 편집자 주: 지중해 원산의 향신료 허브. 피자 · 파스타에 뿌리는 강한 향과 매콤한 맛의 잎사귀), 정향(clove, 편집자 주: 인도네시아 원산의 말린 정향나무 꽃봉오리로 만든 향신료. 고기 요리 · 디저트 · 차에 쓰이며 매운 향과 단맛을 낸다)에도 풍부하다. 이외, 와인, 베리류, 오렌지, 자몽 등에도 소량 함유되어 있다.

녹차와 홍차 등 찻잎에 풍부한 카테킨(catechin)을 가장 많이 함유하고 있는 식품은 코코아 가루이다. 다크 초콜릿에도 많이 들어 있다. 콩, 견과류, 통곡물, 살구, 복숭아, 자두, 체리, 포도, 딸기 등 다양한 식품에서도 관찰된다.

레드 와인에 함유되어 유명해진 레스베라트롤(resveratrol)은 과일에 들어 있다. 크렌베리, 레드커런트, 빌베리, 딸기, 포도 순으로 많다. 피스타치오와 땅콩, 다크 초콜릿에도 소량 함유되어 있다.

강력한 항산화 효과로 유명한 보라색 색소, 안토시아닌(anthocyanin)은 블루베리, 체리, 자두, 포도 등 진한 보라색 과일에 많이 함유되어 있다. 콩에서도 관찰된다.

좀 덜 알려진 것들에는 콩에 풍부한 이소플라본(isoflavone), 감귤류에 풍부한 헤스페리딘(hesperidine), 케일, 시금치, 브로콜리, 아스파라거스 등 녹색 채소에 풍부한 캠퍼롤(kaempferol), 셀러리에 풍부한 루테올린(luteolin), 메밀에 풍부한 루틴(rutin) 등이 있다.

하나의 식재료에는 여러 가지 폴리페놀이 동시에 함유되어 있다. 그래서 폴리페놀 전체 함량이 높은 식재료를 찾는 것도 좋은 전략이다. 식재료의 폴리페놀 함량은 프랑스농업기술연구원에서 만든 'Phenol-Explorer'라는 웹사이트를 통해 검색할 수 있다. 이 데이터베이스를 기반으로 폴리페놀 함량이 가장 많은 100개의 식재료를 분류한 논문을 살펴보는 것도 흥미롭다.[82]

이 논문에서 제시한 리스트를 살펴보면 한 가지 특징이 있다. 랭킹의 최상위를 차지하는 폴리페놀 고함량 식재료가 정향, 페퍼민트, 오레가노, 세이지, 로즈마리, 스피어민트, 타임, 케이퍼, 생강, 큐민, 계피, 파슬리 등 향신료로 사용되는 허브라는 사실이다. 이는 지중해식단이 다양한 향신료를 사용한다는 것과도 맞닿아 있다. 지중해식단의 폴리페놀 급원식품으로 향신료도 한몫하고 있는 것이다. 이 사실을 알고 나면 허브에도 관심이 생기게 된다. 허브를 한 가지씩 알아가면서 요리할 때도 사용해보게 된다. 샐러드 드레싱으로 엑스트라 버진 올리브유와 발사믹 식초 또는 레몬즙을 뿌리면서 허브 솔트와 말린 오레가노 가루도 함께 솔솔 뿌려 보는 것으로 시작해보아도 좋다.

100위 안에 이름을 올린 식재료 중 한국에서 구할 수 있는 식재료를 식품 종류별 폴리페놀 함유량 순서로 나열하면 다음과 같다. 견과 및 씨앗류로는 코코아·밤·헤이즐넛·피칸·아몬드·호두, 과실로는 올리브·블루베리·자두·딸기·산딸기·포도·사과·

순위	식재료	실제 영문 표기	폴리페놀 함량 (mg/100g 또는 100mL)	100위 중 실제 순위
1	정향	Cloves	15,188	1
2	페퍼민트	Peppermint, dried	11,960	2
3	코코아	Cocoa powder	3,448	4
4	오레가노	Mexican oregano, dried	2,319	5
5	밤	Chestnut	1,215	11
6	세이지	Common sage, dried	1,207	12
7	로즈마리	Rosemary, dried	1,018	13
8	스피어민트	Spearmint, dried	956	14
9	타임	Common thyme, dried	878	15
10	케이퍼	Capers	654	18
11	블랙 올리브	Black olive	569	19
12	블루베리	Highbush blueberry	560	20
13	헤이즐넛	Hazelnut	495	21
14	피칸	Pecan nut	493	22
15	콩가루	Soy flour	466	23
16	자두	Plum	377	24
17	그린 올리브	Green olive	346	25
18	바질	Sweet basil, dried	322	26
19	커리	Curry, powder	285	27
20	체리	Sweet cherry	274	28

이 표는 페레스히메네스(Pérez-Jiménez J), 네뵈(Neveu V), 보스(Vos F), 스칼베르(Scalbert A)가 2015년 제시한 폴리페놀 고함량 식재료 100선 자료를 바탕으로,[82] 한국에서 쉽게 구할 수 있는 20가지 항목을 선별하여 정리한 것이며, 저널사(Springer Nature)의 허락을 받아 수록하였다.

복숭아·살구·배·청포도, 채소로는 적치커리·적양파·치커리·시
금치·양파·브로콜리·아스파라거스·감자·적상추·당근이 있다.
커피와 홍차, 레드 와인, 녹차도 100위 안에 이름을 올렸다.

이렇게 폴리페놀 함량과 식재료를 따져보면 지금껏 아무 생
각 없이 먹어왔던 음식이 새롭게 보이기 시작한다.

지중해식단과 TMAO?

구석기식단의 TMAO 우려에 대한 해답으로 지중해식단을 제안해드
렸다. 그런데 사실 지중해식단에서 자주 활용되는 생선과 해산물에는
TMAO의 전구체인 TMA(trimethylamine)가 함유되어 있고, 이것은 비린
내의 원인이 되기도 한다. 즉 TMAO의 관점에서 안전한 동물성 식재
료는 사실 없다.

그럼에도 불구하고 지중해식단이 동맥경화에 대한 예방효과를 가
지는 것은, 통곡물과 콩을 통한 양질의 식이섬유 섭취 외에도, 조리
시 사용되는 마늘, 양파, 허브 등 향신료와 엑스트라 버진 올리브유,
레몬 등의 식재료 덕분이 아닌가 생각한다. 이들 식재료에 함유된 풍
부한 파이토케미컬이 장내미생물의 유해한 TMAO 대사로부터 방패
가 되어주는 것 아닐까 하고 말이다.

뱃살 빼려면 견과류 드세요

지중해식단 연구 PREDIMED는 견과류에 대한 흥미로운 사실
을 밝힌다. 올리브유군과 견과류군의 심혈관질환 예방 효과는

같았지만, 견과류군에서는 특별한 추가적인 이득이 있었다. 복부 둘레와 중성지방이 감소했고, 조밀 저밀도 콜레스테롤이 줄어든 것이다.[83] 왜 이런 변화가 견과류군에서만 나타난 것일까?

복부비만은 대사증후군의 특징이다. 역학연구는 복부비만이 있고, 중성지방 수치가 올라간 사람들은 인슐린 저항성이 있고, 심혈관질환 위험성이 높다는 것을 보여주었다. 이러한 대사적 특징은 '고중성지방혈증 허리(hypertriglyceridemic waist)'라고 불린다. 이것을 바탕으로 심혈관질환 고위험군을 선별하기 위해 대사증후군이라는 개념이 만들어졌다. 대사증후군은 복부 둘레, 중성지방 혈중농도, 고밀도 콜레스테롤 혈중농도, 혈압, 공복 혈당의 5개 항목 중 3항목 이상에 해당할 때 진단된다.

표 5 | 대사증후군 진단기준

항목	진단기준	비고
허리 둘레	남 ≥ 90cm 여 ≥ 85cm	한국인 권고 기준
중성지방(TG)	≥ 150mg/dL	또는 고 TG 치료 중
고밀도 콜레스테롤 (HDL-C)	남 < 40mg/dL 여 < 50mg/dL	또는 HDL-C 개선 약물치료 중
혈압	≥ 130/85mmHg	또는 항고혈압제 치료 중
공복혈당	≥ 100mg/dL	또는 당뇨병 진단/ 혈당강하제 치료 중
판정	5개 중 3개 이상 충족 시 대사증후군	

신체 활동량이 부족한 상태에서 열량 섭취가 많아지면, 우리

몸은 잉여 열량을 지방으로 저장해야 한다. 이 과정에서 인슐린 분비가 늘어난다. 그러면서 피하 지방으로 저장되고, 남아도는 지방은 내장에 쌓이게 된다. 몸의 지방세포가 이미 지방으로 가득 찬 상태가 되어감에 따라, 남아도는 열량을 지방으로 저장하기 위해서 인슐린 분비가 더욱 늘어난다. 이렇게, 통상적으로 분비되는 인슐린의 양으로는 탄수화물 대사 및 동화작용이 감당이 되지 않는 상태를 '인슐린 저항성'이라고 표현한다. 쉬운 말로 '더 많은 양의 인슐린이 필요한 상태'이다. 이렇게 인슐린 혈중농도가 높아지면, 그 영향으로 탄수화물로부터 중성지방의 생합성이 증가하고, 그 결과 조밀 저밀도 콜레스테롤도 많아진다. 이렇게 인슐린 저항성은 대사증후군이 말하는 '대사 변화'의 핵심이다.

PREDIMED 연구는 견과류가 이 '대사 변화'를 다시 정상화시켰다는 것을 보여준다. 흥미로운 점은, 견과류를 섭취한 그룹에서 복부 둘레가 감소하고, 중성지방 수치와 조밀 저밀도 콜레스테롤 수치가 개선된 것이 체중 감소나 신체 활동량 증가 없이 발생했다는 사실이다.[83] 이것을 내장 지방이 다른 부위로 재분포되었다고 해석한다.

이처럼 견과류 섭취가 비만을 예방하는 효과는 직관적으로 이해하기 어려운 면이 있다. 견과류는 무게의 50~75%가 지방으로 이루어진 고지방 식품이기 때문이다. 물론 견과류를 많이 먹어도 살이 찌지 않는 것은 아니다. 그러나 소규모 임상시험 두 편에 따르면, 견과류를 섭취한 후 발생하는 체중 증가는 예측치에 훨씬 못 미치는 수준이었다.[84,85]

견과류의 대사 개선 효과는 여러 기전으로 설명된다. 견과류를 섭취하게 되면 에너지 밀도가 높은 다른 음식의 섭취가 감소할 수 있다. 견과류를 씹어 먹으면 잘게 부수어진 견과류 알갱이가 여전히 남고, 그 알갱이 안에 들어 있는 지방은 흡수되지 못하고 대변을 통해 배설된다. 따라서 견과류가 가진 열량이 다 흡수될 수 없다.[84] 그리고 견과류 섭취가 기초 대사량을 올려주기 때문일 가능성도 있다. 관련한 연구는 아직 많지 않지만, 카테킨이 기초 대사량을 올려준다고 보고한 연구가 있었다.[86,87]

견과류의 또 다른 영양학적인 이점은 단백질과 식이섬유 함유량이 높다는 점이다. 견과류는 30g당 대략 단백질은 3~8g, 식이섬유는 1~4g을 함유한다.

팔방미두, 콩

지중해식단에서는 콩류를 거의 매일 먹는다. 병아리콩과 렌틸콩은 삶아서 샐러드에 올려지거나, 토마토, 마늘, 양파, 샐러리, 당근, 허브와 함께 수프나 스튜로 끓여진다. 또 삶은 병아리콩은 으깨어 올리브유, 레몬즙, 마늘과 섞어 소금으로 간을 하면, 빵에 발라서 먹는 후무스(humus)라는 음식이 된다. 후무스는 질감이 으깬 감자(mashed potato)와 비슷하지만, 맛과 영양의 질적 측면에서는 으깬 감자보다 훨씬 훌륭하다.

콩은 곡물에 비해 탄수화물 함량이 낮고, 식이섬유와 단백질 함량은 많다. 같은 양을 먹어도 곡물보다 포만감을 더 잘 느끼게 된다. 그래서 당뇨병, 고지혈증, 심혈관질환 등 대사성질환에 도움이 된다. 당뇨병 환자에게 하루에 익힌 콩 1컵(190g) 분량을 3개월간 섭취시켰을 때 당화혈색소(-0.5%)와 콜레스테롤(-8mg/dL), 중성지방(-22mg/dL) 수치가 모두 감소했고, 혈압과 심박수도 감소했다.[88] 또 당뇨병 환자가 3일간 붉은 육류 섭취를 2회 줄이고, 이것을 콩으로 대체했을 때도 혈당, 인슐린 저항성, 중성지방, 저밀도 콜레스테롤이 모두 개선됐다.[89] 만약 혈당 조절 문제가 심각하다면 구석기식단이 큰 도움이 될 수 있겠지만, 당뇨병 환자라도 혈당 조절이 양호한 편이라면 콩을 사용하는 지중해식단도 충분히 훌륭한 치료 식단이 될 수 있다.

콩에는 식이섬유가 많아 장내미생물 건강에도 이롭다. 콩 섭취가 많아질수록 장내미생물 다양성이 증가하고, 유익균이 늘어난다. 염증성질환 발생에는 장내미생물이 관여하는데, 장내미생물 환경을 결정하는 것은 식습관이다. 잘못된 식습관으로 인해 장내미생물 환경이 불건강해지고, 그 결과 염증성질환이 발생하는 것이다. 그렇기 때문에 염증성질환 예방 및 치료를 위해서는 식습관 관리가 중요한데, 장내미생물 환경을 개선하는 데 있어서 가장 중요한 식재료가 바로 콩이다.

앞서 살펴보았듯 구석기식단은 장기적으로 보았을 때 장내미생물 환경을 과연 건강하게 만들어줄 것인지 불투명하다. 콩은 이런 우려를 해결해줄 수 있다. 따라서 구석기식단을 하더라도 콩은 섭취하는 것이 좋겠다고 의견을 드린 것이다.

여기까지가 콩에 대해 일반적으로 알고 있는 사실이다. 하지만 콩의 건강 기능은 여기서 끝나지 않는다. 콩에도 폴리페놀이 있다! 뿐만 아니라 콩은 다양한 파이토케미컬도 함유하고 있는데, 특히 인삼의 주요 파이토케미컬인 사포닌은 팥, 녹두, 완두콩에서도 확인된다.[90]

PREDIMED 연구에서는 콩류를 1회당 삶은 콩 150g씩 주 3회이상 먹을 것을 권유했다. 이것을 견과류와 통곡물의 1회 섭취량과 비교해보면, 콩은 식이섬유와 단백질 함량에 있어서 가장 우수할 뿐만 아니라, 폴리페놀 함량에서도 뒤지지 않는다. 콩류와 견과류, 통곡물을 하루에 1회 분량씩만 챙겨 먹어도 폴리페놀 섭취량은 금세 500~1,000mg이 넘어간다. 물론 각 식품의 종류마다폴리페놀 함유량은 천차만별이기 때문에, 어떤 식품을 택하느냐에 따라 최종 섭취량은 달라질 것이다. 대체로 검은 콩과 흑미처럼 진한 색의 콩과 곡류가 폴리페놀 함량이 높다.

표 6 | 콩류, 견과류, 통곡물 1회 제공량의 영양 조성 비교

영양성분	콩류 (삶은 콩 150g)[*]	견과류 (한 줌 30g)	통곡물 (조리 전 70g)[**]
폴리페놀(mg GAE)	40~500	10~490	32~3,350
탄수화물(g)	12.6~41.2	3.8~10.9	48.2~53.7
식이섬유(g)	8.2~13.1	1.2~3.3	2.1~12.1
단백질(g)	8.1~27.3	2.3~6.5	5.1~9.3
지방(g)	0.3~13.4	11.7~23.4	1.6~4.7

[*]　PREDIMED 프로토콜의 콩 1회 섭취량 기준인 150g으로 제시
[**]　조리 후 1공기 분량

이렇게 콩은 지중해식단의 주요 구성 요소로서, 혈관질환과

대사성질환 예방의 큰 몫을 담당한다. 과거에는 콩의 이소플라본이 유방암과 관련 있다는 우려가 있었다. 이소플라본은 콩에 많이 함유된 폴리페놀로서 여성호르몬처럼 작용하는 성질이 있기 때문이다. 하지만 최근 축적된 연구는 식품으로 섭취하는 콩은 유방암 발생 및 재발 위험을 낮춘다고 보고하고 있다.[91] 이러한 부분에서 콩 식품 섭취는 걱정하지 않아도 된다.

지금 바로 지중해식단 시작

지중해식단을 지금 바로 시작하는 것은 생각보다 간단하다. 지중해요리를 해야만 지중해식단인 것은 아니다. 지중해식단의 속성만 갖추어도 된다. 한식은 기본적으로 굉장히 건강한 식단으로, 몇 가지 사항만 변경해 한식 기반 지중해식단을 구현할 수 있다.

1. 밥은 콩-통곡물-잡곡밥으로
   콩과 통곡물을 섞어서 밥을 짓는다. 통곡물 비율이 높아지면, 밥이 거칠어지고 소화가 어려워지기 때문에 자신에게 맞는 적절한 비율을 찾아보자. 백미 함량을 50%부터 시작해서 가감해보자. 메밀은 부드러워 밥의 질감을 부드럽게 하는 데 도움이 된다.

   (여기서 잠깐!) 메밀과 퀴노아는 벼과 곡류는 아니지만, 씨앗을 곡물처럼 조리해서 사용하기 때문에 의사곡물(擬似穀物, 가짜 곡물, pseudocereals)이라 불린다. 글루텐이 없고 단백질, 식이섬유, 파이토케미컬이 풍부한 장점이 있다.

2. 식용유를 올리브유로 바꾸기

올리브유가 싫다면, 아보카도유나 카놀라유도 좋다.

3. 들기름 자주 사용하기

나물 반찬 무칠 때, 밥 비벼 먹을 때 자주 사용한다.

4. 채소-나물 반찬 간 짜지 않게 하기

한식은 밥을 먹기 위한 도구로 반찬을 만들기 때문에 짜다. 반찬이 짜기 때문에 밥이 더욱 맛있게 느껴지고, 많이 먹게 된다. 한국인의 탄수화물 열량 섭취 비율이 60~70%에 육박하는 것도 반찬이 짜기 때문이다. 채소-나물 반찬의 간을 하지 않거나 덜 짜게 하면, 맨입에 채소 반찬을 먹어도 적당한 수준이 되니까, 밥 섭취량을 줄이고, 채소 섭취량을 늘릴 수 있어 일석이조이다.

5. 매끼니마다 신선한 채소, 과일 섭취하기

샐러드 및 쌈채소를 활용한다. 채소와 과일은 부피가 크고 소화되는 데 시간이 많이 걸린다. 저녁시간에 너무 많이 먹으면 역류성 식도염이 생길 수도 있으므로, 아침과 낮시간에 많이 드시기를 권한다. 과일은 아침식사 대용으로 사용하는 것도 좋다.

6. 폴리페놀 함량이 높은 식재료 사용하기

간식으로 과자 대신 견과류를 먹는다. 녹차, 홍차, 허브 티, 커피 음용도 좋다. 허브를 사용해본다. 허브 솔트로 시작해보는 것도 좋다. 과일은 폴리페놀 함량이 높은 베리류를 조금 더 자주 사용해본다. 초콜릿은 다크 초콜릿으로, 커피는 카페모카 덜 달게로.

7. 붉은 육류/가공육류를 생선/해산물/가금류로 대체하기

가공육류는 가급적 피하고, 붉은 육류는 주 2회 이내로 먹는다. 주당 섭취량은 200~300g 선으로 제한하고, 많이 먹어도 500g은 넘기지 않는다. 그 대신 생선/해산물/닭고기를 먹자.

지중해식단 골든룰

1. 지중해식단 연구에서 과일은 하루 3회, 채소는 200g씩 하루 2회, 콩은 150g씩 주 3회 사용되었다.

2. 엑스트라 버진 올리브유는 하루 50g(4큰술≈소주잔 1잔 분량) 사용되었고, 요리 시 사용되는 총량을 의미한다. 참고로 유럽식품안전청과 마인드식단 연구는 절반 수준(20g, 2숟갈) 섭취를 추천했다.

3. 견과류는 하루 30g씩 사용되었고, 뱃살을 빼주는(대사증후군을 정상화시키는) 효과를 보여주었다.

4. 오메가-6:오메가-3의 건강한 비율은 4:1 이하로, 이것은 오메가-6 비율이 낮은 식용유(올리브유, 카놀라유, 아보카도유)를 선택함으로써 손쉽게 맞출 수 있다. 하루에 올리브유 네 숟갈과 들기름 한 숟갈을 사용하면 오메가-6:오메가-3 비율이 대략 1:1에 맞춰진다.

5. 허브 식재료를 공부하고 사용해보자. 지중해식단이 동맥경화를 예방하는 핵심 이유가 허브에 있을 수도 있다.

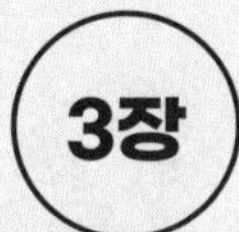

치매

치매도 절반이나 예방이 된다고요?

치매도 서서히 발생하는 만성질환

인류의 수명이 늘어남에 따라 치매 발생률이 점차 증가하고 있다. 전 세계적으로 2050년까지 치매 발생률은 세 배로 증가할 것이고, 치매로 인한 돌봄 문제가 심각한 사회적 문제로 대두될 것이라는 예상이 나오고 있다. 이제 100세까지 건강하게, 가급적 타인에게 의존하지 않고 살아가려면 치매 예방도 필수 항목인 시대가 된 것이다. 이런 분위기를 반영하듯 40~50대 환자분들 중에 최근 치매 예방 관련한 문의를 하는 분들이 부쩍 늘었다. 부모님이나 형제가 치매 진단을 받은 분들도 있고, 치매 가족력이 없어도 기억력이 갑자기 너무 떨어졌다며 치매를 걱정하는 분들도 있다.

치매는 사실 신경과에서 보는 질환이다. 의대 다닐 때 배우기는 했어도, 내과 의사인 나에게 알츠하이머병(Alzheimer's

Disease)은 낯선 질환이다. 그런데 자꾸 환자분들이 물어보시니 공부할 수밖에 없었다. 환자분들의 질문은 치매 유전자 검사를 해볼 수 있는지, 기억력이 떨어지는 것 같은데 뇌 MRI(자기공명영상, magnetic resonance imaging)를 찍어볼 수 있는지, 뇌기능에 좋은 영양제를 추천해줄 수 있는지, 아밀로이드-베타(amyloid-β)를 제거하는 신약이 있다는데 그것을 치매 예방을 위해 사용할 수 있는지 등이다.

질문에 답하기 위해 공부를 해가다 보니, 치매 또한 내과에서 보는 만성질환과 기본적으로 같다는 것을 알게 되었다. 치매도 어느 날 갑자기 사고처럼 닥치는 병이 아니었다. 오랜 시간에 걸쳐 누적되며 발생하는 만성질환이었다. 많은 내과질환과 마찬가지로 예방하려는 의지와 시간이 있다면, 생활습관 관리를 통해 충분히 예방할 수 있는 병이었다.

아밀로이드-베타와 알츠하이머 치매

세계보건기구에 따르면, 전체 치매 환자 중 알츠하이머병이 60~70%로 대부분을 차지한다.* 알츠하이머병은 이 병을 처음으로 보고한 알로이스 알츠하이머(Alois Alzheimer) 박사의 이름을 땄다. 처음 이 병을 공부할 때는 외국인의 이름을 딴 질병이라 한국인이 앓게 되는 것이 조금 이질적으로 느껴졌다. 그러나

---

* 이 외에 뇌졸중에 의한 뇌손상으로 발생하는 혈관성 치매 및 여러 신경퇴행증으로 발생하는 루이체 치매, 전측두엽 치매, 파킨슨병 치매, 외상성 치매 등 다양한 원인에 의한 치매가 있다.

알츠하이머병은 한국인에서도 모든 치매 중 가장 많은 발생률을 보인다. 2023년 우리나라 통계에 따르면 65세 이상 노인 중 치매 유병률은 9.25%인데, 그중 알츠하이머 치매는 70% 이상을 차지한다.

치매 발생 기전은 알츠하이머병의 예로 많이 설명된다. 뇌 신경세포에는 아밀로이드 전구체 단백질(amyloid precursor protein)이 존재한다. 이 단백질이 대사되는 과정에서 용해성이 큰 아밀로이드-알파(amyloid-α)가 생성되면 문제가 없다. 그런데 용해성이 낮은 아밀로이드-베타도 만들어지는 게 문제다. 용해성이 떨어지다 보니, 뇌 안에서 서로 들러붙어서 쉽게 덩어리가 지게 된다. 1개에서 12개까지 들러붙어서 올리고머(oligomer)를 형성하고, 이어 순차적으로 섬유소(fibril)와 판(plaque)을 만든다. 이 병변을 아밀로이드 플라크(amyloid plaque)라고 부른다. 이것은 다시 뇌신경세포 내 산화스트레스를 증가시켜, 신경섬유엉킴(neurofibrillary tangles)이라는 병변을 만든다.

이렇게 생긴 아밀로이드 플라크와 신경섬유엉킴이 알츠하이머병의 특징적인 뇌병변이다. 이러한 뇌병변은 치매의 전구 병변으로 알려져 있다. 하지만 이러한 병변이 있다고 해서 모두 치매가 발생하는 것은 아니다. 나이가 들면 어느 정도는 다 생긴다. 실제 치매가 생기는 사람들은 이러한 뇌병변을 가진 사람들 중 일부이다.

"가족이 치매라서 유전자 검사를 받고 싶어요"

당뇨병으로 진료 중인 50대 초반 환자분이 치매 유전자 검사를 해달라고 한다. 이유인 즉, 가족 중에 알츠하이머병으로 진단된 분이 네 명이나 있기 때문이다. 그런데 검사를 해드리지는 않았다. 대신 치매로 진단받은 가족분이 병원에 갈 때 같이 가서, 신경과 주치의 선생님과 먼저 상의해볼 것을 권유했다. 이유는 치매 가족분의 발병 나이가 50대였기 때문이다.

알츠하이머병은 가족성과 산발성으로 나뉜다. 가족성 알츠하이머병은 60세 이전의 이른 나이에 발병하는 경우가 많다. 전체 알츠하이머병 환자 중 5%에 지나지 않지만, 해당 유전자를 가지고 있다면 평생 동안 치매가 발생하게 될 확률은 95% 이상이다. 반면 가족성 알츠하이머병 유전자 없이 발생하는 산발성 알츠하이머병은 비교적 늦은 나이(65세 이후)에 발생한다. 연관된 유전자는 수십 개가 알려져 있으나, 대부분 기여도는 크지 않다. 산발성 알츠하이머병은 전체 알츠하이머병 환자의 95%를 차지한다.

산발성 알츠하이머 치매에서 가장 중요한 유전자는 ApoE(Apolipoprotein E, 아포지단백E)이다. ApoE 유전자는 E2, E3, E4의 3개의 대립유전자를 가진다. 그중 E4가 알츠하이머 치매의 위험도를 높이는 대립유전자이고, E2는 보호 효과를 지닌 대립유전자이다. 2025년 《Nature Medicine(네이처 의학)》에 발표된 미국 연구에 따르면, ApoE4 유전자가 있는 경우 평생 동안 알츠하이머 치매가 발생할 확률은 정상 인구에 비해

10~20% 정도 증가한다.[92]

내 환자분의 경우, 가족 한 분의 발병 나이가 50대였기 때문에 가족성 치매 가능성을 고려해야 한다. 그래서 가족분의 알츠하이머병이 가족성인지, 산발성인지 먼저 확인하고, 그에 따라 유전자 검사를 계획해보라는 이야기였다.

유전자 검사를 원하는 분들의 심경은 복잡할 수밖에 없다. 안 좋은 유전자가 있으면 어떡하나 하는 걱정과 안 좋은 결과도 감내하겠다는 결의가 교차하기 때문이다. 치매를 비롯한 유전질환에 대한 유전자 검사는 '낙인'이라는 부정적 결과를 초래할 수 있다. 그래서 전문가들은 유전자 검사에 대해 비권장하거나 신중해야 한다는 입장이다. 안 좋은 유전자가 있다는 것을 알고 비관하여 일상생활에 부정적인 영향을 끼친다면 안 하느니만 못한 것이다.

나는 개인적으로, 유전자 검사를 옹호하거나 반대하기보다 진단되는 질환의 특성과 검사를 원하는 분의 의견과 삶에 대한 자세를 종합적으로 고려한다. 그동안 유전자 검사를 상담해온 경험에 따르면, 유전자 검사를 원하는 분들은 건강에 대한 관심이 남달랐다. 어떻게 하면 건강을 유지할 수 있을지, 더욱 건강해질 수 있을지 고민한다. 질병을 예방하기 위해 체계적인 계획을 세우고자 자신의 몸에 대한 생물학적 정보를 더 획득하고자 한다. '지피지기(知彼知己) 백전불태(百戰不殆)'의 관점에서 유전자 검사를 원하는 것이다.

가족성 유전병이라도, 질병 유전자가 발현할 확률(유전학적

투과도)이 100%는 아니다. 질병 유전자가 있더라도 병에 안 걸리는 사람이 꼭 있다. 예를 들어 가족성 치매 유전자가 있을 경우 치매 발생 확률이 95%라는 말을 뒤집어서 보면, 여전히 5%는 치매에 걸리지 않는다는 사실을 말하고 있다.

실제로 가족성 알츠하이머병 유전자를 보유했지만, 치매가 발생하지 않았던 사람들에 대한 보고가 있다. 22년간 추적되었던 두 형제 중 한 명은 54세에 치매가 발생했지만, 다른 한 명은 65세가 되도록 인지기능 저하가 나타나지 않았다.[93] 또 다른 가족의 경우 세 남매 중 두 자매는 각각 54세와 55세에 치매가 발생했지만, 나머지 남자 형제 한 명은 64세에 이르도록 전혀 치매의 징후가 나타나지 않았다.[94]

산발성 알츠하이머 치매의 경우를 살펴보면 ApoE4가 굉장히 위험한 유전자처럼 보이지만, 이 유전자보다 더 위험한 건 음주와 흡연이다. 알츠하이머 치매 위험도를 증가시키는 비율은 ApoE4 유전자가 2.6배인데, 흡연은 2.8배, 음주는 2.9배로 더 높다. 흡연과 음주를 동시에 하면 ApoE4에 상관없이 위험도는 7배로 증가한다.[95] 유전자보다 음주나 흡연 같은 생활습관 요인이 훨씬 더 중요한 것이다.

이러한 사실을 알고 있고, 건강관리에 대한 확고한 의지가 있는 분들에게 치매 유전자 검사는 어쩌면 치매를 예방할 수 있는 기회가 될 수도 있다. 치매 예방은 일찍부터 시작하는 것이 특히 더 이득이 될 수 있는데, 그것은 치매 예방에 있어 매우 중요한 역할을 하는 것이 젊은 나이의 학습이기 때문이다.

치매 예방을 위해 관리해야 할 14가지 위험요인

2024년 《Lancet》은 치매예방위원회를 구성하여 '치매 예방, 개입 및 관리'라는 보고서를 내놓았다.[96] 이 보고서는 전 세계 치매의 45%가 14가지 위험 요소에 의해 발생하기 때문에, 거꾸로 이 14가지의 수정 가능한 위험 요소를 잘 관리하면, 모든 치매의 45%는 예방 가능하거나 지연시킬 수 있다고 이야기한다. 이 14가지 위험 요소는 치매 발생의 생애 과정 모델에 따라, 인생의 각 시기별로 중점을 두고 관리해야 하는 항목으로 나누어 제시되었다.

요약하면 어린 나이에는 공부를 열심히 하고, 중년기에는 생활습관에 신경을 쓰고, 만성질환을 예방하거나 잘 관리하며, 인생 후기에는 공동체와의 유대를 지속하고, 유해 환경을 피하는 것이 치매를 예방하는 길이라는 것이다. 이렇게 치매의 위험요인은 생애 전반에 걸쳐 있기 때문에 치매 예방을 시작하기에는 너무 이른 나이도, 너무 늦은 나이도 없다. 치매 예방을 원한다면 지금 당장 실천할 수 있는 것이 누구에게나 있다.

학습이 중요한 이유: 인지 예비능

치매는 인지기능이 떨어져서 스스로 일상생활을 영위하기가 어려워진 상태를 의미한다. 치매 뇌병변은 있지만, 치매 증상이 없는 분들은 인지 예비능(cognitive reserve)이라는 개념으로 설명된다. 충분한 인지 예비능이 있을 경우, 치매 증상을 일으킬 수 있는 병리학적 변화가 나타나더라도, 이것이 다소간 극복된다는 것이다.

인지 예비능으로 중요한 것은 신체적 건강과 전반적인 신체기능 상태이다. 뇌병변이 얼마나 심한지와는 별개로, 노쇠(frailty)는 전반적인 인지기능과 치매 상태에 영향을 미친다. 뇌병변의 정도가 같을 때는 노쇠할수록 치매 증상이 더 많이 나타난다. 즉 신체적으로 더욱 건강할수록 인지 예비능이 좋은 것이다.

인지 예비능은 보다 직접적으로는 뇌신경조직의 발달 상태에 의해 결정된다. 뉴런(neuron)이라고 하는 신경세포의 개수와 신경세포들 사이의 연결인 시냅스(synapse)의 개수가 많을수록, 즉 뇌신경조직이 많이 발달되어 있을수록 인지 예비능이 커지게 된다.

뇌신경조직의 발달에 중요한 것은 바로 학습이다. 학습은 직접적으로 신경세포 사이의 연결을 만들어낸다. 그리고 뇌 발달이라는 측면에서 어린 나이의 학습이 중요하다. 아동기에는 학습과 함께 인지능력이 향상되고, 청소년기에는 뇌 가소성이 정점에 달한다. 즉 시냅스를 많이 형성해 인지 예비능을 키워놓을 수 있는 시기인 것이다. 어린 나이에 높은 수준의 교육을 받은 것이 치매를 예방하는 강력한 보호인자가 된다는 연구 결과는 바로 이런 점을 반영한다.

그러나 어릴 때 공부를 많이 할 충분한 기회가 없었다 해도 실망할 필요는 없다. 나이 들어서 하는 학습도 치매 보호 효과를 갖기 때문이다. 여러 연구는 중년기 이후의 지적 활동이 어린 나이의 학습 수준과 무관하게 치매 예방 효과가 있다는 것을 보여주었다. 홍콩에서 이루어진 한 연구는 지적 활동과 사회 활동, 여가 활동을 분리해서 치매 위험도를 평가했는데, 지적 활동에서만 치매 예방 효과가 관찰됐다.[97] 이 연구에서 지적 활동으로 분류된 것에는 책, 신문, 잡지 읽기, 보드 게임, 마작, 카드 게임, 경마 베팅이 포함된다.

이러한 연구에 기반하여, 치매를 우려하는 분들을 상담할 때는 무엇보다 학습 활동을 할 것을 거듭 강조해서 설명한다. 외국어 학습 등 평소 관심 있던 공부를 시작해볼 것을 권유하면서 아침에 공부했던 것을 저녁에 기억해낼 수 있는지 회상하는 연습을 많이 해야 한다고 설명드린다. 이전에 보고 들었던 것을 기억해내려고 노력하는 과정에서 신경세포를 자극하여 시냅스를 만들어내기 때문이다.

얼마 전에 이렇게 상담을 했더니, 70대 중반의 한 여성분은 평소 하지 못하고 미뤄두었던 성경 공부를 하고 싶다고 했다. 물론 그것도 좋다고 '말씀드렸다. 관심 있는 주제의 공부를 하고, 생각하고 회상하려는 연습이 충분히 수반되면 되는 것이다. 그리고 현재 왕성하게 직업 활동 중에 있고, 그 직업이 지적 활동과 회상 작업을 요하는 것일 경우에는 직업 활동만 잘 유지해도 된다.

너무 적게 자도, 너무 많이 자도

나이가 들면 잠이 안 온다고들 한다. 진료하면서 가장 해결해드리기 어려운 부분이 연세 있는 분들의 수면 문제이다. 가장 건강한 해결책은 낮시간 동안 운동하는 것이다. 그러나 운동을 해도 별로 도움이 되지 않는 분들도 있다. 멜라토닌을 써보기도 하고, 입면에 도움이 되는 영양치료를 단기간 해보기도 하는데, 어떤 때는 이것저것 다 해보아도 속수무책이다. 정말 잠이 안 들어서 힘들다고 하는 분들에게는 다른 방도가 없기 때문에 수면제를 처방하기도 한다.

어떤 70대 중반 여성분은 잠을 잘 자기 위해 모든 것을 다 해보았지만 효과가 없었다. 충분한 시간 동안 침대에 누워 있기는 하지만, 깊게 잠들지는 못했다. 수면제 사용에 대해 상의했으나, 치매 위험 때문에 환자분이 원치 않았다. 이분은 나이에 비해 굉장히 활동적이고, 현직에서 업무도 하고, 인지기능도 좋은 건강한 분이었다. 그냥 지금처럼 지내는 것도 괜찮다고 해서 명상을 권했고, 현재 경과 관찰 중이다.

반면 너무 잠을 많이 자서 자녀들이 걱정하는 분도 있었다. 80대 남성분이 자녀와 함께 내원했는데, 진료하는 내내 졸았다. 말 한마디 하고 나서는 이내 곯아떨어져 따님이 계속 깨워가면서 진료를 했다. 환자분은 이미 상급병원에서 치료를 잘 받던 중이었기에, 지금 여기에서 진료를 받을 게 아니라 집에서 쉬어야 하는 것이 아닌가 하는 생각을 조심스럽게 자녀분에게 전달했다. 그랬더니 환자분은 밤잠을 충분히 자는데도, 집에서 늘 낮시간에도 이렇게 졸고 있어서 너무 걱정이라고, 가족들이 계속 깨운다고 하였다! 나이가 들수록 수면 양상은 이렇게 천차만별로 달라지기 때문에 수면시간을 관리하는 것도 현실적으로 큰 과제이다.

2024《Lancet》치매 예방 보고서는 수면을 치매 위험 요소로는 포함시키지 않고, 잠재적인 위험 요소로서만 인정했다.[96] 수면장애가 치매 위험성을 높인다는 일관된 증거가 부족하고, 인과관계가 분명치 않다는 이유였다. 그러나 이 보고서가 발간된 이후에도 수면장애와 치매의 인과관계를 시사하는 연구가 지속적으로 발표되고 있어 수면장애가 치매의 위험 요소로 공식 인정되는 것은 단지 시간 문제일 것으로 보인다.

현재까지의 역학연구를 종합해보면 불면증, 수면무호흡증 등 수면장애는 치매 위험도를 높인다. 수면시간과 치매 사이에는 U자형 관계가 있어, 7~8시간이 치매 위험도를 낮추는 최적 수면시간이다. 또 낮에 졸음이 심하면 치매 위험도는 증가한다.

그런데 이러한 연구 결과를 해석할 때는 주의가 필요하다. 위험도가 높다는 것은 두 가지가 관련되어 있다는 것이지, 반드시 인과관계가 있다는 것을 의미하지는 않기 때문이다. 즉 수면 문제로 인해서 치매가 생긴 것인지, 치매가 생겼기 때문에 수면 문제가 생긴 것인지는 알 수 없다는 것이다. 이렇게 관찰연구가 보여주는 연관성을 적절히 해석하기 위해서는 이것을 설명해주는 인과적 기전이 실험적으로 증명되어야 한다.

잠과 뇌청소

'뇌청소'의 관점에서 수면 부족이 치매를 일으킬 수 있다는 것이 동물실험을 통해 기전적으로 설명되고 있다. 뇌에서 아밀로이드-베타를 청소하는 데 잠이 필요하다는 것이다.

치매 병변을 일으키는 아밀로이드-베타는 사실 특별히 병적인 물질이 아니다. 지금 이 순간에도 우리 몸에서 만들어지고, 동시에 제거되고 있는 두뇌 노폐물이다. 뇌세포를 둘러싸고 있는 간질액에 산재해 있다가 간질액이 뇌척수액과 함께 대류할 때 림프계와 말초혈액으로 전달하여 제거된다. 이 간질액-뇌척수액 순환은 밤에 더욱 활성화된다. 즉 두뇌 노폐물은 낮시간에 만들어졌다가 밤에 자는 동안 제거되는 것이다.[98] 그러므로 수면이 부족하거나 수면의 질이 떨어져 있다면 두뇌 노폐물 청소가 방해받게 된다. 그래서 수면 부족이 지속되면 치매 발생 위험성이 높아지는 것이다.

반면 과도한 수면이나 졸음이 치매 발생 위험도를 높이는 결과에 대해서는 '역인과'의 가능성이 제기된다. 즉 많이 자서 치매가 발생한 것이 아니라, 치매 뇌병변 때문에 잠이 는다는 것이다. 한 동물연구는 아밀로이드 플라크가 형성되면 수면-각성 주기가 사라지고, 아밀로이드 플라크가 제거되면 수면-각성 주기가 다시 정상화되는 것을 실험적으로 보여주었다.[99] 아밀로이드 플라크가 정상적인 수면 주기를 방해하고, 수면시간을 증가시킬 수 있다는 것이다. 치매가 발생하기 십수 년 전부터 아밀로이드 플라크가 쌓이는데, 이것을 제거하기 위해서 몸은 더 많은 시간이 필요하고, 그 결과 수면시간이 길어지는 것으로 해석할 수 있다.

만약 수면시간이 너무 길다면, 억지로 수면시간을 줄일 것이 아니라, 근본적인 원인을 교정하는 측면에서 접근해야 한다. 일반적으로 의학적, 신경학적, 정신적 문제가 동반되어 있을 때 수면시간이 늘어난다. 그래서 기저의 동반질환을 먼저 관리하는 것이 필요하다. 고혈압, 당뇨병, 수면무호흡증 등 만성질환이 잘 조절되지 않는 상태라면 이런 문제부터 관리하고, 우울증이 있다면 정신건강의학과 진료를 받아야 한다. 진료 시 심한 졸음을 보였던 환자분의 경우도 동반질환으로 인해 컨디션이 좋지 않아, 보다 긴 수면시간이 필요했던 것이다. 이런 분을 너무 많이 잔다고 걱정하면서 자꾸 깨우면 안 된다.

간질액-뇌척수액의 대류, 즉 '두뇌청소' 속도는 노화와 두부외상 시 느려진다.[98] 그래서 전신 컨디션을 개선하는 것도 두뇌청소 효율을 높이는 방법이다. 특히 간질액-뇌척수액의 청소에는 면역계와 면역노화도 깊이 관여한다. 그래서 면역력을 개선하려는 노력도 유효한 전략이다.

수면제 먹으면 치매 오나요?

수면시간이 적은데, 치매 위험성을 우려해 극구 수면제 처방을 거부하는 분들이 있는가 하면, 수면제를 먹지 않으면 정상적인 생활 영위가 불가능하여 어쩔 수 없이 수면제를 복용하는 분들도 있다. 불면증으로 수면제 처방 관련한 진료를 해보면, 젊은 분들은 스트레스나 시차 등의 문제로 잠이 오지 않을 때만 간헐적으로 단기간 사용하는 경우가 많아서 크게 문제되지 않는다. 그런데 나이 든 분들의 경우에는 수면 문제를 생활습관을 통해 개선할 여지가 많지 않다. 그래서 수면제 사용이 장기화될 가능성이 있어 치매를 걱정하는 것이다. 여러 연구가 수면제로 사용되는 벤조디아제핀(benzodiazepine)과 Z-약물(Z-drug)*이 치매 위험성을 높인다고 발표했기 때문이다.

그러나 공식적으로는 수면제가 치매 발생의 원인이 되는지 아직 명확하지 않다. 역학연구를 살펴보면 수면제 사용이 치매 위험성을 높인다는 연구와 그렇지 않다는 연구가 혼재한다. 벤조디아제핀 사용이 치매와 연관되는 이유는, 환자가 이미 치매

---

* 수면제로 벤조디아제핀과 Z-약물이 사용된다. 벤조디아제핀은 항불안제인데, 벤조디아제핀 중 반감기가 짧은 것이 수면제로 활용된다. 벤조디아제핀은 의존성 위험이 커서, 의존이 덜 발생하는 Z-약물이 보다 많이 수면제로 활용된다. Z-약물은 반감기가 1~2시간 이내로 짧다.

전구단계에 있고, 그 때문에 발생한 불면증, 우울증, 불안증 등의 문제를 해결하기 위해 벤조디아제핀이 사용되기 때문으로 설명된다. 결국 치매로 진단될 환자가 처방받을 확률이 높은 약제라는 것이다.

그런데 몇몇 동물실험을 살펴보면 수면제 사용이 치매를 일으킬 가능성은 충분히 있다. 2022년 《Nature Neuroscience(네이처 신경과학)》에 실린 동물연구는 벤조디아제핀의 장기 사용이 신경세포 간의 정상적인 시냅스 형성을 방해하여 인지장애를 일으키는 것을 보여준다.[100] 관련해, 건강한 사람에서 벤조디아제핀을 투약한 이후 해마의 활성이 떨어진다는 것을 보여준 연구도 있다.[101] 해마는 새로운 기억을 형성하는 데 중요한 역할을 하는 뇌 부위로, 치매에서는 해마가 위축된다. 이 두 연구는 수면제가 기억을 만들고 저장하는 시냅스 형성을 방해하는 방식으로 치매 발생에 영향을 줄 수 있다는 것을 보여준다. 즉 장기적인 수면제 복용은 인지 예비능 형성을 저해할 가능성이 있는 것이다.

2025년 《Cell(세포)》에 실린 동물연구는 Z-약물 수면제가 뇌 청소율을 떨어뜨려 치매 병변 발생에 기여할 수 있다는 것을 보여준다.[102] 뇌를 청소하는 간질액-뇌척수액 순환은 뇌혈관의 수축과 이완이 일으키는 파동에 의해 일어난다. 뇌간의 청색반점(locus coeruleus)은 노르에피네프린을 분비하고, 이것은 혈관을 수축시킨다. 이 분비가 박동성(편집자 주: 지속적이지 않고, 심장 박동처럼 일정한 리듬에 따라 주기적으로 반복되는 성질)이다 보니 혈관의 수축도 박동성으로 일어나 파동이 만들어지는 것이다. 깨어 있을 때 노르에피네프린 파동은 잔물결처럼 불규칙적이고, 크기도 크지 않지만, 비렘(non-rapid eye movement, NREM) 수면 중에는 마치 물놀이장 캐리비안 베이의 파도처럼 파동의 크기가 커지고 규칙적이다. 그런데 Z-약물 수면제는 청색반점의 박동성 노르에피네프린 분비를 방해한다. 그 결과, 간질액-뇌척수액 순환 흐름이 효율적으로 만들어지지 않게 되어 뇌청소율이 저하되는 것이다! 다른 동물연구에서 만성적인 벤조디아제핀 사용이 쥐의 뇌에 아밀로이드-베타 축적을 증가시켰던 것도 이 기전에 의해 설명된다.[103] 즉 수면제가 치매를 일으키는 두 번째 중요한 기전은 뇌청소율을 감소시키는 데 있다. 뇌청소율이 감소되어 아밀로이드-베타가 충분히 잘 청소되지 않아 뇌에 쌓여 가게 만드는 것이다.

이렇게 동물실험에서 기전적인 설명이 되는데, 실제 역학연구에서 결과가 일관되지 않게 나오는 것은, 치매는 하루아침에 발생하는 질환이 아니고, 여러 요인에 의해 복합적으로 영향을 받기 때문이다. 수면장애가 있거나 수면제를 복용하는 시기가 있더라도, 수면이 정상화되고 충분한 휴식 시간이 주어지면 그동안 쌓였던 몸의 이상은 정상화될 것이다. 달리 말하면 수면제로 인해 치매 발생 위험도가 증가하는 정도가 소폭이기 때문에 역학연구를 통해 증명하기가 어려운 것으로 해석할 수 있다.

그러면 불면증이 있을 때는 어떻게 해야 할까. 수면제를 사용해도 괜찮을까. 2023년 출판된 유럽 불면증 가이드라인에 따르

면 1차적으로 권장되는 불면증 치료는 인지행동치료이다.* 수면
제는 4주 이하의 단기간 동안 사용할 것이 권장된다. 지속형 멜
라토닌은 55세 이상의 환자에게 최대 3개월까지 사용할 것이
권장된다.[104]**

이렇듯 수면제 사용에 대한 학계의 의견은 소량, 단기간 사용
은 안전하다는 것이다. 치매 발생 위험도와 관련해서도 단기간
만 사용된다면 괜찮다고 한다. 나도 불면증으로 시시때때로 고
생을 해본 입장에서, 잠이 들지 않아 뜬 눈으로 밤을 지새는 것
보다 수면제를 먹고 네다섯 시간이라도 눈을 붙이는 것이 훨씬
컨디션이 좋았다.

하지만 수면제로 유도된 수면은 자연스럽게 드는 수면보다
피로개선 효과가 크게 떨어진다. 수면제는 몸이 아직 덜 이완되
었는데 인위적으로 정신줄만 놓게 만들어버린다. 자는 동안 뇌
청소, 몸청소가 일어나기 위해서는 교감신경의 톤이 줄어들고,
부교감신경이 활성화된 상태여야 하는데 수면제로는 그게 되지
않는 것처럼 느껴진다. 특히 수면제 처방을 원하는 환자분들을
보면 과도한 업무로 늦은 밤까지 긴장 상태에 있거나 잔걱정이
많은 분들이었다. 나의 경우에도 일중독이다 보니 밤늦게까지
일을 하면서 교감신경이 활성화된 상태라 이완이 잘 되지 않아

---

* 인지행동치료는 디지털치료제로 개발되어 앱을 통해 쉽게 사용할 수 있다.
** 한편, 항히스타민제, 항정신병약물, 신속 방출 멜라토닌과 식물요법은 권
   장되지 않는다. 그리고 광(light) 치료와 운동 치료는 행동 치료의 보조요
   법으로 유용할 수 있다.

잠들기가 어려운 때가 꽤 있었다. 특히 커피 마신 날 불면증이 더 심해 디카페인 커피로 바꾸었는데, 그래도 여전히 잠이 오지 않아 한동안은 커피를 아예 끊기도 했다. 낮시간에 운동을 하면 잠이 잘 오기에 일부러 운동을 챙겨서 하기도 했다. 그런데 이렇게 행동을 수정해도 불면증이 해결되지 않을 때가 있었다. 그런 때는 이완을 도와주는 가이드 명상 음원을 켜놓고 잠들기를 했던 것이 많은 도움이 되었다. 긴장 상태가 지속되다 보면 교감신경이 활성화된 상태도 지속되고, 그러다 보면 몸은 이완하는 법을 잊어버리게 된다. 그래서 가이드 명상을 통해 몸에게 다시 이완하는 법을 학습시킨 것이다. 불면증을 해결하는 데는 생각보다 상당한 노력이 따른다. 수면제는 그 과정에서 지극히 작은 부분이 될 수 있도록 최소량만 최단기간 사용할 것을 권유한다.

멜라토닌, 불면증 치료제? 노년기 뇌 건강 치료제!

다른 방편으로 해결되지 않는 불면증을 호소하는 노년기 환자분들에게는 어쩔 수 없이 수면제를 처방할 때도 있지만, 기본적으로 멜라토닌을 우선 사용해본다. 멜라토닌은 수면-각성의 일주기(circadian rhythm) 조절을 넘어 치매 예방 및 항산화 효과도 있다.

동물연구는 멜라토닌이 신경 보호 효과를 지녀 시냅스 형성 능력을 회복시키고, 아밀로이드-베타 축적을 줄여주며 인지기능을 개선시킨다는 것을 보여주었다. 이러한 효과는 조기에 투약되었을 때 특히 더 좋았다.

사람 대상 연구는 고령층 및 알츠하이머 치매 환자에서 멜라토닌 결핍이 존재한다는 것을 확인했다.[105, 106] 알츠하이머병 환자의 멜라토닌 수치는 같은 연령대 대조군의 1/5 수준으로 감소되어 있다.[105] 그리고 치매가 없더라도 치매 뇌병변이 있는 사람은 1/3~1/7 수준으로 감소되어 있다.[105]

이러한 연구 결과는 멜라토닌을 보충하여 알츠하이머 치매 환자의 치료에 적용해보는 노력으로 이어졌다. 물론 아직까지 알츠하이머 치매 환자에서 멜라토닌의 효과를 시험했던 임상시험은 소규모였고, 9건에 지나지 않는다. 그럼에도 불구하고 이들 연구에 대한 메타분석은 의미 있는 결과를 도출했다. 멜라토닌 투약은 경증 알츠하이머 치매 환자에서 인지 점수를 소폭이지만, 통계적으로는 유의미하게 개선시켰던 것이다.[107] 이러한 효과는 멜라토닌이 12주 이상 사용되었을 때 나타났다.

멜라토닌이 불면증을 개선시키는 효과를 나타내는 데에도 마찬가지로 시간이 필요하다. 멜라토닌의 입면 효과는 수면제에 비해 현저히 떨어지지만, 점진적으로 수면을 개선시킨다.[108] 침대에 누워 잠이 들기까지 걸리는 시간이 평균 75분이었는데, 멜라토닌을 복용하면서 5주가 지나면 60분으로, 15주가 지나면서 50분으로, 20주가 지나면서 47분으로 단축되는 양상이다.

멜라토닌의 효과는 나이에 따라 다르게 나타난다.[108] 55세 미만에서는 큰 효과가 없었고, 55세 이상에서만 통계적으로 의미 있는 효과가 관찰됐다. 멜라토닌 치료는 일종의 호르몬 대체요법이다. 나이가 들면 성호르몬, 면역호르몬 등을 포함해 모든 내

분비계도 노화를 겪게 된다. 멜라토닌도 예외가 아니다. 나이가 들수록 멜라토닌 분비가 떨어지기 때문에 불면증이 생기는 것으로 설명되기도 한다. 때문에 55세 이상에서만 멜라토닌 보충 치료가 불면증 개선에 도움이 되는 것이다. 55세 미만에서는 멜라토닌 결핍이 아닌 다른 이유로 불면증이 발생했기 때문에 멜라토닌을 보충하는 것이 큰 도움이 되지 않는 것이다.

멜라토닌을 부족해진 호르몬의 대체요법 관점에서 생각한다면, 고령층에서 저용량을 유지하는 것도 치매 예방 등 건강관리 측면에서 유용한 치료라고 생각한다. 나이가 들면 고혈압 등 여러 가지 소소한 만성질환이 동반된다. 만성질환 자체가 숙면을 방해하기도 하고, 만성질환 조절을 위해 사용하는 일부 약제는 멜라토닌 생합성을 저해한다.[109]

멜라토닌을 직접 사용하지 않더라도 낮시간에 일일권장량만큼 단백질을 섭취하는 것도 도움이 될 수 있다. 멜라토닌은 트립토판을 재료로 하여 만들어진다. 그래서 트립토판이 풍부한 식품을 섭취하면 수면이 개선된다.[110, 111] 이것이 저녁시간에 우유를 먹으면 잠이 잘 오는 이유이다.[112] 평상시 충분한 단백질 섭취를 통해 트립토판을 보충하는 것도 멜라토닌 생성을 원활히 해 수면을 개선하는 좋은 전략이 된다.

대상포진 예방접종이 치매 예방?!

진료실에 대상포진 예방접종 홍보를 위한 패널을 비치했다. 50대 이상 연령층의 환자분들 중에는 나중에 진료에 와서 대상포진에 걸려 고생했다고 얘기하는 경우가 꽤 많았다. 그전에 진료할 때 대상포진 예방접종을 하시라고 한 번쯤 말씀드렸으면 좋았을 걸 하는 후회가 밀려왔다. 그런데 진료할 때마다 대상포진 예방접종을 권유할 수도 없는 노릇이긴 하다. 고민하다 책상에 비치할 수 있는 홍보 패널을 준비해달라고 제약회사에 요청했다. 그렇게 하니, 진료하면서 직접 챙기지 않아도 대상포진 예방접종 대상이 되는 분들이 예방접종을 하고 싶다고 먼저 이야기해서 진료가 수월해졌다.

그런데 치매 예방 관련 공부를 하다 보니 대상포진 예방접종이 치매 예방 효과가 있다는 연구가 꽤 많이 있어서 적잖이 놀랐다. 처음에는 대상포진 예방접종과 치매가 대체 무슨 연관이 있을까 하는 생각을 하다가, 문득 예전에 읽었던 문헌에서 치매와 동맥경화 등 많은 만성질환의 발생에 면역력이 관련되어 있다고 기술되어 있던 대목이 기억났다.

대상포진 예방접종이 치매를 예방한다는 것을 보여주는 '자연실험' 사례가 있다. 2025년《Nature》에 발표된 이 연구는 영국 웨일즈(Wales)에서 1933년 9월 2일이라는 생년월일을 기준으로 대상포진 예방접종 자격이 주어졌다는 점에 주목했다.[113] 해당 날짜 이후에 태어난 이들에게만 접종 자격이 주어졌는데, 특정 날짜 전후로 비슷한 시기에 태어난 집단 사이에 역학적으로 큰 차이가 있을 가능성은 매우 낮다. 결과적으로 대상포진 예방접종을 받은 이들과 받지 못한 이들이 자연스럽게 구분되었고, 연구진은 이들을 7년간 추적하며 치매 발생률을 확인했다. 그 결과, 대상포진 예방접종을 받았던 사람들은 치매 진단 확률이 20% 감소했다.[113] 이 연구는 약독화 생백신을 사용한 것이다.

최근 상용화된 재조합 백신도 마찬가지 결과를 보여주었다. 2024년 《Nature Medicine》에 발표된 이 연구도 자연실험이었다. 미국에서 재조합 백신이 출시된 2017년 10월을 기점으로, 그 이전에는 약독화 생백신이, 그 이후에는 재조합 백신이 사용됐다는 점을 활용했다.[114] 6년간 추적한 결과, 재조합 백신을 맞은 경우 약독화 생백신보다 치매 진단 없이 사는 기간을 17%(164일) 증가시켰다.

대상포진 예방접종이 치매를 예방하는 기전에 대해서, 신경절에 잠복해 있던 대상포진 바이러스가 재활성화될 때 신경염증을 일으켜 치매를 촉진시킨다는 가설이 있다.[113] 물론 이 가설이 맞을 수도 있겠지만, 면역력 진료를 하는 나는 생각이 좀 다르다. 예방접종이 보여주는 치매 예방 효과는 대상포진 바이러스라는 특정 병원균을 억제해서 생기는 결과가 아니라, 예방접종을 통해 전반적으로 면역력이 증강되면서 나타나는 현상일 것으로 생각한다.

치매 예방 효과를 가장 크게 보여준 것은 대상포진 예방접종이지만, 사실은 결핵, 독감, 폐렴구균, 파상풍-디프테리아-백일해, A형 간염 등 다른 예방접종도 알츠하이머 치매에 대한 예방 효과를 가진다.[115] 이것은 예방접종이 종류와 관계없이 면역계를 전반적으로 활성화시키는 효과가 있기 때문이다.

예방접종 후 환자분들이 호소하는 흔한 부작용에는 주사 부위 국소 발적 및 통증이나 근육통, 몸살 반응, 미열 등 전신 반응이 있다. 이러한 부작용은 면역계를 활성화시켰기 때문에 나타나는 증상이다. 이러한 부작용의 빈도는 예방접종의 종류에 따라 크게 차이가 난다. 개인적인 진료 경험에 따르면 부작용이 가장 심한 예방접종은 코로나19 예방접종이었고, 그 다음이 재조합 대상포진 예방접종과 대상포진 약독화 생백신이었다. 그리고 이와 비등한 것이 폐렴구균 단백접합백신이고, 그 다음이 독감 예방접종이었다. 이외, 성인 예방접종은 거의 불편감 호소가 없었다.

예방접종 후 부작용이 클수록 면역계 활성화 효과가 크다고 볼 수 있는데, 그런 측면에서 대상포진 예방접종의 치매 예방 효과가 다른 예방접종보다 두드러지게 관찰될 수 있는 것이다.

면역계의 역할은 일반적으로 병원균과 암세포에 대항해 싸우는 것으로만 인식되지만, 사실 면역세포는 청소부이기도 하다. 조직에 손상이 발생했을 때 이를 수복하는 것도 면역세포의 몫이라는 것이다. 사실 치매를 일으키는 아밀로이드-베타 침착이나 타우 단백질 응집 같은 비정상적인 병변은 면역세포 관점에서 볼 때 모두 청소 대상이다. 따라서 예방접종을 통해 전반적으로 증강된 면역기능이 면역세포의 청소 효율에도 긍정적인 영향을 주었으리라 생각된다.

치매 뇌병변이 나이가 젊었을 때는 생기지 않다가, 나이가 들어가면서 생기는 것은 면역노화(참고: 4장 면역체계도 노화한다, 면역노화, p.231)와도 관련이 있을 것이다. 노화에 의해 면역기능이 떨어지면, 뇌병변을 청소하는 효율도 떨어질 것이고, 어느 순간 뇌병변이 쌓이는 속도가 면역계의 청소 속도를 넘어서게 될 것이다. 이렇게 면역기능과 아밀로이드 병변 사이의 평형 상태가 한쪽으로 기울어져 누적되다 보면, 치매로 이어질 것이다.

이러한 생각을 지지해주는 동물연구가 있다. 치매가 나타나고 있는 나이든 쥐에게 젊은 쥐의 골수를 이식해주어 면역세포를 다시 젊게 만들어주었더니, 뇌에서 아밀로이드 플라크의 부담이 줄어들고, 신경염증이 감소했고, 치매 증상도 개선됐다.[116]

'간질액-뇌척수액의 대류 흐름'이 뇌청소가 일어나게 하는 물리적 조건이라면, 그 흐름을 타고 뇌병변을 실제로 청소하는 것은 면역세포의 몫이다. 아밀로이드-베타 단백질을 제거해준다는 신약이나 예방접종이라는 능동면역 방식으로 개발 중인 치매 치료제 역시, 이러한 면역학적 청소 기전을 활용한 원리이다. 결과적으로 면역력 관리가 궁극적으로는 치매 예방에도 도움이 될 수 있는 것이다.

축구할 때 헤딩하지 마세요

두부 외상이 치매 위험성을 높인다는 것은 긴 설명이 없더라도 수긍이 간다. 그런데 축구를 하다 치매 위험성이 높아진다면 정말 속상하겠다는 생각이 들었다. 몸 부딪힘이 많은 스포츠로 인해 누적된 머리 손상이 노년기의 알츠하이머 치매 위험성을 높인다는 연구 결과가 있기 때문이다.

전직 축구선수들의 사망 원인 질환을 조사한 연구는 축구선수에서 치매 발생 위험성이 높다는 것을 보여주었다. 스코틀랜드, 프랑스, 스웨덴의 전직 축구선수들의 심혈관질환이나 암으로 사망할 확률은 일반인의 0.6~0.8배로 낮았지만, 알츠하이머병에 걸리거나 치매로 사망할 확률은 1.6~5배로 일반인들보다 유의미하게 높다.[117-120]

스포츠에 의한 머리 부상은 만성 외상성 뇌병증(chronic traumatic encephalopathy)이라는 용어로 설명된다. 럭비, 미식축구, 아이스하키, 축구는 경기할 때 선수들 간에 몸을 부딪히는 일이 빈번히 발생한다. 그 과정에서 머리를 부딪히거나, 경추에서 머리까지 마치 '채찍'처럼 꺾여지는 충격인 '휘플래시(whiplash)' 현상이 발생한다. 축구의 경우에는 공을 헤딩하면서 머리에 충격이 가해진다. 이렇게 발생하는 뇌진탕 비율은 경기 1만 건당 럭비는 28.3회, 미식축구 8.7회, 아이스하키 7.9회, 레슬링 5.0회에 달한다.[121]

특히 헤딩을 많이 하면 인지기능이 손상된다는 연구 결과가 있다. 영국 전직 축구선수 60명을 대상으로 진행한 연구는 선수 시절 헤딩 횟수가 많았을수록 인지기능 저하가 심했다고 보고했다.[122]

축구선수의 멋진 헤딩은 전 세계 관중에게 짜릿한 쾌감을 선사한다. 하지만 헤딩이 선수들의 치매 위험성을 높인다고 하니, 앞으로는 선수들의 건강을 위해 헤딩을 훈련 항목에서 제외하고, 경기에서도 금지해야 하지 않나 하는 생각이 든다. 취미 목적으로 축구 모임에 참여하는 분들이나 축구 교실에 참여하는 어린이들은 헤딩을 하지 않는 게 좋을 것 같다.

콜레스테롤도 치매 위험인자?!

동맥경화의 원인인 저밀도(LDL) 콜레스테롤은 치매 발생 위험을 높이는 요인으로도 지목되고 있다. 혈관성 치매는 동맥경화로 인한 허혈성 뇌졸중을 앓은 후 발생하는 치매이기에 보다 직접적인 연관성이 있어 이해하기 쉽다. 최근에는 저밀도 콜레스테롤이 알츠하이머 치매 발생에도 기여한다는 사실이 점차 밝혀지고 있다.

역학연구를 살펴보면 높은 콜레스테롤 혈중농도는 치매 위험도를 증가시킨다. 한 메타분석은 65세 미만 중년 인구 120만 명을 최소 1년 이상 추적하며 관찰한 결과, 저밀도 콜레스테롤 혈중농도가 39mg/dL(1mmol/L) 오를 때마다 모든 원인에 의한 치매 발생이 8% 증가하는 것으로 보고했다.[123]

이렇게 콜레스테롤 혈중농도가 높을 때 치매 위험성이 증가한다면, 음식으로 섭취할 때도 위험한 것일까? 이 질문에 대한 답은 '아니다'에 무게가 실린다. 콜레스테롤 섭취량과 심혈관질환의 관계처럼 말이다. 물론 동물실험에서 콜레스테롤을 고용량 섭취시켜 치매가 정말 발생하는 것을 확인했던 연구가 있지만, 이러한 동물실험에서 사용된 양은 사람들이 일상적으로 먹는 양과는 비할 수 없을 정도로 많다. 그러니 이러한 연구를 기반으로 콜레스테롤 섭취가 치매 위험을 높인다고 판단할 수는 없다.

임상 관찰연구를 살펴보면 음식을 통한 콜레스테롤 섭취는 치매와 아무런 연관성이 없거나, 오히려 치매 예방 효과가 있을 수 있음을 보여준다. 프레이밍햄 심장 연구의 자손 코호트 분석에 따르면, 3,249명(평균연령 24.7세)을 약 20.2년 동안 추적한 결과, 식이 콜레스테롤 섭취량이 가장 많은 참가자는 섭취량이 가장 적은 사람에 비해 치매 발생 위험도가 30%나 감소했다.[124]

이렇게 식이 콜레스테롤 섭취량이 치매 위험도를 높이지 않는 이유는 동맥경화 파트에서 논의된 바와 같다. 통상적으로 섭취되는 양의 콜레스테롤로 인한 혈중농도 상승은 무시할 수 있는 수준이거나 약으로 관리 가능한 범위 내에 있다. 게다가 콜레스테롤의 주요 급원식품인 계란은 제아잔틴과 루테인을 함유해 뇌신경 보호 효과가 있다. 통상적인 범위 내에서 섭취하는 콜레스테롤은 크게 걱정하지 않아도 된다.

그럼에도 불구하고 저밀도 콜레스테롤 혈중농도가 높으면, 치매 발생 위험도를 유의미하게 높이기 때문에 혈중농도 관리는 해야 한다. 다만 치매 예방을 목적으로 한 콜레스테롤 조절 수치의 기준은 알려져 있지 않다. 이 부분에 대해서는 심혈관 질환 예방 및 관리를 위한 가이드라인에 맞춰 관리하면 좋을 것이다.

이어서 콜레스테롤이 어떠한 기전으로 치매를 일으킬 수 있는지 더 자세히 알아보겠다.

마인드식단과 인지기능

흑마늘 영양제에 대한 질문에 답하기 위해 공부하다가, 흑마늘이 치매 예방 효과를 나타낸다는 연구가 꽤 많다는 사실을 발견하고 깜짝 놀랐다. 관련 연구를 찾아보았더니 치매 예방을 위한 식품 또는 천연물을 활용한 뉴트라슈티컬(nutraceutical)*에 대한 연구도 상당히 많았다. 이 연구들은 여러 천연물 성분이 알츠하이머 치매 병변의 발생을 더디게 하거나 이미 형성된 병변을 제거하는 메커니즘을 갖추고 있음을 제시하고 있었다.

물론 이러한 효과가 아직 사람에게서 증명된 것은 아니기 때문에 논문이 제시하는 희망적인 말들을 곧이곧대로 받아들일 수는 없다. 그럼에도 불구하고 이러한 연구를 읽으며, 개인적으로 반가운 마음을 금할 수가 없었다. 그 이유는 연구되는 성분들 모두 '항산화 성분'이라는 공통분모를 지니고 있었기 때문이다. 즉 개별 영양성분의 약리학적 기전보다는 항산화제라는 특성이 치매 예방에 보호 효과를 발휘하는 것이 아닐까 하는 생각이 들었다.

이러한 생각은 지중해식단과 같은 항산화식단이 치매 예방 효과를 지닌다는 연구들과 맥락을 같이 한다. 여러 대규모 관찰연구에서 지중해식단은 치매 위험도를 대략 25% 감소시

---

* 파마슈티컬(pharmaceutical)이 의약품을 가지고 질병을 치료하려는 접근이라면, 뉴트라슈티컬은 식품이나 영양성분을 가지고 질병을 치료하거나 예방하려는 접근이다.

키는 것으로 확인됐다.[125, 126] 여기서 치매 예방에 조금 더 특화된 식단으로 고안된 마인드(Mediterranean-DASH Intervention for Neurodegenerative Delay, MIND)식단이 있다. 마인드식단은 지중해식단과 고혈압 관리를 위한 대시식단(Dietary Approaches to Stop Hypertension, DASH)을 접목하여 치매와 같은 신경퇴행성 질환을 예방 및 관리하기 위한 목적으로 고안됐다. 마인드식단은 지중해식단과 거의 비슷한데, 푸른 잎 채소(1/2~1컵씩 주 6회 이상), 베리류(1/2컵씩 주 2회 이상) 섭취를 더욱 권장했다는 차이가 있고, 엑스트라 버진 올리브유는 하루 2큰술 섭취를 권장했다.

마인드식단은 여러 건의 관찰연구에서 치매 예방 효과를 보여주었다.[127] 특히 한 관찰연구는, 마인드식단은 조금만 실천하더라도 지중해식단이나 대시식단보다 치매 예방 효과가 더 잘 나타난다는 것을 보여주었다. 이 연구에서 마인드식단은 치매 발생 위험도를 53% 감소시켰다.[128]

안타깝게도 2023년 《NEJM》에 발표된 임상시험에서는 마인드식단의 효과가 확인되지 못했다.[129] 그 이유로 몇 가지 설명이 있는데, 우선 마인드식단과 대조군 식단이 모두 열량을 가볍게 제한했다는 점이 주목된다. 연구 참가 조건에 과체중 항목이 있었던 까닭으로, 열량이 제한되면서 대조군의 식단이 자발적으로 개선되었을 가능성이 있다는 것이다. 또한 추적기간이 3년으로, 인지기능 보호 효과를 확인하기에는 다소 짧았다는 점도 논의된다.

권장 식품	권장섭취량(1회 제공량)
푸른 잎 채소	주 6회 이상(1/2~1컵*)
기타 채소	하루 1회 이상(1/2컵**)
견과류(믹스넛 또는 땅콩버터)	주당 140g
베리류	주 2회 이상(1/2컵)
콩류	주 3회 이상(1/2컵)
통곡물	하루 3회 섭취***
생선(튀기지 않은)	주 1회 이상(85~140g)
가금류(튀기지 않은, 백색육/껍질 제거)	주 2회 이상(85~140g)
엑스트라 버진 올리브유	하루 2큰술
제한 식품	**제한 기준(1회 제공량)**
붉은 고기 및 가공육	주 4회 미만(85~140g)
버터 및 스틱 마가린	하루 1조각 이하
치즈(전지방)	주당 57g 이하
페이스트리, 사탕류, 단 과자류	주 5회 미만
튀긴 음식 및 패스트푸드	주 1회 이하

*   푸른 잎 채소 1회 섭취량: 익히지 않은 것 1컵, 익힌 것 1/2컵
**   기타 채소 1회 섭취량: 익히거나 썬 것 1/2컵
*** 통곡물 1회 섭취량: 갈색 빵 1조각, 갈색 베이글 1/2개, 통곡물/파스타 1/2컵, 통곡물 시리얼 3/4컵

이 프로토콜은 마인드식단 연구[129]의 저자인 리사 L. 반스(Lisa L. Barnes) 박사의 허락을 받아 수록하였다.

마인드식단의 《NEJM》 임상시험이 실패했더라도 항산화식단이 인지기능 보호 및 치매 예방 효과를 지닌다는 사실이 부인될 수는 없다. 이미 항산화식단이 치매 예방 효과를 갖는다는 것을 보여주는 대규모 역학연구와 다른 임상시험 증거가 많이 쌓여 있기 때문이다. 그렇다면 왜 항산화식단이 치매 예방 효과를 가지는 것일까?

옥시스테롤과 치매

항산화식단의 치매 예방 효과는 콜레스테롤과 관련이 있다. 즉 항산화식단과 콜레스테롤, 치매는 모두 연결되어 있는데, 그 연결고리는 바로 옥시스테롤(oxysterol)이다! 옥시스테롤은 산화된 형태의 콜레스테롤이다. 동맥경화 파트에서 설명했듯, 콜레스테롤은 자유라디칼 등 산화스트레스의 공격을 받아 산화되는 것으로 많이 알려져 있는데, 일부는 정상적인 대사 과정에서 특정 효소에 의해 산화되기도 한다.[130] 그리고 산화스트레스에 의해 산화된 옥시스테롤이 바로 치매의 주범이다.

뇌는 우리 몸에서 콜레스테롤을 가장 풍부하게 지니고 있는 기관이다. 뇌의 무게는 체중의 2%에 지나지 않지만, 몸 전체 콜레스테롤의 20%를 보유한다. 놀라운 점은 뇌가 콜레스테롤을 모두 자체적으로 생산하고 있고, 말초 혈액으로부터 공급받는 것은 전혀 없다는 점이다. 뇌와 혈액은 뇌-혈관 장벽(blood-brain barrier)에 의해 철저히 분리되어 있다.[131] 그래서 혈액을 타고 다니는 물질들이 마음대로 뇌에 들어갈 수 없다. 콜레스테롤도 뇌-혈관 장벽을 건너지 못하기 때문에 아무리 혈중 콜레스테롤 농도가 높아도 뇌에 들어갈 수가 없다.

뇌에 콜레스테롤이 과도할 때 이를 제거하는 기전이 있다. 뇌에서 혈액으로 콜레스테롤을 방출시키는 것이다. 그런데 콜레스테롤은 뇌-혈관 장벽을 통과할 수 없으므로 이 과정에서 옥시스테롤이 필요해진다. 옥시스테롤은 뇌-혈관 장벽을 통과할 수 있기 때문이다. 즉 뇌는 남아도는 콜레스테롤을 효소를 사용해 옥시스테롤로 변형해 배출시키는 것이다. 옥시스테롤은 확산 방식으로 뇌-혈관 장벽을 통과해 혈액으로 유입되고, 간으로 운반되어 대사 및 배설된다.[132] 이렇게 뇌에서 효소를 통해 전환된 옥시스테롤은 정상적인 콜레스테롤 대사 과정의 일부라 할 수 있다.

문제를 일으키는 옥시스테롤은 말초혈액에서 산화스트레스에 의해 산화되어 만들어지는 것들이다.[130] 정상적인 옥시스테롤의 이동 경로는 '뇌→말초혈액'인데, 문제의 옥시스테롤은 이 흐름을 역행하여 '말초혈액→뇌'로 이동한다. 이런 방식으로 뇌에 유입된 옥시스테롤은 뇌신경의 염증반응을 일으키고, 치매 뇌병변이 만들어져 알츠하이머병이 발생하게 되는 것이다.

이것을 뒷받침하는 증거는 사후 부검에서 확인된다. 알츠하이머 치매 환자의 사후 부검 뇌 조직에서는 산화스트레스에 의해 발생한 옥시스테롤의 침착이 확인되는데, 정상 뇌에서 초기 및 후기 알츠하이머병으로 진행할수록 침착량은 증가한다.[130]

이렇게 옥시스테롤이 알츠하이머 치매 발생의 원인이 될 수 있다는 사실은, 심혈관질환 환자들이 알츠하이머 치매도 있는 경우가 많다는 역학적 관찰을 설명한다.[133] 옥시스테롤이 동맥경화를 일으키는 동시에 치매 뇌병변 또한 일으키는 것이다.

스타틴이 알츠하이머 치매 발생 위험을 낮추는 것 또한 옥시스테롤로 설명된다. 한 소규모 임상연구는 고콜레스테롤혈증 또는 정상 콜레스테롤 혈중농도를 지닌 남성 각 10명의 옥시스테롤을 비교했다. 고콜레스테롤혈증이 있는 남성에서는 말초 산화에 의한 옥시스테롤이 건강한 대조군에 비해 최대 45배까지 증가해 있었다. 그런데 스타틴으로 3개월간 치료하니, 옥시스테롤의 혈중농도가 건강한 대조군 수준으로 감소했다.[134] 이 연구는 스타틴 치료가 콜레스테롤 생성을 낮출 뿐만 아니라, 항산화 작용도 있어 옥시스테롤을 줄여주는 효과가 있다는 것을 보여준다.

옥시스테롤은 고콜레스테롤혈증과 산화스트레스가 증가된 상태가 공존할 때 더욱 많이 발생한다. 그렇기 때문에 항산화식단이 중요하며, 치매 예방에 효과를 발휘하는 이유가 바로 여기에 있다. 치매의 발생 기전에 관해 어려운 개념을 공부했는데, 결론은 같다. 치매 예방을 위해서도 식습관이 중요하다는 것이다. 특히 마인드식단이 푸른 잎 채소와 베리류 섭취를 강조한 것은 다름 아닌 항산화 성분 섭취를 늘리기 위함이다. 즉 채소, 과일 중에서도 항산화 성분이 풍부한 식재료를 고르자는 이야기인 것이다.

방탄커피와 MCT 오일, 그리고 치매

예전에 한 첩보 드라마에서 은둔 중인 남자 요원이 블랙커피에 버터를 한 조각 잘라 넣는 장면이 나왔다. 그 조합은 어떤 맛일까 사뭇 궁금했다. 이후 이 커피는 방탄커피라는 이름을 얻었고, 체중 감량을 위한 케토제닉 다이어트 또는 저탄수화물 고지방식이를 택하는 분들에게 인기를 얻었다. 이후 버터 대신 또는 버터와 함께 MCT(medium-chain triglycerides, 중쇄중성지방) 오일이나 올리브유를 사용하는 레시피도 나왔다.

케토제닉 다이어트와 방탄커피는 체중감량 및 대사성질환 조절 외에, 뇌전증과 알츠하이머병 등 퇴행성 신경계질환에서도 주목받고 있다. 알츠하이머 치매의 다른 이름은 제3형 당뇨병이다. 제2형 당뇨병이 인슐린 저항성 때문에 생기는 것처럼 알츠하이머 치매도 뇌의 인슐린 저항성을 특징으로 하기 때문에 붙여진 이름이다. 알츠하이머 치매가 있는 환자분들의 PET(positron emission tomography, 양전자방출단층촬영) 검사 결과를 보면 뇌세포의 포도당 섭취가 저하되어 있다.

뇌는 포도당을 에너지원으로 활용하는데, 알츠하이머 치매에서는 포도당이 있어도 뇌세포가 그걸 먹고서 에너지원으로 사용하는 과정 자체가 망가져버린 것이다. 그래서 제2형 당뇨병과 마찬가지로, 알츠하이머병에서도 포도당이 많은데도 불구하고, 뇌세포는 쫄쫄 굶고 있는 상태가 벌어진다. 알츠하이머병을 제3형 당뇨병이라 부르는 이유가 여기에 있다. 그런데 이 상황에서 케톤체가 구원투수로 작용한다. 알츠하이머병에 걸린 뇌가 포도당을 에너지원으로 사용하지 못할 때에도 케톤체를 활용하는 능력은 여전히 정상적으로 유지되고 있기 때문이다.

원래 케톤체는 금식 상태일 때 만들어진다. 이 때문에 케토제닉 다이어트는 우리 몸이 케톤을 만들어낼 수 있는 환경을 조성하기 위해 탄수화물 섭취를 엄격히 제한한다. 그런데 탄수화물을 극한으로 제한하지 않아도 케톤체를 만들어낼 수 있는 방법이 있는데, 그것이 바로 MCT 오일을 활용하는 것이다.

중쇄지방산(medium-chain fatty acid)이라는 이름은 지방산의 탄소 원자수에서 유래했다. 단쇄지방산(short-chain fatty acid)보다 길고, 장쇄지방산(long chain fatty acid)보다 짧은 것으로, 탄소 6~12개로 이루어진다. 중쇄지방산은 장쇄지방산에 비해 소화 흡수가 빠르다. 특히 장쇄지방산은 미토콘드리아로 유입되기 위해 카르니틴이라는 운반체가 필요한데, 중쇄지방산은 카르니틴에 의존하지 않고 미토콘드리아 내막을 통과하여 바로 에너지원으로 활용될 수 있다. 그래서 체지방으로 축적될 가능성이 낮다.*

그렇다면 정말 MCT 오일은 알츠하이머병을 개선시켜주는 마법의 명약일까. 관련해서 현재까지 수행된 연구에 대한 체계적 고찰 및 메타분석에 따르면, 알츠하이머병 및 경도인지

---

* 중쇄지방산의 케톤체 전환율은 탄소사슬 8개인 카프릴산(caprylic acid)이 전환율이 가장 좋고, 그 다음이 탄소사슬 10개인 카프릭산(capric acid)이다.

장애 환자에게 하루 20~56g의 MCT 오일을 2~3번에 나누어 최장 6개월까지 섭취시켰을 때 케톤 혈중농도와 뇌의 에너지 대사를 증가시켰으며,[135] 인지 점수가 개선됐다.[136, 137] 부작용으로는 복통, 설사, 메스꺼움 등이 있었는데, 참을 만한 정도여서 연구 진행에는 문제가 없었다고 보고한다.

그럼에도 불구하고 현재 상황에서는 MCT 오일을 알츠하이머병 개선이나 예방을 위해 적극적으로 추천하기에는 근거 수준이 너무 낮다.[136, 138] 현재까지 수행된 임상연구 및 임상시험의 수가 20여 개 정도로 얼마 되지 않고, 각각의 연구도 대부분 피험자 수가 50명 내외로 매우 소규모였다. 여러 가지 검사 방법으로 측정한 인지 점수의 개선이 통계적으로 유의미한 수준으로 관찰됐다 하더라도, 점수 개선 폭은 미미한 수준이다. 그래서 이러한 수준의 개선이 실제 알츠하이머병을 앓고 있는 환자의 임상적인 기능 개선까지 얼마나 연결될지는 미지수이다.[136] 더불어 현재까지 진행된 연구 중 피험자 수가 413명으로 가장 규모가 컸던 한 연구에서는, MCT 오일이 경증 및 중등도 알츠하이머병 환자의 인지능력이나 신체기능을 향상시키지 못했다고 보고했다. 이는 MCT 오일의 알츠하이머병 조절 효과가 기대에 미치지 못할 가능성이 높음을 시사한다.[139]

이렇게 MCT 오일의 효과가 알츠하이머병 환자의 기능 개선으로 확실하게 이어지지 않는 이유는, 알츠하이머병이 이미 많이 진행된 상태에서는 뇌의 에너지 대사를 활성화시키는 것만으로는 이미 발생한 비가역적인 손상의 장벽을 넘기가 어렵기 때문일 것이다.

그럼에도 불구하고 연구를 세세히 살펴보면, 큰 폭의 인지 점수 개선을 보였던 환자들이 있었다. 이것은 일부 환자들에서는 MCT 오일이 큰 도움이 될 수 있다는 가능성을 제시한다. 그리고 인지 점수 개선은 케톤체 혈중농도 증가와 관련성이 있었다.[140, 141] 즉 MCT 오일 섭취 후 케톤체 혈중농도가 많이 증가할수록 인지 점수도 더욱 큰 폭으로 개선됐다는 것이다.

그렇다면 같은 양의 MCT 오일을 섭취하더라도 케톤체가 더 많이 생성되도록 하면 더욱 도움이 될 것이라고 기대할 수 있다. 그러면 케톤체 생성률을 높이기 위해서 어떠한 노력을 더 기울일 수 있을까. 바로 식사 조절이다. 케톤체 생성은 인슐린과 글루카곤의 영향을 받는다. 만약 인슐린의 영향이 우세한 상황이라면, 지방생합성 과정을 촉진시키기 때문에 중쇄지방산은 케톤체로 전환되지 못하고, 중성지방으로 생합성되는 쪽으로 쓰인다. 실제로 MCT 오일을 섭취하는 경우 중성지방 수치가 상승하는 것이 확인되어, MCT 오일 섭취가 동맥경화질환 발생 위험성을 높일 수 있다는 우려도 제기된 바 있다.[142] 반면, 글루카곤의 영향이 우세할 때는 우리가 기대하는 대로 케톤체로 전환된다. 그렇기 때문에 케톤체 생성률을 높이기 위해서는 식사 조절이 필요하다.

연구를 살펴보면 MCT 오일을 식사와 함께 섭취했을 때 케톤체 생성 속도가 저하되었고, 특히 포도당과 함께 섭취되었을 때는 케톤체 생성률이 매우 큰 폭으로 저하되거나, 거의 완전히 억제됐다.[143-146] 한 연구에서 탄수화물 49g 또는 3g으로 구성된 아침식사는 금식과 비슷한 케톤 생성률을 보였다.[143] * 이렇게 연구를 자세히 살펴보면, MCT 오일 섭취가 마냥 쉬운 일만은 아니라는 것을 알 수 있다. 케톤 생성률을 높이려면 다소간의 탄수화물 제한이 필요하기 때문이다.

논문을 조금 더 찾아보다가 흥미로운 사례 보고를 발견했다. MCT 오일이 아닌, '케톤체 자체'를 바로 섭취하는 방식에 대한 이야기이다. 2015년 《Alzheimer's & Dementia(알츠하이머 협회지)》에 보고된 이 사례의 환자는 50대 중반에 알츠하이머 치매로 진단받은 전직 회계사 백인 남성이다.[147] 이 환자는 MCT 오일을 사용하면서 치매 증상이 개선됐다가, 임상시험에 참여하면서 증상이 굉장히 악화됐다. 환자의 부인은 신생아의학 전문의였는데, 남편의 치료법을 절실하게 찾던 중 케톤 에스테르(ketone ester)가 MCT 오일보다 케톤 수치를 높이는 데 더욱 효과적이라는 논문을 발견한다. 그래서 케톤 에스테르를 사용하면서 인지기능이 개선되고, 타인의 도움 없이도 일상생활이 가능한 정도로 현저한 기능 개선이 있었다.[147] 이 사례 보고를 읽으며 치매 환자 가족들이 겪는 고민과 어려움이 전해졌다. 아마도 이 환자가 좋아진 것은 환자의 증상을 개선시키기 위해 부단

---

* 탄수화물 49g: 계란 2개, 통밀 빵 토스트 2조각, 딸기잼, 치즈 슬라이스 1개 (탄수화물 49g, 단백질 23.2g, 지방 18.5g, 열량 450kcal) / 탄수화물 3g: 계란 3개, 치즈 슬라이스 3개(탄수화물 3g, 단백질 33g, 지방 36g, 열량 450kcal)

히 애썼던 가족들의 노고 덕분이 아닌가 싶었다.

동물실험을 통해, 케톤 에스테르는 알츠하이머병에 걸린 쥐의 비정상적인 행동을 정상화해준다고 보고되었고,[148] 인체 약동학 연구에서도 혈중 케톤 농도를 증가시키는 실용적이고 효과적인 수단임이 확인됐다.[149] 그러나 사람에서 수행된 임상시험은 아직 없다. 그렇기 때문에 한 건의 증례만 가지고, 케톤 에스테르가 모든 환자들에게 효과가 있을 것처럼 속단하는 것은 금물이다. MCT 오일의 경우처럼 소규모 연구에서는 효과가 있었는데, 연구 규모가 커졌을 때 큰 효과가 없는 것으로 확인될 가능성도 상당히 있기 때문이다.

이처럼 MCT 오일과 케톤 에스테르는 뇌의 에너지 대사를 개선시켜주어 일정 부분 뇌기능에 도움이 될 가능성이 있다. 그러나 모두가 효과를 볼 수 있는 것은 아니기 때문에 알츠하이머병 치료나 예방 목적으로 섭취를 해보겠다면, 큰 기대는 갖지 말고 진료를 해주는 의사 선생님과 상의하여, 혹시나 자신이 이득을 볼 수 있는 인구군에 해당하는지 확인한다는 차원에서 가볍게 시도해보는 것이 좋을 것 같다.

그리고 MCT 오일은 포화지방이기 때문에 섭취량에 주의할 것을 당부한다. 앞 파트에서도 설명했듯, 포화지방에 대한 세계보건기구의 권장섭취량은 하루 총 에너지의 10% 미만이고, 미국심장협회는 심혈관질환 위험이 있는 경우 5~6% 이하로 엄격히 제한할 것을 권고한다(참고: 2장 '알아두기 9' 건강한 포화지방 섭취량, p.153). 사실상 육류 섭취를 통해서도 포화지방이 섭취되기 때문에, MCT 오일까지 먹는다면 포화지방의 섭취량이 아주 쉽게 하루 권장섭취량을 넘어갈 것이다. 포화지방 섭취를 제한하는 이유는 동맥경화 때문이므로, 개인의 의학적 상태에 따라 판단이 달라질 수 있다. 그러므로 독단적으로 하기보다 의료진과 상의해 진행하는 것이 좋겠다.

치매를 예방하는 음주량은?

종종 기억력이 떨어졌다며, 치매를 걱정하면서 뇌기능 영양제를 문의하는 중년 남성분들이 있다. 이분들의 공통점은 술을 상당히 많이 마신다는 점이다. 그래서 영양제를 찾을 것이 아니라 술부터 끊을 것을 권고한다. 끊지 못한다면 절주라도 하도록 말이다.

알코올 사용 장애는 알코올성 치매를 일으킨다. 관련한 증상 중에 대표적인 것이 코르사코프 증후군(Korsakoff syndrome)이다. 과도한 음주가 장기화되면서 미량영양소 결핍이 발생하는데, 비타민 B1 결핍 증상이 코르사코프 증후군이다. 전공의 수련 시절, 술 냄새를 풍기며 의사소통이 불가능한 상태로 응급실을 통해 내원하는 환자분들을 진료했었다. 병력상 알코올 사용 장애로 인한 코르사코프 증후군이 의심되는데, 이럴 때는 고용량 비타민 B1 주사치료를 시행한다. 그러면 몇 시간 또는 하루 정도 지나면 온전한 정신을 회복한다.

그래서 술을 많이 마시는 분들이 문의하면 비타민 B군 영양제를 가끔씩 드실 것을 권하기도 하지만, 근본적인 해결책은 아니다. 비록 이러한 영양제를 쓴다 하더라도 술이 서서히 뇌를 손상시키는 것은 막을 수 없기 때문이다. 알코올 사용 장애까지는 아니더라도 과도한 음주는 치매 위험성을 증가시킨다. 예전에는 술을 적당히 마시면 치매 예방에 도움이 된다는 연구도 있어, 종종 미디어에서 다루어지기도 했다. 그렇다면 치매 예방을 위해서는 술을 어느 정도 마셔야 할까. 그 답을 찾아보도록 하겠다.

연구를 통해 확인할 수 있는 술과 치매의 주요한 관계는 3가지로 정리해볼 수 있다. 첫째, 과도한 음주는 치매 위험성을 높인다. 이것은 증명하는 연구가 없더라도 논란이 없겠지만, 정말 그렇다는 것을 보여주는 연구가 있다. 프랑스에서 3천만 명의 병원 기록을 5년간의 추적기간 동안 후향적 코호트 분석한 결과, 알코올 사용 장애로 진단받은 사람들은 치매 발생 위험도가 3.3배 증가했다. 특히 65세 이전에 조기 발병하는 치매 사례의 대부분은 알코올에 의한 것이거나 알코올 사용 장애 진단이 있는 경우였다.[150]

둘째, 적당한 음주는 치매 예방 효과를 가질 수 있다. 그러면 얼마만큼까지의 음주가 건강한 허용 범위일까 하는 궁금증이 든다. 음주와 치매 위험도를 조사한 연구를 살펴보면, 음주량과 치매는 J자형 관계를 가진다. 즉 금주하는 것보다는 가볍게 음주하는 것이 치매 위험도를 낮추고, 음주량이 과해지면 위험도가 올라가는 것이다. 음주량에 따른 치매 위험도를 용량-반응(dose-response) 연관성 분석기법을 통해 정량적으로 조사했던 연구 중 가장 규모가 큰 것은 2017년 《European Journal of Epidemiology(유럽역학저널)》에 실린 메타분석이다.[151] 결과를 살펴보면, 치매 예방에 대한 보호 효과가 가장 큰 알코올 섭취량은 하루 6g(소주 0.6잔)이었고, 치매 예방에 대한 보호 효과가 나타나는 하루 최대섭취량은 12.5g(소주 1.3잔)이었다. 그리고 하루 섭취량이 38g(소주 3.9잔) 이상 넘어갈 때부터는 통계적으로 유의미하게 치매 위험도가 증가했다(참고: 1장 '그림 5' 표준잔이란?, p.55). 이후에 나온 연구도 약간씩 차이는 있지만, 거의 비슷한 범위를 보여준다. 치매를 예방해주는 음주량은 하루 1잔, 1주 7잔 이내이고, 음주 횟수로는 주 1~2회이며, 1주 음주량이 20잔을 넘어가면 치매 위험도가 급격히 증가할 수 있다고 기억하면 좋겠다.

셋째, 술을 전혀 안 마시는 것이 뇌 건강에 좋다. 영국에서 진행된 연구는 알코올 섭취량이 해마 위축에 어떠한 영향을 주는지 뇌 MRI 검사를 통해 분석했다. 그 결과, 알코올 섭취량이 증가하면 그에 비례해 해마 위축도 심해지는 것으로 확인됐다. 그리고 술을 1주에 1~7단위(1단위=알코올 8g 기준) 정도로 가볍게 마시는 경우에도 금주자들에 비해서 해마가 위축되었고, 인지 기능도 떨어지는 것이 확인됐다.[152] 이 연구는 가벼운 음주라도 치매에 대한 예방 효과를 가지지 못한다는 것을 보여주었다.

멘델무작위배정 기법을 통한 인과관계 연구는 금주가 치매를 일으키는 인과관계는 확인되지 않는다고 보고하며, 기존 역학연구에서 가벼운 음주가 치매를 예방하는 효과를 보인 것은 생존자 편향에서 기인했을 것이라고 설명한다.[153] 그러면서 술을 안 마시는 사람들이 '뇌 건강'을 위해 음주를 시작할 필요는 없다고 강조한다.[153]

정리해보면, 과도한 음주는 치매 발생 위험도를 높이고, 알코올 사용 장애는 치매의 직접적인 원인이 될 수 있다. 역학연구에서 가벼운 음주는 치매 예방에 대해 보호 효과를 보이는 것으로 분석되어, 만약 음주를 하는 분이라면 음주량을 이 범위 안으로 조절하는 것이 좋겠다. 그리고 금주가 치매 위험성을 높인다는 근거는 없기 때문에, 술을 안 마시는 분들이 치매 예방을 위해 음주를 시작할 필요는 없다. 관련해, 2018년《Lancet》에 발표된 한 대규모 역학연구는, 술을 단 한 잔이라도 마시면 암 발생 위험도가 증가하기 때문에 치매나 심혈관질환 예방 효과는 모두 상쇄된다는 것을 보고한 적이 있다.[72] 그래서 더더욱 그렇다.

기억력 영양제, 포스파티딜세린?

뇌기능 보조약물이나 영양제를 문의하는 분들이 늘었다. 특히 콜린 알포세레이트(choline alfoscerate) 성분을 콕 집어서 처방해 달라고 하는 분들이 있다. 이 성분은 영양제로도 유통되지만, 우리나라에서는 치매 및 관련 증상 시 처방되는 전문의약품이다.

콜린 알포세레이트 등 콜린 영양제에는 한 가지 우려 사항이 있다. 앞 장에서 살펴보았듯이, 콜린은 장내미생물에 의해 대사되어 동맥경화를 일으키는 TMAO라는 물질로 바뀐다(참고: 1장 구석기식단, TMAO 괜찮을까?, p.84). 2021년에 발표된 우리나라 1,200만 명의 국민건강보험공단 자료를 분석한 연구는 콜린 알포세레이트 사용자에서 허혈성 뇌졸중과 출혈성 뇌졸중의 위험도가 각각 34% 및 37% 증가했다고 보고했다.[154] 그 위험도는 약물 용량에 비례해 증가했다. 즉 콜린이 TMAO로 전환되어 동맥경화 및 혈관 손상을 일으키고 그 결과가 뇌졸중으로 이어질 수 있다는 것을 시사한다. 그래서 현재 많이 사용되는 약임에도 불구하고, 여러 전문가들은 이 약의 불확실한 효능과 잠재적 위험을 고려할 때 지속적인 모니터링이 필요하다고 강조한다.[155]

또 많이들 질문하는 뇌 건강 영양제 성분은 포스파티딜세린(phosphatidylserin)이다. 포스파티딜세린은 신경세포의 시냅스를 이루는 구성 요소다. 동물연구에 따르면 신경세포의 여러 가지 신호 전달과정을 매개하여 시냅스 기능을 촉진시키고, 신경세포에서 일어나는 염증반응을 줄여주는 기전으로 인지기능을 향상시킨다고 알려져 있다.[156]

포스파티딜세린 연구 중 가장 규모가 크고 신뢰도가 높은 것은 이중맹검 위약 대조군 연구로, 인지장애가 있는 노인 환자 494명을 대상으로 6개월간 포스파티딜세린의 효과를 시험했다. 그 결과, 위약에 비해 인지기능이 유의미하게 개선됐다.[157] 이 연구에서 사용된 포스파티딜세린은 소의 뇌피질에서 추출한 것이었다. 소의 뇌는 광우병 등 프리온(prion)에 의해 매개되는 질환에 노출될 우려가 있어, 요즘 포스파티딜세린 영양제는 대두로부터 만들어진다.

안타까운 것은 대두 유래 포스파티딜세린으로 이루어진 연구의 결과는 그다지 괄목할만하지 못하다는 점이다. 포스파티딜세린 영양제 광고에서 많이 인용되는 연구는 2000년에 발표된 것인데, 18명의 건강한 노인 지원자에게 12주간 사용 시 인지기능 개선 효과를 보고했지만, 피험자 수가 워낙 적은 데다 대조군도 없어서 근거 수준이 매우 낮다.[158] 2001년에 발표된 더 큰 규모의 무작위 대조군 연구에서는 120명의 노인 지원자에게 12주간 진행됐는데, 기억력이나 인지기능에 아무런 영향이 없었다고 보고됐다.[159]

종합하면, 콜린 알포세레이트나 포스파티딜세린 모두 인지기능 개선 측면에 약간의 도움을 줄 수 있는 것으로 보인다. 물론 통계적으로 유의미한 결과였더라도, 연구 결과를 자세히 들여다보면 인지 점수 개선의 폭이 크지는 않다. 이는 실제로 인지 점수 개선 폭이 작아서일 수도 있고, 그룹의 평균 점수를 산출했기 때문일 수도 있다. 전자에 무게를 둔다면 크게 효용성이 없다고 볼 수 있고, 후자에 무게를 둔다면 큰 효과를 보는 사람과 그렇지 않은 사람이 섞여 있다고 해석할 수 있다. 그렇기 때문에 이들 영양제 사용에 대해 문의하시면, "큰 기대는 하지 마시고, 혹시나 효과가 있나 확인하시는 차원에서 써보셔도 됩니다"라고 의견 드린다. 그리고 이런 영양제를 먹는 것보다 술담배를 끊고, 학습을 시작하고, 건강한 식단을 실천하며, 충분한 시간 숙면을 취하는 등 전반적인 생활방식을 관리하는 것이 치매를 예방하는 더욱 확실한 방법이라는 점을 주지시켜 드린다.

그러면서 한 가지 더 주의를 드리는 사항이 있는데, 국내에서 유통되는 뇌기능 영양제에는 여러 가지 비타민과 천연성분이 함께 들어 있다는 점이다. 이런 성분이 배합되어 좋다고 광고하면서 말이다. 그러나 이렇게 여러 성분이 배합되다 보면, 다른 영양제와 함께 복용하다가 과잉 문제가 생길 수 있고, 천연성분 섭취로 인해 간에 부담을 줄 수도 있다. 진료하다 보면, 여러 영양제를 동시에 사용하여 영양소가 과잉 상태이거나, 간 수치가 증가한 분들을 종종 만난다. 가급적이면 단일 성분 영양제를 찾거나 너무 여러 가지 영양제를 동시에 섭취하는 것은 피하라고 말씀드린다.

올리고머화 아밀로이드-베타 검사

치매도 생활습관에 의해 발생하는 만성질환이다. 그렇기 때문에 생활습관 관리를 통해 예방을 꾀할 수 있다. 치매를 예방하기 위해 노력하는 과정에서 유용하게 사용할 수 있는 검사가 있어 소개해드린다. 올리고머화 아밀로이드-베타(oligomerized amyloid-β)의 혈중농도를 측정하는 검사이다. 올리고머화 아밀로이드-베타는 알츠하이머병을 일으키는 아밀로이드-베타의 올리고머, 즉 2개에서 12개까지 뭉쳐 있는 저-중분자 다량체 화합물을 의미한다.

여러 종단 연구에 따르면, 알츠하이머병은 치매 증상이 발생하기 대략 25년 전부터 뇌에 병리학적 변화가 나타난다. 뇌척수액에서 아밀로이드-베타 또는 타우 단백질이 증가하고,

뇌PET 검사에서는 뇌에 아밀로이드 플라크가 침착되고, 뇌의 포도당 대사가 감소하며, 뇌MRI 검사에서는 뇌 용적의 감소나 위축이 나타난다. 이러한 변화는 10~20년이라는 긴 시간에 걸쳐 점진적으로 누적된다. 즉 알츠하이머병의 뇌병변이 처음 생기는 시점으로부터 실제 치매 증상이 나타나기까지는 상당한 시간이 소요된다. 그래서 치매 증상이 나타나기 전에 질병 전단계 상태임을 알아차리고, 생활습관을 열심히 관리한다면 치매 발생을 예방하거나, 최소한 치매가 발생하기까지 시간을 상당히 지연시킬 수 있다.

올리고머화 아밀로이드-베타 검사는 지금 나의 상태가 어느 지점에 있는지 확인하게 해주어 '궤도 수정'의 기회를 준다. 여러 소규모 연구에 따르면, 치매가 있는 사람들뿐만 아니라[160] PET 검사상 뇌에 아밀로이드 플라크 침착이 있는 경우,[161,162] 그리고 주관적 인지기능 저하가 있는 경우에도 이 농도가 높게 측정됐다.[163] 그리고 이 검사는 치매 치료 시 예후 예측의 역할도 한다. 알츠하이머 치매로 진단받은 환자들 중에서도 올리고머화 아밀로이드-베타 수치가 낮았던 그룹에서 약물치료 효과가 더 좋게 나타났기 때문이다.[164]

흥미로운 점은 70대가 넘으면 치매가 없는 정상 대조군에서도 올리고머화 아밀로이드-베타 혈중농도가 상당히 높게 관찰된다는 사실이다. 연구 참가자들의 나이가 70대 이상으로 동일하게 맞춰진 연구에서는 정상 대조군이나 경도인지장애군, 치매 환자군에서 높은 수치를 보인 사람들이 비슷하게 많았다. 그러나 수치가 완벽하게 정상범위였던 사람들은 정상 대조군에만 있었다. 이것은 아밀로이드-베타의 침착이 노화와 관련이 깊다는 것을 의미한다. 즉 알츠하이머병의 뇌병변은 누구나 나이가 들면 조금씩은 생기게 된다는 것이다. 그래서 나이가 들어서도 이 수치가 정상이라면 뇌가 대단히 건강한 것이고, 수치가 높다면 치매가 올 수도 있으니 관리가 필요하다고 해석할 수 있다.

알츠하이머 치매 가족력으로 유전자 검사를 원했던 50대 남자 환자분이 이 검사를 했더니 정상범위였다. 유전자 검사를 요청할 때만 해도 걱정이 가득했는데, 검사 이후 지금 당장은 문제될 것 없다는 것을 확인해 안도하게 되었다. 그리고 치매 예방을 위한 앞으로의 계획을 다지게 되었다. 그래서 내년에는 검사 수치가 지금보다 더 개선될 수 있도록 노력해보자고 했다.

여러 만성질환이 있지만, 생활습관 관리를 정말 잘하는 70대 환자분이 이 검사를 원해서 진행했더니, 치매 환자에 부합하는 수준으로 확인됐다. 검사 결과가 치매 환자에 부합하는 수준임에도 불구하고, 평상시 생활습관을 잘 관리해오신 덕분에 치매가 없는 것으로 설명했다. 그런데 수치가 높다는 것은 치매 발생 위험성이 있다는 것을 의미하므로, 앞으로 어떠한 부분을 더욱 개선할지 같이 계획하였다.

뇌를 지켜줘

1. 다음 14가지 위험 요소를 교정하면 치매의 45%는 예방 가능하다: 교육, 청력손실, 콜레스테롤, 우울증, 외상성 뇌손상, 신체 활동량, 당뇨병, 흡연, 고혈압, 비만, 과음, 사회적 고립, 공기 오염, 시력 저하.
2. 만성질환(당뇨병, 고혈압, 고지혈증, 비만, 우울증 등)을 예방하거나 잘 관리한다.
3. 학습을 생활화한다.
4. 잠을 잘 잔다. 수면의 양과 질이 모두 중요하다. 최적 수면시간은 7~8시간이다. 노년기 불면증엔 멜라토닌이 도움이 된다.
5. 나이에 맞는 예방접종을 챙겨서 한다. 대상포진 예방접종은 만 50세부터 권유된다.
6. 스포츠 등 위험한 활동 시 헬멧을 쓴다.
7. 베리류, 푸른 잎 채소 등 항산화식품을 자주 먹는다. 마인드식단은 푸른 잎 채소(1/2~1컵씩 주 6회 이상 권장), 베리류(1/2컵씩 주 2회 이상) 섭취를 권장했다.
8. 술, 담배를 끊는다. 술을 마신다면 하루 1잔, 1주 7잔 이내, 음주 횟수로는 주 1~2회 정도로 제한하고, 최대 1주에 20잔을 넘기지는 말자.
9. 유해 환경을 피한다.
10. 인생 후기에는 공동체와의 유대를 지속한다.
11. 치매 예방을 위해서는 너무 이른 나이도, 너무 늦은 나이도 없다. 그러므로 지금 시작한다.

면역력

바야흐로 면역력 관리의 시대

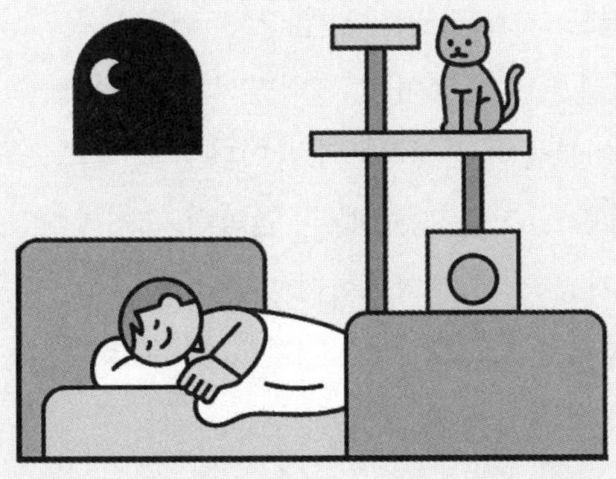

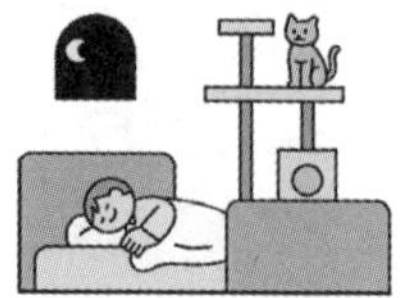

면역력이 떨어지셨다고요?

'면역증강 클리닉'을 운영하면서, 면역력이 떨어졌다고 하는 분들을 많이 만난다. 이분들의 주된 증상은 잦은 감염증이다. 한 달이 멀다 하고 감기에 걸리고, 포진이 올라오는가 하면, 방광염에도 자주 걸리고, 질염도 잘 낫지 않는다. 피부병변으로 오는 분들도 많다. 피부과 전문의 진료를 받고, 항히스타민제나 스테로이드를 써도 약을 쓸 때만 잠깐 좋아질 뿐 다시 병변이 올라온다. 여러 병원을 찾아가 보았지만 진단도, 치료도 잘 되지 않으니, 면역력 문제인가 싶어 면역증강클리닉을 찾는 것이다. 그러면서 "면역력이 떨어졌다"고 하는데, 사실 이분들의 면역력은 정상이다.

의학 교과서나 상급 병원의 진료 맥락에서 '면역력 저하'란 대개 심각한 수준의 면역기능 문제를 의미한다. 드물지만 선천성면역결핍증, 후천성면역결핍증 등 심각한 질환이 있다. 보다 흔하게 접하는 면역력 저하는 항암치료 부작용에 의한 것이다. 그리고 자가면역질환이나 염증성질환, 혹은 장기이식 후 거부반응을 막기 위해 시행하는 면역억제 치료 과정에서 발생하는 경우도 포함한다. 이렇게 의사들이 실제로 교육받는 '면역력 저하'란 중증도가 높은 질환에 동반되는 심각한 상태를 의미한다. 그래서 이런 경우가 아니고서야, 면역력이 떨어진 것 같다고 큰 병원을 찾아도 문제가 없다는 답만 듣게 된다.

지금은 면역증강클리닉을 운영하고 있지만, 나도 처음에는 아무 병이 없는 분들이 말하는 '면역력 저하'라는 표현에 적응하는 데 시간이 조금 걸렸다. 일반인들이 사용하는 "면역력이 떨어졌다"는 표현은 면역체계의 중대한 문제가 아니라, 정상적인 면역기능을 보유한 상태에서 과로나 스트레스로 인해 일시적으로 면역력이 떨어진 상태를 의미하기 때문이다. 그래서 이런 경우에는 컨디션이 떨어진 원인을 찾고, 교정하는 방식으로 치료가 이루어진다. 그 원인은 대부분 업무량, 수면습관, 영양습관, 운동습관, 감정습관에 있어, 치료의 기본은 생활습관 관리가 된다.

1. 면역력 관리

"면역력을 측정해주세요"

면역력이 떨어진 것 같으니 면역기능을 자세히 검사해달라는 분들을 가끔 만난다. 그러나 위에서 설명한 것처럼 중대한 질환이 동반된 상태가 아니라면, 면역학적인 검사는 필요하지 않다. 특수한 면역력 검사는 면역기능의 중대한 이상을 측정하는 검사이기 때문에, 평상시 건강한 분이라면 이런 검사는 해봐야 어차피 정상일 것이기 때문이다.

사실 이분들은 면역력이 오르락내리락 하는 것을 눈으로 직접 확인하고 싶어한다. 이런 관점에서 도움이 되는 지표는 NK(natural killer, 자연살해)세포 활성도라는 검사이다. 이 검사는 면역기능 자체는 정상이더라도 그날그날의 컨디션에 따라 면역력이 어떻게 달라지는지를 보여준다.

선천면역계와 적응면역계

선천면역계는 따로 면역세포가 교육을 받지 않았어도 병원균을 알아볼 수 있는 능력이 있어, 바로 면역학적 전투에 투입될 수 있는 것들이다. 이와 대비되는 개념이 적응면역계이다. 적응면역계의 면역세포는 전투에 투입되기 전 병원균이 어떠한 모양으로 생겼는지 교육을 받아야만 싸울 수 있다. 적응면역세포가 일하려면 2~3일의 교육과정이 필요하다. 그래서 선천면역세포는 적응면역세포가 일할 수 있게 되기까지 전초선을 지키는 역할을 한다.

적응면역계는 면역반응 이후 면역기억을 형성하기 때문에 동일한 병원균에 다시 노출되었을 때 더 빠르고 강하게 반응할 수 있다. 그리고 이러한 원리는 예방접종의 기초가 된다. 예방접종은 향후 감염에 보다 효과적으로 대응할 수 있도록 면역계를 미리 훈련시키는 것이다.

NK세포는 선천면역계의 매우 중요한 구성 요소로, 바이러스에 감염된 세포나 암세포를 죽이는 역할을 하며, 손상된 조직을 수복하는 청소부 역할도 한다.

NK세포의 중요성은, 선천성면역결핍증인 NK세포결핍증이 존재한다는 것이 보고되면서 더욱 잘 알려지게 됐다. 1989년 《NEJM》은 태어날 때부터 NK세포가 없었던 NK세포결핍증 환자의 사례를 보고한다. 이 환자는 13세 여아로 단순포진바이러스(herpes simplex virus, HSV), 거대세포바이러스(cytomegalovirus, CMV) 등 심각한 바이러스 감염증이 자주 발생해, 반복적인 입원치료가 필요했다.[165] 이 사례를 시작으로 비슷한 여러 사례가 보고되면서, NK세포 결핍은 심한 감염증과 암의 원인이 된다는 것이 알려졌다.[166]

NK세포의 면역력과 관련한 중요한 연구는 2000년 《Lancet》에 발표된 것으로, 1986년 일본 사이타마 현에서 40세 이상의 마을 주민 3,625명의 NK세포 기능을 측정하고, 이후 11년간 암 발생률을 추적했다. 그 결과, NK세포 기능이 낮았던 사람들에서 암 발생률이 현저히 높았다.[167] 이 연구는 NK세포의 기능 자체는 정상이지만, 기능이 더욱 좋은 사람과 떨어지는 사람 사이에는 암에 대항할 수 있는 능력에 차이가 난다는 것을 보여준다. 이 연구에서 활용된 방식은 NK세포독성(NK cell cytotoxicity)이라는 검사로, NK세포와 암세포를 같이 넣어줄 때 NK세포가 암세포를 얼마나 잘 죽이는지를 평가한다. 이 검사는 특수검사로, 연구 목적 혹은 희귀질환 진료 시에만 사용된다.

면역력 관리 시 사용되는 NK세포활성도 검사는 NK세포독성 검사와는 다른 것이다. NK세포활성도 검사는 NK세포가 자극될 때 인터페론 감마(interferon gamma, IFN-γ)라는 사이토카인을 얼마나 많이 분비하는지를 측정한다.

NK세포활성도 검사는 검사의 유용성을 입증하기 위해 암 환자와 건강한 사람의 NK세포활성도 차이를 비교했다. 그 결과, 건강한 대조군보다 암 환자군에 NK세포활성도가 감소한 사람이 훨씬 더 많았다.[168] 물론 암 환자군에도 NK세포활성도가 정상인 사람도 있고, 건강한 대조군에도 NK세포활성도가 매우 떨어져 있는 사람도 있었는데, 상대적으로 적은 비율이었다. 이렇게 NK세포활성도는 건강한 사람과 암 환자를 비교했을 때 차이가 난다는 점으로 임상적 유용성을 보여준 검사이기 때문에, NK세포활성도가 떨어졌다면 가장 먼저 해야 할 일은 내 몸에 암은 없는지, 최근에 암 검진을 잘 챙겨서 했는지 확인하는 것이다.

물론 NK세포활성도 검사가 낮게 나왔다 해도, 실제로 암이 있는 분들은 지극히 드물기 때문에 너무 걱정할 필요는 없다. 그러나 NK세포활성도가 계속 낮게 나온다면, 면역력이 남들보다 떨어진 상태가 지속되고 있다고 볼 수 있다. 이러한 상태가 개선되지 않고 방치된다면, 면역력이 정상인 사람에 비해 향후 암 발생 위험성이 증가할 것이므로, 건강 관리에 조금 더 주의를 기울이고 노력하는 것이 좋다.

NK세포활성도는 변동성이 굉장히 큰 검사이다. 며칠 전 컨디션이 좋지 않을 때는 굉장히 안 좋았다가도, 며칠 푹 쉰 다음에는 즉시 정상 상태로 돌아온다. 그렇기 때문에 한 번 NK세포 활성도가 낮게 나왔다고 하여 낙담할 이유는 전혀 없다. 다만 면역력 관리의 필요성을 인지시켜준 계기로 삼고, 앞으로의 건강관리에 더욱 힘쓰면 된다.

면역체계도 노화한다, 면역노화

65세 이상이 전체 인구의 7% 이상이면 고령화사회, 14% 이상이면 고령사회, 20% 이상이면 초고령사회라고 하는데, 우리나라는 지난 2024년 12월 23일을 기준으로 공식적으로 초고령사회에 진입했다. 우리 사회의 고령화 속도가 빠르다 보니, 건강수명이 기대수명에 미치지 못한다는 점이 빠르게 사회문제로 부각되고 있다.

노화는 면역체계에도 발생한다. 신체기능이 노화할 때 면역기능도 마찬가지로 노화하는데, 이것을 '면역노화(immuno-senescence)'라고 부른다. 면역노화는 나이가 들어감에 따라 면역기능이 전반적으로 저하되는 현상을 말한다. 그 결과, 암, 자가면역질환, 알레르기질환 발생이 증가한다. 감염증도 자주 발생하고, 심각한 감염증으로 진행하는 경우도 많아진다. 예방접종을 해도 면역반응이 잘 일어나지 않아 예방접종 효과도 떨어진다.

우리 사회는 이제서야 면역노화에 관심을 가지기 시작했지만, 사실 이에 대한 연구가 시작된 것은 1970년대부터이다. 유럽의 여러 나라는 1960년대부터 고령화사회, 1970년대부터는 고령사회에 진입했다. 그래서 유럽인들은 어떻게 하면 나이가 들어도 건강을 유지할 수 있을지에 대해 더욱 일찍부터 관심을 가져왔다. 그리고 나이 든 후에도 건강을 유지하는 데 특히 중요하게 꼽히는 요소가 면역력이므로, 면역체계의 노화현상인 면역노화에 대한 연구가 일찍부터 이루어졌다.

'면역노화를 측정할 수 있을까'라는 질문에 답을 찾기 위한 연구가 있다. 1980년대에 스웨덴에서 이루어진 이 연구는 80세 이상의 고령층을 8년간 추적 관찰하여 면역노화와 관련이 있는 몇 가지 지표를 찾았고, 이를 바탕으로 면역위험형(Immune Risk Profile) 모델을 제시했다.[169-171] 하지만 안타깝게도 이 모델은 이후 네덜란드, 벨기에, 싱가포르에서 진행된 다른 연구에서 재현되지 않았다.[172, 173] 나라별 인구군마다 면역위험형이 다르게 측정됐고, 남녀 간의 차이도 컸다. 이렇듯 아직은 면역노화를 측정할 수 있는 검사는 존재하지 않는다.

그럼에도 불구하고 면역노화 관련해서 도움이 되는 지표가 한 가지 있는데, NK세포의 비율이다. 1993년 《Blood(혈액)》에 발표된 연구에 따르면, 이탈리아에서 100세 이상 장수하는 건강한 고령 인구는, 나이가 들어감에 따라 NK세포의 숫자 또는 비율이 증가했고, 그 결과 NK세포의 전체 기능이 잘 유지, 보존되는 면역학적 특성을 보였다.[174] 다른 연구들은 NK세포의 기능이 저하되어 있는 고령층의 경우 NK세포의 비율이 적고, 감염성질환에 더 취약하며, 사망위험도가 높고, NK세포의 기능이 보존된 고령층은 건강 상태가 전반적으로 더 양호했고, 독감 예방접종에 대한 반응도 더 좋았다고 보고한다.[175-177]

　면역체계의 노화는 적응면역계와 선천면역계 모두에서 발생한다. 적응면역계의 노화가 더 심하고, 선천면역계는 비교적 잘 보존되는 편인데, 그중에서도 NK세포가 기능이 가장 잘 보존된다. 사실 NK세포 역시 세포 한 개, 한 개를 본다면 나이가 들수록 기능이 떨어진다. 그런데 NK세포의 특별한 점은 나이가 들어가면서 개수가 늘어나는 보상기전이 있다는 점이다. 이렇게 전체 숫자가 늘어나다 보니, 세포 낱개의 기능이 떨어진다 해도, 전체 기능이 보존되는 것이다.[178] 즉 NK세포는 면역노화로 인해 전체 면역체계의 기능이 떨어지는 것까지 떠받치는 기둥 역할을 한다.

　실제로 면역력 진료를 하다 보면, 건강하게 여든을 넘긴 분들 중에, NK세포 비율이 정상범위 상한치를 훌쩍 넘는 분들을 많이 접한다. 이런 분들을 뵐 때면, 여든이 넘도록 병 없이 건강하게 지내는 것이 아마도 NK세포가 면역력을 떠받쳐주고 있기 때문이 아닐까 하는 생각을 한다. 그런데 중요한 점은 이런 변화가 모두에게서 관찰되지는 않는다는 사실이다. 이런 점을 유념하여 나이 들어서도 몸이 면역노화에 잘 대처해갈 수 있도록 평상시 면역력을 잘 관리해가면 좋겠다.

면역력을 지키는 4대 원칙

“매달 감기에 걸려요.”

　“방광염이 두 달에 한 번씩은 와요.”

　“질염이 잘 낫지 않아요.”

"입안이 잘 헐어요. 구내염 병변이 한 번에 열 개씩도 생겨요."

"단순포진이 자주 생겨서, 항바이러스제를 달고 살아요."

"대상포진은 나이 들어 생긴다던데, 저는 아직 20대(30대)인데 대상포진이 생겼어요. 또 자주 재발해요."

면역력이 떨어졌다면서 내원하는 분들의 호소이다. 여러 병원을 다니면서 표준적인 의학적 치료를 다 받아보았지만, 그때그때 항생제 치료를 받았을 뿐 감염증이 자주 재발하는 상태는 개선되지 못했다. 경증질환이라 병원에 가더라도 의사들이 대수롭지 않게 이야기하고, 또 뾰족한 근본적 해결책도 없어 실망이 많았던 분들이다. 그래서 면역력에 특화된 진료가 필요하다고 생각하고, 검색을 통해 찾아온 것이다.

미국에서 살고 있는 교포분은 단순포진이 자주 재발해 병원에서 항바이러스제를 유지할 것을 권유받았다. 항바이러스제를 6개월째 복용하다가 근본적인 해결책을 찾기 원해 귀국했다. 이분은 해결되지 않는 불면증과 극심한 육체 피로도 동반되어 있었다. 한 달간의 집중적인 영양치료와 점진적인 생활습관 관리를 통해 빠른 시간 내에 컨디션이 개선되어, 항바이러스제를 끊을 수 있게 됐다.

어떻게 면역력을 교정하는지 궁금할 텐데, 사실 답은 매우 간단하다. 잘 먹고, 푹 자고, 적절히 운동을 하고, 하루하루를 행복하게 보내는 것, 바로 우리 모두가 알고 있는 건강 수칙이다.

그런데 말이 쉽지, 이 기본적인 건강수칙을 제대로 지키기가 참 어렵다. 현실이 녹록하지 않기 때문이다. 매일 일에 치여 시간이 없기 때문에 먹거리를 건강하게 준비할 여유도, 운동할 시간도 없다. 매일같이 음식을 시켜 먹고, 운동은 못 하다 보니 살이 찐다. 낮시간 동안 업무 중에 받은 스트레스가 지속되어 몸은 퇴근 후에도 여전히 긴장 상태에 있다. 그래서 잠들기도 힘들고, 푹 잘 수가 없다. 게다가 직장과 가정 안팎에서 주어지는 스트레스는 우리의 마음을 갉아먹는다. 언제 행복하다고 느꼈는지, 그 기억조차 잘 나지 않는다. 이런 삶의 패턴이 지속되다 보면 몸에 작은 문제들이 생기는 것이다.

잘 드시고 계신가요?

면역력 관리의 첫 번째 수칙은 '잘 먹는 것'이다. 그런데 어떻게 먹는 것이 잘 먹는 것인지 잘 모르는 분들이 많다.

　꽤 오래 전에 내원했던 분이 있다. 부부가 함께 왔는데 아내분의 손이 심하게 거칠어지고 터 있었다. 부분적으로 심한 습진처럼 염증이 생겨 있고, 피부가 딱딱하게 굳은 곳도 있었다. 몇 년째 손이 이런 상태라 항상 장갑을 착용하고 지내야 했고, 가사조차 하기 힘들 정도였다. 여러 병원을 다녔는데도, 손이 왜 이런 것인지 진단도 잘 되지 않고, 치료도 잘 되지 않아 답답한 마음에 남편까지 함께 내원했다. 혈액검사를 해보니, 다수의 주요 미량영양소(micronutrient) 결핍이 동반되어 있었다. 미량영양소 결핍에 의해 피부장벽이 건강하게 유지되지 않는 것이었다. 그래서 이러한 상태를 쉬운 말로 알려드리기 위해 "일종의 영양실조"라고 말씀드렸더니, 남편분이 역정을 냈다. 본인들의 식비 지출이 상당히 많은데, 영양실조가 말이 되느냐는 것이었다. 그 이야기를 들으니, 이 영양실조가 어디에서 비롯되었는지 더 잘 파악됐다.

이분들은 고급 음식점에서 식사하는 것을 즐기고 있었다. 특히 아내분은 식사량이 많지 않아 식당에서 나오는 음식도 다양하게 먹기보다 메인 요리 위주로 소량만 섭취했다. 그런데도 비싼 음식을 제때 챙겨 먹고 있으니 '잘 먹고 있다'고 생각하고 있었던 것이다. 당연히 영양이 문제였을 거라고는 전혀 의심하지 못했다.

이분께는 시중에서 쉽게 구할 수 있는 멀티비타민 미네랄 제제를 복용할 것을 권유했다. 그러고 한 달 후에 손의 병변이 놀라울 정도로 개선됐다. 약 3개월 정도 지났을 때는 완전히 정상화됐다! 이분은 그후 멀티비타민 미네랄에 의존하지 않기 위해 고급 음식점에서의 외식을 줄이고, 여러 가지 식재료를 사용해 음식을 집에서 자주 만들어 먹는다고 했다. 외식을 하더라도 반찬이 여러 개 나오는 한정식 집을 주로 찾았다.

이 환자분의 상태를 설명해주는 단어가 있는데, 바로 '숨은 기아(hidden hunger)'이다. 숨은 기아는 탄수화물, 단백질, 지방을 통한 열량 섭취는 부족하지 않은데, 미량영양소가 부족한 상태를 말한다. 미량영양소는 비타민과 미네랄처럼 극소량 필요한 영양소로, 우리 몸의 대사활동과 건강 유지를 위해 없어서는 안 되는 영양소이다. 미량영양소는 우리가 사용하는 식재료를 통해 섭취된다. 정제된 곡물을 주식으로 하게 되면서 미량영양소 공급이 현저히 줄었다. 곡물의 알맹이는 주로 탄수화물로 이루어져 있고, 그 껍질에는 탄수화물을 대사시키는 데 필요한 도구인 비타민과 미네랄이 함유되어 있다. 그런데 껍질은 버리고 알맹이만 먹게 되니 영양 결핍이 발생하는 것이다. 사용하는 식재료의 다양성이 적은 것도 미량영양소 섭취가 줄어드는 원인이 된다. 게다가 정제된 곡물은 에너지 밀도가 높기 때문에 열량 공급은 충분하거나 과잉이 된다. 열량을 태워서 활동에 필요한 운동에너지로 바꾸는 과정에는 미량영양소의 작용이 필수적인데, 미량영양소가 부족하니 열량을 태우는 효율이 떨어진다. 그래서 늘 기운이 없고 피곤하다. 그리고 섭취한 열량을 다 태우지 못하니 살이 찐다.

면역력 저하를 호소하는 분들에게 식사를 어떻게 하고 있는지 물어보면, 끼니를 굶지는 않지만, '잘 먹지는' 못하고 있었다. 흰 쌀밥에, 냉장고에 있는 밑반찬 한두 가지, 국이나 찌개, 이 정도를 말씀하거나, 시켜서 먹거나, 외식을 하는 분들이 많다. 하루에 채소나 과일을 얼마나 먹는지 물어보면, 많이 먹는다고 하면서도 고작 50~100g 정도를 이야기한다!* 그리고 집에서 직접 요리해 식사하든, 배달을 시키든, 외식을 하든 섭취하는 식재료의 가짓수가 매우 적다. 미량영양소의 종류와 양은 식재료의 다양성에 비례한다. 식재료의 다양성이 제한된 식단은 미량영양소 결핍을 초래할 수밖에 없다.

---

* 세계보건기구가 권장하는 하루 채소, 과일 섭취량은 400g 이상이다.

면역력 관리의 첫 단추, 미량영양소

'숨은 기아'는 전 세계적으로 20억 명 이상의 사람들에게 영향을 미치는 것으로 추정되고 있다. 저소득 국가에서 더 흔하게 관찰되지만, 우리나라 같은 선진국도 예외는 아니다. 우리나라 국민건강영양조사 2023년도 자료에 따르면, 비타민 A와 비타민 C가 부족한 식단을 가지고 있는 사람은 75%, 비타민 B군이 부족한 식단을 가지고 있는 사람은 30~60%, 아연이 부족한 식단을 가지고 있는 사람은 30%에 육박했다.

미량영양소 결핍으로 인해 발생하는 대표적인 문제는 활력이 떨어진다는 점이다. 쉽게 지치거나 피곤해지고, 휴식을 취해도 피로가 쉽게 풀리지 않는다. 그런데 이것이 의학적으로 큰 이상은 아니기 때문에 주의를 기울이지 않는다. 설령 병원을 찾는다 해도 뚜렷한 답을 찾지 못한다. 그러다가 면역력이 떨어져 감염증이 생기는 등 문제가 발생한다. 경증질환 단계에서 문제를 인지하고 교정하게 되면 다행이다. 여러 역학연구에 따르면 미량영양소 결핍은 암 발생 위험성을 높인다. 즉 경증질환 단계에서 해결되면 삽으로 막을 것을 호미로 막게 되는 것이다.

식사를 통해 미량영양소까지 잘 섭취하려면 자신의 하루 식단을 챙겨보아야 한다. 정제된 곡물보다 통곡물을 사용하도록 한다. 매일 똑같은 반찬을 먹지 않고, 다양화하고, 반찬 개수도 조금 더 늘려본다. 매 끼니 신선한 야채와 과일을 섭취하도록 한다. 이렇게 음식을 먹을 때마다 식재료가 다양화되고 있는지를 계속 점검하고 보수해갈 것을 권한다.

활성산소, 그게 뭐꼬?

의대 다닐 때 활성산소 때문에 깜짝 놀랐던 적이 있다. 질병의 원인과 발생 기전을 공부하면 어김없이 활성산소가 등장하곤 했다. 다양한 질병의 원인이 되니, 잘 관리하면 다양한 질병을 예방할 수 있다는 말도 된다. 호기심이 생겨 논문을 찾아보다가 한 논문을 발견했는데, 그때 나에게는 너무 충격적이었다. 2000년에 《Nature》에 실린 리뷰 논문으로, 제목은 다음과 같았다.[179]

"Oxidants, oxidative stress, and the biology of ageing"
(산화제, 산화스트레스, 그리고 노화의 생물학)

우리는 보통 노화를 '자연스러운 과정'이라고 생각한다. 태어나고, 자라고, 늙고, 병들고 죽는 것은 자연스러운 생명의 흐름이다. 그런데 이 논문은 "노화가 자연스러운 게 아니라, 산화스트레스가 만들어내는 병적 현상일 수 있다"고 이야기한다. 논문 첫 페이지에는 노년 여성의 얼굴이 프린트되어 있었다. 주름이 깊게 진 얼굴과 독자를 바라보는 눈빛은 '나처럼 주름 지고 싶지 않으면 젊었을 때부터 건강관리를 잘하는 게 좋을 걸' 하고 경고하는 것만 같았다.

활성산소 또는 산화스트레스는 '노화의 원인, 만병의 근원'으로 일컬어진다. 면역력부터 시작해서 만성질환의 발생과 노화에 이르기까지, 평생에 걸친 우리 건강의 모든 길목에 영향을 미친다. 따라서 활성산소의 균형을 맞추는 것은 면역력 및 전반적인 건강관리에서 매우 중요하다.

활성산소가 무엇이고, 왜 나쁘다고 하는지, 그리고 또 알고 보면 무작정 나쁘지만은 않다는 것을 이해하려면 먼저 '산화-환원 반응'을 알아야 한다. 우리 몸속에서 일어나는 많은 생화학 반응이 산화-환원 반응을 동반한다. 산화는 전자를 잃는 것, 환원은 전자를 얻는 것을 의미한다. 산화제는 다른 화합물로부터 전자를 빼앗아 그 물질을 산화시키는데, 그와 동시에 자신은 전자를 얻어 환원된다. 반대로 환원제는 전자를 나눠주어 다른 화합물을 환원시키고, 그와 동시에 자신은 산화된다.

몸에 산화제가 많이 쌓일 때 산화스트레스가 높아졌다고 이야기한다. 산화제는 '자유라디칼(free radical)'로도 불린다. 자유라디칼은 전자가 부족하여 매우 불안정한 상태에 있다. 이들은 안정을 찾기 위해 주변에 있는 화합물에 마구잡이로 달려들어 전자를 탈취해간다. 생체 내에서는 콜레스테롤, 세포막, 단백질, DNA(deoxyribonucleic acid, 디옥시리보핵산, 유전물질) 등 우리 몸의 다양한 구성 성분과 조직이 공격의 대상이 된다. 이렇게 우리 몸의 구성 성분이 산화되어 생화학적 손상이 발생하면 노화가 가속화되고, 여러 가지 만성질환이 발생하는 것이다. 대표적인 예가 동맥경화인데, 콜레스테롤이 자유라디칼에 의해 산화되면 혈관벽에 더 잘 들러붙어 동맥경화가 가속화된다. 그리고 DNA가 자유라디칼에 의해 손상되면 유전적 변이가 쌓이고, 그러다가 암세포도 생겨난다.

산화스트레스에 의한 손상을 막으려면 환원제가 필요하다.

환원제는 자유라디칼에게 조건 없이 전자를 나누어줌으로써, 자유라디칼이 몸의 구성 성분을 공격하는 것을, 즉 산화시키는 것을 막는다. 그래서 환원제를 다른 말로 항산화제라고 부른다. 우리가 신선한 채소와 과일, 견과류, 콩, 올리브유 등 건강한 음식으로부터 얻는 비타민과 폴리페놀이 바로 항산화제이다. 항산화 성분이 풍부한 식단을 항산화식단이라고 한다.

산화스트레스를 이야기할 때 활성산소라는 말을 쓰는 것은 우리 몸에서 만들어지는 자유라디칼의 주 종목이 활성산소이기 때문이다. 활성산소는 우리가 음식물로부터 얻은 열량 영양소를 신체 활동 시 사용하는 에너지로 변환시키는 과정에서 발생한다. 이 에너지 대사는 세포 내 소기관인 미토콘드리아에서 일어나는데, 이 과정에서 산소가 사용되면서 활성산소가 생기는 것이다. 이것은 자동차의 배기가스에 비유할 수 있다. 자동차가 굴러가는 한 배기가스가 나오는 것처럼, 우리가 살아 숨 쉬고 생명활동을 하고 있다면, 활성산소가 만들어지는 것은 필연적이라는 이야기이다.

만약 운동을 너무 많이 하면 에너지 대사가 더 많아지니까 활성산소는 더 많이 생성된다. 이런 상황에서는 채소, 과일 섭취량을 늘려 활성산소 증가분을 따라잡아줘야 한다. 그렇게 하지 못한다면 활성산소가 제거되지 않고 쌓이게 된다. 그 결과, 노화가 촉진될 수 있다. 그래서 "운동선수가 빨리 늙는다. 운동을 많이 하면 빨리 늙는다" 같은 이야기가 나오는 것이다.

그러면 활성산소는 무조건 나쁜 것일까? 그렇지는 않다. 우리 몸은 약간의 산화스트레스를 필요로 한다. 약간의 산화스트레스는 우리 몸을 오히려 건강하게 만들어준다. 산화스트레스가 없는 상태보다는 약간은 있어야 더 건강하다는 말이다.

그림 10 | 호르메시스 반응

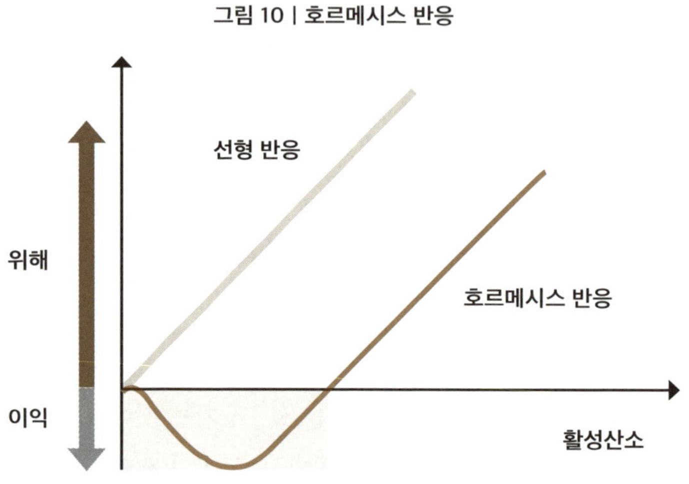

이러한 관계를 호르메시스(hormesis)라고 부른다. 호르메시스의 골자는 독성물질이라도 소량이라면, 인체에 좋은 영향을 준다는 것이다. 세포는 독성물질에 대항하기 위해 힘을 키운다. 비바람을 맞고 노지에서 자란 과일이 더욱 영양가가 높고 맛있는 것처럼 약간의 시련은 성장의 원동력이 된다. 산화스트레스가 주어지면 이것에 대응하기 위해, 우리 몸이 항산화제를 스스로 만들어내는 능력이 증대된다. 스스로를 방어하는 자생적인 능력이 계발되는 것이다. 그런데 산화스트레스가 주어지지 않으면 이런 능력이 계발될 기회가 주어지지 않는다.

한편, 독성물질의 양이 어느 임계점을 지나면 몸이 대처할 수 있는 능력을 훨씬 상회하게 된다. 이때 문제가 발생한다. 그래서 산화스트레스가 너무 많이 쌓이게 되는 생활습관 하에서는 피로감과 만성염증 같은 불편한 증상이 생기게 되는 것이다.

활성산소 잡는 운동 방식

면역력 파트에서 활성산소와 산화스트레스에 대해 이렇게 자세히 짚고 가는 이유는, 면역력 관리에 있어 활성산소는 필수품이기 때문이다. 면역세포를 적절히 자극해주는 것이 바로 활성산소이다. 면역력이 떨어졌다는 분이 평소 운동을 안 하는 분이라면, 운동을 하면 면역력이 올라간다. 운동을 통해 만들어진 활성산소가 면역세포를 자극해주기 때문이다.

그런데 운동을 너무 많이 하는 상태에서 면역력이 떨어졌다면, 운동을 줄이거나 항산화 식품 섭취량이 충분한지 점검해야 한다. 활성산소가 과도한 상태일 수 있기 때문이다. 이 경우 오히려 면역력이 떨어지거나 면역반응이 과도해져 염증을 일으킬 수 있다.

이렇게 면역력 관리를 위해서는 활성산소의 균형을 잡는 것이 중요하다. 이 균형은 운동과 항산화식단으로 잡아야 한다. 운동을 안 하는 상태에서는 산화스트레스가 너무 낮다. 그래서 산화스트레스에 대한 몸의 대응 능력도 낮다. 운동을 적당히 하면 산화스트레스가 증가하고, 자체적인 항산화 능력과 산화스트레스에 의한 손상을 수복하는 능력도 증가해 신체기능과 건강 상태가 전반적으로 향상된다. 그런데 운동을 과도하게 하면, 산화스트레스도 과도해져 신체기능이 전반적으로 떨어지고, 생화학적으로는 염증성질환이 잘 발생하는 환경이 된다.

관련해 주의할 점은, 운동 바로 전후로는 항산화제 섭취를 피하라는 것이다. 운동 전후로 항산화 영양제를 사용하면 근육피로를 빠르게 회복시켜준다고 여러 연구에서 보고했음에도 불구하고 말이다.[180] 항산화제를 운동 바로 전후에 먹는 것은 좋지 않다는 것을 보여주는 소형동물 실험이 있다. 예쁜꼬마선충에게 유전자를 조작하여 산화스트레스가 많이 만들어지도록 했더니, 놀라운 일이 일어났다. 활성산소 농도가 증가하다가 어느 시점이 지나니 다시 떨어지는데, 원래 수준보다 훨씬 아래로 떨어진 것이다. 그런데 같은 실험을 하면서 항산화제를 같이 넣어줬더니 아무런 반응도 일어나지 않았다![181]

이 실험은, 산화스트레스가 주어지고 이것을 생명체가 스스로 극복해낼 시간이 함께 주어져야 항산화 능력이 계발된다는 것을 보여준다. 산화스트레스가 발생하자마자 항산화제로 소거시키는 것은, 몸이 스스로 항산화 물질을 만들어낼 기회를 주지 않는 것과 같다. 그러므로 운동으로 항산화 능력이 증대되기를 기대한다면, 항산화제는 운동 바로 전후보다는 운동을 하고 나서 수 시간 내지 하루 이틀 후에 먹는 게 좋겠다는 생각이 들었다. 몸이 어느 정도 스스로 산화스트레스를 극복하도록 시간을 주는 것이다. 물론 평상시 채소, 과일 섭취량이 충분하다면 항산화 영양제 섭취는 필요치 않다.

그러면 활성산소를 고려하면서 하는 운동은 어떤 방식이어야 할까? 건강한 사람들은 운동을 안 하다가 하게 되면, 항산화 능력이 증대되면서, 이전에 느끼던 피로감이나 근골격계 통증이 개선된다. 이렇게 운동을 함으로써 몸이 더욱 건강하게 느껴진다면, 내가 만들어내는 활성산소를 내 몸이 잘 제거하고 있다는 신호로 받아들이면 된다.

그런데 만성통증성질환이나 만성염증성질환을 앓고 있는 분들은 운동을 안 하다가 하게 되면 몸이 훨씬 더 피곤해지고 증상이 더 심해질 수 있다.[182] 만약 그렇게 느낀다면 내 몸에 쌓여 있는 활성산소가 많다는 이야기이다. 이럴 때는 먼저 과도한 활성산소부터 제거하기 위해 식단관리부터 해야 한다. 채소, 과일 등 항산화 식품 섭취량을 충분히 늘려주고, 그러면서 컨디션이 조금 나아진 것 같을 때 운동을 조금씩 시작하면 된다.

운동을 얼마나 해야 할지는 세계보건기구의 신체활동 지침을 참고할 수 있다. 성인에서 유산소 운동은 중강도로 주 150~300분(또는 고강도 운동은 75~150분), 근력 운동은 대근육을 중심으로 주 2회 이상 시행하는 것이 권장된다. 이것과 비교해서, 상대적으로 내 운동량이 권고량보다 많은지, 적은지를 판단할 수 있다. 사람마다 운동량에는 큰 차이가 있다. 어떤 분들은 권고량을 채우기도 벅찬데, 어떤 분들은 운동을 좋아해서 권고량을 훨씬 상회한다. 여기서 중요한 것은 각자 자신에게 맞는 운동량을 찾는 것이다. 운동량이 적은 분들이라면 가급적 권고량만큼은 채울 수 있도록 늘리는 것이 좋다. 만약 권고량보다 훨씬 많은 수준이라면, 육체 피로감에 주의를 기울이며 운동량을 조정하는 게 좋다.

과도한 운동은 면역력 저하를 유발할 수 있기 때문이다.

면역력 올리는 운동 방식

중이염으로 이비인후과를 다니며 한 달 넘게 항생제 치료를 받던 30대 초반의 여성분이 내원했다. 항생제 치료에도 중이염은 좋아지지 않았고, 이제 청력마저 영향을 받아 한쪽 귀가 들리지 않았다. 이비인후과에서는 영구히 청력을 잃을 수도 있다고 주의를 주었다. 걱정을 많이 하다가 지인의 소개로 내원했다. 이분의 면역력 평가를 해보니, 면역력 저하의 원인은 생각보다 가까운 데 있었다.

면역력을 평가할 때는 생활습관을 중요하게 본다. 이분은 매일 1시간 넘게 복싱을 하고 있었다. 복싱을 좋아하기도 했고, 면역력을 올리기 위해서는 운동이 꼭 필요하다고 생각해서, 중이염이 항생제 치료에 반응하지 않는 와중에도 매일 복싱을 해오고 있었다. 이분께 해드린 첫 처방은 운동 중단이었다. 운동을 쉬라고 하니, 정말 많이 아쉬워했다. 그래서 청력이 돌아오고 나서 그때 다시 운동하자고, 귀는 들려야 되지 않겠느냐고 설득했다. 그리고 몇 가지 영양 요인을 교정해드렸는데, 얼마 지나지 않아 청력과 중이염이 모두 해결됐다!

50대 중반 남성으로, 면역력 관리 차원에서 정기적으로 NK세포활성도를 측정하던 분이 있었다. 이분은 건강관리를 정말 잘해서 항상 수치가 좋았다. 그런데 어느 날 수치가 굉장히 떨어져 있었다. 나도 깜짝 놀라 도대체 어느 부분에 이상이 있는지 점검해보았다. 워낙 최적화된 수준으로 건강관리를 하고 있는 분이어서 다른 이상은 없었다. 다만 그 시점에 운동을 너무 많이 하고 있었다. 매일 헬스장에서 두 시간씩 운동하고, 골프도 1주일에 2~4회는 다닌다고 했다. 그래서 운동을 줄이라고 했다. 우리는 운동을 하면서 쉰다고 생각하지만, 몸에게 운동은 일이다. 그래서 "몸의 관점에서 절대적으로 쉬는 시간을 확보할 것, 주말만이라도 집에서 아무것도 하지 않고 '빈둥빈둥' 쉴 것"을 처방했다. 그러고 2개월 후 검사해 보니, NK세포활성도가 정상화되어 있었다!

이렇게 '운동은 무조건 면역력에 좋다'고 잘못 알고 있는 분들이 많다. 운동을 안 하던 분이 운동을 시작하면, 면역력 개선에 큰 도움이 된다. 그러나 운동을 권고량보다 훨씬 많이 하는 분들은 과도한 운동에 의해 오히려 면역력이 떨어질 수 있다. 그렇기 때문에 몸 상태에 주의를 기울이고 운동량을 조정해야 한다.

운동을 적당히 하면 면역력이 올라가지만, 과도히 할 경우에는 오히려 떨어진다는 것은 여러 연구에 의해서도 확인됐다. 이 결과를 바탕으로 운동과 면역력의 관계에 대해서 정리한 "열린 창문 가설(open window hypothesis)"이 있다.[183] 운동을 한 직후에 면역력은 증가한다. 그런데 얼마 지나지 않아 면역력은 떨어진다. 그런데 문제는 원래의 면역력 수준보다 훨씬 더 떨어진다는 것이다. 그리고 면역력이 운동하기 이전의 정상 상태로 회복되는 데는 3시간에서 3일이 소요된다. 문제는 면역력이 회복되지 않은 상태에서 다음 회차 운동이 진행되는 경우다. 그러면 다시 면역력이 증가하고, 또다시 떨어진다. 그리고 이번에는 이전보다 면역력이 더욱 떨어진다.

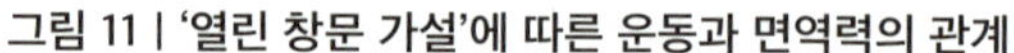

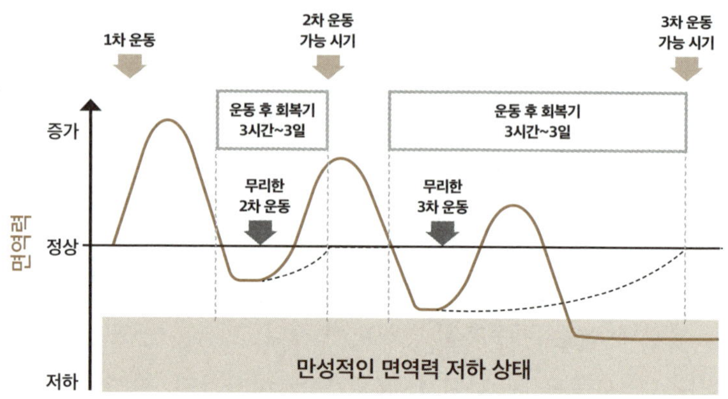

이 그림은 심슨(Simpson RJ), 쿤츠(Kunz H), 아가(Agha N), 그래프(Graff R) 등이 2015년에 제시한 '열린 창문 가설'의 개념적 도안을 바탕으로 수정 및 재구성한 것이다.[183]

요약하면, 운동은 면역력을 올리지만 이내 원래 수준보다 더 떨어뜨리고, 면역력이 회복되는 데는 시간이 꽤 걸리는데, 회복되지 않은 상태에서 운동을 하면 면역력은 더 떨어진다. 이것이 반복되다 보면 점차 더 면역력이 떨어져 만성적인 면역력 저하 상태에 이르게 된다.[183]

이 현상에 가장 영향을 많이 받는 사람들은 다름 아닌 운동선수들이다. 운동선수들은 운동을 많이 하기 때문에 막연히 건강할 것으로 생각되지만, 실상은 그렇지 않다. 운동과 면역력에 대해 공부하다가 꽤 반갑고도 흥미로운 리뷰 논문을 한 편 발견했는데, 1988년에 영국 의사에 의해 쓰인 것이다.[184] 당시 일부 세계 정상급 선수들이 부상이나 과도한 훈련에 따른 질병으로

1988 서울 올림픽에 출전하지 못했는데, 영국의 육상 금메달리스트가 호흡기 감염증으로 대표팀이 되지 못했다고 하면서, 혹독한 훈련과 경기 일정이 운동선수들을 감기나 감염증에 취약한 상태로 만든다는 이야기였다. 특히 해당 선수의 호흡기 감염증은 톡소플라즈마 감염증(toxoplasmosis)으로 확인되었는데, 이것은 면역억제 치료를 받는 등 면역체계에 심각한 문제가 있을 때 생기는 기회감염이다. 건강한 사람들에서는 발생하지 않는 감염증인 것이다. 이 사례는 과도한 운동이 면역력을 얼마나 심각하게 저하시킬 수 있는지 보여준다. 더불어, 전염병이 돌 때 다른 학생이나 교직원에 비해 축구팀 등 운동선수 학생에서 감염증 발병률이 더 높고, 증상도 더 심각했으며, 운동선수 중에서도 상위권 주자일수록 감염증에 더욱 취약하다는 이야기도 한다. 운동선수들이 이렇게 면역력이 떨어지는 것에는 스트레스 호르몬이 관여한다.[184] 엘리트 운동선수들은 경기 압박으로 인해 심리적 스트레스를 많이 받는다. 심적 스트레스는 스트레스 호르몬 분비를 촉진해 면역력을 떨어뜨릴 수 있다.*

이렇게 과도한 운동은 면역력을 떨어뜨리지만, 적절한 운동은 면역력을 높여준다. 규칙적인 운동은 암 발생률과 사망률을

---

* 이러한 상황에서 스트레스 호르몬이 무조건 나쁘지만은 않다. 강도 높은 훈련으로 발생하는 근육 손상에 대해, 코티솔(cortisol)이 보호 효과를 발휘해 손상된 조직에 면역반응이 일어나는 것을 억제한다.[184]

낮추고, 암의 재발률도 낮춘다. 그렇기 때문에 면역력 관점에서 운동은 적당히 하는 것이 가장 좋다. 운동을 하고 나서 충분히 몸을 쉬어 준 이후에 다음 회차 운동을 해야 한다. 다음 회차 운동을 하기 전까지 얼마나 쉬어야 하는지는 각자의 신체 상태와 운동 강도에 따라 차이가 많이 나기 때문에, 스스로 컨디션을 잘 살펴 판단해야 한다. 운동 후 컨디션이 어떠한지 주의 깊게 살피면, 운동 후 컨디션이 떨어졌다가 다시 올라가는 것을 느낄 수 있는데, 바로 그때가 다음 회차 운동을 해도 되는 시점이다. 내 환자분들 중에는 "어떤 날은 운동하면 감기에 걸릴 것만 같은 기분이 드는데, '운동은 건강에 도움이 되기 때문에' 그런 때에도 '억지로라도' 운동은 해야 한다고 잘못 알고 있었다"는 분들이 꽤 있었다. 감기에 걸릴 것 같은 기분이 든다는 것은 컨디션이 좋지 않다는 신호이다. 이런 때는 운동을 하지 말고 쉬면서 몸이 회복할 때까지 기다려야 한다.

운동의 종류와 강도를 고를 때는 나이와 신체 능력, 그리고 동반질환에 따라 자신에게 맞는 것을 골라야 한다. 운동을 안 하던 분이 운동을 시작할 때는 주 1회, 저강도로 시작해서 서서히 운동 빈도와 강도를 높여가는 것이 안전하다. 그리고 운동을 안 하던 분으로 심혈관질환의 위험인자가 있다면, 운동을 해도 되는 상태인지 진료를 통해 먼저 평가해볼 필요가 있다. 앞 파트에서 소개했듯이, 심혈관질환 위험인자가 있는데 갑자기 과도하게 운동을 하다가 심근경색이 발생하는 분들이 실제로 있기 때문이다.

면역노화와 운동

면역노화의 발생 기전은 크게 두 가지 측면에서 설명된다. 첫째, 골수의 조혈기능이 떨어진다. 골수는 백혈구, 적혈구, 혈소판 등 혈액 세포를 만들어낸다. 이 가운데 백혈구가 면역세포이다. 골수가 새로운 면역세포를 만들어내는 능력이 떨어지다 보니 면역력이 떨어지는 것이다. 이 과정에서 조금 더 중요한 면역세포는 나이브 T림프구(naïve T lymphocyte)이다. T림프구 중 새로 생성되는 것을 나이브 T림프구라고 부른다. 면역노화로 나이브 T림프구가 충분히 생성되지 않다 보니, 몸은 나름대로 이 상태에 적응하기 위해 오래된 T림프구를 세포분열을 통해 증가시킨다. 그래서 나이가 들면 전체 T림프구 숫자는 젊을 때와 비슷하더라도, 나이브 T림프구의 비율은 현저히 떨어진다. 이것이 면역노화를 일으킨다.

경험이 많은 오래된 T림프구가 더 좋은 것 아니냐는 생각이 들 수도 있지만, 그 반대이다. 외부로부터 침입하는 다양하고도 새로운 병원균과 내부에서 생겨나는 새로운 암세포에 대적하려면 나이브 T림프구가 필요하다. 이미 면역반응에 참여했던 오래된 T림프구는 이전에 만났던 병원균에 대해서만 반응할 수 있는 상태로 교육이 된 상태라, 새로운 병원균에 맞설 능력은 없기 때문이다.

둘째, 흉선이 퇴화한다. 흉선은 심장 앞쪽에 존재하는 작은 기관이다. 흉선의 주요 임무는 T림프구를 교육시키는 것이다. 골수에서 처음 생성된 나이브 T림프구는 흉선으로 이동해서 교육을 마쳐야 실제 면역반응에 투입될 수 있다. 흉선은 또 면역세포들의 작용에 도움이 되는 면역 호르몬을 분비하기도 한다. 그런데 나이가 들수록 흉선은 크기가 작아지고, 정상적인 실질조직이 지방조직으로 대체되면서 퇴화된다.

규칙적인 운동은 면역노화를 지연시키는데, 위의 두 가지 면역노화의 핵심 현상 또한 지연시킨다.[185] 신체 활동량이 높은 노인들은 보다 높은 비율의 나이브 T림프구를 보유하고 있고, 오래된 T세포의 축적도 덜하다. 운동은 오래된 T림프구의 세포자멸사(apoptosis, 편집자 주: 우리 몸의 정상 세포는 수명이 다하거나 유전자에 치명적인 변이가 생기면, 주변 조직에 피해를 주지 않도록 스스로 사멸하는 프로그램을 작동시킨다)를 촉진시키는 동시에, 비워진 자리가 나이브 T림프구로 채워질 수 있도록 하여, 림프구의 상태를 질적으로 개선시키는 것이다.

신체 활동량이 높은 노인들은 흉선의 기능도 더 잘 유지되고, 흉선 위축도 덜하다. 그리고 만성 저등급 염증 상태인 '염증노화(inflammageing)'의 정도도 낮다. 이 부분에 있어서는 근육의 역할이 크다. 근육은 사이토카인(cytokine)을 분비한다.[185] 사이토카인은 보통 면역세포에 의해 분비되지만, 근육도 이것을 분비한다. 이렇게 근육에서 분비된 사이토카인은 근육을 의미하는 접두사 마이오(myo-)를 붙여 마이오카인(myokine)이라고 부른다. 마이오카인은 면역력을 증강시키고, 항염작용을 하며, 흉선 기능을 유지시킨다. 이렇게 근육은 면역기능 보존 및 유지의 기능을 지녀 제2의 면역기관으로 불린다.

이러한 기전을 통해 운동은 면역노화를 거슬러 면역력을 유지시킨다. 그리고 항염 효과도 발휘하기 때문에 다양한 만성질환으로부터 몸을 보호하는 예방 효과를 발휘한다.

활성산소 잡는 채소, 과일 섭취량

면역력 관련 문제로 내원하는 분들에게 하루에 채소, 과일을 몇 회나 드시는지, 하루에 드시는 채소, 과일의 무게가 얼마나 되는 지를 물어보면, 대다수가 매우 적게 섭취하고 있다. 안타깝게도 대부분 하루에 채소, 과일을 어느 정도 먹는 것이 건강에 이로운 지 잘 알지 못한다. 세계보건기구의 권고 사항을 살펴보면, "전 반적인 건강 증진과 질병의 예방을 위해 지방, 당분, 소금을 줄 인 건강한 식단을 실천하고, 동시에 400g 이상의 신선한 채소와 과일을 섭취할 것"이라고 명시하고 있다.* 물론 이것보다 더 많 은 양을 권고하는 국가도 있다. 그래서 채소, 과일의 섭취량 권 고 범위는 400~800g에 이른다.[186] 이 권고량은 주먹구구로 결정 된 것이 아니라, 연구 결과에 기반한 것이다.

2021년 《Circulation(미국심장협회지)》에 발표된 연구는 10만 명을 전향적으로 추적하여 채소, 과일 섭취량과 사망률 사이의 관계를 조사했다. 그 결과, 채소, 과일을 하루에 5회 먹는 것이 사망률을 낮추는 데 가장 효과적인 것으로 분석됐다.[187] 그리고 채소와 과일을 나누어서 봤을 때 과일은 하루 2회, 채소는 하루

---

* 채소 섭취를 많이 하면 안 되는 분들도 있다. 신장기능이 떨어진 상태인 만 성신부전이 있는 분들은 채소 섭취를 많이 하는 것 자체가 위험하다. 이렇 게 확립된 질환이 있는 경우에는 병원에서 영양 상담 시 교육받은 만큼만 먹어야 한다.

에 3회 섭취(감자와 같은 전분성 채소는 제외)하는 것이 사망률을 가장 많이 낮추었다. 여기서 1회는 음식의 '1회 제공량'을 의미한다. 대략적으로 요리된 채소는 1/2컵, 생채소는 1컵, 주먹 크기의 과일 1개, 베리류는 1/2컵이 1회 제공량에 해당한다. 무게로 따지면 1회 제공량은 75~150g에 이르니, 이를 기준으로 하루 채소, 과일의 5회 섭취량을 계산하면 375~750g 정도 된다.

그림 12 | 과일 1회 제공량

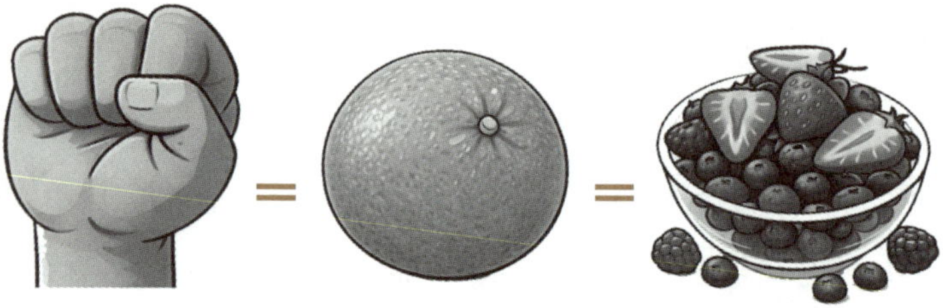

이 연구에서 특이할 만한 점은, 사망률을 질병에 따라 분류했을 때 암사망률에 있어서 과일 섭취와 채소 섭취의 차이이다. 과일 섭취량이 증가하면 암사망률이 감소하는데, 하루 2회 섭취 시 사망률이 가장 낮아졌다. 그런데 채소 섭취량은 암사망률과 아무런 관련성을 보이지 않았다.[187] 이 관찰은 암의 생장을 억제하는 물질이 채소보다 과일에 들어 있다는 것을 암시한다. 이 연구를 보면서, 부모가 자식에게 가장 좋은 것을 물려주려 하는 것처럼 식물도 그 후손에게 물려줄 가장 좋은 것을 과일에 담고 있는 것은 아닌가 하는 생각이 들었다. 암 생존자분들은 과당이 암세포 증식을 촉진하기 때문에[188] 과일 먹는 것을 불안해하기도 하는데, 이 연구는 오히려 과일을 하루 2회까지 먹는 것은 이로울 수 있다고 이야기한다.

그러나 과일 주스 섭취는 이러한 보호 효과가 관찰되지 않았다.[187] 연구자들은 과일을 주스로 섭취할 경우 음식으로 섭취할 때보다 갑자기 혈당이 올라, 과일의 좋은 효과가 상쇄될 것이라고 설명했다. 과당이 암세포 증식을 촉진한다는 것은 설탕 시럽과 같이 과당 고함량 식품 첨가물에 해당하는 말이다.[188] 암 생존자이더라도 생과일로 먹는 하루 2회 분량의 과일은 몸에 건강하니, 마음 놓고 드셔도 좋다.

2017년 《Lancet》에 발표된 다른 연구는 13만 명을 전향적으로 추적하여 과일, 채소, 콩 섭취량과 사망률의 관계를 조사했다.[21] 과일, 채소, 콩 섭취량을 함께 분석했을 때 섭취량이 많을수록 비심혈관질환 사망률과 전체 사망률이 감소하는데, 하루 3~4회(375~500g/day) 섭취할 때 사망률이 최저치에 이른다고 보고했다.[21] 그리고 익힌 채소는 생채소에 비해 보호 효과가 줄어드는 것으로 분석됐다. 이것은 채소가 익혀지는 과정에서 영양소가 파괴되거나 손실된다는 것을 간접적으로 나타낸다.

2017년 《International Journal of Epidemiology(국제역학저널)》에 실린 메타분석은 95개의 전향적 연구를 모아서 분석했다.[186] 이 연구는 위의 두 연구에서 보여준 것보다 훨씬 더 많은 양에서도 사망률 감소가 관찰된다는 것을 보여준다. 채소, 과일 섭취량이 800g에 이를 때까지, 사망률이 섭취량에 반비례하여 감소한 것이다. 질환별로 나누어 보았을 때 심혈관질환 사망률 감소 추세는 800g까지 관찰되었고, 암사망률 감소 추세는 600g까지 관찰됐다. 이 연구는 또 채소, 과일의 종류와 사망률 사이의 관계도 조사했다. 사과와 배, 감귤류, 녹색 잎채소, 십자화과 채소 및 샐러드는 심혈관질환 사망률을 낮추었다. 그리고 녹황색 채소와 십자화과 채소는 암사망률을 낮추었다.

이렇듯 연구 결과를 기반으로 보면, 건강을 유지하기 위한 채소, 과일 섭취량은 400~800g이라는 것을 알 수 있다. 즉 세계보건기구의 권장사항 400g은 최소한의 양을 이야기하는 것이다. 그러므로 이에 미치지 못하는 상태라면 섭취량을 늘릴 수 있도록 노력해보기를 권유한다.

채소, 과일 섭취량을 결정할 때 고려해야 할 사항이 한 가지더 있다. 바로 운동량이다. 만약 평소 하는 운동이 권고 수준의하한치(1주에 중강도 운동 150분 또는 고강도 75분) 정도라면 채소, 과일을 400g만 먹어도 충분할 것이다. 그러나 만약 운동량이 이보다 월등히 많다면 400g보다 더 먹어야 한다. 운동으로인한 활성산소 생산량도 더욱 많을 것이고, 이것을 중화하기위해 더욱 많은 항산화제가 필요할 것이기 때문이다. 현재 운동량과 채소, 과일 섭취량이 균형 잡힌 상태인지는 앞서 설명한 것처럼 몸의 피로감을 기준으로 판단하면 된다. 조금 더 정확한 평가를 원한다면, 활성산소 스트레스 균형검사를 받아보는 것도 좋다.

활성산소 자가 평가 및 운동 전략

현재 내 몸의 활성산소 상태를 자가로 평가하고, 적절한 운동 전략을 수립하기 위해 아래 4가지를 먼저 평가해본다.

① 현재 육체 피로가 있는가?
② 현재 운동을 하고 있는가?
③ 현재 운동량은 얼마나 되는가?
④ 채소, 과일 섭취량은 충분한가?

A. 피로감이 없고, 운동을 하지 않는 경우: 운동을 시작한다.
B. 피로감이 있고, 운동을 하지 않는 경우: 채소, 과일 섭취량을 점검한다. 1~2주간 채소, 과일 섭취량을 늘린 후 운동을 가볍게 시작해본다.
C. 피로감이 있고, 운동을 정기적으로 하는 경우: 피로감이 운동을 많이 해서 발생한 것은 아닌지, 운동량을 점검한다. 운동량이 권고되는 양보다 너무 많은 경우 운동을 줄인다. 채소, 과일 섭취량을 운동량에 비례해서 늘려본다.
D. 피로감이 없고, 운동을 정기적으로 하는 경우: 현재 운동량을 유지한다.

수면부족으로 피로하다면 수면을 충분히 보충하고 휴식을 취한다. 채소, 과일 섭취량과 운동량이 양호한데 피로감이 지속된다면, 다른 문제가 없는 것인지 확인하기 위해 진료를 받아보실 것을 권유드린다.

잠은 딱 7~8시간만

내가 중고등학교에 다니던 때만 해도, 사당오락(四當伍落)이라는 말이 많이 사용됐다. 하루 네 시간만 잠자면서 공부하면 대학입시에 성공하고, 다섯 시간 이상 자면 떨어진다는 뜻이다. 한국전쟁 후 폐허가 된 나라를 다시 일으킬 수 있었던 우리나라 사람들의 저력은 근면 성실함이다. 한국 사람들은 뼛속까지, 남보다 일찍 일어나 일하고, 더 늦게까지 일하는 근면 성실함을 지니고 있다. 그런데 이제 나의 근면 성실함이 건강한 방식의 근면 성실함인지 한 번쯤 점검해볼 때가 됐다. 근면 성실하기 위해 만약 잠잘 시간을 줄이고 있다면, 그것은 건강을 희생하는 방식이기 때문이다. 아무리 사회적인 성공을 이루더라도 건강을 잃는다면 다 잃는 것이다.

면역력 이상으로 고생하는 분들 중에 수면시간을 잘 못 챙기는 분들이 많다. 가장 힘들어하는 경우는 한국에서 일하지만, 외국과 협업 중인 분들이다. 낮시간에는 한국 업무를 하고, 밤에는 외국 시간에 맞추어 컨퍼런스 콜을 해야 한다. 밤에 잠들지 못하고 회의 시간까지 깨어 있어야 하거나, 혹은 잠을 자다가 일어나서 회의를 하고, 다시 자야 한다. 이것은 건강에 해롭다. 일과 수면이 섞이게 되면서 수면이 망가지기 때문이다.

수면은 우리 몸이 집청소를 하는 시간이다. 낮 동안에는 밖에 나가서 '싸우거나 도망가기(fight or flight)' 위해 교감신경이 활성화되어 있고, 항상 긴장 상태에 있다. 이러한 상태에서는 집청소를 할 시간이 없다. 우리 몸에 대사 부하나 손상된 부분이 있더라도, 이것을 해결할 여유가 없다는 뜻이다. 그래서 밤까지 기다린다. 밤이 되어 교감신경 스위치가 꺼지고 부교감신경이 활성화되면, 이윽고 우리 몸은 이완되어 '휴식과 회복(rest and repair)'

의 시간을 가질 수 있게 된다. 낮시간 동안 하지 못했던 집안 청소를 하는 것이다. 대사 부하를 조절하고, 조직 손상을 수복 및 재생한다. 이러한 낮-밤, 교감-부교감 주기를 돌며, 우리 몸은 항상성(homeostasis)*을 유지한다. 만물의 현상이 '음양'의 조화로 설명되듯, 우리 몸도 '음양'의 사이클이 적절하게 운행되어야 건강을 유지할 수 있는 것이다.

그런데 만약 야간 업무로 인해 부교감신경이 켜질락 말락 하다가 결국 다시 교감신경이 켜지면, 신체기능을 유지 보수하고 항상성을 유지하는 데 문제가 생긴다. 야간 업무로 인해 수면시간이 줄어들고, 업무를 끝낸 직후 잠을 자려고 해도 교감신경 톤이 올라간 상태라, 몸이 매우 피곤한 상태임에도 불구하고, 잠이 빨리 안 드는 경우도 많다. 잠을 조금 자다가 일어나서 업무를 보고, 다시 잠들어야 하는 경우도 다시 잠들기가 힘들고, 다시 잠든다 해도 정상적으로 수면을 취할 때만큼 신체기능도 원활히 되지 않는다.

불충분한 수면은 다양한 측면에서 건강에 위험을 초래한다. 비만, 당뇨병, 고혈압, 심혈관질환, 뇌졸중, 정신질환의 발생 위험성이 증가하고, 인지기능이 떨어져 치매 발생 위험성도 높아진다. 낮시간의 작업 생산성이 감소하며, 작업 중 사고 발생 위험성도

---

* 항상성은 우리 몸이 내부 환경을 일정하게 유지하려는 조절 메커니즘을 의미한다. 체온, 혈당, 혈압, pH, 수분량 등 중요한 생리적 변수들을 일정한 범위 내에서 유지하는 능력이다. 이 균형이 깨지면 세포 기능에 문제가 생기고, 장기적으로는 질병으로 이어질 수 있다.

증가한다. 결과적으로 모든 원인으로 인한 사망률이 증가한다.

따라서 무슨 일이 있더라도, 아무리 일이 중요해도 건강을 위해 반드시 챙겨야 하는 것, 손해 보지 말아야 하는 것은 충분한 수면시간이다. 그러면 몇 시간을 자야 하는 걸까? 수면시간과 면역력의 관계를 알아보기 위해 미국에서 진행되었던 실험이 있다.[189] 건강한 참가자의 코 점막에 감기 바이러스를 묻혀 주고 격리시킨 후 수면시간에 따른 감기 발생률의 차이를 확인했다. 그 결과, 5시간 미만으로 수면을 취했던 사람들의 45%, 즉 거의 절반에서 감기가 발생했다. 5~6시간의 경우 30%, 6~7시간의 경우 22%, 7시간이 넘을 경우 17%가 감기에 걸렸다. 수면시간이 점차 늘어갈수록 감기에 덜 걸렸다. 이 실험은, 면역력이 건강한 상태로 유지되기 위해서는 7시간 이상의 수면시간이 필요하다는 것을 보여준다.

그러면 잠은 많이 잘수록 좋은 것일까? 그 질문에 답해주는 연구도 있다. 이 연구는 반갑게도 한국에서 진행된 연구이다. 20세 이상의 성인 1만 3,164명에서 수면시간을 설문하고, 전향적으로 9.44년간 추적하여 수면시간과 사망률의 관계를 조사했다.[190] 그 결과, 모든 원인에 의한 사망률이 가장 적은 수면시간은 7~8시간이었다. 특히 질환별로 분석했을 때는 호흡기질환과 심혈관질환에서 이 패턴이 더욱 극명하게 확인되어, 수면시간이 이보다 적거나 많을 경우 사망률이 급격하게 증가했다.

수면시간은 감정상태에도 지대한 영향을 미친다. 역시 한국에서 진행된 연구로, 5만 4,948명의 중고등학생을 대상으로 수면

시간과 청소년의 위험 행동 간의 관련성을 조사한 연구가 있다.[191] 그 결과, 5시간 미만으로 수면시간이 짧을수록 자살 충동 위험도가 1.43배, 자살 시도 위험도는 1.78배로 증가했다. 잠을 너무 많이 자는 것도 좋지 않았다. 9시간 이상의 긴 수면시간 또한 자살 시도 위험도를 1.5배 증가시켰던 것이다. 수면시간은 우울증과 불안증에 영향을 주고, 이것이 자살 시도로까지 이어지는 것이다. 우리나라의 청소년은 과도한 학습 부하로 자의로 또는 타의로 수면시간을 줄이면서 공부하고 있다. 이 연구는 정서적으로 불안한 청소년에게 공부만을 닦달하기보다 적절한 수면을 통해 정신 건강을 회복할 수 있도록 적극적인 조치가 필요하다는 점을 시사한다.

잠을 매일 충분히 잘 수 있으면 좋겠지만, 바쁜 현대인의 일상은 이를 허락하지 않는다. 이럴 때 부족한 잠을 몰아서 주말에 자주면 어떨까? 이에 관해서도 여러 연구가 진행되었는데, 부족한 잠을 주말에 보충해주었을 때 고혈압, 대사증후군, 심혈관질환, 우울증, 삶의 질, 다양한 질환과 건강 지표가 개선되는 것이 확인됐다.

수면 건강에서 또 한 가지 챙길 점은, 일찍 잠자리에 들기와 규칙적인 수면 패턴 유지이다. 잠드는 시간이 늦어지거나 수면 패턴의 변동성이 큰 경우, 여러 가지 건강 지표에 해로운 영향을 미치는 것으로 보고되었기 때문이다.

우리나라 사람들의 수면시간은 OECD 국가 중 꼴찌라고 한다.[192] 하루 평균 수면시간은 7시간 41분으로 OECD 평균인 8시간 22분에 비해 적다. 평균 시간만 보면 나쁘지 않은 것 같지만, 평균이 낮다는 것은 7~8시간에 못 미치게 자는 사람의 비율도 그만큼 높다는 것을 의미하기 때문에 주의가 필요한 대목이다. 그런데 그나마 이것도 이전보다는 개선된 것이라고 한다. 우리나라 사람들의 평균 수면시간은 2004년에 6.85시간이었는데, 2019년에는 7.24시간으로 개선됐다. 개선된 이유는 토요일 근무를 안 하게 된 데 있다고 한다![193]

정리해보면, 수면은 건강을 지키는 최후의 보루와도 같다. 잠이 무너지면 건강이 무너질 수 있다. 면역력을 올리고 건강을 지키려면, 하루 7~8시간 취침하고, 잠자리에 일찍 들고, 규칙적인 수면습관을 유지하는 게 중요하다. 더불어 앞서의 논의는 성인을 기준으로 한 것이다. 건강한 수면시간은 연령대마다 달라지기 때문에, 아래 미국수면재단의 수면시간 권장사항에 따라 나이에 따른 수면시간을 점검해보기 바란다.[194]

표 8 | 연령대별 권장 수면시간(미국수면재단)

연령대	연령 범위	권장 수면시간(시간/일)
신생아	0~3개월	14~17
영아	4~11개월	12~15
유아	1~2세	11~14
학령전 아동	3~5세	10~13
학령기 아동	6~13세	9~11
청소년	14~17세	8~10
청년	18~25세	7~9
성인	26~64세	7~9
노년층	65세 이상	7~8

면역력이 안 오른다면, 감정을 돌볼 때

면역력이 떨어져 다른 의원에서 면역력 치료를 받았는데, 여전히 면역력이 오르지 않는다며 찾아오는 분들이 종종 있다. 이야기를 들어보면, 면역력 주사를 패키지로 끊어서 수십 회나 맞았는데, NK세포활성도가 여전히 제자리라는 것이다!

이분들의 면역력 평가를 해보면, 면역력이 오르지 않는 것이 당연했다. 어떤 분은 미량영양소 결핍이 지속되고 있었고, 어떤 분은 수면이 개선되지 않았고, 어떤 분은 운동을 하지 않고 있었고, 또 어떤 분은 직장과 가정에서 해결되지 않는 문제로 정신적인 스트레스가 지속되고 있었다. 건강 관리에서 필수적인 부분들을 개선하지 않은 채 면역력 주사를 맞으며 면역력이 개선되기를 바라는 것은, 먼 과거 역사에서 노예들에게 밥도 주지 않고 쫄쫄 굶기며, 잠조차 재우지 않은 채 힘내서 일하라고 채찍질했던 것과 같다. 면역력 진료는 전인적 관점에서의 접근이 필요하다. 가장 눈에 띄는 영양 상태 문제에서부터 식습관, 운동습관, 수면습관을 두루 짚어보고, 감정상태까지 살펴야 한다.

그런데 가장 간과되는 부분이 바로 감정상태이다. 감정상태가 면역력과 밀접하게 연관되어 있다는 점에 대한 대중적 인식이 아직 충분하지 않아서이다. 면역력을 올리기 위해서는 행복해야 한다. 그렇지 못하다면 얼른 행복감을 느낄 수 있는 상태가 되도록 적극적인 조치를 취해야 한다.

몇 해 전, 40대 후반의 남성분이 다른 의원에서 면역력 주사를 많이 맞았는데도 면역력이 오르지 않는다고 내원했다. 평가해보니 다른 부분에서는 문제가 없었다. 다만 극심한 정신적 스트레스가 해결되지 않고 있었다. 그래서 면역력 주사는 이제 그만 맞고, 정신과 진료를 받을 것을 권유했다. 그리고 정신적인 스트레스를 운동으로도 함께 풀어볼 것을 추천했다. 이렇게 감정적인 부분을 다루어주니, 별다른 주사치료 없이도 NK세포 활성도가 자연스럽게 정상화됐다!

우리의 감정상태와 면역력은 밀접하게 연관되어 있다. 우울감과 불안감을 느낄수록 교감신경이 작동하면서 스트레스 호르몬이 방출된다. 스트레스 호르몬은 면역력을 떨어뜨린다. 필수적인 면역기능은 작동하지 않고, 불필요한 면역반응인 염증반응은 증가한다. 그 결과로 감염증과 암 발생에 취약해지고, 자가면역질환, 심혈관질환 등 여러 가지 염증성질환의 발생 위험성이 높아진다. 이러한 면역학적 불균형 상태는 다시 뇌신경 조직에 염증을 일으키는 신호로 작용해, 정신과적 질환을 심화시킨다. 이렇게 정신과적 질환으로 인해 면역반응 불균형이 발생하고, 이것이 다시 정신과적 질환을 심화시키는 현상은 면역정신의학(immunoneuropsychiatry)이라는 이름으로 연구되고 있다.

이 부분에 직접적인 도움을 줄 수 있는 것이 명상이다. 명상은 정신과적 영역에서는 감정상태 개선에 도움이 되고, 면역력 영역에서는 염증반응을 줄여주고 면역세포의 숫자와 기능, 항체역가를 증가시킨다는 것이 확인됐다.[195] 면역정신의학이 봉착한 악순환을 끊어줄 수 있는 가장 효과적인 치료법인 것이다.

지금까지 면역력에 대해 알아보았다. 면역력을 관리하는 수칙은 잘 먹고, 푹 자고, 적절히 운동하고, 오늘 하루도 행복하게 보내는 것이다. 이 쉬운 말들이 내 삶 속에 녹아들어 현실이 되도록 힘써보면 좋겠다.

면역력 올리기, 기본부터 챙겨야

1. 잘 먹는다. 미량영양소까지 챙길 수 있도록 건강하고 다양한 식재료를 사용한다. 반찬 개수를 늘린다.
2. 적절히 운동한다. 운동은 너무 적게 해도, 너무 많이 해도 해로우니 권고 수준 범위로 맞춘다.
   - 운동 권고 범위: 유산소 운동은 중강도로 1주에 150~300분(고강도 운동은 75~150분), 근력운동은 대근육 중심으로 주 2회 이상
3. 운동 후 다음 운동은 몸이 회복된 후에 한다. 피곤하거나 아플 때는 운동을 쉰다.
   - 운동 후 몸이 회복하는 데 필요한 시간: 3시간~3일
4. 채소, 과일을 잘 챙겨 먹는다. 운동을 많이 한다면 조금 더 먹는다.
   - 세계보건기구 권고 기준: 400g 이상
   - 600~800g까지 늘렸을 때 사망률 개선 효과 있음.
   - 암사망률을 가장 낮추는 과일 섭취량: 하루 2회, 1회 제공량은 약 100g(주먹 크기의 과일 1개 또는 베리류 1/2컵)
5. 잠을 잘 잔다. 일찍 잠자리에 들고, 규칙적인 수면습관을 갖는다. 주중에 잘 못 잤다면 주말에 몰아서라도 수면을 보충한다.
   - 최적 수면시간: 7~8시간
6. 감정을 돌본다. 매 순간 행복할 수 있도록 노력한다. 명상이 도움이 된다.

2. 만성통증과 만성염증

대체의학과 현대의학의 서로 다른 언어

대학병원에서 수련을 마치고 퇴국할 무렵부터 한동안 대체의학에 꽂혀 있었다. 의사가 되어보니, 현대의학은 나의 기대와 달리 질병을 고치지 못하고, 증상을 완화시키거나 생명을 연장할 뿐이었다. 나는 어떻게 병을 낫게 할지에 대한 타는 목마름이 여전했고, 이것은 대체의학 공부로 이어졌다.

사실 대체의학적 설명은 현대의학을 공부한 의사에게는 좀 말이 안 되게 느껴질 때가 많다. 그런 느낌을 가장 많이 받았던 것이 '효소'에 대해 쓴 대체의학 전문가의 책이다. 그 책은, 사람이 가지고 태어나는 '효소 원형'의 양에는 한계가 있는데, 이것을 살면서 너무나 빨리 다 써버려서 질병이 생기기 때문에, 효소를 보충해야 한다고 이야기했다. 처음 이 책을 읽었을 때는 황당하기 그지없었다. 가지고 태어나는 효소의 총량 같은 것은 없다. 효소는 생화학 반응을 촉진시키기 위해 우리 몸이 만들어내는 물질로, 단백질 공급이 충분하다면 효소를 만들어내는 것은 죽을 때까지 문제가 없다. 물론 나이가 들면 효소를 만들어내는 샘(gland) 조직, 예를 들어 침샘이나 췌장 같은 소화효소를 만들어내는 조직이 지방으로 대체되면서 퇴화하기 때문에, 소화효소를 만들어내는 기능이 젊었을 때보다 줄어드는 것은 사실이다.[196] 그렇지만 그것도 소화효소에 국한된 것이다. 그리고 모든 효소는 세포가 필요로 하는 만큼 세포 안에서 처음부터 자체적으로 생산하는데, 아미노산을 하나하나 올려서 쌓아가는 방식이다. 이미 만들어진 어떤 효소 원형을 가져다 그 위에 뭔가를 더 얹어서 만드는 방식이 아닌 것이다. 즉 효소를 만들기 위한 재료인 단백질 섭취를 충분히 해주면 효소 생산에는 문제가 없다.

그럼에도 불구하고 이 대체의학 전문가가 무슨 이야기를 하려는 것인지 말이 되게 끼워 맞춰보려고 한참을 고민한 뒤, '아하!' 하는 순간이 왔다. 대체의학 전문가의 설명은 어느 정도 은유적으로 해석해야 이해가 될 때가 많다. 이 맥락에서 효소는 항산화제를 의미하는 것 같았다. 나이가 들수록 세포가 느끼는 산화스트레스가 많아져 노화가 촉진되고 만성질환이 생겨나는데, 그때 부족한 것이 항산화제인 것이다. 그래서 항산화제를 충분히 섭취해주면 몸이 더 건강해지는데, '효소'라는 방식으로 항산화제를 섭취하게 하려는 시도인 것 같았다. 여러 식물성 식품과 천연물을 발효시켜 추출한 것이 효소 제품이기 때문이다. 이때 '효소'는 의학 교과서에서 사용되는 '효소(enzyme)'와 다른 의미이다. 항산화 파이토케미컬 함량이 높은 음식이라는 표현이 더 맞다.

이러한 설명은 자연치유를 위해 생채식을 해야 한다는 대체의학 전문가들의 주장과도 맥락을 같이 한다. 기(氣), 즉 생명에너지를 보거나 느끼는 분들은 "'화식(火食)'을 하게 되면 생명에너지가 다 죽기 때문에, 살아 있는 기운을 섭취하기 위해서는 '생식(生食)'을 해야 한다"고 이야기한다. 익힌 채소가 아닌 생채소를 먹어야 한다는 말인데, 채소는 익히는 과정에서 항산화제 손실이 일어나기 때문에, 익히지 않고 먹어야 항산화제 섭취량을 더욱 높일 수 있다는 맥락에서 이해할 수 있다.

이렇게 여러 대체의학적 언어는 다름 아닌 항산화 성분의 섭취량을 늘리라고 이야기하고 있었다. 사용하는 말의 정의나 표현이 약간씩 다를 뿐 대체의학도 본질적으로는 현대의학과 같은 메시지를 전하고 있었다.

난데없이 이 이야기를 자세히 한 이유는, 생채식 등의 방법으로 항산화 성분 섭취를 늘렸을 때 가장 확연하게 이득이 되는 질환이 바로 이 파트의 주제인 '만성통증과 만성염증'이기 때문이다.

불난 집에 필요한 것은 소화기

만성통증과 만성염증은, 하나는 통증이 주된 증상이고, 다른 하나는 피로감이 주된 증상이다. 그런데 두 상태에는 공통 분모가 있는데, 미세한 수준에서 염증, 즉 불필요한 면역반응이 지속되고 있다는 점이다. 세세한 병인론은 다르더라도 염증이 진행되고 있는 상태이다. 다만 염증의 수준이 매우 미세하기 때문에 염증 수치 검사로는 확인되지 않는다. 하지만 이런 수준의 염증도 지속되다 보면 조직에 손상을 일으킨다. 이런 손상이 쌓이다 보면 증상이 점차 더 생겨나고, 결국 진단기준에 부합하는 상태가 된다. 그러면 그제서야 질병으로 진단된다.

염증은 영어로 'inflammation(인플라메이션)'이라고 한다. 이 단어는 라틴어 'inflammare(인플람마레)'에서 유래했는데, '내부'를 뜻하는 'in-'과 '불타다'라는 의미의 'flammare'가 조합된 것이다. 염증이 있는 부위는 뜨겁고, 붓고, 빨개지며, 아파지기 때문에, 마치 '몸 안에서 불이 난 것 같은' 상태에 비유해 염증을 'inflammation'이라고 이름 붙이게 됐다.

이처럼 염증은 '불난 집'에 빗대어 이야기해볼 수 있다. 불은 처음에는 작은 불씨로 시작한다. 그리고 집을 조금씩 태워나간다. 그러다 어느새 큰불이 되면서 집 한 채를 다 태워버린다. 그런데 만약 집 주인이 불씨 단계에서 껐다면, 또는 가재도구 정도만 태운 작은 불의 단계에서 발견하고 껐다면, 피해는 상당히 줄어든다. 불난 집에 필요한 것은 소화기이다. 소화기에는 여러 종류가 있고, 화재의 특성마다 적합한 소화기가 따로 있다. 하지만 어떤 소화기라도 불을 끄는 데는 그럭저럭 다 도움은 된다.

이 비유에서 '불씨'나 '작은 불'은 질병 전단계를 의미한다. 아직 질병으로 확립되지는 않았지만, 통증과 피로감 같은 비특이적인 증상이 있는 단계이다. 큰불은 진단기준에 부합해진 질병을 의미한다. 그리고 소화기는 채소, 과일, 올리브유, 견과류, 콩류, 허브 등 항산화 식품을 의미한다. 즉 만성통증과 만성염증은 질병 전단계에서 식단 관리를 통해 큰 병이 발생하는 것을 막을 수 있다는 이야기이다.

자가항체는 자가면역질환으로 진단되기 수년 먼저 나타난다

염증이 질병 전단계에서 질병으로 확립되는 과정은 대표적인 만성염증성질환인 자가면역질환에서 많이 연구됐다. 류마티스관절염이나 전신홍반성루푸스와 같은 자가면역질환은 염증의 결과로, 각 진단에 특징적인 자가항체(autoantibody)가 검출된다. 이들 자가항체가 진단 시점을 기준으로 언제부터 발생하는지 조사한 연구가 있다. 네덜란드에서 헌혈자의 과거에 보관된 혈액샘플을 조사한 연구에서는, 진단 시점으로부터 최장 13.8년 전, 중앙값(편집자 주: 데이터를 크기순으로 나열했을 때 가장 한가운데 위치하는 값. 극단적인 수치에 영향을 많이 받는 '평균'보다 전체 데이터의 경향을 더 객관적으로 보여주는 지표로 쓰인다) 4.5년 전부터 류마티스관절염 관련 자가항체가 관찰된다고 보고했다.[197] 또한 미군이 매년 신체검진을 받을 때 채혈해 두었던 혈액 샘플을 조사한 연구에서는 진단 시점으로부터 최장 9.4년 전, 평균 3.3년 전부터 루푸스 자가항체가 관찰된다고 보고했다.[198]

이들 연구 결과는 자가면역질환이 짧게는 3~4년, 길게는 10년 이상에 걸쳐 발생하는 질환이라는 것을 보여준다. 어떠한 최초의 사건으로 인해 불씨가 되는 염증이 생기고, 작은 불은 다른 곳으로도 옮겨붙어 또 다른 여러 개의 작은 불을 일으킨다. 염증반응이 연쇄적으로 일어나는 것이다. 그러다가 어느 순간 염증반응의 결과로 세포가 파괴되면서 나온 세포 잔해물에 대해 염증반응이 일어나 자가항체가 만들어진다. 그리고 자가항체는 또 다른 염증반응을 일으킨다. 이렇게 작은 불이 끊임없이 이어지다 보면 점차 큰불이 되어, 자가면역질환의 진단기준에 부합하는 증상들이 나타나 진단이 확립된다. 이 과정은 수년에 걸쳐 서서히 진행된다. 이렇게 자가면역질환은 어느 날 갑자기 생기는 질병이 아니라, 긴 시간에 걸쳐 진행되는 질환이다. 이는 어찌 보면 다행한 일이다. 질병 전단계에서 이를 인지한다면, 질병으로 향하고 있는 흐름을 바꿀 기회가 있다는 것을 의미하기 때문이다.

그런 의미에서 요즘은 건강검진 항목에 자가항체 검사가 포함되는 경우가 많다. 대표적으로 류마티스 인자(rheumatoid factor, RF)와 항핵항체(anti-nuclear antibody, ANA)가 사용된다. 류마티스 인자는 류마티스관절염에 특징적인 자가항체로, 덴마크 연구에 따르면 일반 인구의 4.3%에서 관찰된다.[199] 항핵항체는 다양한 자가면역질환에서 발견되는 자가항체로, 미국 일반 인구에서 1990년대에는 11%에서 관찰되었는데, 2010년대 들어 16%로 증가했다고 보고됐다.[200]

알아두기 13

자가항체란?

항체는 병원균이 침입했을 때 이에 대적해 싸우기 위해 면역세포가 만들어내는 총알에 비유할 수 있다. 항체는 특정 병원균에 딱 달라붙을 수 있도록 병원균의 모양에 따라 디자인된다. 마치 퍼즐 피스를 맞출 때 모양이 딱 맞아야 하는 것처럼 항체는 병원균의 모양에 딱 맞도록 제작된다.

만약 항체가 내 몸의 정상 조직의 모양과 딱 맞게 만들어지면 큰일이다. 이런 항체를 자가항체라고 부르는데, 자가항체가 생기면 내 면역계가 내 몸을 공격하는 일이 발생한다. 면역계는 이런 일이 일어나는 것을 방지하기 위해 '면역관용(immune tolerance)'이라는 방어기제를 가지고 있다. 즉 면역세포의 발달 단계에서 내 몸의 정상 조직과 모양이 들어맞는 놈들을 미리 죽여버리는 것이다. 이렇게 기본적으로 면역세포는 내 몸에는 반응하지 않는 것들로만 선택된다.

그런데 어떠한 물리화학적 자극으로 조직이 손상되어 정상 세포가 깨지게 되고, 죽은 세포의 잔해가 청소부 면역세포에 의해 빨리 제거되지 못한 채 혈류에 흘러다니게 되면 문제가 생긴다. 총알을 만드는 면역세포가 이것을 병원균이라고 인식하고, 항체를 만들어내는 것이다. 이렇게 자가항체가 만들어진다.

검진에서 자가항체가 확인됐다고 무조건 걱정할 필요는 없다. 자가항체가 확인된 사람들 중에서 사는 동안 자가면역질환으로 진단되는 사람은 10% 안팎이기 때문이다.[201] 만약 농도가 높지 않고, 일상생활의 신체기능에 문제가 없으며, 생활습관이 건강하다면 걱정하지 않아도 된다. 그러나 자가항체 농도가 높고, 충분히 쉬어도 개선되지 않는 피로감이나 설명되지 않는 피부 이상 반응 또는 통증이 동반되며, 생활습관마저 건강하지 않다면, 주의를 기울일 필요가 있다.

류마티스 인자와 류마티스관절염

50대 초반으로 당뇨병 조절을 위해 내원했던 남자 환자분이 있다. 외부병원에서 시행한 검진 결과를 가져왔는데, 류마티스 인자가 100IU/mL(정상범위 20IU/mL 미만)를 넘고 있었다. 류마티스 인자가 100IU/mL을 넘을 경우 정상인에 비해 향후 류마티

스관절염이 발생할 확률이 26배에 달한다.[202] 이분은 현재 류마
티스관절염 증상은 없었지만, 이러한 상태가 방치될 경우 나이
가 들어서는 류마티스관절염이 발생할 수 있는 고위험군이다.
이분은 식습관 개선 등 생활습관 관리를 하면서 류마티스 인자
를 50IU/mL 미만으로 많이 줄였다.

류마티스관절염은 유전적인 위험을 지니고 있는 상태에서
흡연, 불건강한 식단, 장내미생물 불균형, 치주염, 공해 물질, 직
업 분진 등 여러 가지 환경적인 위험 요소에 반복적으로 노출되
어 발생한다. 처음에는 아침에 뻣뻣한 느낌이 나타나거나 주먹
을 꽉 쥐기가 불편하고, 악수를 하듯 손을 쥐면 통증이 있다. 이
때는 관절통(arthralgia) 단계로, 아직 관절염(arthritis)은 아니다.
그러나 이 단계에서 염증이 멈춰지지 않는다면 결국 진행하여
X-선 등으로 확인 가능한 관절염이 생기는 것이다.

만약 류마티스 인자가 높게 나오거나 류마티스관절염의 가
족력이 있다면, 류마티스관절염의 위험인자에 대해 알아보고,
위험인자를 피하는 것이 예방의 첫걸음이 될 수 있다. 류마티스
관절염의 발생에 유전적인 요인의 기여는 50~70%에 이르지만,
일란성 쌍둥이 중 류마티스관절염이 쌍둥이 모두에게 생기는
경우는 12~15%에 지나지 않는다.[203] 즉 유전적 기여가 상당히
큰 질환이지만, 환경적 요인을 조절함으로써 충분히 예방 가능
한 질환이라는 것을 의미한다.

전신홍반성루푸스와 가족력

친구가 본인은 아무 증상이 없는데, 전신홍반성루푸스로 진단받고, 약을 처방받았다며, 황당하다면서 찾아왔다. 이 일의 시작은 건강검진이었다. 대학병원 검진센터에서 건강검진을 받았는데, 백혈구 수치가 약간 떨어져 있었다. 원인을 밝히기 위해 혈액종양내과에 이어 류마티스내과 진료를 받았고, 루푸스 자가항체가 나왔다며 잠재적 전신홍반성루푸스로 진단받았다는 것이다. 현재 증상이 없지만, 향후 증상이 발생할 수 있어 예방적 목적으로 약물치료가 처방됐다고 했다.

루푸스로 진단되려면 11개의 진단기준 중 4개 이상을 만족해야 하는데, 지금은 3가지 진단기준만을 만족하고 있었다. 더군다나 선제적 면역억제 치료에 대해서는 권고안이 없어, 함께 류마티스 내과학 교과서를 찾아보았다. 그 과정에서 친구의 다리에 마치 모기에 물린 듯한 여러 개의 작은 병변이 있는 것을 확인했다. 친구는 이 병변이 생긴 지는 꽤 되었는데, 자신도 이게 뭔지 모르겠고, 별로 증상도 없어서 신경 쓰지 않았다고 했다. 그런데 이것이 루푸스 진단기준의 하나인 원형홍반에 해당하는 것 같았다.

우리는 둘 다 사색이 되어 말을 잃었다. 친구가 다른 대학병원 진료를 보고 싶다고 해서 진료 의뢰서를 발급해주고, 영양치료를 시작했다. 그런데 다행인 것은 결핍된 미량영양소가 너무 많았고, 이것을 치료하고 나니 다리의 병변이 금방 호전되어 다른 대학병원 진료를 받을 무렵에는 다 없어졌다. 다른 대학병원에서는 루푸스가 아닌 쇼그렌증후군으로 진단했다. 쇼그렌증후군은 침샘과 눈물샘이 염증으로 파괴되어 타액과 눈물 분비가 잘 안 되는 질환인데, 그러한 증상이 있었음에도 본인 스스로 인지하지 못하고 있었던 것이다.

우리는 그래도 다행이라고 생각했다. 같은 자가면역질환이지만, 쇼그렌증후군이 루푸스보다는 훨씬 경과가 양호하기 때문이다. 하지만 방심할 수는 없었다. 류마티스질환은 하나의 스펙트럼에 있다. 지금은 쇼그렌증후군의 진단기준에 부합해, 쇼그렌증후군으로 진단되었지만, 언제 자가면역반응이 진행해 다시금 루푸스에 부합한 상황이 될지 모를 일이기 때문이다. 그동안 친구의 생활습관과 식단에 있었던 문제 요소와 직업적 위해 요소에 대해서도 하나하나 짚어보았다. 교정할 수 있는 요인들을 점진적으로 개선해나갔고, 그 결과 지금은 이전보다 훨씬 더 건강하고 활력 있게 잘 지내고 있다.

친구는 가족 중에 왜 자신만 이런 병이 생기는 것이냐며 의아해했다. 할아버지는 류마티스관절염이었지만, 아버지와 동생은 별 문제가 없었기 때문이다. 사실 우리 집도 류마티스질환의 가족력이 있다. 류마티스관절염과 루푸스로 진단된 가족분들이 있고, 아직 진단되지 않았지만 광과민증(photosensitivity)*이 있는 분도 있고, 미열이나 피로감 증상과 함께 자가항체가 확인된 분들도 있다. 이렇게 두 집안만 봐도 자가면역질환은 유전

---

* 햇빛에 피부가 노출되면 발적을 보이는 현상으로, 전신홍반성루푸스 진단기준의 하나로 포함되는 증상이다.

적 소인을 공유하는 질환이라는 것을 알 수 있다. 그리고 그 유
전적 소인을 공유하는 가족 구성원 중 일부에서만 실제 질환이
발생한다. 그렇다면 자가면역질환 가족력이 있다면 어떤 것을
더 주의해야 할까?

자가면역질환의 위험인자, 이런 건 피하세요!

자가면역질환의 위험인자에는 매우 여러 가지가 있다. 모든 위
험인자를 외우는 것도 좋겠지만, 그보다는 자가면역질환이 어
떻게 발생하는지 그 기전을 이해하면 우리가 일상 속에서 무심
코 넘겼던 것들에 위험이 도사리고 있음을 알아차릴 수 있다. 자
가면역질환은 염증에 의해서 생긴다. 그 태초의 염증 유발자가
무엇이냐에 따라 위험인자의 종류가 달라질 뿐 위험인자의 공
통점은 염증 유발 요인이라는 사실이다.

중학생 때 루푸스가 발생했던 여자분의 이야기이다. 병이 발
생한 그날은 가족들과 함께 동해안으로 휴가를 간 날이었는데,
하루 종일 뙤약볕에 앉아 있었다. 그런데 귀가한 그날 밤부터 열
이 나기 시작해 응급실에 가게 되었고, 진단이 명확히 내려지지
않아 상급병원으로 전원됐다. 여러 검사 끝에 루푸스로 진단되
었고, 상태가 좋지 않아 스테로이드를 포함한 면역억제 치료를
며칠간 받고 나서야 퇴원할 수 있었다.

이분의 루푸스는 장시간에 걸친 햇빛 노출이 주요 원인이 됐
다. 햇빛 노출은 루푸스와 류마티스관절염 발생의 중요한 원인
으로 알려져 있다. 햇빛이 자가면역질환을 일으킨다는 사실이

놀랍고 충격적이지만, 사실이다. 햇빛 자외선에 과도하게 노출되면 피부 조직에 손상이 발생한다. 손상된 조직의 죽은 잔해는 청소부 면역세포에 의해 빠르게 청소되어야 하는데, 손상된 조직이 너무 많다면 재빠르게 청소될 수 없고, 그 사이 다른 면역세포에 의해 병원균으로 인식되어 자가항체가 생겨난다. 대부분의 사람들에게는 문제가 없는 햇빛 조사량이 유전적 소인이 있는 사람에게는 문제가 되는 것이다.

그래서 자가면역질환의 고위험군*이라면 햇빛을 오래 받는 활동을 피할 것을 권고한다. 만약 여름에 꼭 해수욕을 하고 싶다면 햇빛으로부터 몸을 충분히 차단할 수 있도록 래쉬가드를 입고, 선크림을 잘 바를 것을 권고한다. 비타민 D를 위해 일부러 햇빛을 받는 경우도 있는데, 자가면역질환 고위험군의 경우에는 비타민 D를 햇빛이 아닌 음식이나 보충제로 채우기를 권한다.

해외 여행 후 발생한 미열과 피로감으로 내원한 30대 후반 여성분이 있다. 동남아시아 여행 중 특별한 일이 있었다면 벌레에 많이 물렸던 것인데, 그러고 몇 달이 지나서까지 미열과 피로감이 지속됐다. 말라리아인지 의심해서 말라리아 검사까지 했지만, 아니었다. 그렇게 동네의원에 한 달 이상을 다녀도 해결되지

---

* 자가면역질환 가족력이 있거나, 만성피로감이나 피부병변 등 자가면역질환의 전구단계를 시사하는 증상이 있으면서 혈액검사에서 자가항체가 확인된 경우는 자가면역질환 발생의 고위험군으로 볼 수 있다.

않아 내원했다. 가족력을 고려해 자가면역질환 관점에서 조금 더 검사를 해보았다. 그 결과, 항핵항체의 역가가 높고, 산화스트레스도 높으며, 미량영양소 결핍이 심했다. 그래서 이에 대해 영양치료를 하고, 바로 호전됐다.

벌레에 물리면 면역반응이 일어난다. 원래 면역반응은 필요한 만큼만 일어나고 끝이 나야 하는데, 끝이 나지 않고 염증반응으로 이어지는 것이 문제다. 당시 이분의 생활습관을 보니, 운동도 하지 않았고, 채소나 과일을 잘 챙겨 먹지도 않는 등 식습관도 좋지 않았다. 불씨가 주어지면 큰불이 날 수 있는 여러 요소가 갖추어진 셈이다. 그러한 상태에서는 벌레에 물리는 아주 작은 사건이 전신의 염증반응으로 이어질 수 있다.

같은 맥락으로 설명되는 위험인자는 감염증과 예방접종이다. 어떤 분들은 감기를 앓은 후 코가 뒤로 넘어가는 후비루 증상이나 기침 증상이 한 달 넘게 지속된다. 감기 바이러스는 다 제거되었지만, 감기 바이러스를 제거하기 위해 켜진 면역반응이 무균성 염증으로 이어져 비염과 기관지염이 지속되는 것이다. 정상적인 경우 감기를 앓은 후 수일에서 1~2주면 이러한 면역반응의 후유증이 잦아드는데, 염증에 취약한 어떤 분들은 유독 그 시간이 오래 걸리는 것이다.

예방접종도 마찬가지다. 전 세계인이 코로나 예방접종을 하면서 관련된 다양한 부작용이 보고되었다. 특히 심장근육에 염증이 생긴다거나 혈액 내에 염증반응이 생겨서 혈전이 생기는 등의 심각한 부작용들은 모두 과도한 면역반응에 의해 생긴 것이다. 예방접종은 의도적으로 면역반응을 유발하는 물질을 몸에 주입하는 과정이다. 그 물질이 병원균이라고 면역세포를 학습시키기 위해서다. 그런데 학습만 마치고 면역반응이 끝나야 하는데, 거기서 멈추지 않고, 면역반응이 여러 가지 염증반응을 연쇄적으로 일으키면서 부작용이 나타난다. 그래서 예방접종 후 루푸스가 발생했거나 기존 증상이 악화됐다는 보고가 있는 것이다.

전신에 홍반성 발진이 여러 개 생겨 내원했던 50대 후반의 여성분이 있다. 이분은 피부과에서도 명확한 진단을 내리지 못한 채 면역력 이상이라는 설명만 듣고 내원한 경우였다. 검사를 해보니 항핵항체가 나오고 있었다. 이분은 최근에 새집으로 이사한 이후 증상이 발생했다. 이분에게 염증 유발 요인은 새집에서 분출되는 다양한 유해 물질이었다. 이분은 시간이 지나면서 괜찮아졌지만, 40대 중반의 남성분은 새집으로 이사한 이후 알레르기 증상이 너무 심해져서 결국 다시 이사를 하고 나서야 증상이 좋아지기도 했다. 이렇게 유해물질도 염증을 유발하므로 자가면역질환의 위험인자가 된다. 공기 오염, 직업 분진, 흡연, 농약, 프탈레이트 등이 모두 이러한 유해물질에 해당한다. 자가면역질환의 고위험군이라면 이러한 환경적인 유해 요소에 노출되지 않도록 주거 환경과 직업 환경을 잘 고를 필요가 있다.

구강점막 자극에 의해 발생하는 치주염도 류마티스관절염과 다양한 염증성질환의 위험인자다. 잇몸이 건강하지 않으면 잇몸과 치아 사이의 벌어진 틈으로 세균이 침투해 염증을 유발한다. 특히 흡연은 남성 류마티스관절염의 중요한 위험인자인데,

흡연은 폐와 구강점막을 자극해 염증을 일으킨다. 구강 건강을 위해서도 금연이 필요하다. 어떤 경우에는 치아를 너무 열심히 닦다가 구강 점막에 상처가 생기고, 피가 나기도 하는데, 이것도 좋지 않다. 이럴 때는 칫솔을 부드러운 것으로 바꾸거나 너무 자극적이지 않은 치약을 사용하는 것이 좋다. 또 대체의학적 요법으로, 식용으로 사용하는 건강한 기름을 입에 머금고 가글한 뒤 뱉어내는 오일 풀링(oil pulling)도 고려해볼 수 있다. 메타분석에 따르면 오일 풀링은 구강 내 세균의 군집을 줄여주고,[204] 구강 위생에 도움이 되며,[205] 잇몸 건강을 유지하는 데 효과가 있는 것으로 보고되었다. 소독제인 클로르헥시딘보다는 효과가 떨어지지만, 일반적인 가글 제품보다는 우수하다고 분석됐다.[206] 나는 항상은 아니지만, 가끔 오일 풀링을 하는데 엑스트라 버진 올리브유와 소금 한 꼬집을 같이 쓴다.

염증이 발생하는 원리를 바탕으로 자가면역질환의 위험요인에 대해 설명해보았다. 사실 우리 일상생활에서 염증을 일으키고, 자가면역질환을 일으킬 수 있는 위험요인은 매우 사소한 것들이다. 너무 사소해서, 이런 것들이 위험할까 하는 의심마저 드는 것들이다. 불씨가 너무 작고 사소해서 알아보지 못해 큰 불로 이어지는 것과 같은 이치이다. 따라서 이러한 사소한 것들을 챙기는 것이 염증, 염증성질환, 그리고 자가면역질환을 예방하는 첫걸음이 될 수 있다.

특히 필수적인 예방접종은 안 할 수 없기 때문에 예방접종을 받기 전에는 컨디션을 최상의 상태로 만들어놓고 진행하기를 당부한다. 건강한 식단으로 내 몸을 충분한 양의 항산화제로 충전하고, 염증 스위치를 꺼주는 비타민 D도 충분한 상태에서 할 수 있도록 말이다.

자가면역질환 발생에는 장내미생물 환경도 깊게 관여하는데 이 부분은 뒤에서 다루도록 하겠다.

비타민 D로 염증 신호를 끄세요

코로나19 당시, 비타민 D의 중요성이 강조되었는데, 그것은 비타민 D가 스테로이드처럼 면역반응을 꺼주는 '스위치'처럼 작동하기 때문이다. 스위치가 제대로 작동하지 않아 불을 끄려고 해도 꺼지지 않는다면 난감할 것이다. 면역반응도 마찬가지다. 면역반응은 필요한 만큼만 일어나고 적당한 선에서 꺼져야 하는데, 비타민 D 결핍 시 면역반응을 꺼줄 스위치가 없는 상태가 되는 것이다. 그 결과, 바이러스 감염 시 사이토카인 스톰(cytokine storm)과 폐 손상 등 급성 전신성 염증반응이 일어나는 것이다.

비타민 D 결핍이 다양한 자가면역질환의 위험인자가 되는 것도 같은 이유에서다. 염증을 일으킨 태초의 원인이 무엇이었든, 그 염증을 꺼줄 스위치의 부재로 인해 연쇄적인 면역반응, 즉 염증이 지속되다가 그 결과로 자가면역질환이 발생하는 것이다.

이유 없이 아파요, 섬유근육통

"선생님, 뼈가 마디마디 너무 아파요. 흑흑."

뼈마디가 아파 집안일도 못한다는 50대 후반의 여성분이 내원했다. 이미 여러 병원을 다녀보았고 약도 먹어보았지만, 호전이 없었다. 뼈가 마디마디 아프기도 하고, 온몸이 두드려 맞은 듯 아프기도 해, 가끔은 혼자서 운다고 했다. 자신도 다른 사람들처럼 평범하게 운동을 해보는 게 소원이라고도 했다. 가까운 병원에서 진료를 받았을 때는 류마티스관절염 전단계라며, 운동을 하면 더 악화될 수 있으니 운동을 하지 말라고 했다. 자신은 평범한 사람처럼 살 수 없는 것이냐, 앞으로도 이렇게 통증을 가지고 살아야 하느냐며 펑펑 울었다.

이분은 섬유근육통을 앓고 있었다. 섬유근육통은 만성 전신 통증성 질환이다. 전신의 어느 곳에나 통증은 발생할 수 있는데, 뼈나 근육에 이상이 있어서 생기는 통증이 아니다. 검사에서는 아무 이상이 없는데, 통증이 발생하는 병이다. 섬유근육통은 수면장애, 인지장애, 피로감, 우울증, 불안증을 자주 동반한다. 브레인 포그(brain fog)로 멍해져, 집중할 수가 없게 되어 일을 하기도 힘들어진다. 이러한 상태가 지속되다 보니 우울증과 불안증이 생기고, 그 결과 삶의 질이 매우 저하된다.

전공의 때는 섬유근육통 진료가 가장 난감했다. 환자분이 진료실에 와서 너무 아프다며 우는데, 진통제밖에 드릴 것이 없었다. 진통제가 효과가 있다면 좋을 텐데, 섬유근육통은 통상적인 진통제에 효과가 별로 없다. 그래서 신경통약이나 우울증약 등 다른 기전으로 통증을 완화하는 표준치료제를 드리는데, 그러한 약제에도 효과를 보지 못하는 분들도 많다. 그런데 섬유근육통이 생기는 기전에 대해 영양치료를 접목하니 상황이 매우 개선됐다.

섬유근육통은 완전히 치유되기는 힘들어도 일상생활이 가능해질 정도로 증상이 상당히 개선될 수는 있다. 그래서 치료 없이 한참을 잘 지낼 수도 있는데, 그러다가 어떠한 스트레스 요인이 주어지면 다시 증상이 발생한다. 하지만 이번에는 이전보다 관리하기가 훨씬 쉽다. 이전에 통증이 심할 때 성공적으로 통증을 조절했던 경험이 있기 때문에, 무엇을 교정해야 할지 이제는 환자분들도 잘 알기 때문이다.

"옷깃만 스쳐도 아파요"

섬유근육통을 포함한 여러 만성통증성질환에서 통증의 발생 기전은 무해자극통증(allodynia)과 통각과민증(hyperalgesia)으로 설명된다. 무해자극통증이란 말 그대로 해가 되지 않는 수준의 자극이 통증을 일으킨다는 것이다. 이를 테면 "옷깃만 스쳤는데도 아프다"는 그런 상황이 바로 무해자극통증인 것이다. 통각과민증은 통증을 느끼는 역치가 낮아진 것이다. 가볍게 악수를 했는데 손가락 뼈마디가 아프다면, 사실 상대방이 내 손을 너무 세게 쥐었다기보다는 통증을 남들보다 쉽게 느끼는 상태일 수 있는데, 그게 바로 통각과민증이다.

무해자극통증과 통각과민증은 우리 몸의 신경계가 통증 신호를 처리하는 과정에서 문제가 생긴 것이다. 즉 통증이 느껴지는 부위의 신체 장기가 문제가 아니라 통증 신호를 '인지하고 전달'하는 과정에 문제가 생긴 것이다. 섬유근육통 환자의 경우 통증 신호를 발생시키는 신경전달물질은 증가한 반면, 통증을 덜 느끼게 조절해주는 신경전달물질은 감소해 있다.[207] 그래서 항우울제처럼 신경신호전달을 조절해주는 약이 효과가 있는 것이다.

또 한 가지, 섬유근육통 발생에 중요하게 작용하는 것은 바로 활성산소와 항산화력의 균형 문제이다. 신경세포 내의 활성산소는 신경병증성 통증 자극을 발생시킬 수 있다.[208] 활성산소는 세포 내의 항산화제로 중화되어야 하는데, 섬유근육통 환자는 자체적으로 생산해내는 항산화제의 혈중농도가 현저히 감소해 있다.[207] 즉 섬유근육통 환자는 항산화제를 만들어내는 능력이 건강한 사람보다 현저히 떨어져 있는 상태라, 활성산소에 의해 매개되는 통증 발생에 취약한 것이다.[209]

상황이 이렇다 보니 섬유근육통 치료는 매우 간단하게 끝나는 경우도 있다. 항산화제 영양수액주사치료 1~2번으로 증상이 다 좋아졌고, 처방받은 통증조절제도 안 먹었다고 하면서 더 이상 진료에 오지 않는다! 사실 다른 병원 다니면서 고생한 시간 대비 너무 빨리 좋아지는 것이다. 물론 환자분들 모두가 이렇게 경과가 좋은 것은 아니다. 영양수액치료를 하면 1~2주 정도는 효과를 보지만, 이후 다시 아파지는 분들도 있다. 이분들은 꽤 오랜 시간 영양수액치료에 의지하게 된다. 이 같은 상황은 만성염증의 치료에 있어서도 마찬가지다. 왜 이런 차이가 생기는 걸까?

문제는 소화기능에 있었다

만성통증과 만성염증은 발생 경로는 다르지만, 모든 경로에 있어 활성산소, 즉 산화스트레스가 중요하게 관여한다. 문제는 산화스트레스와 항산화력의 불균형에 있다. 산화스트레스 쪽으로 균형이 기울게 되면 통증과 염증이 생긴다.

항산화제 영양수액치료는 쌓여 있는 산화스트레스를 즉각적으로 개선해준다. 그래서 증상 개선 효과가 있는 것이다. 나는 영양수액치료를 해드리면서, 이 치료가 특별한 것이 아니고, 생활습관에 의해 관리될 수 있는 부분이라고 설명한다. 그래서 영양수액치료에 의존하지 말고, 식습관을 개선할 것을 교육해드린다.

만성통증과 만성염증으로 내원했던 환자분들은 두 그룹으로 나뉜다. 영양수액치료 서너 번 맞고 다 좋아지는 분들과 영양수액치료에 의존하게 되는 분들로 말이다. 누군가는 빨리 좋아지고, 누군가는 증상이 지속되는 차이가 어디서 오는 것인지 관찰해보니, 바로 소화기능에 있었다. 보통 치료가 빨리 종료되는 분들은 소화기능이 좋다. 그래서 진료 때 교육해드린 대로, 즉각적으로 식습관 개선을 실천에 옮긴다. 이렇게 식습관을 단번에 바꾸는 것은 이분들에게 매우 쉬운 일이다. 그리고 효과도 즉각적이다. 생활습관이 개선되고, 안정화되는 시간인 약 1~2달의 기간 동안만 영양수액치료로 보조해드리면 더 이상 영양수액치료가 필요치 않은 상태가 되는 것이다.

반면 영양수액치료에 보다 긴 시간 의지하게 되는 분들은 안타깝게도 소화기능이 좋지 않다. 이분들은 생채소를 많이 먹고 싶어도 먹을 수가 없다. 생채소를 조금만 먹어도 소화가 안돼서 부대끼기 때문이다. 하루에 생채소 100g을 먹는 것도 여러 번에 나누어서 먹어야 한다. 거의 미션(mission) 수행에 가깝다. 사실

이분들은 생채소뿐만 아니라 음식 자체를 많이 못 먹는다. 물론 영양제도 못 먹는다. 영양제를 먹으면 속이 뒤집어진다. 그 정도로 소화기능이 떨어져 있는 것이다. 이런 경우에는 어쩔 수 없이 영양수액치료에 의지하는 시간이 보다 길어진다. 먹을 수 없으니 영양수액주사라도 맞아야 하는 것이다.

이렇게 소화기능이 좋지 않은 분들은 관리의 주안점이 소화기능 정상화에 맞추어진다. 소화효소제와 장점막보호제를 쓰고, 장점막 건강을 위한 영양치료도 한다. 소화기능이 좋아질 때까지는 채소를 생으로 먹기보다 익혀서 섭취할 것을 권유한다. 가장 많이 추천하는 방법은 채소를 샤브샤브로 먹는 것이다. 채소가 익혀지고 물과 닿는 과정에서 영양분 손실이 있기는 하지만, 채소를 익혀서 먹으면 소화가 더 잘되니, 더 많은 양을 먹을 수 있어서 영양분 손실량은 보상이 된다.*

이렇게 환자분들의 임상 경과를 관찰하면서, '잘 먹는 것'이 얼마나 중요한지 새삼 느낀다. 식습관이 개선되면 만성통증과 만성염증은 상당 부분 개선되기 때문이다. 단순히 식습관이 잘못되었던 분들인 경우 식습관을 고치면 문제가 해결된다. 소화기능이 문제였던 분들은 소화기능을 정상화시키는 데 시간이 오래 걸려서 그렇지, 마찬가지로 소화기능이 좋아지면

---

* 채소를 익히는 방법 중 영양 손실이 가장 적은 방법은 찌는 것이다. 물과 기름에 닿으면 영양소가 용출된다. 그래서 물과 기름에 닿지 않고, 증기로만 찌는 것이 영양소를 그대로 담을 수 있는 조리법이다.

문제가 해결된다.

이런 관찰을 하면서 소화기능과 식습관의 관계에 대한 의문이 들었다. '소화기능이 나빠서 식습관이 나빠졌을까?' 아니면 '식습관이 나빠서 소화기능이 나빠졌을까?' 하고 말이다. 물론 개인마다 차이가 있겠지만, 내가 관찰하고 고민한 바로는 '식습관이 나쁜 것이 선행 원인으로 작용하여, 그 결과로 소화기능이 나빠지는 것'에 무게가 실리는 것 같다. 그렇게 생각하게 된 핵심적인 이유는 '장누수증후군(leaky gut syndrome)'에 있다.

몸이 좋아할 핵심만 톡톡

염증, 작은 불일 때 꺼봐요

1. 항산화 식품을 자주 충분히 섭취한다.
2. 과도한 햇빛 조사는 피한다. 해수욕을 간다면 선크림을 잘 바르고, 래쉬가드를 꼭 입는다.
3. 비타민 D는 햇빛 말고 음식이나 보충제로 섭취한다.
4. 예방접종은 꼭 필요한 것만, 컨디션 좋을 때, 항산화 식품 섭취도 충분히 하는 상태에서 한다.
5. 구강 건강에 주의를 기울인다. 금연한다. 오일 풀링이 도움이 된다.
6. 공기 오염, 직업 분진, 흡연, 새집 등 유해 요소에 노출되지 않도록 주거 환경과 직업 환경을 잘 고른다.
7. 여행 가서 벌레에 물리지 않도록 주의한다.
8. 류마티스질환 가족력이 있거나, 자가항체가 있으면서 불편 증상이 있다면 특히 더 주의한다.
9. 소화기능이 좋지 않다면 진료를 받는다.

3. 장누수증후군과 장내미생물

장누수증후군, 그게 뭔가요?

작년에 장연구학회에 갔다가 깜짝 놀라고도 반가웠다. 여러 세션이 '장누수'를 주제로 할당되어 있었기 때문이다. 이게 이렇게나 반가웠던 것은, 나는 소화기내과를 전공했음에도 불구하고 수련기간 동안 '장누수증후군'에 대해 배우지 못했기 때문이다. 퇴국을 하고 나서 대체의학과 기능의학을 공부하면서 배웠다. 그런데 이제는 소화기내과 학회에서도 장누수증후군에 대한 연구 결과물이 활발히 토론되고 있는 것을 접하니 격세지감이었다. 처음 공부를 시작할 때만 해도 장누수증후군은 주로 대체의학 관련 저널에서 다루어졌다. 당시 "'장누수'라는 상태가 전신의 면역반응을 일으켜 다양한 만성염증성질환의 원인이 될 수 있다"는 하나의 가설로 소개되어 있었다.

우리 몸은 원통 구조이다. 입에서 항문까지 연결되는 소화관은 사실 우리 몸 밖의 공간이다. 우리 몸의 바깥쪽 경계면에서는, 피부가 외부로부터 우리 몸을 보호하는 물리적 장벽(barrier) 역할을 하며, 유해물질과 병원균이 몸 안으로 침입하지 못하도록 방어한다. 그리고 우리 몸의 안쪽 경계면에서는 그 역할을 소화관의 점막이 담당하고 있다. 물리적 장벽 역할을 하기 위해서는 빈틈이 없어야 한다. 그래서 점막세포들은 인접한 세포들과 함께 겹겹이 팔짱을 끼고, 촘촘하게 밀착하여 연결되어 있다. 이것을 밀착연접(tight junction)이라고 한다. 병원균이 우리 몸 내부로 침투하지 못하도록 하는 물리적 방어선이다. 그런데 이 밀착연접에 손상이 생겨 구멍이 숭숭 뚫린 상태가 장누수인 것이다. 이런 상태를 다른 말로는 '장투과성(intestinal permeability)이 증가했다'고 표현한다.

원래 소화관 안에 존재하는 음식물은 소화되어 기초 영양성분 단위까지 분해가 되면, 세포가 이것을 선별해서 받아들이는 방식으로 흡수가 일어난다. 그런데 구멍이 뚫리게 되면, 음식물과 장내 미생물 등 소화관 안에 있는 물질들이 마구잡이로 몸 안으로 유입되게 된다. 이렇게 되면 면역세포가 나선다. 면역세포는 마구잡이로 유입되는 물질을 병원균이라고 생각해 면역반응을 일으킨다. 이 과정에서 음식에 대한 항체가 만들어진다. 정상적인 경우라면 음식에 대한 항체는 없는 게 맞다. 음식은 병원균이 아니고, 우리 몸 속에 직접적으로 침투해서도 안 되기 때문이다. 그래서 음식에 대한 항체가 혈액에 존재한다면 장누수가 있었다는 간접적인 증거가 되는 것이다. 즉 음식과 면역세포가 직접 만났다는 증거이다.

문제는 면역반응이 여기서 끝나지 않는다는 점이다. 면역반응이 일어나면 여러 가지 염증성 물질이 만들어진다. 우리 몸은 혈액을 통해 모든 곳이 연결되어 있으니, 장에서 생겨난 염증성 물질이 장에서 멀리 떨어진 다른 곳으로 가서 염증을 일으킬 수 있다. 원인은 장에 있었는데, 염증은 생뚱맞게 장으로부터 멀리 떨어진 곳에서 나타나는 것이다. 장누수가 과민성장증후군이나 염증성장질환처럼 장에서 문제를 일으키는 것은 전체 장누수증후군의 지극히 일부에 지나지 않는다. 그리고 장누수가 있더라도 장증상은 없는 분들이 더 많기 때문에, 본인들의 문제가 장이 원인이었다는 것은 상상조차 하지 못한다.

　이렇게 장누수로 혈액에 염증성 물질의 농도가 올라가 있는 상태를 쉽게 '전신에 염증의 톤(tone)이 올라가 있다'는 표현으로 설명해드린다.* 이런 상태에서는 작은 자극에 의해서도 염증이 쉽게 일어날 수 있다. 그래서 비특이적인 가려움증이나 발적, 근골격계의 통증 또는 피로감이 나타나기도 하고, 기존에 확립된 알레르기질환, 피부질환, 자가면역질환 등의 증상이 심해지기도 하는 것이다. 연구에 따르면, 장누수는 염증성장질환, 과민성장증후군, 알코올성 간질환, 비알코올성 지방간, 급성췌장염, 원발성 담도담관염, 셀리악병,** 자가면역간염, 제1형 및 제2형 당뇨병, 다발성경화증, 전신홍반성루푸스 등 다양한 질환과 관련성이 있다고 보고된다.[210, 211]

두드러기와 장누수증후군

40대 중반의 남자분이 알레르기비염과 소양증, 그리고 긁으면 피부가 빨갛게 되면서 부풀어오르는 피부묘기증으로 내원했다. 항히스타민제 유지 요법을 한 지 벌써 수년이나 되었는데, 여전히 증상이 불편해 장누수증후군에 대한 영양치료를 해보고 싶다고 했다. 이분은 음식에 대한 항체가 정말 많이 검출됐다.

　환자분은 되돌아보니, 알레르기 증상이 나타나기 한참 전

---

* 진료 시 통상적으로 측정하는 염증 수치가 반드시 올라가는 것은 아니다.
** 글루텐에 의해 발생하는 장누수로 인한 자가면역성 장질환이다.

시점부터 식습관이 상당히 안 좋은 상태였다고 했다. 정제된 탄수화물과 육류, 가공식품을 주로 먹었던 것이다. 잘못된 식습관이 장누수와 알레르기질환의 근본적인 원인이었음을 알려드리고, 식습관을 개선하고 식이섬유 섭취도 계속 신경 쓸 것을 권유했다.

치료 시작한 지 2주 정도 지나 증상이 좋아져, 항히스타민제도 줄일 수 있게 되었고, 4주가 지나 치료를 종료했다. 영양치료를 진행하면서 식습관도 같이 개선했고, 업무적인 일로 스트레스도 많아 카타르시스 명상(참고: 7장 동적 명상이 필요한 이유, p.448)을 통해 마음청소도 같이 했다.

그동안 장누수증후군에 대한 영양치료를 하며, 특히나 드라마틱한 효과를 보는 경우는 이렇게 두드러기 환자분들에서다. 다른 질환에도 도움이 되지만, 특히 두드러기가 인상적인 이유는 두드러기는 증상 개선 효과가 즉각적으로, 그리고 가시적으로 확인되기 때문이다. 환자분들은 피부과 전문의 진료를 받으며 스테로이드까지 써도 효과가 없어, 상급병원 가기 직전에 혹시나 하며 한 번 들르는 경우가 많다. 그런데 잠을 설칠 정도로 심했던 가려움증이 어느 순간 싹 가라앉는 것을 느끼며 신기함을 표현한다.

물론 이 치료가 모든 피부질환에 다 효과가 있는 것은 아니다. 치료 효과를 보지 못했던 분 중에는 술을 마실 때 발생하는 두드러기로 내원했던 60대 남성분이 있다. 이분께 가장 확실한 치료는 금주다. 그러나 이분은 술을 끊을 수 없었다. 술을 계속 마시면서 증상 발생 시에만 알레르기약을 쓰기로 하면서 치료를 종료했다.

그리고 설명되지 않는 피부병변이 약간 개선될 뿐 지속되어 상급병원에 의뢰해드렸던 분들도 있었다. 이분들은 염증의 원인이 단순히 장누수에 의해 염증의 톤이 올라간 것에 있지 않고, 아마도 염증성 분자신호 경로에 이미 비가역적인 변화가 발생한 상태라고 생각된다.

그래도 그동안 섬유근육통, 두드러기, 설명되지 않는 피부 이상 반응, 과민성장증후군, 염증성장질환, 자가면역질환 등 다양한 증상과 질환을 가진 환자분들을 장누수증후군 관점에서 접근하며 도움을 드릴 수 있었다. 물론 이미 확립된 질환 자체가 없어지지는 않는다. 그러나 증상의 발생 빈도나 심한 정도는 개선된다. 그러다 보면 증상을 조절하기 위한 약제 사용이 줄어든다. 원리는 간단하다. 염증성질환의 질병 활동도에는 전신 염증의 톤이 중요한데, 장누수증후군 관점에서 접근하며, 염증의 톤을 낮추니 염증성질환이 좋아지는 것이다.

장누수, 왜 생기나요?

장누수가 발생하는 데는 매우 중요한 조력자가 있다. 바로 장내 미생물이다. 장내미생물에는 단쇄지방산(short chain fatty acid)*

---

* 단쇄지방산은 미생물의 발효 산물로서, 장에서 만들어지면 우리 몸에 흡수되어 사용된다. 그중 부티레이트(butyrate)는 항염작용을 하는 것으로 유명하다.

처럼 우리 건강에 도움이 되는 물질을 만들어주는 유익균과 염증 상태를 조장하는 유해균이 있다. 장점막에는 점액층으로 형성된 보호막이 있다. 장내미생물과 우리 몸은 이 점액층을 경계로 공생관계를 이어간다. 유익균을 잘 키우려면 유익균의 먹이인 식이섬유를 충분히 섭취해주어야 한다. 먹이가 충분히 공급되지 않게 되면, 유익균은 쫄쫄 굶다가 죽게 된다. 그리고 그 자리를 유해균이 차지한다. 그런데 유해균도 먹을 게 없기는 마찬가지다. 그래서 유해균은 점액층을 뜯어먹는다. 먹을 게 없으니 점액층이라도 먹어야 하는 것이다. 이렇게 되면 점액층이 고갈되고, 그러다 보면 점막이 노출된다. 이제 점막은 음식, 소화효소, 세균 등에 의해 여러 물리적, 화학적 스트레스를 받게 된다. 그 결과, 점막에 손상이 생겨 장누수에 이르게 되는 것이다.

장내미생물과 장누수와의 관계는 종종 이렇게 아주 단순화되어 설명된다. 이 설명은 대략적으로 맞다. 이렇게만 알고 있어도 충분하다. 하지만 식이섬유 섭취량이 부족해지면 유익균과 유해균의 경계가 사실 모호해진다.

사람의 장내미생물

사람의 장에 서식하는 장내미생물의 90% 이상은 문(phylum)*

---

* 생물 분류 체계에서 종(species), 속(genus), 과(family), 목(order), 강(class), 문(phylum/division), 계(kingdom), 역(domain)의 순으로, 더 큰 범주의 분류 단위가 된다.

수준에서 퍼미큐테스(Firmicutes, 후벽균), 박테로이데테스 (Bacteroidetes), 악티노박테리아(Actinobacteria, 방선균), 그리고 프로테오박테리아(Proteobacteria)의 네 가지 문에 속한다.* 이 네 가지 문의 비율이 어떻게 차이가 나는지는 우리가 먹는 음식에 의해 결정된다.

퍼미큐테스와 박테로이데테스는 가장 중요한 상주균이다. 장내미생물 환경이 건강한 경우 두 문의 비율을 합하면 전체 장내미생물의 80~90%를 차지한다. 퍼미큐테스는 사람이 소화시킬 수 없는 탄수화물과 섬유질을 분해해 부티르산(butyrate)이라는 단쇄지방산을 공급한다. 부티르산은 인체에서 에너지원으로 사용되는 동시에 점막 장벽 강화와 항염 기능을 가진 이로운 물질이다. 유산 또는 젖산(lactic acid)을 만들어 장내 환경의 산도(pH)를 낮춰 병원성 균주의 정착을 억제하는 유산균(*Lactobacillus*)도 퍼미큐테스 문에 속한다. 박테로이데테스 문에는 박테로이데스 (*Bacteroides*)와 프레보텔라(*Prevotella*)라는 두 대표적인 속이 있다. 대체로 박테로이데스는 동물성 단백질과 지방, 정제된 탄수화물이 많은 식단에서 우세하고, 프레보텔라는 통곡물, 콩, 채소, 과일 등 식이섬유가 풍부한 식단에서 우세하다.

악티노박테리아는 대개 10% 이내의 적은 양으로 존재하지

---

* 최근 분류 체계에서는 문의 명칭이 다음과 같이 변경되어 표기되기도 한다: Firmicutes(=Bacillota), Bacteroidetes(=Bacteroidota), Actinobacteria(=Actinomycetota), Proteobacteria(=Pseudomonadota).

만, 비피더스균(*Bifidobacterium*)이 여기에 속해 있어 장 건강과 면역 조절에 중요한 역할을 한다.

프로테오박테리아는 대장균, 이질균, 살모넬라균, 콜레라균, 헬리코박터균 등 병원성 및 염증성 유해균을 포함한다. 건강한 경우 프로테오박테리아의 구성비는 5% 이내이다.

점액, 장내미생물과의 끈적한 동행

우리가 몸을 보호하기 위해 옷을 입고 있듯, 장점막도 점액층이라는 보호막을 입고 있다. 점액층은 독성물질, 소화효소의 작용, 음식 및 세균과의 직접적인 접촉으로부터 장점막을 보호한다. 또한 보습 및 윤활제의 특성도 지니고, 이물질과 세균을 씻어내는 세정제로서의 역할도 한다. 이렇게 기계적, 화학적, 생물학적 공격으로부터 장을 보호하며, 장 항상성 유지에 기여한다. 점액은 위장관에서 지속적으로 분비되는데, 하루에 분비되는 양이 10L에 이른다.[212]

장 점액은 사람과 장내미생물과의 공생에 있어, 장내미생물이 살아갈 수 있는 터전이 되기도 한다. 식이섬유 섭취가 충분치 않은 기간 동안 장내미생물이 활용할 수 있는 에너지원이 되는 것이다. 그런데 우리와 공생하고 있는 장내미생물 중에는 점액을 에너지원으로 활용하지 못하는 것들도 있다. 그래서 식이섬유가 충분히 공급되지 않는다면, 점액을 에너지원으로 하여 살아가는 점액분해능력이 있는 미생물이 늘어나게 된다. 예를 들어 식이섬유가 충분히 공급되지 않으면 프레보텔라는 살 수 없는 환경이 되어 군집이 감소하고, 식이섬유 없이도 살 수 있는 박테로이데스가 증가한다. 이렇게 식이섬유 섭취량에 따라 장내미생물의 상대적 존재비가 변화하고, 이것은 또 장내 병원균에 대한 감수성에 영향을 준다.

여러 동물실험을 포함한 연구를 통해 점액층과 장내미생물, 염증성장질환과의 관계가 규명됐다. 점액층이 형성될 수 없게 점액유전자를 없애 버린 쥐는 생후 5주 시점에 대장염에 걸렸고, 장점막이 여러 세균에 노출된 상태였는데, 이는 염증성장질환 환자의 장점막 상태와 같았다.[213, 214] 반면 건강한 사람과 염증성장질환으로부터 회복된 사람의 장점막에는 세균이 통과할 수 없는 점액층이 있다.[214] 이들 연구는, 정상적인 상황에서는 장점막 위에 점액층이 존재해, 병원균으로부터 숙주를 보호하는 중요한 물리적 장벽으로서 기능한다는 것을 보여준다. 이 장벽이 무너질 때 여러 가지 건강 문제가 생기는 것이다.

한편 점액과 장내미생물과의 상호작용도 주목할 만하다. 무균 상태에서 자라 장내미생물이 없는 쥐의 장 점액층은 장내미생물이 있는 경우보다 얇다. 한편 무균 상태의 쥐에게 세균의 세포막 구성 성분을 주입해주면, 점액층의 두께가 더 두껍게 정상화된다. 이것은 점액층이 건강하게 형성되고 성숙되는 과정에 세균과의 상호작용이 반드시 필요하다는 것을 의미한다.

아커만시아 뮤시니필라의 두 얼굴

점액을 매개로 숙주와 공생관계에 있는 대표적인 장내미생물은 아커만시아 뮤시니필라(*Akkermansia muciniphila*)이다. 아커만시아 뮤시니필라는 군집이 감소한 경우 비만, 당뇨병, 지방간 등 대사성질환과 염증성장질환의 발생과 연관성이 있다고 보고되어 유익균으로 여겨진다.

아커만시아 뮤시니필라는 점액을 분해하는 균주로, 식이섬유 섭취량이 감소하는 경우 존재비가 급격하게 증가한다. 그런데 아커만시아 뮤시니필라가 있을 경우 점액을 분해시키기 때문에 점액층이 얇아질 것이라는 예상과 달리, 독특하게도 점액층은 더 두꺼워진다. 이것은 아커만시아 뮤시니필라가 점액 생성을 촉진하도록 숙주를 자극하는 역할도 하기 때문이다.

하지만 아커만시아 뮤시니필라의 보호 효과는 염증성 미생물을 만나면 모두 없어져 버린다. 동물실험에서, 쥐를 병원균인 살모넬라균에 단독으로 감염시켰을 때보다 아커만시아 뮤시니필라가 있는 상태에서 살모넬라균에 감염시켰을 때 대장점막 조직 손상이 훨씬 더 심하게 나타났고, 다른 유익균의 존재비도 현저히 더 줄었다.[215] 이 연구는 아커만시아 뮤시니필라가 염증성 미생물과 함께 존재할 경우 더 이상 장점막 보호 효과를 발휘하지 못하고, 더 나아가 유해균처럼 행동할 수 있다는 것을 보여준다.

아커만시아 뮤시니필라는 여러 가지 건강 효과를 보여줘 영양제로 만들어져 상용화됐다. 그런데 이런 연구를 공부하고 나니, 어떤 환자분들은 아커만시아 뮤시니필라 영양제를 복용하면 낭패를 볼 수도 있겠다 싶었다. 아커만시아 뮤시니필라의 장 보호 효과를 위해서는 최소한 한 가지가 담보되어야 한다. 바로 장내 염증성 미생물이 조절되고 있는 상태여야 한다는 점이다.

배고픈 미생물, "우린 접근 가능한 탄수화물을 원해요"

장내미생물을 굶기지 않으려면 특별한 탄수화물이 필요하다. 그것은 바로 장내미생물이 접근 가능한 탄수화물(microbiota-accessible carbohydrates, MAC)이다. 미생물 접근 탄수화물은 1)다른 미생물의 세포벽(예: 효모 세포벽) 구성 성분인 글리칸(glycan)으로서 음식을 통해 섭취되는 것,* 2)숙주 동물이 장점막 보호를 위해 만들어내는 점액인 글리칸, 3)식물성 식품으로부터 유래한 식이섬유로 정의된다.[216] 식이섬유와 미생물 접근 탄수화물은 상당 부분 겹치지만, 같지는 않다. 예를 들어 식물 세포벽의 주요한 구성 물질인 셀룰로오스(cellulose)는 식이섬유이지만, 이것은 사람이 가진 대부분의 장내미생물이 먹이로 활용하지 않기 때문에 미생물 접근 탄수화물에 해당하지는 않는다.[212]** 반대로 사람이 만들어내는 점액층은 뮤신(mucin)이라는 탄수화물 고분자 화합물로 만들어져 있는데, 이것은 식이섬유는 아니지

---

* 이에 해당하는 대표적인 음식에는 버섯, 된장이 있다. 버섯은 곰팡이류에 속하고, 된장에는 된장 발효에 참여한 미생물의 균체가 풍부하게 함유되어 있다.

** 셀룰로오스를 분해하는 장내미생물은 현대인들에서는 거의 발견되지 않지만, 아예 없는 것은 아니다. 원시부족은 트레포네마 속을 보유하고 있는데, 이는 셀룰로오스를 분해하는 능력을 가지고 있다.

만 미생물 접근 탄수화물에 해당한다.

한편, 포도당, 과당, 갈락토오스(galactose, 유당의 구성 성분)는 미생물이 먹이로 활용하기 전에 인체가 다 소화 흡수해 버리므로, 탄수화물이긴 하지만 미생물이 접근 가능하지가 않다. 그래서 사람이 가진 소화효소에 의해 분해되지 않아, 장관에 잔류하게 되는 것들이 미생물 접근 탄수화물이 된다. 이런 것들에는 비전분성 다당류, 리그닌(lignin, 식물의 세포벽을 구성하는 유기 고분자 물질), 저항성 전분, 소화되지 않는 올리고당이 포함된다.[216]

곡물과 콩류는 미생물 접근 탄수화물의 중요한 급원식품이다. 앞서 당뇨병 파트에서, 구석기식단이 장기적으로 보았을 때는 장내미생물 환경에 좋지 않을 수 있다고 우려를 표한 것은 바로 이 때문이다. 곡물과 콩류를 제한하면 미생물 접근 탄수화물 섭취도 함께 제한되기 때문이다.

장내미생물 환경이 건강하게 유지되려면, 음식을 통해 미생물 접근 탄수화물이 충분히 공급되어야 한다. 그러면 건강한 장내미생물이 번성하고, 그 결과 사람에게 이로운 여러 영양소를 만들어 공급해주니, 아름다운 공생이 된다. 문제는 미생물 접근 탄수화물의 공급이 불충분해질 때이다. 동물실험은 지방과 당분의 함유량이 많은 서양식단의 조건 하에서 쥐를 키웠더니, 장내미생물 균형이 염증성 미생물 쪽으로 기울고 점액층이 얇아져, 장 투과성이 증가하는 것을 보여주었다.[217] 즉 미생물의 먹이가 불충분하게 공급되니 유해균이 많아졌고, 유해균은 점액층을 고갈시켜 점액층이 얇아졌고, 그 결과 장점막이 손상되어 장누수가 발생한 것이다.

이 연구는 식이섬유가 부족한 서양식단이 장누수의 원인이 되어 결과적으로 여러 가지 건강문제를 일으킬 수 있다는 것을 보여준다. 그런데 이 문제를 해결하는 방법은 간단하다. 미생물 접근 탄수화물이 되는 식이섬유 섭취량을 늘리는 것이다.

콩을 먹으면 배가 아파요

과민성장증후군에서는 포드맵(FODMAP) 제한 식단이 권고된다. 그래서 과민성장증후군으로 진단받게 되면 콩을 섭취하지 말라는 영양 교육도 받게 된다. 포드맵은 아래의 약자이다.

Fermentable(발효 가능한)

Oligosaccharides(올리고당: 프럭탄, 갈락탄 등)

Disaccharides(이당류: 유당)

Monosaccharides(단당류: 과당)

And

Polyols(폴리올: 자일리톨, 소르비톨 등)

포드맵은 미생물 접근 탄수화물로서 장내미생물에게 양질의 먹이가 된다. 과민성장증후군에서 포드맵을 제한하는 이유는, 포드맵의 함량이 많은 음식은 장내미생물의 대사와 번식을 촉진하여 가스 생성이 많아지고, 결과적으로 과민성장증후군 증상을 악화시키기 때문이다. 포드맵 함량이 많은 대표적인 음식이 바로 콩이다.

나도 과거에 콩을 먹으면 좋지 않았다. 콩이 아닌 두부나 콩국수, 비지찌개를 먹어도 복부 증상이 발생할 때가 있었다. 지금도 기억하는 내 생애 가장 극심한 과민성장증후군 복통은 10년 전 스코틀랜드 핀드혼(Findhorn)의 자연주의 영성 공동체 체험 프로그램에 참가했을 때 발생했다. 채식을 하는 그곳에서, 하루는 점심에 콩으로 만든 패티가 들어간 콩버거가 나왔다. 불안한 마음이 들었지만 먹을 때는 맛있었다. 그러나 그날 오후, 식은땀과 함께 갑자기 시작된 극심한 복통을 겪어야만 했다.

과민성장증후군의 발생 원인은 다양한데, 그중 하나가 장내미생물 불균형이다. 포드맵을 활발히 발효해 가스를 만들어내는 장내미생물 군집이 많을 경우 포드맵 고함량 음식을 먹으면 가스가 차서 복통 등 불편 증상을 유발한다. 이럴 때는 장관에서만 작용하는 항생제를 써주면 증상이 많이 좋아진다. 동시에 장내미생물 불균형이 생긴 근본적인 원인은 잘못된 식단에 있기 때문에, 식습관을 교정하여 장내미생물을 다시 건강하게 기르도록 한다. 그렇게 관리를 하고 나면 다시 식단에 포드맵을 도입해도 괜찮은 경우가 많다. 내가 과거에 겪었던 과민성장증후군도 장내미생물 불균형에 의한 것이었다. 10년 전보다 식습관이 많이 개선되었고, 항생제 치료도 하는 등 장내미생물 관리를 위한 노력을 기울이고 있어, 지금은 콩을 비롯한 고포드맵 음식을 먹어도 문제가 없다.

저포드맵 식단은 미생물이 이용할 수 있는 탄수화물의 섭취량을 줄인다. 그 결과, 장내 총 세균 수가 유의미하게 감소하고, 동시에 유익균도 많이 줄어든다. 이러한 이유로 저포드맵 식단은 장내미생물을 건강하게 가꾼다는 관점에서는 좋은 식단이 아니라는 학계의 비판적인 의견이 있다.[218] 당장의 증상 조절을 위해서는 필요하더라도, 장기적으로 보았을 때는 장내미생물 불균형을 개선하고, 포드맵 식단을 단계적으로 재도입할 필요가 있다는 견지이다. 이를 지지하듯 내 환자분들도 나처럼 장내미생물과 장누수 상태를 관리한 이후 포드맵을 재도입했을 때 문제가 없었다.

식이섬유와 장내미생물

식이섬유 섭취량에 따라 장내미생물 구성이 어떻게 달라지는지는, 수렵·채집사회나 신석기 농경사회 등 인류 초기의 생활방식을 지금까지도 유지하며 살아가고 있는 원시부족 사람들의 장내미생물을 분석한 연구들을 통해 드러났다.[219~224] 이들 연구는 공통적으로 원시부족 사람들의 장내미생물이 훨씬 더 다양하고, 풍부하다는 것을 보여주었다. 그리고 일반적으로 원시부족 장내미생물에는 퍼미큐테스(F) 문 대비 박테로이데테스(B) 문의 비율이 크고(F/B < 1), 박테로이데테스 문 안에서는 박테로이데스 속 대비 프레보텔라 속의 비율이 컸다. 이를 바탕으로, 프레보텔라는 식이섬유가 풍부한 식단의 지표미생물로, 반대로 박테로이데스는 정제된 탄수화물, 고지방식, 육류 섭취로 특징 지어지는 서구식단의 지표미생물로 여겨지게 되었다.

병렬이 되는 두 개의 연구를 조금 더 자세히 살펴보겠다. 이 두 연구에서 대조군은 모두 이탈리아 사람들이었다. 이탈리아는 지중해 국가로, 정도의 차이는 있겠지만 지중해식단을 따르니, 지중해식단을 대표한다고 할 수 있겠다. 그리고 한 연구는 신석기 농경사회를 반영해, 정제되지 않은 곡물 위주의 원시 채식주의 식단을 대표하고, 또 다른 연구는 수렵·채집 사회를 반영해, 원시 구석기식단을 대표한다고 할 수 있겠다. 원시 채식주의식단과 원시 구석기식단, 그리고 지중해식단이 비교되는 셈이다.

신석기 농경사회를 반영하는 아프리카 부르키나파소의 작은 시골 마을 불폰에서는 식재료로 동물성 단백질과 지방은 적게 사용되고, 수수, 기장과 같은 곡물, 콩류, 채소가 많이 활용된다. 특히 기장과 수수는 돌에 갈아서 죽처럼 요리된다.[223] 이들의 식단은 정제되지 않은 곡물을 활용하는 원시 채식주의 식단이다. 불폰 어린이들과 이탈리아 어린이들의 장내미생물을 비교한 결과, 불폰의 어린이들에서는 퍼미큐테스가 27.3%, 박테로이데테스가 57.7%였고, 이탈리아의 어린이들에서는 퍼미큐테스가 63.7%, 박테로이데테스가 22.4%로 확인됐다. 즉 원시 채식주의 식단에서는 박테로이데테스가 확연히 많다는 것을 확인할 수 있다.

탄자니아의 하드자라는 수렵·채집인 공동체에서는 사냥을 통해 얻은 야생동물의 고기와 채집을 통해 얻은 꿀, 바오밥 나무, 베리류, 식물의 뿌리를 주요 식재료로 활용한다.[220] 이들은 식물을 재배하거나 동물을 가축화하지 않았고, 외부에서 최소한의 농산물(열량의 5% 미만)을 공급받는다. 이들의 식단은 앞서 당뇨병 파트에서 소개한 구석기식단의 원형이 된다. 하드자의 성인에서는 퍼미큐테스가 72%, 박테로이데테스가 17%로 확인되었고, 이탈리아 성인에서는 퍼미큐테스가 80%, 박테로이데테스가 10.1%로 확인됐다. 원시 구석기식단과 지중해식단 모두 퍼미큐테스가 우점하고 있는 것이다. 이렇게 퍼미큐테스가 우세한 것은 아마도 두 식단 모두 육식을 하기 때문으로 보인다. 그리고 박테로이데테스 점유율이 지중해식단보다 원시 구석기식단에 더 많은 것은 원시부족의 구석기식단에 장내미생물 환경에 이로운 식이섬유가 더 많았을 것이라 추정하게 해준다.

종합해보면, 정제되지 않은 곡물 위주의 원시 채식식단은 확실히 박테로이데테스를 증가시킨다. 이것은 이 식단이 미생물 접근 가능 탄수화물 함유량 측면에서 다른 식단이 따라올 수 없는 우월함을 지닌다는 것을 이야기한다.

그런데 원시 구석기식단이 지중해식단보다 박테로이데테스 비율이 더 높았다는 점에 주목하면, 곡물을 사용하지 않았던 원시 구석기식단이 곡물을 사용한 지중해식단보다 박테로이데테스 비율이 어떻게 높을 수 있었을까 하는 의문이 생긴다. 곡물을 사용할 수 없으면, 미생물 접근 탄수화물 섭취량에 제한이 있었을 것이기 때문이다. 의문을 풀기 위해 논문을 더 자세히, 찬찬히 읽어보니 답이 보였다. 바로 '괴경(tuber)'이었다. 괴경은 야생에서 자라나는 콩과 식물과 덩굴식물, 호박류의 두꺼워진 뿌리를 말한다. 하드자에서는 괴경을 생으로 또는 간단히 볶아서 먹는다고 한다. 이 괴경에 단순당, 전분, 수용성 섬유질이 다량 함유되어 있는 것이다. 나아가, 콩의 뿌리를 먹었다면 콩도 먹었다는 것을 의미한다!

이 대목에서 한 가지 중요한 통찰을 얻게 된다. 앞서 살펴보았듯 현대인의 구석기식단은 곡물과 콩을 배제한다. 이로 인해 미생물 접근 탄수화물이 적어져 장기적인 관점에서 보았을 때 장내미생물 불균형이 초래될 수 있다는 우려가 제기된다. 그런데 실제 원시부족의 구석기식단을 살펴보니, 이 문제를 어떻게 풀어야 할지 실마리가 보인다. 바로 뿌리식물과 콩을 추가하는 것이다! 그래서 앞 장에서 구석기식단에 콩을 추가할 것을 추천했던 것이다.

이들 연구에서 또 하나 흥미로운 점은, 원시부족 사람들에서 여러 병원균과 염증성 유해균을 포함하는 프로테오박테리아 문의 비율이 현대 도시인들보다 적었다는 점이다. 위생이라는 관점에서 볼 때 예상과 사뭇 다른 결과이다. 이것은 식이섬유 섭취를 통해 형성된 풍부하고 다양한 장내미생물이 장에 대한 보호 효과를 지니기 때문인 것으로 해석된다. 그래서 아프리카에는 맹장염, 게실염, 대장암과 같은 장질환이 없다는 학계의 견해가 있다.[225]

원시부족의 예를 들지 않더라도, 식이섬유 섭취량을 늘리면 장내미생물 군집이 변화한다는 것은 현대인들을 대상으로 한 연구에서도 확인된다. 채식식단을 통해 식이섬유 섭취량이 늘어나면, 퍼미큐테스 대비 박테로이데테스의 비율이 증가하고, 프레보텔라 군집도 증가하며, 퍼미큐테스 중에서는 식이섬유 분해 능력을 가진 균주가 증가한다. 이러한 변화는 단 며칠 또는 몇 주간만 식이섬유 섭취량을 늘려도 확인된다. 즉 식이섬유 섭취량을 늘리면 장내미생물 환경에 이로운 변화가 즉각적으로 나타나는 것이다.

'뚱보균'과 염증성장질환

가끔 살을 빼고 싶다며, '뚱보균' 문제를 해결해주는 유산균을 추천해달라는 분들이 있다. 비만에서는 퍼미큐테스(F)와 박테로이데테스(B)의 비율인 F/B가 높다고 알려져 있다. 여러 연구는, 대체적으로 F/B가 1 이상인 사람들이 F/B가 1 미만인 사람들보다 비만이거나 과체중일 가능성이 높다고 보고했다.[226] 퍼미큐테스는 인체가 활용하지 못하는 탄수화물을 대사하여, 인체가 활용할 수 있는 단쇄지방산으로 바꾸어준다. 퍼미큐테스균이 아니었다면, 소화시키지 못하고 배설되었을 식이섬유가 열량 영양소로 전환된 것이다! 그래서 퍼미큐테스는 '뚱보균'이라는 별명을 얻었다.

그런데 F/B 비율은 절대적이거나 일반화할 수 있는 기준은 아니다. 연구마다, 또 질환마다 의미가 다를 수 있기 때문이다. 비만 연구만 해도 F/B 비율이 항상 일관된 결과를 보인 것은 아니었다. 그럼에도 불구하고 퍼미큐테스가 '뚱보균'이기 때문에, 나쁜 것처럼 오해를 하고 있는 분들도 많다. 그러나 전혀 그렇지 않다. '뚱보균'은 사실 굉장히 이로운 균이다.

관련해서 들여다볼 것은 궤양성대장염과 크론병 같은 염증성장질환이다. 염증성장질환에서는 F/B가 감소되어 있다. F/B 비율을 단순히 식이섬유 섭취량에 의한 것으로만 판단해, 낮을 수록 식이섬유 섭취량이 많다거나 좋다고 판단하면 상당한 오해가 생길 수 있다. 마치 염증성장질환인 사람들이 식이섬유 섭취가 많고, 장내미생물 환경이 좋은 것처럼 보일 수 있기 때문이다. 하지만 그 반대이다. 고지방, 당분이 많은 음식 및 육류 섭취량이 많을수록, 그리고 채소, 과일 섭취량이 적을수록 염증성장질환 발생 위험도는 커진다. 서양식식단과 패스트푸드, 초가공식품이 대표적인 위험 식단이다. 이렇게 염증성장질환 발생은 '적은 식이섬유 섭취'로 특징지어진다.[227] 그러니 식이섬유 섭취량이 적은 것을 F/B 비율로만 연결시키면 이해되지 않는다. 이럴 때는 장내미생물 환경 전체의 조감도를 봐야 한다.

염증성장질환에서는 장내미생물의 전반적인 다양성이 감소되어 있고, 염증성 미생물인 프로테오박테리아가 증가되어 있다.[228] 아마도 염증성장질환 환자들도 질병이 발생하기 전 어느 때에는 식이섬유 섭취량 감소로 F/B 비율이 증가한 때가 있었을 것이다. 그런데 식이섬유 섭취량이 낮은 상태가 장기간 지속되면서 장내미생물 다양성이 감소하고, 그 결과 염증성 미생물의 군집이 늘어났을 것이다. 그러면서 퍼미큐테스 유익균도 감소하게 되었을 것이다. 장내미생물 환경이 전반적으로 악화되면서, 그 결과로 F/B가 감소한 것이다. 그러므로 F/B 비율보다는 전체적인 장내미생물 환경에 대한 조망이 더 중요하다.

퍼미큐테스 중 대표적인 유익균으로는 페칼리박테리움 프라우스니치(*Faecalibacterium prausnitzii*)가 있다. 이 균은 염증성장질환 환자에서 현저히 감소해 있고, 염증성장질환의 중증도 및 활동도와도 연관성이 있다.[226] 즉 페칼리박테리움 프라우스니치가 감소되어 있을 경우 염증성장질환 증상이 심하거나 재발할 위험도가 커진다. 이 균은 부티르산을 만들어내니 '뚱보균'이다. 그런데 사실은 이 부티르산이 장점막을 보호해주고, 염증을 완화시켜 염증성장질환으로부터는 보호 작용을 하고 있었던 것이다!

당장은 살을 빼고 싶어 뚱보균이 밉게 보이기도 하겠지만, 이렇게 뚱보균이 건강에 이롭다는 사실을 알게 되면 뚱보균이 다르게 보일 것이다. 뚱보균을 줄여주어 체중 감량에 도움이 된다는 유산균을 단기간 사용해보겠다고 하면 반대하지는 않는다. 그러나 어차피 뚱보균이 공급해주는 열량이 그렇게 많지 않아, 체중 감량 효과가 크지 않다. 뚱보균 관리보다 장내미생물 환경 전체를 건강하고 조화롭게 관리하는 데 주안점을 두기를 추천한다.

장내미생물 검사와 유산균 영양제

장내미생물 검사는 대변을 받아 세균의 유전자를 검사하는 방식으로 이루어지는데, 박테로이데스와 프레보텔라 등 중요한 상주군의 비율, 락토바실러스와 비피더스균 등 유산균 영양제의 원료로 사용되는 균주의 비율, 그리고 프로테오박테리아의 비율 등을 측정해준다.

장내미생물 검사 결과를 받아보고, 자신은 유산균을 정말 잘 챙겨 먹었는데, 왜 장내미생물 환경에 심한 불균형이 있느냐며 실망하는 분들이 종종 있다. 유산균의 존재 비율은 낮지만, 유익한 상주균은 높고 염증성 미생물은 매우 적은, 굉장히 좋은 결과를 받는 분들이 있는가 하면, 유산균은 굉장히 많이 검출되지만, 식이섬유 지표 미생물인 프레보텔라가 굉장히 낮고, 가공식품 지표 미생물인 박테로이데스가 굉장히 높고, 동시에 염증성 미생물이 다량 검출되는 분들도 있다.

이렇듯 내 진료 경험을 바탕으로 하면, 유산균 섭취와 전체적인 장내미생물 환경의 조망도는 큰 관련성이 없었다. 그 이유는 장내미생물 환경은 유산균 섭취가 아니라, 전체적인 식단의 구성 요소에 의해 결정되기 때문이다. 즉 식단에 식이섬유가 풍부한 분들은 장내미생물 환경이 매우 좋고, 식단에 식이섬유가 많지 않은 분들은 장내미생물 환경이 좋지 않다. 그렇기 때문에 장내미생물 환경 개선을 위해 필요한 것은 유산균 섭취가 아니라 식단 개선이다. 유산균은 식단이 받쳐주는 상태에서 약간의 도움을 줄 뿐이다. 장내미생물 환경을 위해 식단은 돌보지 않고, 유산균만 챙겨 먹는 것은 주객이 전도된 것이다.

유산균은 원래 락토바실러스를 지칭하는 말이지만, 유산을 만들어내는 또 다른 유익균인 비피더스균까지 통칭하는 의미로 사용된다. 유산은 유해균이 자라지 못하도록 약간의 도움을 준다. 그러나 이것도 식단을 통해 식이섬유가 전체적인 장내미생물 환경을 떠받쳐주지 않는 한 무용지물이다. 유산이 있어도 장내미생물이 먹을 수 있는 먹이가 충분히 제공되지 않는다면 양질의 상주균이 자리를 잡고 성장할 수 없기 때문이다.

그러므로 장내미생물을 잘 가꾸기 위해서는 장내미생물의 먹이가 되는 식이섬유 섭취를 충분히 해주어야 한다. 이 대목에서 어떤 분은 "프리바이오틱스가 들어 있는 유산균을 먹으면 되지 않느냐"고 묻는다. 이 질문에서는 '식이섬유를 챙겨 먹는 게 어렵기 때문에 영양보조제로 해결하고 싶다'는 속내가 묻어난다. 그러나 유산균 영양제 제품에 들어 있는 1g 남짓의 프리바이오틱스로 장 전체에 살고 있는 무수히 많은 장내미생물을 다 먹여 살린다는 것은 어불성설(語不成說)이다. 장에는 무려 10^{14}개에 달하는 장내미생물이 살고 있다.[226] 이렇게 엄청난 수의 장내미생물을 먹여 살리려면 상당한 양의 장내미생물의 먹이가 음식으로 공급되어야 한다. 그래서 식재료를 고를 때는 내 몸의 영양소와 함께 장내미생물의 먹이도 함께 챙겨야 하는 것이다. 예를 들면 도정되어 껍질이 없는 백미를 먹으면, 내 몸의 영양소만 있고, 장내미생물의 먹이는 없다. 그런데 현미나 귀리 등 껍질이 있는 곡물을 먹으면, 알맹이는 내가 먹고, 껍질은 장내미생물에게 주는 식이다. 특히 콩, 견과류, 버섯, 나물 반찬에는 미생물 접근 탄수화물이 풍부히 들어 있어, 장내미생물에게 좋은 먹이가 된다.

식이섬유 얼마나 많이 먹어야 하나요?

그러면 장내미생물을 건강하게 하기 위해서는 식이섬유를 하루에 얼마나 많이 먹어야 하는 것일까? 이 질문에 답을 하는 연구가 있다. 185건의 전향적 연구와 58건의 임상시험에 참가한 4,635명의 데이터를 메타분석한 연구는 식이섬유의 일일 섭취량이 25~29g 사이일 때 모든 원인에 의한 사망률, 심혈관질환, 제2형 당뇨병, 대장암 발생률 등 여러 가지 건강지표 관련한 보호 효과가 가장 크게 나타났다고 보고했다.[229] 물론 그 이상 먹었을 때 추가적인 보호 효과가 나타난 지표도 있다. 이런 연구 결과를 반영해 많은 나라에서 권고되는 일일 식이섬유 섭취량은 25~35g이다.[230] 우리나라는 연령과 성별에 따라 조금씩 차등을 두어 권고하는데, 성인 기준 20~30g 사이이다.[4]

2013~2022년 우리나라 자료를 분석한 연구를 보면 한국인의 식이섬유 섭취량은 23g으로 그리 나쁘지 않다.[231] 덕분에 한국인의 장내미생물 환경은 서구식식단을 따르는 다른 나라에 비해 비교적 양호한 편이다. 흥미로운 점은 우리나라 사람들의 장내미생물 환경이 지리적, 인종적으로 가까운 중국, 일본보다 스페인 사람들과 비슷했다는 점이다.[232] 스페인은 지중해식단 국가로, 식이섬유 섭취량이 많다. 우리나라 사람들의 장내미생물이 스페인 사람과 비슷했다는 것은 한식이 지중해식단만큼이나 식이섬유 함량이 많다는 것을 의미한다. 한식은 전통적으로 콩과 통곡물을 밥 지을 때 많이 섞고 나물 반찬을 많이 사용한다는 점에서 식이섬유 섭취량이 많은 식단이다.

그러면 하루에 25g의 식이섬유를 섭취하기 위해, 실제로 어떤 음식을 얼마나 먹어야 하는지 살펴보겠다. 쉽게 가늠하기 위

해 주요 식품의 1회 섭취량에 따른 대략적인 식이섬유 함유량을
알아두면 좋다.

표 9 | 주요 식품 1회 섭취량당 식이섬유 함유량

음식 종류	식이섬유(g)
통곡물밥 1공기	4~10g
삶은 콩 반 공기	4~10g
견과류 30g	3g
과일 100g	3g
채소 100g	3g

식이섬유를 하루에 통곡물 콩밥 1.5공기로 10g, 견과류
30g으로 3g, 주먹 크기의 과일 2개(200g)로 6g, 채소 200g으로
6g, 이렇게 챙기면 25g이 된다! 앞서 제시한 세계보건기구 기
준 최소한의 채소, 과일 섭취량을 충족시키고, 견과류와 콩밥을
더 챙겨 드시면 하루 식이섬유 섭취량이 아주 쉽게 충족된다.

이것은 장누수를 증가시켜요

식품유화제에 대한 공부를 하다 보니, 내가 먹고 있는 영양제
라벨도 유심히 살펴보게 된다. 그러다가 발견한 것이 카라기난
(carrageenan)이다. 나는 여러 브랜드의 영양제를 사서 먹어보는
데, 지난번에 구매했던 비타민 D는 외국 의사들이 만든 브랜드

였다. 엑스트라 버진 올리브유를 사용했고, 식물성 캡슐까지 사용한다는 것이 좋아 보여 골라봤다. 실제로 받아보니, 먹어본 비타민 D 중에 정말로 엑스트라 버진 올리브유의 맛과 향이 가장 잘 느껴져서 잘 골랐다 싶었다. 그러다 장누수 관련해 식품유화제 공부를 하고 나니, 이전에 무심코 넘겼던 성분이 하나 눈에 들어왔다. 바로 카라기난! 이렇게 이름도 특이한 식품유화제는 공부를 하기 전에는 눈에 들어오지 않는다. 캡슐제형에 사용되는 젤라틴은 보통 소나 돼지에서 유래한다. 그래서 비건(vegan) 용으로는 식물성 캡슐이 사용되는데, 식물성 캡슐을 만들기 위해서는 카라기난이라는 식품유화제가 필요하다. 보통 비건이라는 표기가 붙으면 일반 상품보다 '왠지' 더 좋아 보인다. 그런데 카라기난이 장누수를 증가시키는 유화제라는 것을 알고 나니, 카라기난을 사용할 바에야 돈피 젤라틴을 사용한 일반 상품이 낫겠다는 생각도 들었다.

식품유화제는 우리 식생활에 깊게 침투해 있다. 초콜릿에는 레시틴(lecithin), 아이스크림과 냉동 요거트에는 모노글리세리드(monoglyceride) 및 다이글리세리드(diglyceride) 지방산, 유제품과 두유제품에는 구아검(guar gum), 마요네즈에는 잔탄검(xanthan gum), 맛 첨가 우유와 아이스커피, 유제품 기반 아이스크림 등 냉동 디저트에는 카라기난, 비타민 등 영양보충제에는 셀룰로오스(cellulose)나 카르복시메틸셀룰로오스(carboxymethylcellulose), 그리고 기름, 아이스크림, 케이크 믹스, 초콜릿 시럽 등에는 폴리소르베이트(polysorbate)가 활용된다.

이렇게 식품유화제 사용이 광범위하다 보니, 우리는 부지불식간에 매일 식품유화제를 섭취하고 있다. 소량이라 별 문제가 없다고 생각할 수 있지만, 이것도 쌓인다면 좋지 않을 것이다. 이렇게 부형제로 먹게 되는 건강에 안 좋은 성분의 섭취를 가급적 줄이기 위해, 나는 가공식품과 영양제 섭취 빈도를 줄이려고 노력한다.

특히 염증성장질환 발생의 주요한 원인은 가공식품과 서구식 식단인데, 문제의 핵심이 바로 식품유화제에 있다고 지목된다. 식품유화제는 계면활성제로서, 세제처럼 친수성과 친유성을 동시에 지닌다. 물과도 섞이고 기름과도 섞이는 성질을 가진다는 것인데, 바로 이러한 성질이 장투과성을 증가시키는 이유가 된다. 장점막의 점액층은 물과 섞이지 않으려고 하는 화학적인 성질인 소수성을 가져 물에 씻겨 내려가지 않고, 점막을 보호할 수 있다. 그런데 접시에 붙은 기름 때를 세제가 벗겨내듯이 식품유화제가 점액층을 파괴하는 것이다.

특히 장에 해롭다고 알려진 유화제는 폴리소르베이트-60, 폴리소르베이트-80, 카라기난, 카르복시메틸셀룰로오스이다.[233] 이 물질들은 시험관 및 동물실험에서 장투과성을 증가시키고, 염증과 대장염을 일으키는 것이 확인됐다. 이 물질이 다른 식품유화제에 비해 특별히 더 나쁜 이유는 장내미생물의 염증반응을 자극하기 때문이다. 세균의 편모를 더 많이 발현시켜서 세균이 점액층을 더욱 잘 통과할 수 있도록 운동성을 향상시키고, 지질다당류(lipopolysaccharide)*를 많이 발현시켜서 숙주(우리)의 면역세포가 염증반응을 일으키도록 한다. 동시에 계면활성제 작용으로 점액층을 벗겨내 얇게 만드니, 점막세포가 장내미생물의 공격에 무방비로 노출되는 상태에 이르고, 이러한 상태가 지속되다 보면 보다 쉽게 장누수 및 염증성 장질환이 발생하는 것이다.

물론 동물연구의 결과를 사람에게 직접 적용하는 것은 한계가 있다. 그러나 식품유화제 소비가 많은 국가에서 염증성장질환의 발생률이 높았다는 점과, 염증성장질환이 다 나은 사람들이 식품유화제 제한 식단을 실천할 경우 염증성장질환의 재발도 적었다는 점은, 일상생활에서 무심코 섭취하는 수준의 식품유화제도 장에 안 좋은 영향을 미치기에 충분하다는 점을 반증한다.

술도 장누수를 증가시킨다. 음주 시간과 양에 비례해 장 투과성이 증가한다. 술도 계면활성제와 마찬가지로 점액층의 지질성분을 용출시키고, 점액층의 소수성을 감소시켜 장투과성을 증가시킨다. 알코올성 간질환이 있는 환자의 혈액에 세균이 만들어낸 내독소(endotoxin)의 농도가 높게 관찰되는 것도 이 때문이다. 술은 장내미생물 환경에도 영향을 주어, 음주자들에서는 프로테오박테리아가 높게 검출된다. 즉 음주는 장내미생물과

---

* 면역세포는 세균의 세포벽에 발현되는 지질다당류를 인지함으로써 세균을 인지하기 때문에, 지질다당류 농도가 높아지면 면역반응이 많이 일어나게 되므로, 세균의 지질다당류는 염증을 일으키는 물질이 된다.

공조해 알코올성 간질환을 일으키는 것이다.

진통소염제도 장투과성을 증가시킨다. 진통소염제는 감기에 걸렸을 때 진통 및 해열 목적으로 처방되는 비스테로이드성 항염증제(nonsteroidal anti-inflammatory drugs, NSAID)를 말한다. 진통소염제는 장점막세포의 유지 및 보수 신호를 억제하기 때문에 위염 및 위궤양 발생과도 관련이 깊다.

스트레스도 장투과성을 증가시킬 수 있다. 대중 연설과 같은 스트레스는 스트레스 호르몬인 코티솔 방출을 증가시켜 장투과성을 증가시키는 것으로 확인됐다.[234] 우울증 및 불안증에서도 장투과성 지표가 상승된다. 우울증이 있는 경우에는 장내 세균의 지질다당류에 대한 항체가 확인되는데, 이것은 장누수로 인한 면역반응이 있었다는 증거이다.[235] 특히 이렇게 장 건강과 정신 건강을 연결 짓는 경로를 뇌-장축(brain-gut axis)이라고 한다. 장 건강과 정신 건강이 상호작용한다는 것이다. 정신적 스트레스 시 교감신경이 작동하면 스트레스 호르몬이 방출되어 장투과성을 증가시킨다. 그 결과로 유입된 세균의 산물은 뇌신경계의 염증을 일으킨다. 이것은 정신질환을 악화시키니 악순환이다.

채소가 우리를 죽인다고요?

가끔 "채소가 장점막에 손상을 일으키고 건강에 좋지 않으니 고기를 먹으라고 들었다"는 분들이 있다. 관련한 내용은 인터넷에서 쉽게 검색이 된다. 이 의견은 채소, 특히 가지과(nightshade, 편

집자 주: 가지, 토마토, 감자, 피망, 고추 등을 포함하는 식물 분류학상의 그룹) 채소에 들어있는 렉틴(lectin)과 알칼로이드(alkaloid)가 장누수를 일으켜 자가면역질환 같은 만성질환을 일으킬 수 있다는 주장이다. 관련한 글을 읽으며, '정말 그런가?' 하고 고개를 끄떡이기도 한다. 그럼에도 불구하고, 이 의견을 그대로 받아들이기는 어렵다.

관련해서, 몇 해 전 치료해드린 환자분이 있다. 30대 중반의 여성이었는데, 백혈구 수치가 너무 낮았다. 다른 동반질환이 있는지 살피기 위해, 상급병원 혈액종양내과에 의뢰해드려야 하는 정도의 수치였다. 환자분은 자신의 자가면역성 갑상선질환의 전구단계를 알고 있었고, 이것을 예방하고자 특별한 식단을 해오고 있었다. 바로 가지과 식품을 배제한 것이다. 외국 생활을 하면서, 가지과 식품에 들어 있는 렉틴이 자가면역질환을 일으키기 때문에 이런 식품을 배제해야 한다는 정보를 접했던 것이다.

당시 환자분이 가장 힘들어했던 문제는 음식을 먹을 수가 없다는 점이었다. 특정 식품을 배제해야 해서 식품 선택지가 줄었고, 음식을 먹으면 경증의 오심, 구토, 복통, 설사 등 비특이적이고 불편한 증상이 지속되었던 것이다. 잘 먹지 못하니 컨디션도 계속 안 좋았다. 장누수 가능성을 고려하며, 음식 면역반응 검사를 했더니, 역시 다양한 음식에 대해 항체를 가지고 있었다. 대개 자주 먹는 음식들이었다. 그런데 이 음식들까지 배제한다면 정말 먹을 게 없어질 수밖에 없는 상태였다.

상의 끝에, 그냥 먹을 수 있는 음식을 먹어보기로 했다. 가지과 식품도 제한하지 않기로 했다. 음식에 따라 먹었을 때 불편한 신체 반응을 일으키는 정도에 차이가 있었기 때문에, 가능한 한 몸에 편안한 음식을 먹도록 했다. 당시 여러 미량영양소 결핍이 동반되어 있었고, 단백질 섭취량이 적은 편이어서 부족한 것들을 채워주는 영양치료를 병행했다. 그렇게 치료하며, 환자분의 상태는 빠른 속도로 개선됐다. 대략 2~3개월이 지날 때쯤에는 소화기능도 좋아졌고, 전반적인 컨디션도 개선되고, 백혈구 수치도 정상화되었다.

이 환자분의 케이스를 경험하며, 앞서 제기된 "채소가 몸에 좋지 않다"는 의견을 어떻게 해석해야 할지 조금 갈피가 잡히는 것 같았다. 채소가 몸에 좋지 않다는 의견이 이렇게 널리 퍼져 있는 것을 보면, 채소, 특히 가지과 채소 섭취 후 불편감을 느꼈던 분들이 꽤 있다는 것을 알 수 있다.

그런데 내가 가진 의학 지식에 비추어볼 때는 채소가 장점막을 손상시킨 것이 아니라, 장점막이 이미 손상된 상태라서 채소 섭취가 불편한 것이 아닐까 생각된다. 장점막과 장점막을 보호하고 있는 점액층이 손상된 상태이기 때문에 채소를 먹었을 때 장점막이 더욱 쉽게 자극될 것 같다는 것이다. 채소에 렉틴과 알칼로이드 같은 장점막 세포에 부담이 되는 화학물질이 들어 있는 것은 맞다. 그러나 점액층이 건강하다면 이런 물질이 장 점막세포에 직접적으로 닿아 손상을 일으키기는 매우 어려울 것이다.

만약 채소가 정말 우리 몸을 죽이고 있다면, 채소 섭취량이 많은 사람에서 사망률이 높아져야 한다. 그러나 앞서 살펴보았듯이 연구는 그 반대를 이야기한다. 또 다른 예로, 대표적인 가지과 식품이면서 히스타민 함유량이 높아 일부 환자에서 불편 증상을 일으키는 토마토는 전립선암을 포함한 여러 질환에 대해 보호 효과를 가진다.[236]

그러므로 채소를 먹으면서 불편 증상이 없다면 크게 염려할 필요가 없다고 의견 드린다. 그러나 어떤 분들에게는 채소 섭취로 인한 불편 증상은 실재하는 문제이다. 만약 그러한 경우라면, 영양 전문가와의 상담을 통해 그동안의 식단을 리뷰해보고, 해결책을 모색해보면 좋겠다.

알다가도 모를 장내미생물

건강관리에 대한 의학적 근거를 정리하는 목적으로 공부를 하면서 가장 어렵다고 느꼈던 주제가 바로 장내미생물이었다. 일단 미생물 종류가 너무 많다. 중요한 몇 가지 미생물에 대해서만 알아보는데도 공부할 내용이 너무 많았다. 같은 미생물이 같은 질환에 대해 긍정적인 결과를 보여준 연구가 있는가 하면, 부정적인 결과를 보여준 연구도 있다. 또 같은 균인데 어떤 질환에서는 보호 인자로 작용하고, 다른 질환에서는 위험인자로 작용한다. 그리고 미생물 간의 길항작용(편집자 주: 둘 이상의 미생물이 서로 대립하며 상대의 성장을 억제하거나 활동을 방해하는 작용)이 있어 어떤 미생물의 증가는 다른 미생물의 감소를 가져오는데, 이러한 변화가 정확히 어떤 기전을 통해 질병 발생에 기여하는지 아직 밝혀지지 않은 것이 많다. 그래서 장내미생물은 일반화하기 어렵고, 어떤 방향성을 가지고 장내미생물을 관리해야 하는지 헷갈릴 때가 많다.

이렇게 알다가도 모를 것 같은 사례의 하나가 프레보텔라 코프리(*Prevotella copri*)이다. 프레보텔라 코프리는 식이섬유 지표미생물인 프레보텔라의 우점종으로, 유익균으로 분류된다. 그런데 한 연구에서 프레보텔라 코프리가 조기 발병 류마티스관절염 환자에서 증가해 있었다고 보고하면서, 지중해식단이 류마티스관절염 조절에 드라마틱한 효과를 내지 못하는 것이 이것 때문일 수 있다는 논의가 있었다.[237] 식이섬유 대사산물이 류마티스관절염 발생을 촉진시키는 기전이 제시됐는데, 식이섬유 섭취가 너무 많아도 도움이 되지 않는 사람들이 있을 수 있다는 문제를 제기하는 것이다. 물론 이런 의문을 제기하는 연구의 규모가 크지 않기 때문에 현재로서는 어떤 판단을 내리기 어렵다. 다만 이 대목에서, 모든 것은 과유불급이라는 생각이 들었다. 식이섬유 섭취량이 건강을 위한 적정선을 지나치게 넘어갈 경우 개인에 따라 해로울 가능성도 있겠다는 것이다.

과유불급의 또 다른 예는 유산균이다. 유산균에 의해 만들어지는 유산은 장내미생물 환경을 건강하게 만들어주는 유익한 물질이다. 그러나 유산도 너무 많으면 좋지 않다. 소장을 절제한 사람들에서 유산이 과도해져 뇌신경병증을 일으켰다는 보고도 있고,[238] 유산이 암세포의 성장을 촉진시키는 신호전달 과정에

참여한다는 연구도 있다.[239]

　이렇게 장내미생물은 알 듯 모를 듯하여 갈피를 잡기 어려울 때가 있는데, 그럴 때는 기본만 챙기자고 제안드린다. 식이섬유는 더도 말고 덜도 말고, 권고되는 양만큼 챙겨보면 좋겠다. 유산균은 발효식품을 통해 섭취하는 것을 권한다. 유산균 영양제 사용을 원한다면 가끔씩 드시는 정도를 권한다. 요즘 유산균 영양제는 굉장히 높은 보장균수를 광고하고 있는데, 이렇게 높은 보장균수가 매일같이 필요할까 하는 의구심이 들기 때문이다. 물론 어떤 질환에 대해 효과가 증명되어, 치료제로 사용되는 경우는 제외하고 말이다.

　장내미생물 관리는 노력을 필요로 한다. 건강관리 지표로 확인하는 검사 중에 장내미생물 검사는 가장 정직하다. 식이섬유를 먹어줘야 유익균이 늘어나고, 유해균은 억제된다. 영양제로 대충 때우려는 방식이 절대 통하지 않는 것이 이것이다. 식이섬유를 충분히 섭취하려면 식단이 바뀌어야 하고, 식단이 바뀌려면 상당한 관심과 노력이 필요하다. 그만큼 그 사람이 건강관리를 위해 얼마나 노력했는지가 장내미생물 검사에서는 여실히 드러난다.

　기억해두자. 장내미생물 환경은 내가 먹는 음식에 따라 달라진다는 사실을 말이다. 건강을 지키는 데 무엇을 먹느냐가 가장 중요한 것처럼, 장내미생물 환경도 내가 먹는 음식이 가장 중요한 결정 요인이다.

장내미생물 먹이도 함께 챙겨요

1. 식이섬유를 잘 챙겨 먹는다.
   - 하루 식이섬유 섭취 권고량: 20~30g
   - 주요 식품 1회 섭취량당 식이섬유 함량: 통곡물밥 1공기와 삶은 콩 반 공기는 4~10g, 견과류/과일/채소 1회 섭취량은 3g
   - 장내미생물이 좋아하는 먹이는 통곡물과 콩에 있다.
2. 식품유화제를 피한다.
   - 가공식품, 영양제 섭취를 줄인다.
   - 절주 또는 금주한다.
   - 진통소염제는 꼭 필요할 때만 최소 빈도로 복용한다.
3. 발효식품을 잘 챙겨 먹고, 유산균 영양제는 과도하지 않게 사용한다.

5장

암예방과 건강검진

위험인자 관리와 조기진단

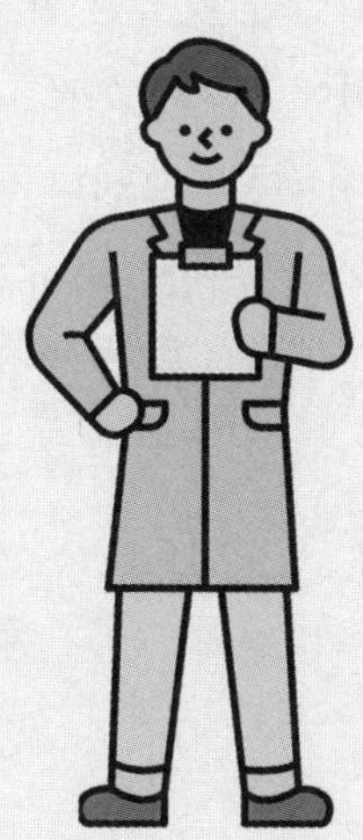

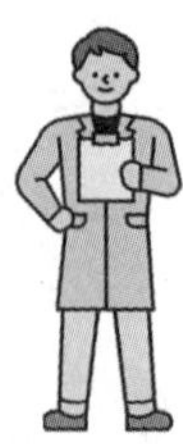

"건강검진 잘 챙겨 받으세요"

진료를 보며 환자분들께 건강검진을 잘 챙겨서 받으시라고 한 번쯤은 꼭 말씀드린다. 검진센터에서 근무하다 보니, 환자분들의 유소견 추적을 챙겨야 해서 그런 면도 있지만, 또 다른 이유가 있다.

전공의 시절, 암으로 진단받고 나서 교수님들을 탓하던 환자분들을 여럿 보았다. 이 환자분들은 대학병원에 정기적으로 다니고 있었고, 진료를 볼 때마다 담당 교수님이 "다 좋으시다"고 했기 때문에, 자신이 갑자기 암으로 진단된 상황을 받아들이기 어려워했다. 그러면서 자신을 진료해주던 교수님들을 탓했다. "교수님만 믿고 자신이 건강하다고 생각했는데, 왜 건강검진 잘 받으라고 단 한 번도 이야기를 안 해주었느냐"는 것이다.

의료전달 체계에 있어 3차 의료기관인 대학병원의 역할은 중

324

증도가 높은 질환을 정밀하게 진료하는 것이다. 그러니만큼 세부 전공과가 나뉘어 있고, 해당과의 문제만 진료하는 식이다. 만약 심장이 안 좋아서 진료를 받는다면, 담당 교수님은 심장만 진료를 하는 것이고, "다 좋다"는 이야기는 심장 관련한 소견이 다 좋다는 것이다. 다른 곳이 아프면, 다른 과 진료를 받아야 한다. 당연히 검진은 환자분 본인이 따로 챙겨야 한다. 그러나 환자분들 중에는 상급 병원을 한군데 다니면서 혈액검사를 정기적으로 하고 있으면, 모든 건강문제가 돌보아지는 것으로 잘못 이해하고 있는 분들이 있었다.

젊은 나이에 암으로 진단된 분들도 꽤 있었다. 30대에 위암으로 진단되어 어린 자녀들을 남기고 세상을 떠나야만 했던 한 여자분은 이후에도 많이 생각이 났다. 이렇게 안타까운 분들을 보면서, 검진이 참 중요하구나 하고 생각하게 되었다. 돌다리라도 두드려보듯, 조심해서 나쁠 것은 없기 때문이다.

이런 환자분들을 경험하고 나니, 진료할 때 건강검진 잘 받으시라고 언급하는 것도 필수적으로 챙기는 부분이 된 것이다.

암예방, 위험인자부터 교정하세요

암은 어느 날 갑자기 생기지 않는다. 몸에 가해진 스트레스가 차곡차곡 쌓여가면서 서서히 암세포가 생겨난다. 처음에 암세포가 생겨나면 면역세포에 의해 감시되고 잘 통제가 된다. 그러다가 면역세포가 감당할 수 있는 역치를 넘어서는 순간, 암세포가 기하급수적으로 성장하게 되어 덩어리가 지고, 그러다 보면 내시경검사나 CT(computed tomography, 전산화 단층촬영)검사에서 확인이 되는 것이다.

암의 위험요인은 많은 역학연구를 통해 밝혀졌다. 암이 발생한 사람과 그렇지 않은 사람의 환경적 또는 생활습관 요인의 차이가 위험인자가 되는 것이다. 그중에는 직접적인 발암물질도 있고, 발암물질은 아니지만 암의 위험도를 높이는 것으로 확인되는 요인들도 있다.

가장 중요한 발암요인은 흡연이다. 모든 암의 30%는 담배 때문에 발생한다. 그 다음 중요한 것은 만성감염증이다. 만성감염증은 전체 암 10~20%의 원인이 된다. B형 간염 바이러스(hepatitis B virus, HBV)와 C형 간염 바이러스(hepatitis C virus, HCV)는 간암을 일으킨다. 인유두종 바이러스(human papillomavirus, HPV)는 여성의 자궁경부암을 일으키는 것으로 유명한데, 남성에서는 두경부암이나 항문암을 일으킨다. 헬리코박터균은 위암을 일으킨다. 이 외에 음주, 유해 물질에 직업적 노출, 방사선, 환경오염 등은 5% 이내의 발암요인이 된다.

한편 발암요인은 아니지만, 암 발생 위험성을 높이는 위험인자가 있다. 불건강한 음식, 비만, 부족한 신체 활동 등의 생활습관 요인이다. 특히 음식은 전체 암 35%의 원인이 된다고 알려져 있다. 예를 들어 짠 음식, 가공육은 위암의 위험인자고, 과도한 동물성 지방 섭취는 대장암, 유방암, 췌장암, 전립선암, 신장암의 위험인자다. 그리고 비만은 대장암, 유방암, 간암, 담낭암, 췌장

암종	위험인자
위암	헬리코박터균 감염, 가족력, 위축성위염/장상피화생, 흡연, 음주, 짠 음식, 질산염 화합물(가공육, 염장식품, 탄 음식)
대장암	비만, 염증성장질환, 가족력, 유전적 요인, 신체 활동 부족, 음주, 흡연, 동물성 지방/포화지방이 많은 음식, 붉은 육류, 가공육, 식이섬유가 적은 식단, 흡연, 음주
폐암	흡연, 석면/분진/중금속 노출, 방사성 물질, 대기오염(디젤 연소물, 방향족 탄화수소, 미세먼지), 가족력
유방암	유전적 요인, 가족력, 무출산, 30세 이후 첫 출산, 수유하지 않은 여성, 이른 초경, 늦은 폐경, 경구 피임약, 폐경 후 장기적인 호르몬 대체요법, 음주, 비만, 동물성 지방 과잉 섭취, 자궁내막암/난소암/대장암이 있었던 사람, 방사선, 환경호르몬
간암	B형 간염, C형 간염, 지방간, 만성 간질환(간경변증), 음주, 흡연, 비만, 아플라톡신
췌장암	흡연, 비만, 당뇨병, 만성췌장염, 가족력, 음주, 육류/지방/탄수화물 과다 섭취, 과다한 열량, 가족력, 각종 용매제 등 화학물질
담도암	간흡충 감염, 간내 담석증, 담관낭종, 췌담관합류 이상, 궤양성대장염, 원발성 경화성 담도염, 선천성 간섬유증, 발암물질 노출 고위험 직업
담낭암	석회화담낭, 담낭용종, 췌담관합류 이상, 만성 장티푸스, 위 수술 병력, 비만, 발암 물질 노출, 유전/인종적 요인
갑상선암	가족력, 방사선 노출, 비만, 고칼로리 식단
전립선암	가족력, 유전적 요인, 비만, 동물성 지방 과다 섭취, 제초제 등 화학약품
자궁경부암	인유두종바이러스, 흡연
자궁내막암	폐경 후 여성호르몬 대체요법, 늦은 폐경, 이른 초경, 무출산, 저출산, 비만, 타목시펜, 자궁내막암/유방암/대장암의 가족력, 자궁내막 과다증식증, 당뇨, 복부 방사선 치료력
신장암	흡연, 비만, 고혈압, 동물성 지방/고열량 음식 과다 섭취, 유기용매, 가죽, 석유 제품, 카드뮴 등 중금속의 직업적 노출, 다낭종신, 신결석, 장기간 혈액 투석, 가족력
방광암	흡연, 방향족 아민(직업적 노출), 재발성 방광 감염 및 결석증, 방광주혈흡충, 골반 방사선 치료력, 가족력
난소암	빠른 초경, 늦은 폐경, 미혼 여성, 유전적 요인, 유방암/자궁내막암/대장암 병력, 석면, 활석, 방사성 동위원소 노출

암, 갑상선암, 전립선암, 자궁내막암, 신장암의 위험인자다.

암의 위험인자는 잘 규명되어 있어, 암예방의 첫걸음은 위험인자 교정부터 시작해볼 수 있다. 이렇게 위험인자를 교정해 암이 발생하는 '원인 자체를 차단'하는 것을 1차 예방이라고 한다. 그리고 설령 암이 발생했더라도 조기에 발견하여 치료하는 전략도 좋다. 이것을 2차 예방이라고 하고, 이를 위해 건강검진을 하는 것이다.

전자담배는 괜찮다고요?

우리가 살아가면서 가장 흔하게 노출되는 발암물질은 단연, 담배이다. 지금 흡연 중인 분들도 있을 것이고, 흡연자가 아니더라도 담배 연기를 맡아본 적이 없는 사람은 없을 것이다. 흡연은 폐암뿐 아니라 구강암, 두경부암, 식도암, 위암, 간암, 췌장암, 신장암, 방광암, 자궁경부암, 난소암, 백혈병 등 우리가 알고 있는 거의 모든 암의 원인이 된다.

생활습관을 상담할 때 흡연하는 분들에게는 금연을 권유한다. 그러면 어떤 분들은 자신은 시가(cigar)를 피우기 때문에 연기를 흡입하지 않아서 괜찮다고 한다. 그러나 그런 믿음과 달리 시가와 파이프(pipe) 담배는 연기를 흡입하든, 흡입하지 않든 피운 기간에 비례해 암 발생 위험을 증가시킨다. 어떤 분들은 물담배를 피운다고 한다. 덜 해로울 것처럼 보이지만, 물담배는 기존 담배와 동일한 신체 반응을 유발하여, 기존 담배와 마찬가지로 금단 증상 및 건강 위해성의 위험이 있다. 베트남에서 진행된 전향적 코호트 연구는 물담배가 기존 담배보다 암사망 위험도를 훨씬 더 큰 폭으로 증가시킨다고 보고했다.[240] 또 어떤 분들은 씹는 담배를 한다고 말한다. 이분들은 담배 연기를 흡입하는 것이 해롭기 때문에, 연기를 흡입하지 않으면 괜찮을 것이라 생각한다. 스누스(snus)라는 작은 담배 파우치는 잇몸과 볼 안쪽 면 사이에 넣어두면 담뱃잎 내용물이 타액에 의해 침출된다. 씹는 담배는 구강질환과 구강암을 일으키고, 식도암, 위암, 췌장암, 직장암의 위험도를 증가시키는 것으로 확인됐다.

요즘은 전자담배가 대세인지라, 전자담배라서 괜찮다고 하는 분들도 있다. 전자담배는 혐오스러운 냄새도 나지 않고, 오히려 과일 향 같은 좋은 향기를 풍기니 주변사람들을 배려하는 데도 좋다고 하면서 말이다. 전자담배는 2000년대 초반 담배의 질병 위험을 줄이기 위해 개발됐다. 전자담배 도입 초기, 유해성에 관한 평가는 니코틴 용액에 함유된 물질을 분석하는 것으로 이루어졌다. 니코틴 용액에서는 유해물질이 거의 검출되지 않는다. 그렇기 때문에 전자담배가 안전하다는 인식을 줄 수 있었던 것이다.

그런데 문제는 실제 전자담배 사용 시 니코틴 용액이 담긴 카트리지가 가열되어 에어로졸화된 증기를 만든다는 데 있다. 이렇게 가열이 되면 화학반응이 일어나 새로운 화합물들이 만들어진다. 전자담배의 증기에는 기존 담배연기와 마찬가지로 여러 가지 독성물질들이 검출된다. 그중에는 국제암연구소(International Agency for Research on Cancer, IARC)가 1급 발암물질 또는 2급 발암가능성물질로 규정한 포름알데히드(formaldehyde), 아크

롤레인(acrolein), 아세트알데히드(acetaldehyde), 니트로사민(nitrosamine)과 니켈(Ni), 카드뮴(Cd), 납(Pb) 등의 중금속이 있다. 물론 기존 담배연기와 비교하면 전자담배 증기의 독성물질 수치가 9~450배 낮은 수준이라는 점은 다행이긴 하다.[241] 하지만 최근 자료는 전자담배에는 133개의 잠재적인 유해 화학물질이 함유되어 있는데, 그중 107개가 발암물질이라고 보고한다.[242] 요약하면 전자담배에 발암물질이 들어 있는 것은 명확한 사실이고, 다만 그 양이 기존 담배에 비해 적은 것이다.

여러 질환에서 전자담배의 위해성은 이미 확인된다. 전자담배는 호흡기질환을 일으킨다. 일부 니코틴 용액에 포함된 비타민 E 아세테이트는 지용성이라 흡입 시 폐포에 기름을 도포시키는 듯한 작용을 하여 폐 손상을 일으킨다. 그리고 기존 담배와 비교했을 때 덜 해로울 것이라는 믿음과 달리, 전자담배는 심혈관질환, 뇌졸중, 대사성질환의 위험성을 기존 담배만큼이나 증가시키는 것으로 확인됐다.[243]

한편 전자담배의 암 발생 위험은 아직 불확실성이 크다. 전자담배로 발암물질에 노출되기 때문에 암 발생 위험이 있는 것은 맞지만, 실제로 암을 얼마나 많이 발생시킬지는 아직 평가되지 않았다는 이야기이다. 어떤 요인이 암의 위험도를 증가시키는지 확인되려면, 최소 10~20년의 관찰 시간이 필요하다. 인구 집단이 해당 요인에 장기간 충분히 노출된 이후 암이 발생하고 나서야, 얼마나 발생했는지 세어볼 수 있고, 발생률로 집계된다. 그러면 역학연구에 돌입하는 것이다. 현재까지 암 발생 위험 관런 역학연구를 진행할 수 있을 만큼 전자담배에 오랜 기간 노출된 사람은 충분히 많지 않은 것으로 추산되고 있다.

기존 담배와 전자담배 사용 시 노출되는 유해물질의 농도에 비추어 전자담배의 위험성을 간접적으로 예측해본 연구도 있었다.[244] 이 연구는 전자담배에 의한 폐암 위험도를 1.88배로 예측하면서, 기존 담배 사용(15~80배)에 비해서는 위험도가 현저히 낮은 수준이라고 보고했다. 이외, 사람에서 전자담배의 발암 가능성에 대한 연구는 증례보고 수준이다. 전자담배를 장기간 사용했던 사람들에서 여러 종류의 암이 발생된 사례가 보고되거나, 전자담배 사용자의 실제 체액에서 여러 가지 발암물질의 농도가 현저히 높게 발견됐다는 등의 보고이다.[245]

전자담배를 피우는 분들은 '기존 담배보다는 낫다'는 점으로 위안을 삼으려고 한다. 그러나 발암물질이 들어 있다는 사실만으로도 이미 암 발생을 일으키기에는 충분하다.[242] 아직 연구가 되지 않아서 그렇지, 전자담배는 기존 담배처럼 또는 기존 담배와 다른 양상으로 암 발생을 증가시킬 가능성이 농후하다. 그렇기 때문에 정말 암예방을 원한다면, 전자담배도 끊는 것이 좋다.

헬리코박터균은 1급 발암물질

작년에 엄마가 헬리코박터균 제균치료에 성공했다. 정말 지난하고 어려운 과정이었다. 우리 엄마는 병원에 가는 것, 약 먹는 것을 싫어한다. 고혈압, 고지혈증으로 진단되고 나서도 몇 년째 치료받지 않았고, 처방받은 약도 쌓아 놓고만 지냈다. 그러다가 친구들 모임에 갔는데, 이제 친구들이 다 약을 먹고 있고, 친구들이 약을 먹어야 한다고 이야기를 해주니, 그제서야 자신도 먹어야 하냐며 마지못해 운을 떼는 분이다.

엄마의 헬리코박터균 감염은 대략 10년 전에 확인됐다. 위내시경에서 위궤양의 흔적이 있었고, 헬리코박터균도 확인되어, 당시 헬리코박터균 제균치료제를 처방해드렸다.* 그런데 약을 하루 복용한 후 부작용이 너무 심하다며, 제균치료를 안 하겠다고 했다. 엄마의 의지가 너무 강해서 더 설득하지는 않았고, 2년 간격으로 위내시경 검진을 했다.

나는 엄마의 위내시경 사진을 확인하며, 해가 갈수록 위 점막이 얇아지는 것을 눈뜨고 지켜볼 수밖에 없었다. 헬리코박터균 감염이 지속되면 만성적인 염증을 일으키는데, 그것이 오래되면 위 점막이 얇아지는 위축성위염(atrophic gastritis)을 일으킨다. 이러한 상태가 더욱 지속되다 보면 위 점막 상피가 마치 소장이나 대장의 장점막 상피처럼 변하게 되는 장상피화생(intestinal metaplasia)이 된다.

엄마의 작년 위내시경검사에서 위축성위염이 꽤 진행되었고, 장상피화생도 관찰되기 시작했기에, 다시 마음을 다지고, 엄마

---

* 조기위암 절제 후, 소화성궤양, 위 MALT 림프종, 특발성 혈소판 감소성 자반증, 위선종의 내시경절제술 후의 헬리코박터 제균치료는 의료보험(요양급여 인정)이 된다. 의료보험이 되지는 않지만(급여로 인정이 되지 않지만), 비급여로 치료받을 것이 권유되는 경우는 위암의 가족력이 있을 때, 기능성 소화불량증, 저용량 아스피린을 장기 복용하고 있을 때, 철결핍성 빈혈이 있을 때이다.

에게 헬리코박터균 제균치료를 종용했다. 엄마는 본인 건강에 대한 확신이 굉장히 강해서, 위암을 예방하기 위해서라고 운운하면 본인은 위암이 안 걸릴 것이기 때문에 괜찮다고 단언할 것이 뻔했다. 그래서 이번에는 다른 이유를 설명했다. 바로 '위 소화기능 보존'이었다.

헬리코박터 파일로리(*Helicobacter pylori*)균은 1982년 로빈 워런(Robin Warren) 박사와 배리 마셜(Barry Marshall) 박사에 의해 발견됐다.[246] 이 전에는, 위는 위산을 분비해 산성 조건이므로 세균이 살 수 없다고 믿고 있었다. 이들은 위 조직에서 헬리코박터균을 발견했고, 질병과의 인과관계를 증명하여 노벨의학상을 받게 된다. 이후 펠라요 코레아(Pelayo Correa) 박사는 헬리코박터균 감염이 여러 단계를 거쳐 위암을 발생시킨다는 것을 입증했다. 헬리코박터균이 위점막에 만성적인 염증을 일으킨 결과, 위축성위염이 생기고, 이 상태가 오랜 시간 지속되다가 장상피화생이 생긴다. 이러한 변화가 생긴 위는 '염증화된 위(inflamed stomach)'라고 불리는데, 염증화된 위는 위암이 발생하기 쉬운 텃밭이 된다. 이렇게 염증화된 위에서 이형성증(dysplasia)이 생기고, 시간이 지나면서 위암으로 변하는 것이다. 이를 근거로 국제암연구소는 1994년 헬리코박터 파일로리균을 1군 발암물질로 지정했다. 위암 이외에도 헬리코박터균은 위염, 위궤양, 위림프종 등 여러 위장관질환의 원인이 된다.

"선생님, 나 장상피래. 어떡해. 이제 나 위암 생기는 겨?" 가끔은 이렇게 위축성위염과 장상피화생이 생겼다며, 위암의 전구

병변이라는 말에 덜컥 겁을 먹고 진료에 오는 환자분들도 있다. 그런데 그렇게 겁을 먹을 필요는 없다. 이러한 병변을 가진 경우에도 평생 살면서 위암이 발생할 확률은 1% 정도에 지나지 않기 때문이다. 사실 우리나라 사람들은 어느 정도 나이가 들면 경미한 위축성위염은 다 가지고 있을 정도로 흔하다. 그중에서 위암 위험도가 정말 높은 분들은 장상피화생이 심한 경우이다. 그런 분들께는 2년이 아닌 1년 간격으로 위내시경검사를 할 것을 권유드리기도 한다. 만약 위축성위염과 장상피화생으로 걱정된다면 소화기내과 진료를 보고, 병변이 얼마나 심한지, 위내시경을 얼마나 자주 받는 것이 좋을지, 헬리코박터균 검사를 해볼지 등을 문의해보면 좋을 것이다.

헬리코박터균 제균치료가 위암예방에 도움이 된다는 결정적인 근거가 되는 연구는 우리나라 국립암센터에서 진행됐다. 2020년 《NEJM》에 발표된 이 연구는 위암 환자의 직계 가족 3,100명을 대상으로 이중맹검 위약 대조군 임상시험으로 제균치료를 시행했다.[247] 중앙값 9.2년간 추적한 결과, 제균치료군과 위약군에서 위암 발생률은 각각 1.2% 및 2.7%로, 제균치료는 위암을 50% 이상의 확률로 예방해준다는 것이 확인됐다. 이 연구가 나오기 전까지 헬리코박터균 제균치료가 위암예방 효과가 있다는 것을 보여주는 많은 연구가 있었지만, 이 연구만큼 신뢰도가 높은 방법은 아니었다. 과거에는 위암예방을 위한 제균치료에 회의적인 시각을 가진 전문가들도 많았는데, 지금은 긍정하는 분위기이다.

헬리코박터균을 챙겨보아야 하는 또 다른 이유는 바로 위 소화기능의 보존 문제이다. 이 부분은 아직 학회에서 널리 이야기되고 있지는 않지만, 기대수명이 증가하는 것을 고려하면, 앞으로는 관심이 필요한 주제이다. 위축성위염과 장상피화생이 발생하면, 위가 위산과 펩시노겐이라는 소화효소를 분비하는 능력이 떨어지고, 그 결과 소화기능도 떨어지게 된다. 위에서 어느 정도 소화를 시켜야 소장으로 내보내게 되는데, 그 과정이 더뎌지다 보니, 위에 음식물이 저류하는 시간이 길어진다. 그래서 밥을 먹으면 소화가 원활하지 않아 항상 더부룩하다. 위에서 음식이 저류하는 시간이 오래되다 보니, 음식물 역류가 빈번해져 역류성식도염이 생기기도 한다. 역류성식도염 치료제는 위산을 더욱 안 나오게 하는 약이니, 노년기 역류성식도염 치료는 악순환을 반복하는 경우가 많다.

이렇게 노년기에 심한 장상피화생과 역류성식도염이 함께 있고, 동시에 소화기능 문제를 호소하는 환자분들을 보며, 헬리코박터균 제균치료의 목적이 더 이상 위장관질환 치료나 위암 예방에 국한되지 않는다는 생각을 한다. 이제 100세 시대라 나이 들어서도 소화기능을 보존 및 유지하려면 위 점막도 건강한 게 좋을 것이다. 위가 헬리코박터균에 감염되어 있다면 더 빨리 노화될 것이고, 소화기능도 더 빠르게 떨어질 것이다. 내가 엄마에게 제균치료를 강하게 권유했던 이유도 바로 위의 소화기능 유지 목적이 컸다. 물론 이번에도 처음에는 완강히 거부하셨지만, 먹는 것은 큰 즐거움인데 나이가 더 들어도 그 즐거움을 오래오래 유지하기 위해 결국 제균치료가 필수적인 조치라고 판단하셨다. 항생제 부작용도 있었고, 1차 치료에 실패해서 2차 치료까지 하시느라 고생이 많으셨지만, 이번에는 성공하셨다.

헬리코박터균 제균치료를 한다면, 가급적 일찍 하는 게 좋다. 위축성위염과 장상피화생이라는 비가역적인 변화가 생기기 전에 말이다. 헬리코박터균 제균치료는 위축성위염과 장상피화생을 약간 개선시키지만,[248] 병변이 심한 경우에는 완전히 되돌리기 어렵기 때문이다.

위내시경 매년 하면 좋은 점

몇 해 전 위암의 생체 표지자에 관한 연구를 진행하면서, 위암 환자의 혈액 샘플을 채혈하러 다녔다. 그런데 연구는 처음 계획처럼 이루어지지 않았다. 사실 매우 다행한 일이었다. 진행성위암 환자분들이 거의 없었기 때문에 원래 계획했던 대로 하지 못하고, 거의 조기위암 환자분들로만 연구를 진행했다. 그러면서 이것이 모두 국가암검진사업 덕분이라는 생각을 참 많이 했다.

위암은 최근에는 우리나라 사람들에게 발생하는 암종별 순위에서 5위를 차지했지만, 1999년부터 2018년까지 근 20년 동안 가장 많이 발생하는 암이었다. 위암이 중요한 또 다른 이유는 예후가 참 나쁘다는 점 때문이다. 항암치료에 잘 듣지 않기 때문에 진행성위암으로 진단된 경우 생존율이 좋지 않다. 1993~1995년 위암의 5년 상대생존율(이하 생존율)은 43.9%에 그쳤다. 위암은 많은 사람들의 생명을 앗아가는, 사회경제적으로 부담이 많은 질환이었다. 그래서 2002년부터 국가암검진 사업을 통해 위암 검진이 시작됐고, 이후 생존율이 점진적으로 개선되어 2019~2023년에는 78.6%에 이르고 있다.

위암의 생존율은 진단 당시의 병기에 따라 큰 차이를 보인다. 최근 통계자료를 살펴보면 조기위암의 경우 5년 생존율은 97.6%로 매우 좋다. 암이 조기에 발견되어 근치적으로 절제되면 완치에 이른다. 반면 병기가 진행되면 생존율은 급격하게 떨어진다. 진행성위암의 5년 생존율은 62.2%이고, 원격전이가 있을 경우 7.5%에 지나지 않는다. 암이 진행되면 항암치료가 필요한데, 위암은 항암치료에 잘 듣지 않기 때문이다.

그러면 위내시경은 얼마나 자주 하는 것이 좋을까? 국가암검진 사업은 40세 이상의 모든 국민에게 2년에 한 번씩 위내시경 검사를 해주고 있다. 요즘은 직장 지원 검진프로그램도 보편화되어 매년 위내시경검사를 받고 있는 분들도 많다. 그래서 위내시경을 매년 받아야 하는지 2년에 한 번만 받아도 되는지 궁금해하는 분들이 많다.

관련한 흥미로운 연구가 있다. 서울대학교병원 강남검진센터에서 검진 수검자 5만 8,849명의 자료를 분석한 결과, 조기위암으로 진단받는 비율은 매년 위내시경을 받는 경우 98.6%이고, 2년 간격으로 받는 경우 78.9%였다.[249] 내시경으로 절제할 수 있는 비율은 매년 검진 시 56.9%였고, 2년 간격 검진 시 33.3%였다. 조기위암이라 하더라도, 내시경으로 절제하려면 크기가 더 작고, 점막에 국한되어야 하는 등의 조건이 있기 때문이다. 하지만 매년 하든, 2년에 한 번 하든 생존율에는 차이가 없었다.

요약하면, 위내시경 검진을 매년 하면 조금 더 작을 때 위암을 진단해 수술이 아닌 내시경적 절제술로 치료받을 수 있는 확률을 높여준다는 장점이 있다. 그러나 최종 치료 결과인 생존율 측면에서는 매년 받는 것이나, 2년에 한 번 받는 것이나 차이가 없다. 그래서 2년에 한 번 받으면 충분하다.

위암을 내시경적 절제술로 치료하게 될 때의 장점은 위를 보존하게 된다는 점이다. 위는 음식물을 보관하고 있다가 소장으로 조금씩 흘려 보내주는 저장고 역할을 한다. 위암을 수술로 치료하게 되면, 위의 일부나 전부를 잘라내야 한다. 그러면 위의 저장고 기능도 떨어지거나 잃게 된다. 그래서 위암 수술 후에는 식사를 소량씩 자주 해야 한다. 이것을 지키지 못해 과도한 열량이 한꺼번에 섭취되면, 갑자기 식은땀이 나고 어지러워지는 등의 덤핑증후군이 발생한다. 위암을 내시경으로 치료하면 이러한 점이 개선된다. 점막에 국한된 작은 조기위암은 내시경절제술을 통해 마치 포를 뜨듯 도려내는 방식으로 치료할 수 있다. 위를 보존할 수 있게 되어 소화기능 관련한 삶의 질이 유지된다. 이것이 내시경절제술의 장점이다.

내시경절제술의 단점도 있다. 동전의 양면처럼 이 단점도 바로 위가 보존되기 때문에 생긴다. 위암이 한 번 발생한 위는 '염증화된 위'이기 때문에 위 점막 전체에 위암 발생 가능성이 높아진 상태이다. 위암 부분을 도려내도 나머지 부위에서 다시 위암이 발생할 수 있다. 그래서 위암을 제거한 이후에도 위내시경검사를 정기적으로 잘 받으면서 위암이 또 생기는지 감시해야 한다. 이처럼 내시경절제술은 위를 보존하기 때문에 위암 발생 가능성이 높은 상태도 유지된다는 것이 단점이다.

아주 가끔이지만, 위암 검진으로 위장조영검사를 받고 싶다고 하는 분들이 있다. 국가암검진사업 위암 검진 항목에 위장조영검사도 가능한 항목으로 되어 있다. 그렇지만 이 검사는 비추천한다. 위장조영검사는 조영제를 먹고, X-선 검사를 하여 위의 그림자 음영을 확인하는 검사다. 위암이 진행되면 위 점막에 주름이 지게 되면서 모양이 변형되는데, 그로 인해 그림자 음영 사진에서 이상이 관찰된다. 진행성위암이라면 이 검사를 통해서도 위암이 진단될 수 있지만, 조기위암은 진단이 어렵다. 조기위암에는 미란성위염과 구분되지 않을 정도로 매우 작고 두드러지지 않은 병변도 많기 때문이다. 요즘 위암 검진은 진행성위암이 아닌, 조기위암 상태에서 진단하는 것을 목적으로 한다. 위장조영검사는 진행성위암이 보다 많았던 과거에는 유용한 검사였지만, 진행성위암이 현저히 감소한 오늘날에는 유용성이 낮다. 특별한 이유가 없다면 위내시경검사를 받는 것이 좋다.

대장내시경이 5년보다 짧게 권유되는 이유

예전에 건강 강좌를 진행하다가 대장내시경 관련 질문을 받았다. 건강검진센터에서 대장내시경 검진을 받았는데, 그 다음 대장내시경을 1~3년 정도 후에 하라고 권유받았다는 것이다. 대장내시경은 5년 간격으로 하면 되는 것으로 알고 있는데, 왜 5년보다 짧은 간격으로 대장내시경 추적을 권하느냐는 것이었다. 한 분이 질문하니, 여기저기서 자신들도 같은 경험을 했다며 이구동성으로 말했다.

국가암검진 사업은 50세 이상부터 매년 분변잠혈검사를 통해 대장암 검진을 실시하고, '잠혈반응 양성'인 경우 대장내시경 검사를 지원한다. 국가암검진 권고안은 45세부터 1~2년 간격의 분변잠혈검사로 권고하는데, 선택적으로 대장내시경을 고려할 수 있다고 명시한다. 2024년 국립암센터가 시행한 조사에서, '대장암 검진을 위해 어떤 검사 방법을 선호하는가?'라는 질문에 대해 대장내시경검사를 선호한다는 응답자는 66.2%, 분변잠혈검사는 33.8%였다. 대장내시경검사를 분변잠혈검사보다 약 2배 더 선호하는 것이다. 이 자료를 보면서, 우리나라 사람들은 건강행동 측면에서 참 똑똑하다고 생각했다.

대장암 검진을 위한 검사법에는 분변잠혈검사 말고도, 분변으로 대장암이나 선종의 DNA 등을 검사하는 더 정확한 검사법도 개발되었고, CT를 통해 대장조영검사를 하는 방법도 있다. 이러한 검사에서 대장암이 의심되면 어차피 대장내시경을 받아야 한다. 대장내시경은 단순히 대장암을 발견하는 데 그치지 않는다. 대장내시경을 하면서 용종도 제거할 수 있다. 대장 용종 중에는 점차 자라서 대장암이 될 수 있는 것들이 있는데, 용종 단계에서 제거해버리면, 그 싹부터 잘라내는 격이다. 즉 대장내시경은 대장암을 보다 적극적으로 예방할 수 있는 검사이다. 그렇기 때문에 조금 더 번거롭더라도 대장암 진단과 예방에 있어 더욱 확실한 대장내시경을 하는 것이 이득이다. 우리나라 국민들이 이러한 사실에 대해 잘 인지하고 있는 것이 선호도 조사에 반영된 것으로 보인다.

대장내시경검사를 얼마나 자주 해야 하는지 검사 간격은 각 나라의 상황에 따라 권고 내용이 다른데, 우리나라에서는 5년 간격이 기본으로 권고된다. 그리고 검사 간격은 기준이 되는 대장내시경검사의 소견에 따라 달라진다. 만약 크기가 크거나 고도이형성증(high-grade dysplasia)을 동반한 용종을 절제했거나 너무 많은 용종을 절제했다면, 1~3년 후에 추적이 필요하다. 장정결 상태도 검사 간격에 영향을 준다. 장에 음식물이 남아 있어 면밀하게 관찰하지 못했다면, 1~2년 후 재검을 권고하게 된다. 미처 발견하지 못한 용종이 있을 가능성이 높기 때문이다.

대장내시경 추적 간격과 관련한 또 다른 중요한 주제는 중간대장암(interval colorectal cancer), 줄여서 중간암이다. 중간암은 가이드라인에 따라 권고되는 간격으로 대장내시경을 진행하기로 했는데, 권고되는 기간이 도래하기 전에 발생한 대장암을 지칭한다. 이를테면 기준 대장내시경 시점에서 큰 이상이 없어, 5년 후 대장내시경을 권고받았는데, 1~3년이 경과했을 때 대장암이 발생했다면 이것이 바로 중간암이다. 중간암 발생률은 연구마다 다른데, 전체 대장암의 약 1.8~9.0%로 보고되고 있다.[250] 강북삼성병원에서 진행된 연구에 따르면 482명의 대장암 환자 중 30명인 6.2%가 중간암인 것으로 확인됐다.[251] 중간암이 발생하는 이유는 기준 내시경 시 병변이 확인되지 않았거나, 용종 절제 시 불완전하게 절제되었거나, 새로운 병변이 생겨 급속하게 진행했을 경우 등으로 설명된다.

이 세 가지 이유 중에서 가장 중요한 원인은 기준 내시경 시 병변이 확인되지 않았을 가능성이다. 대장은 굴곡이 심하기 때문에 대장내시경으로 시야가 확보되지 않아 관찰하기 어려운 사각지대가 존재한다. 주로 대장이 심하게 꺾여 있는 부위와 점막의 주름 뒤편이 사각지대이다. 이러한 부위를 관찰할 때는 여러 번 오가면서, 내시경의 각도도 최대한 꺾어가면서 시야를 확보하려고 노력한다. 이렇게 열심히 관찰하려고 노력해도 여전히 보이지 않는 부분은 존재한다. 그리고 대장은 대장내시경의 진입과 후퇴에 따라서도 모양이 계속 바뀌기 때문에 관찰할 수 있는 부분이 매번 달라진다.

그래서 대장내시경은 본질적으로, 시술자가 열심히 하더라도 발견되지 못한 병변이 발생할 수밖에 없는 불완전한 검사이다. 얼마나 많은 병변을 놓치게 되는지를, 같은 날 대장내시경을 2번 시행해 확인해보았던 연구가 있다. 그 결과, 첫 번째 대장내시경에서 발견하지 못한 선종의 비율은 24%나 되었다.[252] 용종이 발견되어 용종

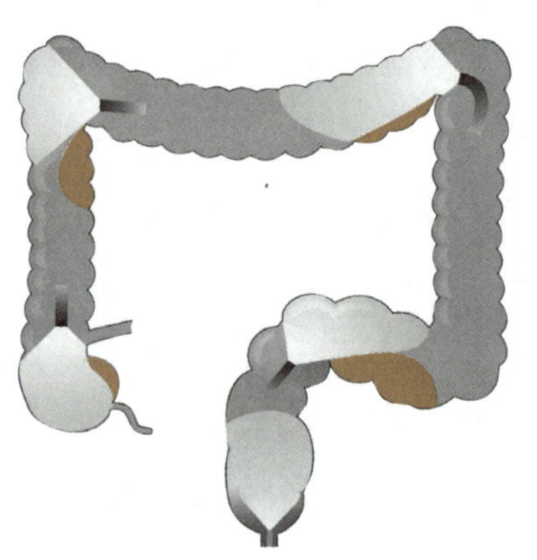

그림 13 | 대장내시경 관찰의 사각지대

절제술을 위해 상급병원에 보내드렸는데, 해당 병원에서 용종을 못 찾았다고 다시 오는 경우도 있다. 그러면 처음에 검사했던 시술자가 다시 한 번 씨름을 하면서, 용종을 찾아내기도 한다.

이렇게 대장내시경 간격은 여러 가지 요인을 함께 고려하여 결정하게 된다. 다음번 대장내시경검사가 5년보다 짧게 권고됐다면, 용종 제거 때문이거나 장정결 상태가 나빠서 또는 대장이 너무 심하게 꺾여 있어 사각지대가 많았기 때문일 것이라고 이해하면 된다.

'젊은 대장암'이 증가하는 이유?

내가 대장내시경검사를 처음 받은 것은 전공의 3년 차 때이다. 당시 항암 낮병동에서 근무하고 있었는데, 그때 만났던 대장암 환자의 나이가 20세였다. 의무기록을 보니, 이 환자의 대장암 발생 나이는 19세였고, 아무런 가족력도 없었으며, 유전적 질환이나 암위험도를 높일 만한 생활습관 요인도 없었다. 게다가 성품도 훌륭한 청년이었기에, 이 환자에게 19세에 대장암이 발생했다는 사실을 믿을 수가 없었다. 그 환자를 진료했던 경험은 나에게 큰 정신적 충격을 주었다. 이 일을 계기로, 나는 32세의 어린 나이에 처음 대장내시경검사를 받게 됐다. 환자들이 겪는 병이 혹시 나에게도 있지는 않을까 하는 건강염려증, 즉 의대생증후군(medical student syndrome)이 발동한 것이다. 물론 이 환자처럼 어린 나이에 대장암이 발생하는 것은 지극히 드문 일이기 때문에, 이렇게 드문 일을 가지고 일반화하는 것은 잘못된 판단일 수 있다. 그래도 이렇게 어린 나이에 대장암이 발생하는 것을 보니, 조심해서 나쁠 것 없다는 생각이 들었던 것이다.

이분은 극단적인 케이스에 해당하는 젊은 대장암 환자였다. 그런데 최근 들어 50세 미만에서 발생하는 '젊은 대장암'이 증가해 이슈가 되고 있다. 이와 관련해 2019년《Gut(영국소화기학회지)》에 발표된 연구는, 여러 나라에서 노년층에서의 대장암 발생률은 감소하고 있으나, 젊은 성인에서의 발생률은 증가하고 있다고 보고했다.[253] 특히 고소득 국가에서 젊은 대장암이 증가하고 있는데, 그중 젊은 대장암 발생률이 가장 높은 나라는 다름 아닌 한국이었다.

역대 암 발생률을 살펴보면, 우리나라는 전통적으로 대장암 발생률이 높은 나라는 아니었다. 1990년대 암종별 발생률 순위를 살펴보면, 대장암은 전체 주요암 중에서 중간 정도의 랭킹을 차지했었다. 그런데 현재 대장암은 2023년 통계 기준 갑상선암과 폐암에 이어 세 번째로 많이 발생하는 암종으로 자리매김했다. 그래도 국내 대장암 발생률은 1990년대부터 2011년까지 꾸준히 증가하다가, 이후로 현재까지는 감소하고 있는 추세이다. 식단이 서구화되면서 대장암 발생률이 증가했다가, 대장내시경 검사를 통한 용종절제술 등 예방적 조치가 보편화되면서 대장암 발생률이 감소한 것으로 해석된다. 이러한 와중에 젊은 성인에서 대장암이 증가하고 있다는 사실은 눈여겨볼 필요가 있다.

젊은 성인에서 대장암이 발생하는 이유에 대해, 여러 역학연구는 대사증후군을 지목하고 있다. 2022년《Gastroenterology

(미국소화기협회지)》에 게재된 한국에서 진행된 연구는, 국민건강보험공단 자료를 활용해 977만 명의 데이터를 분석한 결과, 우리나라 젊은 대장암의 발생이 대사증후군과 연관되어 있다는 것을 보고했다.[254] 흥미로운 점은, 참가자가 가진 대사증후군 진단기준(참고: 2장 '표 5' 대사증후군 진단기준, p.166) 개수가 증가할수록 대장암 발생 위험도도 그에 비례해 증가했다는 사실이다. 대사증후군 진단기준을 1개 가질 때는 대장암 발생 위험도가 7% 증가했고, 5개 가질 때는 50%나 증가했다. 이 연구는 왜 우리나라가 젊은 대장암 발생률 1위를 차지했는지를 설명한다. 최근 우리나라 젊은 성인에서 비만 및 대사증후군 발생이 급격히 증가했기 때문이다.

고전적으로 비만과 대사증후군은 심혈관질환의 주요 위험인자로 알려져 있다. 그런데 대사증후군이 젊은 대장암 발생률도 높인다니, 이제 비만 및 대사증후군을 열심히 관리해야 할 이유가 하나 더 생겼다. 바로 암예방을 위해서이다.

소시지는 가끔만 드세요

우리나라에 대장암 발생률이 증가한 것은, 1990년대 들어 식단이 서구화되어 붉은 육류와 가공육류 섭취가 늘면서부터이다. 붉은 육류가 대장암을 비롯한 암 발생 위험성을 높이는 기전은 붉은 육류에 포함된 철분 때문으로 설명된다. 철분은 펜톤반응(Fenton's reaction)을 통해 반응성이 강한 활성산소종을 만들어내, DNA 손상을 촉진하고, 이는 암세포 발생으로 이어질 수 있다.

이와 대조적으로, 닭고기 등 흰색 육류는 철분의 함량이 상대적으로 낮아서 암의 위험도를 높이지 않는다.

가공육류도 대장암과 다른 여러 암의 위험을 높인다. 특히 가공육류의 발암 기전이 중요하게 다루어지는 암은 위암이다. 전공의 시절, 위암의 위험인자에 대한 연구를 진행하면서, 내과학 교과서의 관련 내용을 자세히 읽었다. 위암의 위험인자로는 앞서 살펴본 헬리코박터균이 제일 중요한데, 그 밖에도 중요한 식이 요인이 있었다. 바로 가공육류였다. 공부하면서 찾아본 한 사진에는 소시지와 고기가 매달린 채, 자욱한 연기에 의해 훈연되고 있는 모습이 담겨 있었다.

물론 대표성을 가진 음식으로 소시지를 이야기한 것이고, 건조식품, 훈제식품, 소금에 절인 식품 등 모든 저장식품에 해당한다. 단백질 식품을 오래 보관하기 위해 소금에 절이고, 훈제하고, 말리던 방식은 냉장고가 없던 시절에 대응하기 위해 인류가 오랫동안 사용해온 저장기술이다. 이 과정에서 여러 화학반응에 의해 질산염이 발생한다. 질산염은 방부제 역할을 하기 때문에 일부러 첨가해주기도 한다. 질산염은 헬리코박터균 같은 장내미생물과 만나면 아질산염이나 니트로사민으로 바뀌게 되는데, 이들이 바로 발암물질이다. 가공육이 해로운 또 하나의 이유는 그 안에 함유된 방향족 화합물 때문이다. 훈연하는 과정에서 발생하는 맛과 향미를 더하는 방향족 화합물도 발암물질인 것이다.

붉은 육류와 가공육류 섭취량이 위암 발생 위험도를 얼마나 증가시키는지 조사했던 메타분석을 살펴보면, 위암 발생 위험도는 붉은 육류 소비량이 100g 증가할 때마다 26% 증가, 가공육 소비량이 50g 증가할 때마다 72% 증가하는 것으로 확인됐다.[255] 반면 흰색 육류 소비는 위암 발생 위험도를 낮추는 것으로 분석됐다. 이외 여러 메타분석은 가공육이 다양한 암종의 발생 위험성을 높인다는 것을 보여주었다.

이러한 연구를 기반으로 2015년 국제암연구소는 가공육류를 1급 발암물질로, 붉은 육류를 2급 발암물질로 지정했다. 그리고 세계암연구기금은 붉은 고기 섭취량을 주당 500g으로 제한하고, 그중 가공육은 거의 섭취하지 말 것을 권고하고 있다. 이렇게 붉은 육류와 가공육이 암을 일으킨다는 사실을 알고 보면, 다시금 지중해식단이 왜 건강할 수밖에 없는지 알게 된다. 지중해식단은 붉은 육류 섭취를 주 2회 미만으로, 가공육류 섭취는 주 1회 이하로 제한할 것을 권유하고 있기 때문이다.

이러한 사실이 알려진 지 오래되었지만, 가공육류는 여전히 많이 소비되는 식재료이다. '줄줄이 비엔나' 소시지는 어린 시절을 흐뭇하게 떠올리게 하는 추억 어린 음식이고, 독일 정통 소시지는 맥주와 함께 기분 전환과 즐거움을 선사하는 음식이다. 이렇게 소시지는 우리가 즐겨 사용하는 식재료이지만, 암예방을 위한다면 앞으로는 가급적 적게 섭취해야 하는 음식이다.

국가 6대암 검진 사업과 7대암 검진 권고안

위·대장내시경 말고는 어떤 항목을 검진으로 챙겨보아야 할까?

가장 먼저 참고할 것은 국가암검진 사업이다. 국가암검진 사업은 우리나라 사람들에게 많이 발생하여 사회경제적 비용이 큰 질환을 검진한다. 국가가 돈을 들여 모든 국민을 대상으로 시행하는 사업인 만큼 검사 항목과 검사 대상은 비용 대비 효과성 분석에 근거해 정해진다.

두 번째로 참고할 자료는 국가암정보센터에서 제공하는 국가암검진 권고안이다. 국가암검진 사업과 비슷하지만, 검진 주기와 검진 대상 연령에서 약간씩 차이가 있다. 검진 사업은 상한 나이가 없더라도, 검진 권고안은 검진 항목별로 검진이 권고되는 상한 나이를 정해두었다. 이렇게 상한 나이를 정한 것은 검진으로 인한 위험 대비 기대 이득을 고려한 것이다. 예를 들어 내시경검사는 나이가 많아지면 합병증 발생 위험성이 크다. 그리고 고령인 경우에는 암이 진단되더라도 치료를 하다가 합병증으로 돌아가실 위험도 상당히 크다. 그래서 고령에서는 검진 자체가 큰 이득이 없을 수 있는데, 이런 점을 반영한 것이다.

종합검진센터 검진 항목

이렇게 국가가 진행하거나 권고하는 검진 항목을 우선적으로 챙겨 받아본 분들은 생각보다 국가암검진 사업이 커버해주는 검진 항목이 적다고 생각하고, 검진을 더 꼼꼼히 하기 위해 종합검진센터를 찾는다.

종합검진센터에서는 보다 다양한 항목에 대한 검진이 진행된다. 국가가 해주는 검진 항목과 종합검진센터에서 시행되는 항목에 큰 차이가 있다 보니, 이를 어떻게 바라보아야 할지 헷갈려 하는 분들이 많다. 더욱이 검진으로 방사선을 과도하게 맞게 되거나, 조직검사로 인한 부작용도 발생할 수 있는 점에 대한 경계의 목소리도 있기 때문에 더욱 혼란스러워한다.

검진 항목에 차이가 나는 이유는 검진의 대상 인구와 비용을 대는 주체, 무엇을 검진의 이득으로 규정하는지에 대한 관점에 차이가 있기 때문이다. 학술집단이나 국가는 전체 인구집단에 적용될 수 있는 가이드라인이나 정책을 마련해야 한다. 이것은 '공중보건'에 입각한 관점이다. 전체 인구를 대상으로 생각하기 때문에 검진의 이득이 명확해야 한다. 그 이득은 인구집단 전체의 생존율 개선으로 측정된다. 그리고 검진으로 인한 부작용과 합병증도 중요한 지표로 평가해, 이러한 위험을 이득이 상회하는지도 평가한다. 비용도 중요하다. 공공의 재원을 투자해야 하기 때문에 비용 대비 효과가 가장 좋은 방법을 택해야 한다. 이것을 다 따져보기 위해 임상시험을 하기도 한다. 검진을 하고 추적하여 생존율이 정말 개선되는지, 부작용은 감당 가능한 정도인지 확인하는 것이다. 최종적으로 검진이 이득이 있고, 비용 효과성 측면에서도 현실적이라고 판단되면, 전문가집단은 검진을 권고하고, 이러한 의견에 기반해 국가암검진 사업 항목으로 선정되는 것이다.

반면 종합검진센터에서 시행하는 검진은 개인이 주체가 된다. 인구집단 전체가 아닌 개인의 입장에서, 자신의 건강을 위

표 11 | 국가 6대암 검진 사업

암종	검진 대상	검진 주기	검진 방법
위암	40세 이상 남녀	2년	위내시경검사
간암	40세 이상 남녀 간암 발생 고위험군*	6개월	간 초음파검사+ 혈청알파태아단백검사
대장암	50세 이상 남녀	1년	분변잠혈검사: 이상 소견 시 대장내시경검사
유방암	40세 이상 여성	2년	유방촬영술
자궁경부암	20세 이상 여성**	2년	자궁경부세포검사
폐암	54세 이상 74세 이하의 남녀 중 폐암 발생 고위험군***	2년	저선량흉부CT

*　간경변증이 있거나 B형 간염 바이러스 항원 또는 C형 간염 바이러스 항체 양성으로 확인된 경우.

**　자궁경부암 검진은 성경험 이후에 시작한다.

***　폐암 고위험군의 기준은 30갑년 이상의 흡연력이다. 흡연력은 하루 평균 담배 소비량(갑수)에 총 흡연기간(년)을 곱해 '갑년'으로 산출한다. 예를 들어 하루에 반 갑씩 10년간 흡연했다면, 0.5갑에 10년을 곱해 흡연력은 5갑년이 된다.

표 12 | 국가 7대암 검진 권고안

암종	검진 대상과 연령	검진 주기	일차적 권고	선택적 고려
위암	40~74세	2년	위내시경	위장조영촬영
간암	40세 이상 B형, C형 간염 바이러스 보유자 연령 상관없이 간경변증 진단	6개월	간초음파+혈청알파 태아단백검사	
대장암	45~80세	1~2년	분변잠혈검사	대장내시경
유방암	40~69세 여성	2년	유방촬영술	
자궁경부암	20세 이상 여성*	3년	자궁경부세포검사	자궁경부세포 검사+ 인유두종바이 러스 검사
폐암	55~74세 고위험군**	1년	저선량흉부CT	
갑상선암	초음파를 이용한 갑상선암 검진은 근거가 불충분하여 일상적인 선별검사로는 권고하지 않음			

* 자궁경부암 검진은 20세 이상이면서 성경험 시작 이후에 시작한다. 최근 10년 이내에 자궁경부암 검진에서 연속 3번 이상 음성으로 확인된 경우 75세 이상에서 자궁경부암 선별검사를 권고하지 않는다.

** 30갑년 이상의 흡연력이 있는 경우 고위험군이고, 금연 후 15년이 경과한 과거 흡연자는 제외한다.

해 얼마만큼의 비용을 지불하고 위험을 감수할 수 있는지가 판단의 기준이 된다. 이 대목에서는 그 판단이 개인의 가치관에 따라 크게 달라질 수 있다. 어떤 분들은 건강은 돈을 주고도 바꿀 수 없을 정도로 소중히 생각한다. 그래서 검진 비용에 대해 충분한 지불 의사가 있고, 만약 암을 조기에 진단하여 완치에 이를 수 있다면 조직검사 등 추가적인 검사에 따른 합병증 위험도 감수할 수 있다고 생각한다. 반대로 어떤 분들은 검진을 불필요하게 생각한다. 하늘에서 지어준 운명대로 살다 가는 것을 가장 자연스럽게 생각한다. 결국 질병 또한 생로병사의 한 과정일 뿐이기 때문이다. 사실 대부분의 경우 검진에서 특이소견이 발견되지 않는다는 점을 생각해보면 이러한 관점도 상당히 일리가 있다.

어느 관점이 맞는 것인지 확정하기는 힘들다. 이 판단은 개인에 따라 달라질 수밖에 없기 때문이다. 내 입장을 묻는다면 건강검진을 조금 꼼꼼하게 보는 것이 좋지 않나 생각한다. 검진센터에서 근무하면서는 조기암을 진단해드리면서 가슴을 쓸어내린 적이 한두 번이 아니었다. 국가암검진 권고안의 범위 밖에서 검진을 했던 분들이 자신의 선택으로 검진을 받고, 암을 조기 단계에 간단하게, 마치 '감기 앓고 지나가듯' 치료하는 모습을 보면, 이것은 권위 있는 누군가가 '해라, 하지마라' 하고 단정적으로 말할 수 있는 문제가 아니라는 생각이 든다. 게다가 건강은 단순히 그 개인의 문제만이 아니라, 가족의 행복도 달려 있기 때문에 더더욱 그렇다.

20대 후반 여성분이 상급병원에서 폐암 수술을 받고 면역력 관리를 위해 내원했다. 조용한 성품을 지닌 이분은 담배를 피운 적이 없고, 음주도 즐기지 않았다. 어떻게 폐암에 진단되었느냐고 물으니, 회사 건강검진에서 선택 항목으로 저선량흉부CT를 골랐는데, 거기서 폐암 초기 소견이 확인됐다는 것이다. 저선량흉부CT를 골랐던 이유에 대해 물으니, "어떤 항목을 고를지 잘 몰랐는데, 그냥 궁금해서 한번 해봤다"고 말했다. 사실 폐암의 위험인자가 없는 20대 후반의 젊은 여성분이 의사에게 검진 항목 관련해 자문을 구한다면, 폐암 검진은 절대 추천되지 않았을 항목이다. 그리고 수검자가 검진을 원한다고 했으면, 검사를 말렸을 항목이다. 이분은 의사의 자문을 구하지 않고, 검진 항목을 고른 것이 도리어 신의 한 수가 된 것이다.

반대로 의사가 개입해서 치료 시기가 늦어졌던 환자분도 있었다. 이 환자분은 40대 후반에 위암으로 진단됐다. 목사님의 가족분으로, 어느 날 갑자기 영적 능력이 있는 가족 지인분에게 연락이 왔는데, 어서 가서 위내시경을 받아보라고 했단다. 그래서 아무 증상이 없었지만, 위내시경을 받기 위해 병원에 내원했다. 그런데 의사가 증상이 없으니 괜찮을 것이라고 안심시키며, 위내시경을 안 해주었다고 한다. 이분은 이후 암이 상당히 커진 후에 진단되어 수술을 받게 되었고, 위 절반을 절제했다. 이 일로 인해, 처음 내원했을 때의 의사에게 상당한 불신과 원망을 갖고 있었다. 만약 자신이 검사를 원했던 시점에 위내시경을 받았다면 내시경적 절제술로 치료받을 수 있었는데, 그 기회를 놓치게 만든 사람이 바로 의사였기 때문이다.

이런 환자분들을 만나며, 의사로서 환자분들을 어떻게 안내해가야 할지 참 난감하게 느껴졌다. 통계수치를 기반으로 한 객관적인 의학적 조언은 대다수에게 적용되지만, 모두에게 적용되는 것은 아니다. 삶이 항상 합리적으로, 과학적으로 펼쳐지는 것도 아니다. 어쩌면 환자분들은 어떤 보이지 않는 힘에 의해 인도되어 직관적으로 자신에게 필요한 검사를 하고 싶어지는 것은 아닐까 하는 생각도 들었다. 오랜 고민 끝에 얻은 결론은 '최대한 객관적인 정보를 전달하고, 최종 선택은 환자분 본인의 몫으로 남겨두어야겠다'는 것이다. 그래야 원망도 불신도 남기지 않을 수 있을 것 같기 때문이다.

그러면 권고되는 범위 이외의 검진 항목에는 어떤 것들이 있고, 어떠한 관점에서 고려하면 되는지 말씀드리겠다.

흡연력 없어도 폐암 검진?

폐암에 대한 국가암검진 사업은 고위험군에 대해 진행된다. 고위험군은 흡연력으로 결정된다. 폐암 환자의 대다수는 흡연자이다. 그런데 중요한 것은 비흡연자도 폐암이 생긴다는 점이다. 그리고 그 비중이 아주 적지 않다. 국내 자료에 따르면 전체 폐암 환자의 36.4%가 비흡연자인 것으로 보고한다.[256] 폐암 환자 3명 중 1명은 비흡연자라는 것이다.

폐암은 우리나라에서 발생률과 사망률이 높은 암이다. 2023년 암종별 발생 현황 통계를 보면, 폐암은 발생률 2위의 암종이다. 성별을 나누어보면, 남자에서는 발생률 2위, 여자에서는 발생률 4위이다. 주목할 점은 우리나라 여자에서 폐암은 위암 발생률을 근소하게나마 앞질렀다는 사실이다.

사망률을 살펴보면 2024년 폐암은 남녀 모두에서 공히 사망률 1위 암종이었다. 발생률 대비 사망률이 높은 것은 예후가 나쁘다는 이야기이다. 따라서 폐암이 조기에 진단된다면 이득이 매우 큰 암이다.

어느 정도 나이가 들어, 암검진을 꼼꼼히 하고 싶다는 분들께는 폐암 검진에 대해서도 설명드린다. 폐암 검진은 저선량흉부CT로 하면 된다. 흉부X-선촬영은 조기 폐암을 진단할 수 없다. 저선량흉부CT는 조영제를 사용하지 않고, 방사선량을 줄여, 검진에 의한 방사선 피폭 위험성을 낮추는 방식으로 설계된 검사이다.

유방초음파도 꼭 챙겨봐야 하는 이유

유방암은 우리나라 여성에서 발생률 1위의 암이다. 유방암 검진 관련해서, 가끔 유방촬영 대신 유방초음파를 하고 싶다거나, 유방촬영을 했으니 유방초음파는 필요 없다는 검진 수검자분들을 만난다. 이렇게 유방촬영과 유방초음파를 서로 대체 가능한 검사로 생각하는 분들이 많다. 그러나 두 검사는 엄연히 다르다.

유방암 검진을 정확하게 하기 위해서는 두 검사 모두 필요하다. 왜냐하면 X-선과 초음파는 서로 다른 진단 방법으로, 진단

그림 14 | 성별 암 발생 순위(2023)

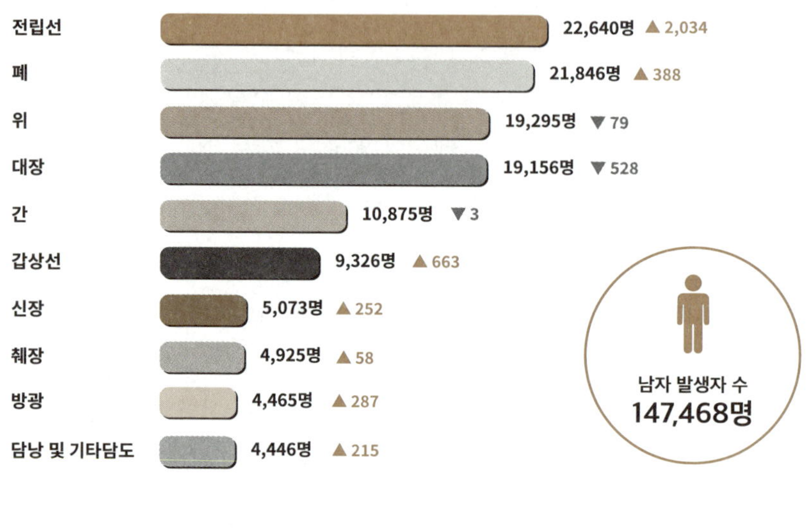

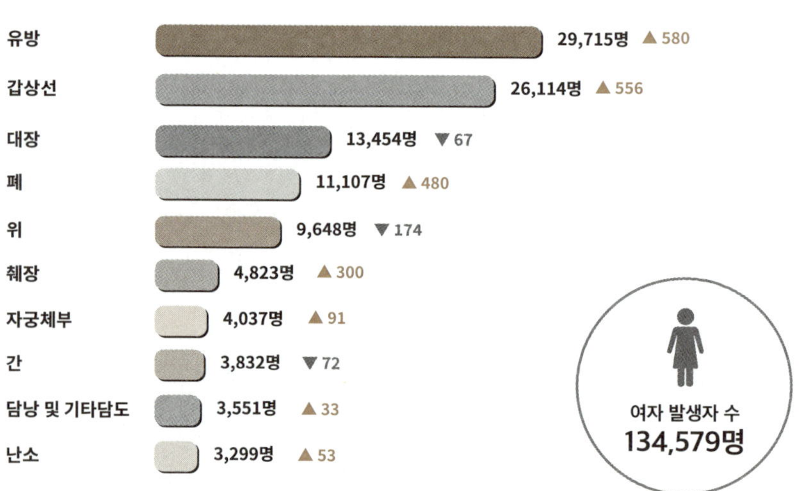

출처: 보건복지부, '2023년 국가 암등록 통계'

할 수 있는 유방암도 다르기 때문이다. 미국에서 이루어진 연구에 따르면 41개의 유방암 중 유방촬영과 유방초음파 모두에서 발견된 암은 8개에 지나지 않았다.[257] 유방촬영에서만 또는 유방초음파에서만 발견된 암이 각각 12개씩 있었다. 그리고 8개의 암은 두 검사 모두에서 발견되지 않았다. 이렇듯 어떤 암은 X-선으로만 보이고, 어떤 암은 초음파로만 보인다. 그리고 두 방법을 모두 동원해도 진단할 수 없는 암도 존재한다.

이 문제가 우리나라에서 더욱 중요한 이유는, 젊은 아시아 여성에게는 치밀유방이 많기 때문이다. 치밀유방이란 유방조직의 섬유선조직(fibroglandular tissue) 비율이 지방조직보다 높은 상태를 의미한다. 지방조직은 X-선을 잘 투과시키기 때문에 까맣게 보이는데, 조직이 치밀한 치밀유방은 X-선을 잘 투과시키지 않아 전반적으로 뿌옇고 허옇게 보인다. 유방촬영에서 유방암은 하얀 점들이 모여 있는 양상으로 보이는데, 까만 바탕일 때 잘 보인다. 바탕이 뿌옇고 허연 경우에는 잘 보이지 않는다. 그래서 치밀유방은 유방촬영을 통한 유방암 진단의 민감도가 떨어지고, 유방초음파가 도움이 되는 것이다. 그런데 치밀유방이라고 해서 유방촬영을 안 해도 되는 것은 아니다. 앞서 이야기했듯이 유방초음파에 안 보이는 유방암도 있기 때문이다.

유방촬영은 유방을 납작하게 눌러서 찍기 때문에 통증과 불쾌감을 호소하는 분들이 많다. 그렇게 찍는 이유는 유방이 납작하게 잘 펴질수록 방사선 노출이 적고, 유방 내부가 더 잘 보이게 되어 진단에 도움이 되기 때문이다. 유방촬영은 35세 이상에서 권유된다. 방사선 피폭을 고려해 그 이하의 나이에서는 권유되지 않는다. 임신 및 수유 시에도 권유되지 않는다. 이 시기에는 유방실질량이 늘어 유방촬영술의 민감도가 현저하게 감소하기도 하고, 유방촬영 시 유방이 잘 눌리지 않아 방사선 피폭도 증가하기 때문이다. 유방촬영은 수유 중단 3개월 이상이 지난 후에 하는 것이 권유된다. 35세 미만이거나 임신 중 또는 수유 중인 여성에서 유방암 검진이 필요할 경우에는 유방초음파가 우선적으로 시행된다.

췌장암 검진을 원하신다고요?

가끔 췌장암을 콕 집어서 검진하고 싶다는 분들이 있다. 이유를 물으면 가족이나 지인이 최근에 췌장암으로 진단받았기 때문이라고 한다. 가까운 사람이 암에 걸렸다면 자신 또한 그러한 병으로부터 안전하지 못하다는 생각이 드는 것이다. 췌장암은 예후가 나쁘다.* 진단된 지 얼마 되지 않아 운명을 다하는 경우도 있다.

췌장암은 무서운 질병임에도 불구하고 무증상 일반 인구 대상으로는 검진이 권고되지 않는다. 췌장암은 발생률이 낮고, 설령 검진을 통해 췌장암을 발견했다 해도 사망률을 유의미하

---

* 우리나라 2019~2023년 통계에 따르면, 췌장암의 5년 상대생존율은 국한된 병기는 47.8%, 국소 진행된 병기는 23.5%, 원격전이가 있을 경우 2.4%이다. 모든 병기를 합쳤을 때는 17.0%이다.

게 개선시킨다는 근거가 확보되지 않았기 때문이다.[258] 췌장 검진 시 발생하는 합병증도 문제로 거론된다. 내시경 초음파검사 이후에는 통증과 췌장염 등 합병증이 발생할 수 있다. 그리고 췌장암 수술에 따른 크고 작은 부작용도 보고되는데, 사망률은 4.6%에 이른다. 그래서 공중보건 관점에서, 췌장암 검진은 권유할 수 없다는 것이 학계의 논지이다.

반면 췌장암의 고위험군에게는 췌장암 검진이 권유된다.[259] 췌장암의 고위험군은 췌장암의 직계 가족력이 있거나,* 췌장암 위험도가 증가하는 유전질환 또는 유전자를 가지고 있는 경우로 정의된다.** 췌장암의 비유전적 위험요인인 흡연, 만성 췌장염, 비만, 당뇨병은 가지고 있더라도, 정의상 고위험군이 아닌 일반 인구에 해당한다. 췌장암과 관련된 유전질환의 대부분은 한국인에서는 매우 드문 것들이다. 그나마 한국인에서도 종종 관찰되는 것은 유방암 유전자(BRCA)이다. 검진 시작이 권고되는 나이는 50세 또는 췌장암이 발생할 것으로 예측되는 것보다 10년 앞선 시점이다. 가족성 췌장암의 평균 진단 연령은 68세인데,

---

* 췌장암 가족력은 2명 이상의 췌장암 직계 가족이 있을 때로 정의된다.

** 췌장암 위험도를 높이는 유전질환에는 포이츠-예거 증후군(Peutz-Jeghers syndrome, STK11/LKB1), 유전성 췌장염(PRSS1), 가족성 비정형 다발성 반점/흑색증증후군(Familial atypical multiple mole/melanoma syndrome, CDKN2A), 린치증후군(Lynch syndrome, MLH1, MSH2, MSH6), 리-프라우메니 증후군(Li-Fraumeni syndrome, TP53), 모세혈관 확장성 운동실조증후군(Ataxia telangiectasia, ATM), 유전성 유방암 및 난소암(BRCA1, BRCA2, PALB2)이 있다.

몇 가지 유전질환은 보다 젊은 나이에도 발생하기 때문에 40세 이전에 시작하는 경우도 있다. 고위험군에 대한 췌장암 검진은 생존 이득을 지니는 것으로 확인됐다.[259, 260] 만약 췌장암의 고위험군이라면 전문 진료를 받고 검진을 계획하는 것이 좋다.

췌장은 후복강에 위치한다. 후복강이란 배의 앞쪽이 아니라 뒤쪽, 즉 등쪽이다. 종합검진센터에서 운영되는 검진프로그램은 대부분 복부 검진 항목으로 복부초음파를 포함한다. 그런데 췌장은 뱃속 깊숙이 후복강에 위치하기 때문에 복부초음파로 잘 보이지 않는다. 그래서 췌장까지 확인하기를 원하는 경우 복부CT가 시행되기도 하는데, 복부CT는 검진 목적으로 진행하기에는 방사선 선량이 꽤 높다. 이에 대해 대안이 되는 검사로 비조영MRI 검사가 있다. 비조영MRI는 방사선도, 조영제도 사용하지 않아 간편하게 이루어진다. 비조영MRI의 췌장암 진단력은 민감도 83%, 음성 예측도 99%로 상당히 우수하다.[261]

탈모약 복용한다면 전립선암 검진?

전립선암은 전 세계적으로 남성에게서 가장 많이 발생하는 암이다(우리나라 남성 암 발생률 1위). 그럼에도 불구하고 전립선암 검진은 일반 인구를 대상으로 권고되지는 않는다. 암검진이 권고되려면 사망률 개선의 이득이 있어야 하는데, 전립선암은 이미 생존율이 매우 좋은 암이기 때문이다.

전립선암 검진은 전립선암 특이 사망률을 10년 동안 1,000명 중 기껏해야 1명 낮추는 정도에 그쳤다.[262] 이렇게 사망률 개선의 이득이 작고, 검진에 따른 부작용과 과잉진단, 과잉치료의 위험이 크다는 점 때문에 학계는 일반 인구를 대상으로 전립선암 검진을 권고하지 않는 입장이다. 특히 갑상선암처럼 천천히 자라고 공격성이 낮은 암이 많아, 검진을 하면 '굳이 치료하지 않아도 될 암'까지 찾아내어 불필요한 치료와 조직검사 합병증을 늘린다는 점이 문제로 지목됐다.

전립선암 검진이 생존율에 큰 영향을 미치지 못하는 이유 중하나는, 전립선암이 주로 70~80대에서 많이 발생한다는 점에 있다. 이 연령대는 기대 여명이 제한되고, 심혈관질환 등 다른 중요한 기저질환도 많아 굳이 암을 조기에 발견해 치료하더라도 전체 생존에 미치는 영향이 작다.[263]

치료에 따른 삶의 질 하락도 전립선암 검진을 회의적으로 보는 이유이다. 2016년 《NEJM》에 발표된 연구는 50~69세 남성을 10년간 추적하면서, 수술 및 방사선 치료를 통해 전립선암을 치료한 군과 수술하지 않고 추적하는 능동감시군을 비교했다.[264, 265] 그 결과, 능동감시군에서 전이 등 질병 진행률은 더 높았지만, 사망률에서는 통계적으로 의미 있는 차이가 없었고, 배뇨기능과 성기능 저하는 수술 및 방사선 치료를 받은 군에서 더 심했다. 즉 전립선암은 치료하는 것이 큰 이득이 없었던 것이다.

그런데 지금은 조금 상황이 달라졌다. 로봇수술이 도입되어, 전립선암 수술법에 획기적인 변화가 생겼기 때문이다. 위의 《NEJM》 논문도 연구가 시작되는 시점과 출판되는 시점 사이에 상당한 시간 경과가 있어, 그 사이 수술법의 발전과 변화로 인해 그들의 연구 결과가 더 이상 유효하지 못할 수 있음을 인정한다. 전립선암 수술에 대한 최근 문헌을 살펴보면, 로봇수술은 배뇨기능, 성기능 보존 및 종양학적 치료 결과가 기존 수술법보다 더욱 우수하다고 보고한다.[266-268] 수술 후 4년 시점에 성기능이 보존된 비율을 살펴보면, 개복수술은 49~74%, 복강경수술은 58~74%, 로봇수술은 60~100%이었다.[269] 《NEJM》연구는 같은 지표를 개복수술 20.8%, 방사선 치료 34%, 능동감시 41%로 보고하고 있어,[264] 실제로도 그 사이 상당한 간극이 발생했음을 알 수 있다. 그리고 능동감시군만 살펴보았을 때 처음 성기능이 보존되는 비율은 67.5%로 시작, 점차 감소하여 6년 시점에는 29.6%였다.[264] 즉 전립선암을 치료하지 않는다면 시간이 지날수록 성기능이 떨어지는 것은 피할 수가 없다.

이렇게 최근에는 수술 기법의 개선으로 전립선암 검진에 대한 시각이 달라질 여지가 생겼다. 사망률 감소 효과 관련해 나이가 많더라도 동반질환이 없거나 최소인 기대 여명이 많이 남은 사람들에서는 전립선암 검진이 사망위험도를 44% 감소시킨다는 분석도 있었다.[263] 또 저위험 전립선암은 천천히 자라므로 능동감시가 가능하다는 부분에 대해서는 저위험인지, 고위험인지의 평가가 항상 정확한 것은 아니고, 추적 중 암이 진행하여 뒤늦게 수술을 하면 수술 범위가 커지고 신경 보존이 어려워질 수 있다는 의견도 있다.[270, 271] 그래서 '100세까지 삶의 질을 유지하는 삶'을 바라보는 개인 입장에서는 전립선암 검진도 의미 있을 수 있다. 물론 공중보건 관점에서는 고려해야 할 것이 더 많기 때문에 학회나 보건정책 차원의 공식 권고가 급격히 바뀌지는 않을 것이다.

전립선암의 확립된 위험인자로는 가족력, 고령, 흑인, 유방암 유전자(BRCA)가 있다.[272] 미국 국립종합암네트워크(National Comprehensive Cancer Network, NCCN)는 40~75세의 고위험군에 대해 PSA(prostate-specific antigen, 전립선 특이항원) 혈액검사와 직장수지검사를 이용한 검진을 권고하고, PSA 수치에 따라 조직검사 여부를 결정한다. 우리나라 종합검진센터에서는 대부분 남성 기본 항목에 PSA 수치가 포함되어 있다. 직장수지검사는 비뇨기과 진료를 통해 받아볼 수 있다. 그리고 전립선 초음파를 검진에 활용하는 경우가 많은데, 복부보다 직장을 통한 접근이 더 정확하다.

내가 진료를 하면서 전립선암 검진에 대한 설명을 꼭 챙겨드리는 분들은 탈모약을 복용하는 분들이다. 원래 전립선비대증 치료제로 개발됐다가 탈모를 개선시키는 효과가 확인되어, 요즘은 탈모치료제로도 많이 사용되는 피나스테라이드(finasteride)와 두타스테라이드(dutasteride) 제제인데, 이들은 전립선암을 예방하는 효과가 있다. 그런데 반전이 있다. 이 약을 먹는 분들에서 악성도와 병기가 높은 암의 발생률은 오히려 높아졌다는 점이다. 이 약제들은 PSA 수치를 50% 이상 낮춘다. 전립선암 검진은 PSA 기반으로 이루어지는데, 이 약물 때문에 PSA 수치가 낮아지니 암을 조기에 진단할 기회를 놓치게 되는 것이다. 그래서 이런 탈모약을 복용하는 중에는 PSA 수치를 신뢰할 수 없으므로 전립선 초음파를 함께 챙기는 것이 도움이 될 수 있다고 설명해드린다.

검진의 위해, 방사선 피폭

종합검진이 몸에 해롭다는 논란의 중심에는 방사선 피폭 문제가 있다. 방사선 피폭량이 늘어나면 암 발생 위험도가 증가한다. 만약 증상이 있어 질병을 진단하고자 할 때는 위험을 감수하고라도 진단하고 치료해야 생존율을 높일 수 있다. 이런 경우 위험 대비 기대 이득이 크기 때문에 방사선 사용이 필요하다. 반대로 아무 불편 증상이 없을 때 건강검진을 하다가 방사선 피폭량이 늘어나 암 발생 위험도가 높아진다면 검진은 안 하느니만 못하다.

그래서 건강검진을 받는다면 방사선을 사용하는 검사는 가급적 피하는 것이 좋다. 내시경이나 초음파, MRI는 방사선을 사용하지 않는 검사이다. X-선 촬영과 CT는 방사선을 사용한다. 방사선을 사용하는 검사를 하게 된다면 그 검사를 얼마나 자주 하는지 주의를 기울일 필요가 있다.

의료방사선은 mSv(밀리시버트)라는 단위를 사용한다. 방사선 조사량 총량이 100mSv를 넘어가면 1,000명 중 5명이 암에 걸려 사망한다고 알려져 있다. 연간 한국인이 받는 자연 방사선 피폭량은 3mSv이다. 그리고 연간 일반인 피폭 허용량은 1mSv이다. 이것을 기준으로 하여 검진 시 시행되는 검사의 대략적인 방사선 선량을 알아두면 검진을 조금 더 안전하게 계획할 수 있다.

흉부X-선 촬영의 방사선 선량은 0.1mSv로 매우 낮다. 유방촬영은 0.28mSv로 그보다 조금 더 높다. 저선량흉부CT는 1.5mSv, 관상동맥칼슘CT는 1.7mSv로, 이들 검사는 검진 목적으로 방사선 선량을 낮추어 설계됐다. 반면 흉부CT는 6.1mSv,

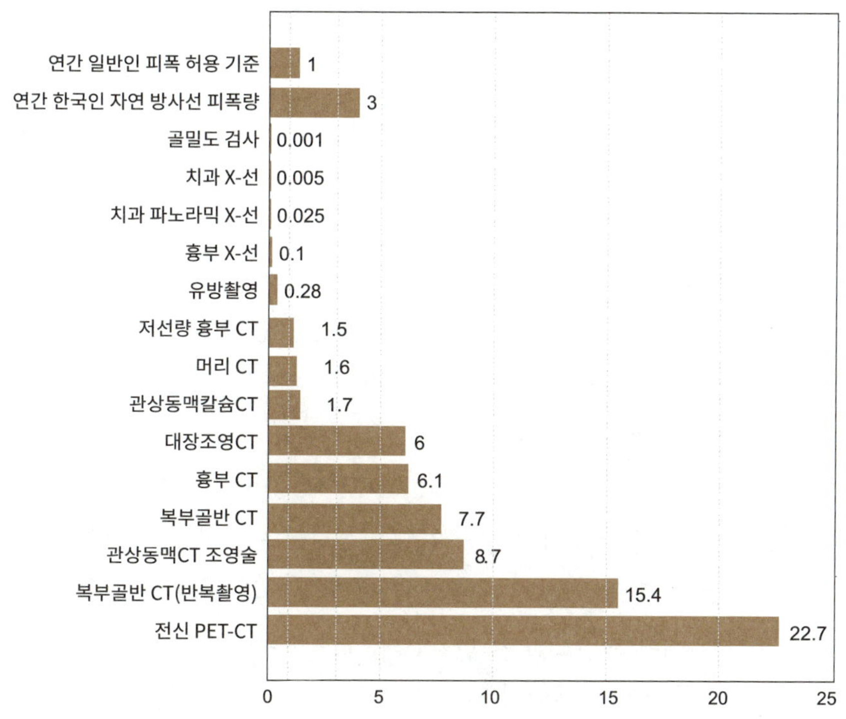

제시된 방사선량 유효선량 값은 대표값으로, 실제 검사 시 사용되는 방사선량은 각 기관의 프로토콜, 장비, 수검자의 체격, 촬영 범위에 따라 결정된다. 따라서 제시된 값과 상당히 달라질 수 있다. 이 그래프는 북미영상의학회에서 제공한 값을 활용하여 작성되었다.[273]

복부골반CT는 7.7mSv, 관상동맥CT조영술은 8.7mSv, 전신 PET-CT는 22.7mSv로 방사선 선량이 상당히 높다.[273]

이렇게 방사선검사의 방사선 피폭 선량을 살펴보면, 어떤 검사를 피해야 하는지가 더욱 명확해진다. 방사선 선량이 높은 검사는 가급적 하지 않는 것이 좋다. 만약 꼭 해야겠다면, 현재 병력을 고려했을 때 그 검사가 필요할지 의사와 상담하고 진행하는 것이 좋다.

예를 들어 대부분의 수검자분들에게 관상동맥CT조영술은 방사선 피폭량만 늘리는 쓸데없고 위험한 검사다. 만약 심혈관질환 가족력이 있고, 상당 기간 고지혈증이 조절되지 않았으며, 담배도 피우는 등 생활습관도 잘 관리되지 않았고, 나이도 50세 이상으로 심혈관질환의 고위험군이라면 유용할 수 있다. 실제로 중대한 관상동맥 협착을 일찍 발견해 심근경색을 예방하는 기회를 제공하기도 한다.

그러나 관상동맥CT조영술은 여전히 방사선 선량이 높기 때문에 부담이 된다. 이럴 때는 방사선 선량을 현저히 낮춘 관상동맥칼슘CT를 고려할 수 있다. 이 검사는 심혈관질환의 고위험군에서 스크리닝 목적으로 권고된다. 동맥경화는 심장혈관의 석회화된 정도와 비례하기 때문에 석회화를 정량적으로 평가하여 동맥경화 정도를 가늠하는 것이다. 물론 동맥경화 중에는 석회화되지 않는 병변도 있어, 이러한 병변의 평가는 어렵다는 것이 단점이다.

가볍게 동맥경화 검진을 받고 싶다면, 경동맥초음파를 고려할 수 있다. 경동맥은 초음파로 접근이 용이하기 때문에 동맥경화가 발생하고 있는지 선별하기 좋은 해부학적 부위이다. 동맥경화가 발생한다면 심장혈관이나 뇌혈관에서만이 아니라, 몸의 동맥 전반에 걸쳐 발생할 것이다. 경동맥을 몸 전체를 대표하는 동맥의 한 군데로 생각하고 평가하는 것이다. 물론 경동맥은 뇌로 혈액을 공급하고 있어, 그 자체로도 매우 중요한 혈관이기 때문에 경동맥을 확인하는 것은 의미 있는 일이다.

또 다른 혈관 검사로는 MRI로 시행되는 뇌혈관촬영(brain MRA)이 있다. 이 검사는 뇌혈관이 좁아져 있는지 또는 꽈리처럼 부풀어져 있는지를 확인해준다. 특히 꽈리처럼 부풀어오른 혈관 부위를 뇌동맥류라고 하는데, 뇌동맥류는 출혈 시 급사 위험이 높다. 이 검사를 통해 뇌동맥류를 발견하고 결찰술을 받는 환자분들이 꽤 있다.

방사선 피폭을 줄이기 위해서는 검진 시 어떤 검사를 얼마나 자주 받고 있는지 주의를 기울이는 것이 좋다. 그리고 반드시 필요하지 않다면, 하지 않는 것이 좋다. 모든 검진센터가 마찬가지겠지만, 내가 근무하는 검진센터도 검진을 통한 방사선 노출을 가급적 줄일 수 있도록 노력하고 있다.

혈액검사로 암검진을 하고 싶다고요?

혈액 한 방울로 암을 진단할 수 있다는 기사들을 보고, 그 검사를 해달라며 내원하는 분들이 종종 있다. 이분들을 상담하는 데는 생각보다 시간이 많이 걸린다. 원하는 대로 검사를 해드리면 되는 것 아니냐고 생각할 수 있지만, 그보다 중요한 것이 검사의 의미를 충분히 알려드리는 것이기 때문이다.

우리가 흔히 '암수치'라고 부르는 혈액검사 중 건강검진 목적으로 권고되는 것은 지금까지도 딱 두 가지뿐이다. 간암 고위험군에서의 AFP(α-fetoprotein, 알파태아단백)와 남성 전립선암 검진에서의 PSA가 그것이다. 이 외의 암수치는 진단 목적으로서는 정확도가 떨어지기 때문에 이미 암으로 진단된 환자에서 치료 반응과 재발을 추적하는 용도로만 의미가 있다.

최근에는 '액체 생검(liquid biopsy)'이라는 더 정교해보이는 혈액 기반 검사들이 개발되고 있다. 혈액, 체액, 소변으로부터 암이 분비하는 물질을 검사하는 방법이다. 이름만 들으면 혁신적인 듯 보이지만, 실제로는 그렇지 않다. 조기암 진단 능력이 기대만큼 좋지 않기 때문이다. 미국에서 상용화된 한 검사는 수십 가지의 암을 선별할 수 있다고 홍보되고 있다. 그러나 이 검사의 전체 민감도는 51.5%에 불과하고, 병기별 민감도는 1기 16.8%, 2기 40.4%, 3기 77.0%, 4기 90.1%이다. 우리가 가장 잡고 싶은 1기 조기암은 1,000명 가운데 168명만 찾아내고, 832명은 놓치는 셈이다.

또 한 가지 중요한 문제는 일반 인구에서는 암의 유병률이 매우 낮다는 점이다. 유병률이 낮으면 민감도와 특이도가 좋아도 양성예측도가 크게 떨어진다. 우리나라에서 암 발생은 대략 1,000명당 5명 수준으로, 암의 유병률도 이 정도라고 가정하여 국내에서 개발된 액체 생검 검사의 민감도 87.7%, 특이도 96.1%를 적용하면 양성예측도는 약 10%이다. 검사에서 '양성'이 나온 10명 중 1명만 실제 암이 있는 것이다. 나머지 9명은 '위양성'으로 암이 없는데도 모두 추가 검사와 비용, 불안을 겪어야 한다는 뜻이다.

이렇게 '위양성' 문제를 해결하기 위해 앞서 이야기한 미국 검사는 특이도를 99.5%까지 끌어올렸고, 그러다 보니 민감도가 51.5%로 낮아진 것이다. 이 검사를 우리나라 인구에 적용하면 양성예측도는 약 34.1%로, 양성 3명 중 1명이 진짜 암이다. 특이도를 높였기 때문에 국내 검사보다 위양성이 줄어들었다. 미국처럼 의료 검사 및 시술 비용이 매우 비싼 나라에서는 액체 생검이 상대적으로 저렴하니 의미가 있겠지만, 검진 비용이 상대적으로 저렴하고 접근성이 좋은 우리나라에서는 암 환자의 상당수를 놓치는 고가의 혈액검사는 유용성이 떨어진다.

민감도, 특이도, 양성예측도, 그리고 음성예측도

'민감도', '특이도', '양성예측', '음성예측도', 그리고 '정확도'는 검진으로 시행하는 검사의 성능을 평가할 때 사용하는 지표이다.

민감도는 실제로 암이 있는 사람들 중에서 검사가 '암 있음'으로 잡아내는 비율이다. 예를 들어 민감도 90%는 암 환자 100명 중 90명을 찾아낸다는 의미다.

특이도는 실제로 암이 없는 사람들 중에서 검사가 '암 없음'이라고 정확히 말해주는 비율이다. 특이도가 높을수록 건강한 사람을 잘 걸러내어 불필요한 추가 검사나 불안을 줄일 수 있다.

양성예측도는 검사 결과가 양성으로 나온 사람들 중 실제로 암이 있는 비율이다. '양성이라고 나왔을 때, 정말 암이 맞을 가능성'을 의미한다. 이 지표는 해당 암의 유병률(그 집단에서 암이 얼마나 흔한지)에 크게 영향을 받는다.

음성예측도는 검사 결과가 음성인 사람들 중 실제로 암이 없는 비율이다. '음성이라고 나왔을 때, 정말 암이 아닐 가능성'을 나타내는 지표다.

정확도는 전체 검사 대상자 중에서 검사가 정확하게 맞힌 비율이다.

용어 정리

구분	실제 질병 있음	실제 질병 없음
검사 양성(Positive)	참양성 TP(True Positive)	위양성 FP(False Positive)
검사 음성(Negative)	위음성 FN(False Negative)	참음성 TN(True Negative)

검사 성능 지표

지표	공식	의미
민감도 Sensitivity	TP/ (TP+FN)	실제 암 환자 중에서 암이 있다고 정확히 진단한 비율: '암 환자를 얼마나 잘 찾아내나?'
특이도 Specificity	TN/ (TN+FP)	실제 암이 없는 사람 중에서 암이 없다고 정확히 진단한 비율: '암이 아닌 사람을 얼마나 잘 거르나?'
양성예측도 Positive Predictive Value	TP/ (TP+FP)	암이 있다고 양성 판정받은 사람 중에서 정말로 암이 있는 환자의 비율: '양성 결과가 실제 양성일 확률은?'
음성예측도 Negative Predictive Value	TN/ (TN+FN)	암이 없다고 음성 판정받은 사람 중에서 정말로 암이 없는 사람의 비율: '음성 결과가 실제 정상일 확률은?'

정확도 Accuracy	(TP+TN) /(TP+FP +FN+TN)	전체 검사 중에서 정확히 진단한 비율: '검사가 전체적으로 얼마나 정확할까?'

이렇게 지금은 혈액 기반 암검진에는 여러 한계가 있다. 혈액 검사만 믿다 보면 조기암을 놓칠 수 있고, 양성이 나왔을 때는 추가 검사가 필요해 진단까지 오히려 시간이 더 걸리게 될 수도 있다. 의료비 지출을 줄이고, 조금 더 편하려고 혈액검사를 선택했는데, 위양성 문제 때문에 오히려 더 부담이 되고 불편해질 수 있는 것이다. 검사 자체 비용도 만만치 않아서, 수십만원에서 백만원을 넘는 고가이다. 이 정도면 우리나라에서는 내시경 및 영상검사를 포함한 종합검진을 받을 수 있는 비용이다. 게다가 조기암 발견과 진단 속도, 비용 효율성까지 고려하면 여전히 '구식처럼 보이는' 종합검진이 가장 실용적인 선택이다.

액체 생검을 원하는 분들에게는 위와 같은 내용을 차근차근 설명한 뒤, 다시 한 번 검사를 정말 원하는지 확인해본다. 그러면 대부분 "차라리 종합검진을 하겠다"고 결정한다. 그리고 종합검진을 받을 시간적 여유가 없는 분들은 "액체 생검이라도 하겠다"고 선택하고, 검진 자체의 한계를 이해하는 분들은 "조금이라도 더 정확하게 확인하고 싶다"며 종합검진에 액체 생검까지 추가한다. 중요한 것은 어떤 선택을 하든 검사가 해줄 수 있는 것과 해줄 수 없는 것에 대한 정확한 이해가 선행되어야 한다는 점이다.

오늘의 선택이 내일의 암예방

1. 담배(전자담배 포함 모든 담배)를 끊는다. 남이 피우는 담배 연기도 피한다. 모든 암의 30%는 담배 때문에 발생한다.
2. 건강한 식단을 갖는다. 모든 암의 35%는 음식 때문에 발생한다.
   - 특히 붉은 육류와 가공육 섭취를 줄인다.
   - 세계암연구기금 권고: 붉은 육류 500g/주 미만, 가공육은 거의 섭취하지 말 것.
   - 지중해식단 기준: 붉은 육류 섭취를 주 2회 미만, 가공육류 섭취는 주 1회 이하로 제한할 것을 권유.
3. 만성감염증 관리를 잘 한다. 모든 암의 10~20%는 만성감염증에 의한 것이다.
   - B형 및 C형 간염이 있다면, 정기적으로 병원에 다니며 치료를 잘 받는다.
   - 자궁경부암 예방접종을 받는다.
   - 위암 가족력이 있다면 헬리코박터균 제균치료를 한다. 제균치료는 위암을 50% 이상 예방해준다.
4. 음주, 직업 관련 발암물질, 방사선, 환경오염 등 유해 요소를 피한다.
5. 체중관리를 잘 한다. 비만과 대사증후군은 대장암 등 여러 암의 위험도를 높인다.
6. 적절히 운동을 한다.
7. 나이에 권고되는 암검진을 잘 받는다.
   - 국가암검진 사업으로 진행하는 검진을 잘 받고, 국가암검진 권고안도 참고한다.
   - 국가암검진 권고안에서 암검진을 시작해야 하는 나이는? 위암: 40세 / 간암: 40세(고위험군) / 대장암: 45세 / 유방암: 40세 / 자궁경부암: 만 20세(또는 성경험 시작 후) / 폐암: 55세(고위험군)

영양제

영양성분 제대로 알고 안전하게 사용하기

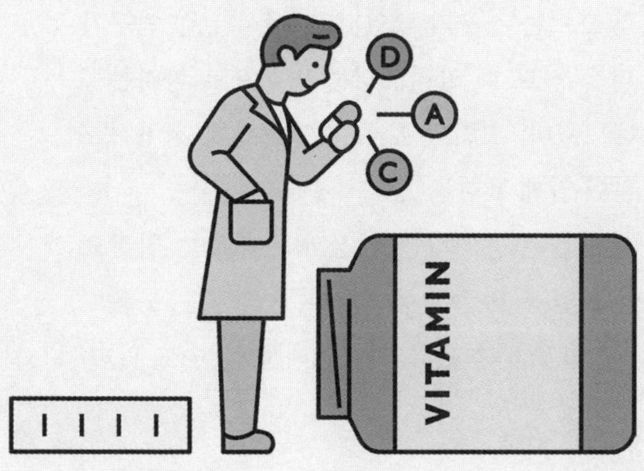

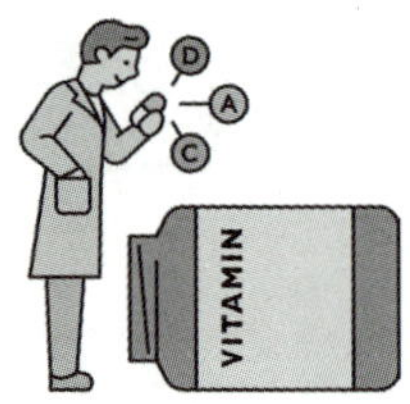

'약' 같은 '영양제'

내가 영양제에 대해 공부하게 된 것은 환자분들의 질문 때문이었다. 의대 교과과정 중 영양은 기본적인 수준에서만 다루어지기 때문에, 의대 교과과정을 마치고 전문의로서 수련을 마친다 해도 시중에 유통되고 있는 많고 많은 영양제에 대해서 다 잘 알지는 못한다. 환자분들이 이런저런 영양제를 먹어도 되느냐고 문의하는데, 나도 잘 모르는 경우가 많았다. 그래서 관련 연구가 있는지 찾아보고, 다음 진료 때 알려드리는 방식으로 환자분들의 궁금증을 해결해드렸다. 그러다 보니 자연스럽게 점차적으로 영양제에 관해 많이 알게 됐다.

영양제에 대해 의사들은 옹호하는 입장과 반대하는 입장으로 나뉜다. 나는 이 두 입장 모두에 동의한다. 영양제는 도움이 될 수도 있지만, 잘못 알고 사용했다가는 낭패를 볼 수도 있다.

사실 영양제는 이름에 '영양'이라는 단어가 들어가서 상당히 가볍게 여겨진다. 그러나 특정 영양성분이 고함량으로 들어가 있는 영양제는 '약'으로 인식되어야 한다. 의사들은 약을 처방하기에 앞서 그 약의 용량과 대사, 그리고 발생 가능한 부작용에 대해서 공부를 한다. 충분히 공부하고, 이 약이 환자에게 적합한지, 주의해야 할 부작용은 없는지 판단이 서면 처방을 한다. 의사 면허가 있으면 모든 약을 처방할 수 있다. 그러나 그렇게 하지는 않는다. 자신이 전공한 진료과의 치료약으로 잘 아는 약만 처방한다. 전공 범위를 넘어서는 질환에 사용하는 약은 잘 모르기 때문에 처방하지 않고, 해당 질환 진료과의 의사에게 의뢰한다. 이렇게 진료하는 것은 환자의 안전을 위해서다.

많은 영양제가 약에 버금간다. 약을 처방할 때 전문지식을 지닌 의사의 안내를 받듯, 시중에 유통되는 영양제도 전문적인 안내가 필요한 것이 많다. 그런데 그런 안내를 받을 수 있는 시스템이 없다 보니, 소비자들은 홍보 문구에 기반해 주먹구구로 영양제를 사용한다. 이번 장에서는 안전하고 똑똑하게 영양제를 사용하기 위해 알아두면 좋을 점 몇 가지를 소개한다.

일일권장량에 대해

영양제에 대해 논의를 나누기 위해, 먼저 일일권장량의 정확한 의미를 알아야 한다. 일일권장량은 권장섭취량이라고도 하는데, 인구집단 약 97~98%의 영양소 필요량을 충족시키는 양이다. 결핍을 예방하기 위한 최소량이라, 이 양을 충족하더라도 인구의 2~3%에서는 결핍이 발생할 수 있다. 상한섭취량은 인체에 유해한 영향이 나타나지 않는 영양소의 최대섭취량이다. 그 이상 먹으면 해롭다. 즉 권장섭취량은 일일영양소 섭취의 하한치를, 상한섭취량은 상한치를 나타낸다.

충분섭취량은 모든 사람들이 건강을 유지하는 데 이상적인 섭취량이다. 권장섭취량과 상한섭취량 사이의 어디쯤에 충분섭취량이 있다. 아쉽게도 충분섭취량이 결정되어 있지 않은 영양소가 많다. 즉 모른다는 이야기다.

그림 16 | 영양소 섭취 기준

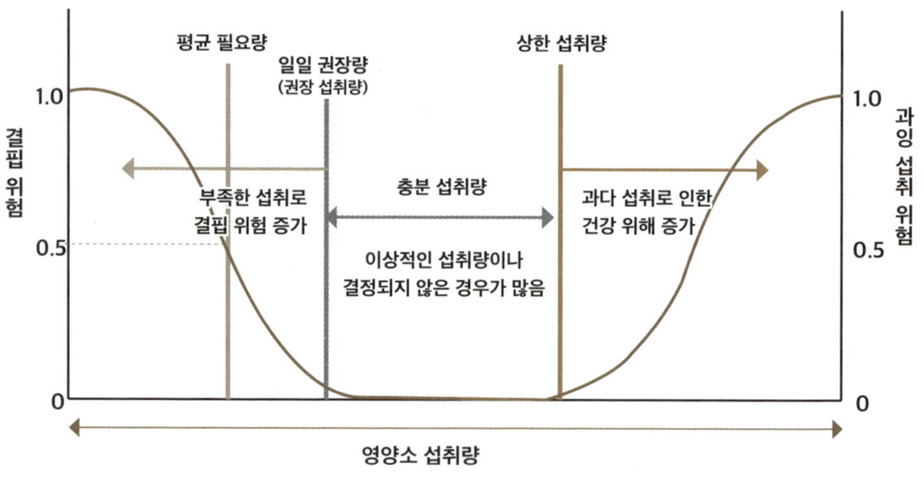

피로 개선에 비타민 B군 복합제

멀티비타민 미네랄 영양제를 살펴보면 상품마다 성분 함량에 큰 차이가 있다. 이것은 앞서 설명한 영양소 섭취 기준 중 제조자가 중요하게 본 기준이 다르기 때문이다. 어떤 영양제는 일일권장량 수준에서 조성된 반면, 인기가 많은 영양제의 다수는 일일권장량보다 10~100배 강화되어 있다. 내가 먹는 영양제가 얼마나 많이 강화된 것인지 확인하려면, 성분표의 비타민 B1 함량을 기준으로 살펴보면 된다. 비타민 B1의 일일권장량은 대략 1mg이기 때문에* 이것과 비교하면 얼마나 강화된 것인지 빠르게 가늠할 수 있다. 보통 비타민 B1 강화 수준에 비례해 다른 비타민 B군 영양소도 강화해 조성된다.

일일권장량 수준에서 조성된 영양제는 결핍 예방을 목적으로 한다. 반면 일일권장량보다 상당히 강화된 것은 충분섭취량을 공급하는 것을 목표로 한다. 그런데 충분섭취량이 결정되어 있지 않다 보니 함량이 천차만별인 것이다. 여러 멀티비타민 미네랄 제제의 성분을 리뷰해보면, 함량의 차이가 크게 나는 것은 비타민 B군이다. 비타민 B군을 제외한 다른 비타민과 미네랄은 거의 대부분 일일권장량에 부합하는 수준이다.

이렇게 비타민 B군을 고용량으로 조성하는 이유는 비타민 B군

---

* 한국 성인의 비타민 B1 일일권장량은 1.0~1.2mg이다. 비타민 B1은 티아민(thiamine), 벤포티아민(benfotiamine), 푸르설티아민(fursultiamine)으로 표기된다. 벤포티아민과 푸르설티아민은 지용성 유도체로 티아민보다 생체 이용률이 높다.

이 에너지 대사에 관여하기 때문이다. 음식으로 섭취한 포도당과 지방산은 여러 단계의 생화학 반응을 거쳐 우리의 활동 에너지로 전환된다. 이 과정에 여러 가지 조효소가 필요한데, 비타민 B1, B2, B3, B5가 에너지 대사 과정의 조효소로 참여한다. 그래서 고함량 비타민 B군 영양제를 섭취하면, 에너지 대사가 개선되어 기운이 난다고 느끼는 것이다. 즉각적인 컨디션 개선 효과는 입소문을 타고 인기를 얻는다.

비타민 B군이 체감 효과를 발휘하는 용량은 사람마다 다르다. 해결되지 않는 만성피로로 한동안 고생했던 내 환자분은 비타민 B1 기준으로 일일권장량의 10~50배까지 강화된 영양제에는 아무런 효과를 보지 못했다. 그러다가 100배 수준으로 강화된 영양제를 먹고 나서야 이제 좀 기운이 난다고 했다. 이렇게 고함량 영양제를 섭취할 때 주의할 점은, 이런 영양제를 매일같이 먹다 보면 영양소 과잉이 발생할 수 있다는 점이다. 그래서 고용량 영양제는 매일 먹을 것이 아니라, 어쩌다 한 번만 먹어야 한다.

영양소가 몸 안에서 얼마의 시간 동안 머무르다 배출되는지도 영양소 과잉에 영향을 준다. 몸에 오래 머무는 영양소일수록, 반복 투약에 의해 과잉이 쉽게 유발될 수 있다. 일일권장량 수준으로 조성된 영양제의 경우도 음식과 더해지면, 하루에 섭취하는 양은 일일권장량을 넘어가고, 여기에 체내 저류시간이 긴 영양소라는 조건까지 합해지면, 과잉이 발생할 수 있다.

이렇게 영양제마다 함량이 천차만별이고 개인마다 그에 따른 효과도 다르기 때문에, 영양제를 안전하게 또 효과적으로 사용하려면, 영양성분 정보를 읽고 이것이 어떤 목적으로 조성된 것인지를 해석할 수 있어야 한다. 대략 일일권장량 수준만 담고 있는 영양제라면 거의 매일 먹어도 괜찮은, 비교적 안전한 영양제라고 할 수 있다. 일일권장량 수준보다 많이 강화됐다면 무엇을 목적으로 이렇게 강화되었는지, 그 목적이 내가 영양제를 먹고자 하는 목적과 맞는지를 따져보아야 한다.

영양소도 반감기를 따져보아야 하는 이유

고용량 영양제 사용으로 특정 영양소가 몸에 누적되면 부작용을 일으킬 수 있다. 대표적으로 메가 비타민 B6 증후군(megavitamin B6 syndrome)이 있다. 비타민 B6는 신경전달물질대사와 핵산대사에 참여한다. 강화된 비타민 B군 복합제는 비타민 B6도 고함량으로 담고 있다. 비타민 B6는 과잉일 때 신경독성을 지닌다. 사지에 따끔거림, 무감각, 통증 등의 감각 이상을 일으킬 수 있고, 운동 신경을 손상시켜 균형을 잡기 어려운 운동실조 증상을 일으킬 수도 있다. 또한 통증성 피부병변이나 광과민성을 일으킬 수도 있다.

미국에서 보고된 사례로, 73세의 남성이 양쪽 하지 무감각증으로 시작해 점차 신경병증 증상이 진행했다.[274] 혈액검사에서 이 환자의 비타민 B6 혈중농도는 정상범위 상한치의 2배로 증가해 있었다. 이 환자는 비타민 B6가 6mg 함유된 멀티비타민 미네랄제제를 10년 넘게 매일 복용해오고 있었다. 이 영양제를 끊고 한 달이 지난 후 증상이 모두 개선됐다. 이 환자의 신경병증은 비타민 B6 섭취에 의한 메가 비타민 B6 증후군으로 결론 지어졌다.

한국 성인의 비타민 B6 일일권장량은 1.4~1.5mg이고, 상한섭취량은 50mg이다.* 우리나라에서 유통되는 비타민 B군 복합제의 경우 적게 강화된 것은 20mg 정도, 많은 것은 50mg 정도 함유한다. 이것을 고려했을 때 사례의 환자분이 복용한 영양제의 6mg은 사실 아주 많은 양은 아니다. 이 영양제 제조자는 원활한 대사를 위해 비타민 B6는 6mg 정도는 있어야 한다고 생각했을 것이다. 이 환자분의 사례는 낮은 정도로 강화된 영양제에서도 메가 비타민 B6 증후군이 발생할 수 있고, 고령층의 경우 영양제 과잉으로 인한 부작용 발생에 더 취약하기 때문에 더욱 주의가 필요하다는 것을 시사한다.

다행인 것은, 비타민 B6는 매우 흔하게 과잉 섭취되고 있는 영양소이지만, 그러한 경우에도 위의 사례처럼 메가 비타민 B6 증후군이 발생하는 경우는 매우 드물다는 점이다. 영양제 자문을 해드리며, 비타민 B6 혈중농도가 정상범위 상한치의 10배를 넘기는 분들을 많이 보았다. 그러나 메가 비타민 B6 증후군 증상이 실제로 발생한 분은 아직 없었다. 그렇다고 해서 비타민 B6 과잉

---

* 다른 나라의 비타민 B6 상한섭취량 기준을 살펴보면 미국국립보건원(National Institutes of Health)은 100mg으로, 유럽식품안전청은 신경독성 위험을 고려해 12.5mg으로 낮추어 제시하고 있다.

이 '괜찮다'고 넘길 수 있을 만큼 가볍지는 않다.

이렇게 비타민 B군이 과잉 조성된 데는 "비타민 B군은 수용성이어서 소변으로 배출되기 때문에 과잉 섭취해도 괜찮다"는 일부 전문가들의 의견이 기여했을 것이다. 그러나 이 의견은 영양소도 약물처럼 우리 몸에서 대사되어 배출되기까지는 시간이 필요하다는 점을 간과하고 있다.

그래서 영양소라 해도 반감기를 살펴봐야 한다. 반감기는 약물이 체내에서 얼마나 머무르는지를 가늠하는 지표로, 약물 혈중농도가 최고치에서 절반으로 줄어들기까지의 시간을 의미한다. 반감기는 약을 얼마나 자주 복용해야 하는지를 결정한다. 반감기가 긴 약은 체내에 머무르는 시간이 길어서, 하루에 한 번만 먹어도 충분하다. 그러나 반감기가 짧은 약은 하루에 두세 번씩 먹어야 한다. 이러한 원리가 영양소에도 적용된다.

비타민 B6의 반감기는 15~20일에 달한다. 반감기가 길기 때문에 매일 고용량이 섭취된다면 몸에 쉽게 쌓이게 되고, 과잉상태가 정상화되는 데도 한참의 시간이 걸린다. 실제로 영양제 자문을 해드리면서 과잉이 확인되면 원인 영양제를 찾아내 중단하도록 하는데, 비타민 B6 혈중농도가 정상화되는 데는 수개월 이상이 걸렸다.

비타민과 미네랄은 반감기가 다 다르다. 비타민 B12도 반감기가 6일로 길어 비타민 B12 과잉도 흔하게 관찰된다. 반면 엽산의 반감기는 2시간에 지나지 않아 과잉도 종종 관찰되지만, 결핍도 자주 관찰된다. 비타민 C의 반감기는 대략 10시간 정도이다. 반감기가 짧은 영양소는 몸에 누적될 새가 없이 배출된다. 그래서 반감기가 짧은 동시에 수용성인 비타민만이 진정으로 '수용성이라서 소변으로 배출되기 때문에 안전하다'라고 이야기되어도 괜찮은 영양소인 것이다.

특히 면역력 관리 목적으로 비타민 C를 고용량으로 섭취하는 분들이 많은데, 그렇게 해도 비교적 안전한 이유 중 하나가 반감기가 짧다는 데 있다. 그리고 반감기가 이렇게 짧다는 점을 고려할 때 한 번에 고용량을 먹는 것보다 저용량으로 2~3번으로 나누어서 먹는 것이 약동학(藥動學, 편집자 주: 약물이 체내에 투여된 후 흡수, 분포, 대사, 배설되는 과정을 시간적 흐름에 따라 연구하는 학문)적으로는 더 좋다.

암을 일으키는 영양제?

비타민 영양제 섭취와 관련한 큰 우려는 암 발생 위험을 증가시킬 수 있다는 것이다. 비타민 영양제를 암예방 목적으로 연구했는데, 기대와 다르게 암 발생률이 높아진 결과도 있었다. 이러한 연구는 영양제 사용을 반대하는 근거로 자주 제시된다.

그 대표적인 연구는 고용량 베타카로틴 섭취가 폐암 발생 위험을 오히려 증가시켰다는 것이다. 1996년 《NEJM》에 발표된 이 연구는 흡연자, 과거 흡연자, 그리고 석면에 노출된 사람 1만 8,314명을 대상으로 하루 30mg의 베타카로틴과 25,000IU의 레티놀(합해서 비타민 A 22,500mcg RAE*에 해당)을 섭취하도록 한 무작위 배정, 이중 맹검, 위약 대조군 연구였다.[275] 평균 4년간 추적한 결과 영양제 복용군에서 폐암 발생 위험도가 28% 증가했다. 성인에서 비타민 A의 일일권장량은 600~800mcg RAE, 상한섭취량은 3,000mcg RAE이다. 이렇게 비교해보면 연구에 사용된 영양제는 일일권장량의 28~38배에 달하는 매우 고용량임을 알 수 있다. 이 정도의 고용량 영양제는 통상적으로 유통되지 않아, 구할 수조차 없는 연구용 약제라고 보는 것이 맞다. 사실 영양제가 암 발생 위험성을 높인다고 했던 연구는 모두 이렇게 특정 영양성분을 매우 고용량으로 사용한 경우이다. 이들 연구에서 주로 사용된 영양성분은 베타카로틴, 비타민 A, 비타민 E이다.[275-277]

암 위험도가 혈중 비타민 A 농도나 식이 베타카로틴의 양과 반비례한다는 것을 보여준 역학연구가 있었다.[278] 역학연구에서 영양소의 혈중농도가 높다는 것은 식단이 건강하다는 것을 의미한다. 식단이 건강했기 때문에 암 발생 위험성을 낮춘 것이다. 고함량 영양제를 사용해 인위적으로 높은 혈중농도를 만드는 것과는 근본적으로 다른 상황이고, 따라서 기대한 효과도 나타나지 않은 것이다.

이렇게 비타민 영양제가 암 발생 위험성을 높였던 연구에서 사용된 영양제의 조성은 일반적이지 않다. 따라서 이러한 연구를 근거로 마치 모든 영양제가 암 발생 위험성을 높이는 것처

---

* mcg은 µg로도 쓰이고 '마이크로그램'으로 읽는다(1mg=1,000mcg). RAE (retinol activity equivalents)는 여러 형태의 비타민 A를 하나의 기준으로 환산한 단위이다.

럼 해석하는 것은 문제가 있다. 정말로 영양제가 암을 일으키
는지에 대한 논쟁은 실제로 우리가 구할 수 있고, 많이 사용되
는 영양제의 경우를 들어서 하는 것이 보다 합리적이고 실용적
일 것이다.

여하튼 비타민 영양제가 암 발생 위험성을 높였다는 연구로
부터 우리가 배워야 할 점은, 특정 영양성분이 과잉이면 몸에 해
롭고 암 발생도 촉진시킬 수 있다는 사실이다. 그러면 실제로 유
통되고 많이 사용되는 영양제로 진행된 연구는 어떤 결과를 보
여주었는지 확인해보겠다.

암을 예방하는 영양제?

장기적인 영양제 사용으로 암예방 효과를 입증했던 한 연구는
2012년 《JAMA》에 발표됐다.[279] 이 연구는 미국에서 이루어진
무작위 이중 맹검 위약 대조군 임상시험으로 50세 이상의 남자
의사 1만 4,641명에게 멀티비타민 미네랄제제를 복용시켰고,
중앙값 11.2년 동안 추적했다. 그 결과, 위약군과 비교했을 때
영양제군에서 암 발생 위험도가 8% 감소했다. 이 차이는 기존
암치료 병력이 있는 참여자에서 더욱 두드려졌다. 암 생존자에
서는 암 발생 위험도가 27% 감소했던 것이다.

이 연구에서 사용된 영양제와 앞서 암 발생 위험도를 높이
는 영양제의 차이는 성분 조성에 있다. 이 연구의 영양제는 모
든 비타민과 미네랄이 일일권장량 수준으로 맞춰진 것이다. 즉
이 영양제의 목적은 미량영양소의 결핍을 막도록 보조하는 것

이다. 앞서 암 발생 위험도를 높이는 영양제는 특정 성분만 고용량 담았다는 점과 상당한 대조를 이루는 대목이다. 이 연구에서 사용된 영양제는 다른 연구에서 노년기 기억력 개선 효과도 보여주었다.[280]

이들 연구는 미량영양소의 결핍을 예방하는 것이 암예방과 기억력 개선 등 건강증진 효과를 지닌다는 것을 시사한다. 이 효과는 임상시험에 사용된 특정 브랜드 영양제에만 귀속되는 것이 아니다. 인체에 필요한 모든 미량영양소가 결핍되지도, 과잉되지도 않게 해주는 영양제나 건강한 식단 모두에 해당한다.

영양제를 얼마나 자주 복용하는지에 따라 암 위험도가 달라진다는 것을 보여준 연구도 있다. 2024년에 발표된, 미국에서 우편 설문 방식으로 진행된 전향적 코호트 연구다.[281] 대장암 1~3기로 진단된 2,424명을 11년간 추적했을 때 멀티비타민 미네랄 영양제를 사용하지 않는 것에 비해, 주당 3~5정을 사용했을 때 대장암으로 인한 사망률과 모든 원인에 의한 사망률 모두 최대로 감소했다. 그리고 주당 10정 이상으로 사용했을 때는 대장암에 의한 사망률이 통계적으로 유의미하게 증가했다. 이 연구도 '영양제 사용 빈도'라는 지표를 통해 비타민과 미네랄의 결핍을 예방하는 수준은 도움이 될 수 있으나, 영양소 과잉은 해로울 수 있다는 점을 이야기하고 있다.

B6, B9, B12, 젊을 땐 암예방, 암 진단 후엔 암 촉진?

암 발생과 관련해 인생의 어느 시기에 먹었는지에 따라 상반된 결과가 나타날 수 있는 영양소가 있다. 바로 비타민 B6, B9(엽산), B12이다. 이들 영양소는 비타민 B군 복합제에 주로 과잉으로 조성되어 있다. 암 관련해서 이들 영양소 섭취량에 주의를 기울여야 하는 이유는, 이들이 일탄소대사(one-carbon metabolism)에 조효소로 참여하기 때문이다. 일탄소대사는 DNA의 구성 성분인 핵산(nucleic acid)을 생산해낸다.

암세포는 빠르게 분열한다. 빠르게 분열하려면 유전자도 빠르게 복제해야 한다. 그래서 핵산 대사도 촉진된다. 항암제 중에는 핵산 대사를 방해하는 메토트렉세이트(methotrexate)라는 약이 있다. 암세포가 빠른 핵산 대사를 필요로 한다는 특성을 역으로 이용한 것이다. 그런데 만약 핵산 생성을 도와주는 영양성분이 있다면, 암의 생장을 촉진시킬 것이라고 생각하는 것은 타당한 추론이다. 그에 해당하는 것이 비타민 B6, B9, B12인 것이다.

그런데 이들 영양소는 양면성이 있다. 암세포가 아직 체내에 없는 젊고 건강한 나이에 충분히 섭취된다면 그때는 DNA를 메틸화(methylation)시켜 보다 안정화시키는 데 기여한다. 이것은 일탄소대사가 핵산을 만들어내는 기능 말고도 메틸기(methylgroup, $-CH_3$)를 만들어내는 기능도 있기 때문이다. 메틸화는 DNA에 덧옷을 입히는 것에 비유할 수 있다. DNA의 전반적인 메틸화가 증가되어 있으면, 자외선이나 방사선 또는 화학적 자극이 가해질 때 DNA가 덜 손상받는다. 그래서 나이 들었을 때 암이 발생하는 것을 막아주는 효과를 지닌다.

　　이 양면적 효과는 미국의 엽산(B9) 강화 정책과 대장암 발생률 변화의 관계에서 찾아볼 수 있다. 엽산은 결핍될 경우 태아의 발달 과정에서 신경관 결손을 유발한다. 이를 예방하기 위해 1996년 미국식품의약국은 밀가루, 시리얼 등 곡물 제품에 엽산을 강화하도록 규정했다. 이렇게 한 이후 신생아의 신경관 결손은 50% 감소했다.[282] 이후 대장암 발생률도 감소했는데, 이 변화는 학계에서 뜨거운 논쟁의 대상이 되었다. 엽산 강화 후 첫 3년간은 오히려 대장암 발생률이 증가했고, 대장암 발생률이 이전보다 명확하게 감소하는 데는 10년의 시간이 걸렸기 때문이다.

　　첫 3년간 대장암 발생률이 증가한 것에 대해서는 여러 가지 가설이 있는데, 그중 눈여겨보아야 하는 것은 이미 암세포가 존재하거나 전암성단계의 세포가 있는 상태에서 엽산이 공급될 경우 암 생장을 가속화시킬 수 있다는 설명이다.[282] 이것을 뒷받침하는 한 임상시험은 대장선종 제거 병력이 있었던 평균 나이 57세 1,021명의 참가자에게 3년간 일일권장량의 2.5배에 해당하는 엽산*을 투약했을 때 대장선종과 대장암 이외의 다른 암 발생이 증가했다고 보고했다.[283]

　　이 가설을 적용하면 미국에서 엽산 강화가 시작되고 첫 3년간 대장암 발생률이 증가한 것은 대장선종이나 대장암을 이미

---

* 엽산의 일일권장량은 400mcg으로 이 연구에서는 매일 1mg의 엽산이 보충되었다.

가지고 있던 사람들에서 엽산이 대장암 생장을 촉진했기 때문이라고 추론할 수 있다. 그리고 엽산 섭취와 DNA 메틸화로 인한 암예방 효과는 10년 후에야 나타난 것이다. 미국은 대장암 발생률이 높은 나라이다. 그런데 서구 식습관과 비만 등 대장암 위험요인의 유병률이 증가하는 상황에서, 대장암 발생률이 감소한 유일한 국가이다.[284] 그래서 그 감소의 이유가 엽산 강화 정책 덕분으로 돌려지고 있는 것이다.

물론 엽산 강화를 시행하고 나서 몇 년 동안 대장암 발생이 증가한 것이 대장암 검진이 증가한 것과 맞물린다는 주장도 있다.[284] 대장암 발생이 일시적으로 증가한 것이 정말 엽산 강화 때문인지, 우연의 일치인지는 알 수 없다. 만약 우연의 일치라 할지라도, B6, B9, B12 섭취량은 여전히 주의 깊게 살펴야 한다. 왜냐하면 이들 영양소가 일탄소대사의 조효소로 작용한다는 기전 자체만으로도 암 생장을 촉진시킬 가능성은 여전히 있기 때문이다.

여러 연구를 살펴보면, 비타민 B6, B9, B12 영양제 사용으로 인해 암 발생 위험도가 증가했다고 보고하는 연구도 있고, 그 반대의 결과를 보고하는 연구도 있다. 이렇게 이들 영양소는 경우에 따라 암 생장을 촉진시킬 수도 있고, 암을 예방할 수도 있는 것이다. 이들 영양소가 어떠한 결과를 가져올지는 상당 부분 복용 시점에 따라 결정되는 것으로 보인다. 몸에 암이 없고, 젊고 건강한 나이, 즉 암 진단으로부터 최소 십수 년 이전부터 복용되었다면, 암예방 효과를 기대할 수 있을 것이다. 하지만 이미 암 진단을 받은 이후이거나, 암 발생 위험도가 높은 중년 이후의 나이이거나, 흡연과 같은 암 발생 위험요인을 보유하고 있다면, 암 발생을 촉진시킬 가능성이 있다. 그래서 암병력이 있거나 암치료 중인 분들께는 고용량 비타민 B군 복합제는 가급적 드시지 말 것을 권유드린다.

암 발생 위험 때문이 아니더라도 비타민 B군 복합제는 신중히 사용할 것을 권유하는데, 시중에 유통되는 비타민 B군 복합제가 대부분 굉장히 고용량이기 때문이다. 그래서 매일 복용하기보다는 심한 육체피로가 동반되었을 때 일회성으로 복용할 것을 권한다. 만약 비타민 B군을 매일 복용하고 싶다고 하는 경우에는 일일권장량 수준으로 조성된 것을 선택하시라고 안내드린다.

비타민 C와 면역력

인간을 제외한 다른 포유류 동물은 비타민 C를 자체적으로 생합성한다. 사람은 진화과정에서 비타민 C 생합성 능력을 잃었다. 그래서 다른 동물과 달리 우리는 비타민 C를 섭취해야만 한다. 비타민 C는 결핍 시 괴혈병을 일으킨다. 요즘 시대에 괴혈병을 앓는 사람은 없겠지만, 면역력 문제로 찾아오는 분들 중에는 비타민 C 혈중농도가 정상범위에 훨씬 못 미치는 분들이 많다. 실제로 국민건강영양조사에 따르면, 우리나라 국민의 70%는 비타민 C 섭취량이 권장섭취량에 미치지 못한다.

비타민 C의 건강 효과는 혈중농도와 질병 발생률 및 사망률의 관계를 살펴보았던 연구로 확인된다. 이 연구는 유럽에서 진행된 전향적 코호트 연구로, 1만 9,357명을 대상으로 1993~1997년에 비타민 C 혈중농도를 측정했고, 2015년까지 추적하여 호흡기질환 발생률과 사망률을 조사했다.[285] 그 결과, 비타민 C 혈중농도가 높은 사분위수에 속하는 사람들은 낮은 사람들보다 폐암 발생 위험도는 43% 낮았고, 폐암 외의 호흡기질환 위험도는 20~30% 낮았다. 사망률도 역시 비슷한 정도로 낮았다.

이 결과를 보고, 어떤 분은 비타민 C 영양제를 잘 챙겨야 한다고 해석할 수도 있다. 하지만 이 연구는 비타민 C 영양제 섭취를 조사한 것이 아니라, 비타민 C 혈중농도를 조사한 것이다. 비타민 C 혈중농도는 신선한 채소와 과일 등 식재료와 영양제로 섭취된 모든 비타민 C의 총합을 나타내는 지표이다. 따라서 보다 적절한 해석은 '평상시 비타민 C가 많이 함유된 식단을 유지하는 것이 건강상 이득을 가져올 수 있다'는 것이다. 이 연구를 근거로 진료 상담 시 비타민 C가 함유된 채소와 과일을 충분히 섭취할 것을 우선적으로 권유하고, 그렇게 하지 못하는 기간에는 비타민 C 영양제라도 보충하라고 권유한다.

비타민 C 영양제 섭취가 면역력에 도움이 된다는 연구도 있다. 2013년 《Cochrane(코크란 리뷰, *Cochrane Database of Systematic Reviews*)》에 발표된 메타분석은 29건의 임상시험에 참가한 1만 1,306명의 자료를 분석했다.[286] 그 결과, 비타민 C 영양제는 일반 인구에서 감기 발생률을 줄이지는 못했지만, 감기 지속기간과 증상을 줄여주었고, 고강도의 운동 및 훈련 중인 사람들에서는 감기 발생률도 52%나 줄여주었다.

비타민 C 영양제를 얼마나 먹어야 하는지도 많이들 궁금해한다. 성인의 비타민 C 권장섭취량은 100mg이고, 상한섭취량은 2,000mg이다. 그리고 위에 소개한 감기예방 연구에서 사용된 용량은 250~2,000mg이다. 이렇게 넓은 용량 범위에서 어느 정도 먹어야 하는지를 결정하는 데 약동학 연구가 도움이 된다. 장에서 비타민 C가 흡수되는 속도는 비타민 C 용량이 증가함에 따라 증가하는데, 400mg를 넘으면 흡수 속도가 더 이상 증가하지 않는다.[287] 그래서 이론적으로는 500mg 정도를 반감기를 고려해 하루 두 번 섭취하면 충분하다고 볼 수 있다. 그런데 이것보다 더 많은 양인 1,000mg을 하루에 두 번 섭취하는 것도 개인적으로는 괜찮은 선택이라 생각한다. 영양제의 흡수율은 제형마다, 그리고 개인마다 차이가 많이 나기 때문에 흡수율을 높이기 위해 조금 더 높은 용량을 사용하는 것도 좋은 전략이다. 흡수율이 더 좋은 리포좀(liposome) 제형을 선택할 수도 있다.

비타민 C 영양제 섭취는 상한섭취량인 2,000mg 이하에서는 대체로 안전하다. 속쓰림, 구역, 설사 등은 흔한 부작용으로, 이러한 부작용이 있다면 용량을 줄이거나, 식사 중간에 복용하거나, 중화된 제형을 선택할 수 있다. 매일 비타민 C 1,000mg 이상 고용량 복용 시에는 신장결석 발생 위험성이 증가하기 때문에 요로결석의 병력이 있었던 분들은 주의하는 것이 좋다. 한편 비타민 C는 철분의 흡수를 도와줄 수 있어 철분제를 복용하는 철 결핍성 빈혈 환자분에게는 도움이 될 수 있지만, 철분이 이미 과잉 상태인 분들이나 그로 인한 질환이 있는 분들에게는 좋지 않을 수 있다. 또 알루미늄 함유 제산제 복용 시 알루미늄 흡수도 증가시킬 수 있어, 그러한 경우에도 주의가 필요하다.

고용량 비타민 C요법과 암

비타민 C는 암세포를 죽이는 성질을 가지고 있어, 항암보조요법의 일환으로도 많이 사용된다. 비타민 C가 이러한 목적으로 사용될 때는 고용량을 주사요법으로 사용한다. 비타민 C는 경구로 섭취할 때와 주사로 투약될 때 전혀 다른 약제인 듯 행동한다. 경구로 섭취하면 아무리 많이 먹어도 장에서 흡수할 수 있는 양은 제한된다. 또 장에서 흡수된 비타민 C는 간*을 거쳐야 하는데, 간은 비타민 C 혈중농도를 일정하게 유지하는 역할을 한다. 그래서 비타민 C는 아무리 많이 먹어도 혈중농도가 일정 수준 이상으로 증가하기는 어렵다. 그런데 주사로 투약하게 되면 경구로 복용한 것에 비해 혈중농도가 70배까지 증가하게 된다.[288] 이렇게 높은 혈중농도에서 비타민 C는 암세포를 죽이는 성질을 지니게 된다.

---

* 간은 장에서 흡수한 모든 물질이 먼저 거쳐 지나가는 장기이다. 간을 거치면서 유해물질이 걸러지고, 혈중농도가 조절되는데, 이것을 초회통과효과(first pass effect)라고 한다.

비타민 C가 암세포를 죽이는 작용을 치료에 적극 활용해야 한다고 주장했던 사람은 노벨화학상을 받았던 미국의 화학자 라이너스 폴링(Linus Pauling) 박사이다. 폴링은 비타민 C의 항암 효과를 주장하지만, 그는 그것을 증명하지 못했다. 이후로 한참의 시간이 흐른 최근에 들어서야 과학계는 그의 임상시험이 실패한 이유를 알게 된다. 당시 폴링이 임상시험을 제안했을 때 미국국립암연구소(National Cancer Institute)의 여러 전문가들은 전임상연구*를 먼저 진행할 것을 권고했다. 그러나 폴링은 이 권고를 받아들이지 않았는데, 동물은 비타민 C를 스스로 만들기 때문에 동물실험으로는 비타민 C의 항암 효과를 증명하기 어렵다는 이유였다. 이제 와서야 이 결정이 참 아쉬웠다고 이야기되는데, 동물실험을 건너뛰면서 앞서 설명한 비타민 C의 약동학을 이해할 기회를 놓쳤기 때문이다. 비타민 C가 경구로 투약될 때와 주사로 투약될 때 도달할 수 있는 혈중농도가 다르고, 항암 효과는 혈중농도에 의해 영향을 받는다는 사실을 몰랐던 폴링은 경구 보충제를 사용해 임상시험을 진행한다. 그래서 폴링이 계획한 임상시험은 비타민 C의 항암 효과를 입증할 수 없었다.[289]

비타민 C가 암세포를 죽이는 기전을 갖는다는 것을 밝힌 연구는 2015년 《Science(사이언스)》에 발표됐다.[290] 비타민 C가 몸

---

* 전임상연구는 인체시험에 앞서 세포주(편집자 주: 실험실에서 무한히 증식할 수 있도록 안정화된 세포의 집단) 또는 동물을 대상으로 시행하는 연구를 의미한다.

에 투약되면 산화된다. 항산화제로서 역할을 다하고 자신은 산화되는 것이다. 산화된 비타민 C는 구조가 포도당과 유사하게 바뀐다. 그래서 포도당 수송체를 통해 세포 안으로 유입될 수 있다. 암세포든, 정상세포든 세포 안에는 세포 밖보다 환원제(항산화제)가 많다. 그래서 산화된 비타민 C는 세포 내로 유입되면 바로 환원되어, 세포 안에 있는 환원제를 소진시킨다. 암세포는 포도당 수송체를 더 많이 가지고 있기 때문에 산화된 비타민 C는 정상세포보다 암세포에 더욱 많이 유입되고, 암세포의 환원제를 고갈시킨다. 그러면 암세포 내 산화스트레스가 증가한다. 높아진 산화스트레스 때문에 결국 암세포가 죽게 되는 것이다.

라이너스 폴링 이후에도 비타민 C를 항암치료와 병행하려는 노력은 있었다. 고농도 비타민 C 주사 요법을 항암치료와 병행했던 몇 건의 임상시험은 규모가 너무 작아서 생존율 개선 효과를 증명하기에는 역부족이었지만, 항암치료에 따른 부작용을 줄여준다는 것은 보여주었다.[291, 292]

비타민 C의 항암 효과에 따른 생존율 개선을 증명하기 어려운 현실적인 이유는 연구비 재원일 것이다. 임상시험이 생존율 개선을 입증하려면 규모가 커져야 하기 때문에 상당한 재원이 필요하다. 게다가 요즘은 비타민 C보다 훨씬 효과가 좋은 항암제가 많이 개발되고 있다. 그래서 생존율 개선 효과가 있더라도 적은 수준일 것이라고 예측되는 비타민 C는 매력이 떨어지는 것이다.

어떤 셀레늄을 골라야 할까?

셀레늄은 암예방 효과를 지니는 것으로 유명하다. 브라질너트에 셀레늄이 많다며 홈쇼핑 채널마다 브라질너트가 판매되던 적도 있었다. 그런데 브라질너트가 한국에서 유행하던 당시, 이미 외국 학술지에는 브라질너트에 중금속과 발암물질이라고 알려진 아플라톡신이 함유된 것이 보고되어 과잉 섭취에 대한 우려의 목소리도 있었다. 게다가 브라질너트에 함유된 셀레늄은 유기셀레늄이다. 보충제로 셀레늄을 섭취한다면 무기셀레늄이 안전하다.

몇 년 전 70대 초반의 여성분이 셀레늄 과잉으로 내원했다. 이분은 탈모에 맥주효모가 좋다는 말을 듣고, 맥주효모를 6개월 이상 섭취했다. 초반에는 탈모가 호전되었지만, 이후 다시 탈모가 진행했다. 그제서야 맥주효모 섭취 시 셀레늄 과잉이 발생할 수 있고, 이로 인해 탈모가 올 수 있다는 사실을 확인하고, 정말 셀레늄 과잉 상태인지 확인하러 온 것이다. 이분은 셀레늄 과잉 상태가 맞았다. 셀레늄 혈중농도가 무려 정상범위 상한치의 4배를 넘었다. 셀레늄 과잉 상태에서는 맥주효모는 물론이고 셀레늄이 포함된 영양제를 모두 중단하고 추적하는 것밖에 달리 할 수 있는 것이 없다. 그렇게 섭취를 제한하고 1년 6개월이 넘어도 수치가 떨어지지 않았다. 환자분은 수치가 떨어지지 않아 스트레스를 많이 받았는데, 잊고 지낼 것을 당부했다. 그나마 셀레늄 과잉으로 인한 탈모 부작용은 시술을 통해 개선되어서 만족하셨다. 이분은 탈모를 고치려고 맥주효모를 섭취했다가, 유기셀레늄 누적에 의한 중독증으로 오히려 더 심한 탈모를 얻어 미용시술까지 하게 된 사례이다.

셀레늄은 유기셀레늄과 무기셀레늄으로 나뉜다. 우리가 음식을 통해 섭취하는 셀레늄은 유기셀레늄이다. 영양제는 유기셀레늄을 사용하는 것도 있고, 무기셀레늄을 사용하는 것도 있다. 영양제에 사용되는 유기셀레늄은 셀레노메티오닌(selenomethionine)과 셀레노시스테인(selenocysteine)이다. 건조효모(dried yeast) 또는 셀레늄강화효모(selenium-enriched yeast)로 표기된 것도 있는데, 이것도 대부분 셀레노메티오닌이다. 무기셀레늄은 셀렌산나트륨(sodium selenate)과 아셀렌산나트륨(sodium selenite)이다.

우리가 음식으로 섭취하는 셀레늄은 유기셀레늄이지만, 이것을 영양제로 섭취하면 셀레늄 과잉 문제가 쉽게 발생할 수 있다. 유기셀레늄은 생명체가 만들어낸 셀레늄 유기화합물을 의미한다. 메티오닌은 원래 황을 포함하는 아미노산인데, 황이 셀레늄으로 대체된 것이 셀레노메티오닌이다. 셀레노메티오닌이 섭취되면 우리 몸은 이것을 메티오닌과 구분하지 못한다. 근육 등 우리 몸의 구조물을 만들 때 메티오닌이 사용되던 곳 어디에든 셀레노메티오닌을 사용한다. 이렇게 유기셀레늄이 우리 몸의 조직을 구성하게 되므로 쉽게 누적될 수 있고, 너무 많이 누적되다 보면 중독증을 일으킬 수도 있다.

유기셀레늄이 항상 나쁜 것은 아니다. 유기셀레늄은 우리 몸에서 셀레늄 '저장고' 역할을 한다.[293] 음식으로부터 얻는 셀레늄의 양은 제한된다. 그래서 유기셀레늄 형태로 몸의 조직에 셀레뉴이 저장되어 있으면, 셀레늄이 음식으로 공급이 잘 되지 않는 시기를 대비해주는 역할을 한다.

유기셀레늄이 음식으로만 섭취된다면 과잉 이슈는 전혀 문제되지 않는다. 음식에 함유된 셀레늄의 양은 매우 적기 때문이다. 그러나 영양제로 섭취된다면 문제가 될 수 있다. 영양제 제조자들도 이러한 사실을 알기 때문에 유기셀레늄의 경우 일일 권장량의 50% 정도로 적게 조성하는 경우가 많다. 그런데 이렇게 줄여도 셀레늄 누적은 여전히 일어난다. 아쉬운 점은 유기농 영양제라고 선전하는 고급영양제는 유기셀레늄을 사용하는 것들이 많다는 것이다. 만약 셀레늄 수치가 너무 낮은 경우라면 유기셀레늄 성분 영양제 사용이 도움이 될 수 있다. 그러나 우리나라에서 나는 음식은 셀레늄이 충분한 편이라 국내 거주 중인 분들은 대부분 이에 해당하지 않는다.

반대로 무기셀레늄은 체내 누적 위험이 매우 낮다. 유기셀레늄처럼 조직 합성 시 사용되지는 않기 때문이다. 무기셀레늄은 그날 사용하고 남은 것들이 바로 소변으로 배출되어 버린다.* 그런데 이렇게 누적이 되지 않는다는 점 때문에 저장고 역할도 기대할 수 없다. 셀레늄 혈중농도가 이미 정상범위 안에 있는 상태에서 과잉의 우려 없이 셀레늄 영양제를 사용하고 싶다면 무기셀레늄이 적합하다. 무기셀레늄은 화학적으로 생산되는 성분이다 보니, 시중에서 유통되는 일반 영양제 브랜드에서 많

---

* 아셀렌산나트륨의 반감기는 18시간이다.

이 사용된다.

무기셀레늄을 사용해야 하는 이유는 저장이나 누적의 문제에 그치지 않는다. 영양제로 셀레늄을 사용하고자 하는 이유는 항산화, 항염, 암예방, 면역력 증진, 해독 작용 등의 효과를 기대하는 것이다. 그런데 유기셀레늄은 이러한 작용을 나타내는 유효 성분으로 변환되는 데 시간이 너무 오래 걸린다. 일단 아미노산으로서 근육 등 조직 생합성에 사용되었다가 나중에 근육이 분해되고 아미노산이 분해될 때에야 유효 성분으로 방출되는 것이다. 이 순환을 거치는 데 대략 한 달이 걸리는 것으로 알려져 있다. 무기셀레늄은 체내 흡수 시 한두 단계의 대사 과정만 거치면 항산화 및 해독 기능을 가지는 형태로 변환된다. 먹는 즉시 유효 성분으로 변환되어 좋은 작용을 하는 것이다. 유기셀레늄 중에서는 셀레노시스테인이 셀레노메티오닌보다는 낫다. 셀레노시스테인은 무기셀레늄처럼 몇 번의 대사 과정을 거치면, 우리가 원하는 형태의 셀레늄으로 변하기 때문이다.

셀레늄과 질환

셀레늄 결핍으로 인한 질환에는 중국 케샨(Keshan) 지방의 풍토성 심근병증 케샨병(Keshan disease)과 티베트, 중국, 시베리아 지방의 풍토성 골관절염 카신벡병(Kashin-Beck disease)이 보고된다. 셀레늄은 농작

물과 해산물을 통해 공급되는데, 이 지역 토양의 셀레늄 함량이 낮고, 해산물을 섭취할 수 없는 내륙지방이라서 그렇다. 같은 이유로 유라시아 대륙 내륙지방에서 방문하는 외국인 환자분들의 경우에도 셀레늄 혈중농도가 한국 사람보다 훨씬 낮게 측정되곤 한다.

우리나라에서 나는 음식에는 셀레늄이 풍부하기 때문에 셀레늄 혈중농도가 약간 낮게 측정되는 경우는 있어도 결핍되기는 어렵다. 과거 서울대학교병원 영양집중지원팀으로부터 셀레늄 결핍으로 인한 탈모 사례 이야기를 들을 수 있었다. 해당 환아는 음식을 먹을 수 없어 장기간 영양수액주사에 의존하게 되었는데, 그러면서 셀레늄이 결핍되는 수준에 이르렀다. 탈모의 원인을 찾지 못하던 중, 셀레늄이 보급되면서 탈모가 개선되어, 셀레늄 결핍으로 인한 탈모였던 것으로 평가됐던 사례이다.

셀레늄은 항염작용이 있어 패혈증 환자에서 사망률을 개선하는 효과가 보고되었다.[294] 항암치료에 의한 부작용을 완화해주는 효과도 보고되었다.[295]

셀레늄과 암예방

셀레늄의 암예방 효과는 널리 알려져 있지만, 학계에서는 다소 논란이 되기도 한다. 셀레늄이 암예방 효과를 지닌다는 것을 처음 보여준 것은 역학연구였다. 체내 셀레늄 보유량이 높을수록 암 발생률이 낮았다. 대표적으로 네덜란드에서 진행된 전향적 코호트 연구는 발톱에서 셀레늄의 양을 측정하고, 장기적으로 추적하여 발톱 셀레늄 수치가 높을수록 위암, 전립선암, 두경부암 발생률이 낮다는 것을 보여주었다.

셀레늄을 영양제로 보충하는 것도 암예방 효과가 있는지 확인하고자 임상시험이 진행됐다. 그중에서 가장 논란이 되는 연구는 2009년 《JAMA》에 발표된 SELECT(셀렉트, Selenium and Vitamin E Cancer Prevention Trial)연구이다.[296] SELECT연구는 셀레늄과 비타민 E를 동시에 사용하면서 전립선암예방 효과가 있는지를 조사한 대규모 임상시험이다. SELECT연구는 암예방 효과를 입증하지 못했다. 그래서 셀레늄 영양제 복용이 암예방 효과를 지니지 못한다는 주장을 뒷받침하는 근거 자료로 자주 인용된다. 그런데 이 주장에는 문제가 있다. SELECT연구는 셀레노메티오닌과 함께 일일권장량의 20배에 해당하는 비타민 E를 함께 사용했다. 앞서 '암을 일으키는 영양제?' 파트에서 논의되었듯, 고용량 비타민 E는 다른 연구에서도 암 발생 위험성을 높이는 것으로 확인됐던 바 있다. 암 발생 위험성이 고용량 비타민 E에 의해 발생했을 수도 있기 때문에, 엄밀히 말하면 SELECT연구를 두고 셀레늄의 암예방 효과를 논하는 것은 적절하지 않다.

이것을 뒷받침하듯 셀레늄 보충의 암예방 효과를 살펴보았던 여러 임상시험을 모아서 메타분석을 했을 때 SELECT연구가 포함되어도 여전히 셀레늄 보충은 암예방 효과를 지니는 것으로 분석됐다.[297] 메타분석에 포함된 연구는 총 9편이었는데, 이들 연구에서 사용된 셀레늄 성분을 뜯어보는 것도 흥미롭다. 9건의 연구 중 무기셀레늄을 사용한 것으로 정확히 확인되는 것은 4건인데, 이들 연구는 통계적 유의성을 확인하지 못한 경우에도, 암예방 효과를 지니는 쪽으로 상당히 기울어진 결과를 보였다. 나머지 5건의 연구는 중립적이거나 암 위험도를 약간 증가시키는 쪽으로 기울어져 있었는데, 그중 2건은 유기 셀레늄을 사용한 것이었고, 나머지 3건은 셀레늄이라고만 표기되어 있어 유기셀레늄인지, 무기셀레늄인지 알 수 없다. 이것만 보더라도 셀레늄 영양제의 암예방 효과가 어떤 형태의 셀레늄에서 유래한 것인지를 가늠할 수 있다.

무기셀레늄의 암예방 기전을 보여주는 연구가 있다. 이 연구는 가족성 유방암 유전자(BRCA1)를 보유하고 있는 여성 55명과 정상 대조군 여성 26명에게서 진행된 연구이다.[298] 혈액을 채취하여, 항암제(블레오마이신, bleomycin)로 처리했을 때 림프구에서 나타나는 DNA 손상의 빈도를 셀레늄 투약 전후로 비교했다. 셀레늄 투약 전 유방암 유전자 보유자에서 유전자 손상의 빈도는 58%로, 대조군의 39%에 비해 현저히 높았다. 유방암 유전자 보유자에게 아셀렌산나트륨을 138mcg씩 하루 두 번 1~3달간 복용하게 한 후 다시 시험해보았더니, 이번에는 유전자 손상의 빈도가 40%로, 대조군과 비슷한 정도로 감소했다. 이 연구는 무기셀레늄이 DNA를 화학적 자극으로부터 보호한다는 것을 보여준다. 즉 셀레늄의 암예방 효과는 DNA 보호로부터 기인하는 것이다.

셀레늄은 여러 이로운 작용이 보고되지만, 그렇다고 모두에게 이로운 것은 아니다. 셀레늄 혈중농도와 사망률과의 연관성을 조사했던 연구에서, 셀레늄이 사망률을 유의미하게 낮추는 혈중농도 범위는 120~150ng/mL이었고, 이것보다 높거나 낮은

경우 모두 사망률이 증가했다.[299]

특히 사망 원인별로 나누어 분석했을 때 암사망률 측면에서는 혈중농도가 높을 때에도 여전히 이득이 유지되는 경향성을 보였다. 그러나 심혈관질환 사망률 측면에서는 혈중농도가 증가하면 사망위험도가 증가하는 경향성을 보였다. 즉 셀레늄 혈중농도가 증가함에 따라 전체 사망위험도가 증가하는 것은 심혈관질환 사망위험도가 증가하는 데서 기인한 것이다.

이것은 셀레늄과 당뇨병의 관계와도 관련이 있다. 셀레늄은 당대사와 관련해 이중적인 역할을 한다. 셀레늄은 인슐린 합성과 분비를 향상시킨다. 이러한 효과는 어느 정도까지는 당조절을 도울 수 있다. 하지만 인슐린 분비가 왕성해지면 인슐린 저항성을 일으킬 수 있기 때문에 문제가 된다. 이것은 동물연구에서 고용량의 셀레늄이 당뇨병을 유발시키는 것으로 확인되기도 했다. 그래서 셀레늄과 당뇨병과의 관계에 대한 연구를 전체적으로 살펴보면, 도움이 된다는 연구와 해롭다는 연구가 모두 있다.[300] 그래서 심혈관질환 및 당뇨병 관리를 위해서는 셀레늄이 과잉되지 않도록 주의할 필요가 있다.

비타민 D는 주사보다 저용량을 매일 드세요

공영방송 비타민 D 관련 프로그램에 자문한 적이 있다. 안 그래도 영양치료로 가장 흔하게 남용되는 것이 비타민 D 주사라고 생각하고 있었는데, 같은 생각을 가진 PD님의 연락을 받아 반가웠다.

비타민 D 주사는 골다공증 치료의 일환으로 시작됐다. 골다공증이 있으면 골절이 잘 발생하기 때문에 골다공증 치료의 목적은 골절을 예방하기 위한 것이다. 그런데 아이러니하게도 비타민 D 주사는 낙상과 골절의 위험성을 증가시켰다.[301] 게다가 고용량으로 투약되는 비타민 D 주사는 비타민 D 혈중농도를 급작스럽게 올려 혈중 칼슘농도를 높일 수 있고, 이것은 신장에 과부하로 작용하며, 신장 결석을 일으킬 수도 있다. 그래서 비타민 D는 고용량 주사보다는 일일권장량 수준을 음식이나 영양제로 섭취하는 것이 가장 안전한 보충 방법이다.

물론 비타민 D 주사치료가 필요한 경우도 있다. 비타민 D 결핍이 매우 심한 경우이다. 비타민 D 결핍이 심하면 경구보충을 통해서는 교정하는 데 시간이 오래 걸린다. 비타민 D 결핍 상태에서 골다공증 치료제가 투약되면, 저칼슘혈증으로 인한 부작용이 발생할 수도 있다. 항히스타민제나 스테로이드로 조절되지 않는 두드러기나 피부염이 있는 분들 중에 비타민 D 결핍이 심한 분들이 많다. 이러한 경우 주사를 통한 신속한 교정이 도움이 된다.

비타민 D는 면역반응을 조절하는 역할을 한다. 스테로이드는 아니지만, 체내에서 스테로이드처럼 행동하는 것이다. 그래서 비타민 D는 면역반응을 꺼주는 스위치에 비유된다. 감염증 등으로 면역반응이 켜졌다가 이것을 끌 때 비타민 D가 필요한 것이다. 그런데 비타민 D가 부족해지면 면역반응을 꺼주지 못하기 때문에 두드러기나 피부염 같은 이상면역반응이 지속되는 것이다.

물론 이렇게 심한 결핍을 교정하기 위해 주사치료를 한다 하더라도 주사제는 1회성으로 사용할 것을 권유한다. 이후에는 주사가 아닌 음식이나 저용량 영양제로 보충하는 것이 훨씬 생리적으로 자연스럽고 안전하다.

요즘 종합검진에는 비타민 D 혈중농도 검사가 포함된 경우가 많다. 검진센터에 따라서 정상농도 범위 표기에 약간의 차이가 있는데, 이것은 공신력 있는 기관들 사이에서도 견해 차이가 있기 때문이다. 미국의학한림원(National Academy of Medicine)과 유럽식품안전청은 25-OH-Vitamin D3를 기준으로 20ng/mL 이상을 충분하다고 정의했다. 미국내분비학회는 2011년 가이드라인에서 30ng/mL 이상을 충분하다고 정의했다. 이후 미국내분비학회는 2024년 비타민 D 혈중농도 기준은 확립되지 않았다고 업데이트했지만, 그들의 2011년 기준은 여전히 많이 사용되고 있다.*

이렇게 충분한 양에 대한 정의가 달라지는 것은 판단의 기준이 다르기 때문이다. 비타민 D의 가장 중요한 역할은 골다공증과 관련한 정상적인 칼슘대사이다. 정상적인 칼슘대사를 위해서는 20ng/mL 이상이면 충분하다. 한편 비타민 D 혈중농도가 38ng/mL 이상일 때 호흡기질환 발생률이 낮았고,[302] 40ng/mL 이상일 때 여성에서 암 발생 위험성이 낮았다는 연구도 있다.[303] 즉 원활한 면역기능을 위해서는 30ng/mL 이상의 보다 높은 농도가 필요하다는 것을 보여주었던 연구가 있었던 것이다.

---

* 비타민 D 혈중농도는 체내 저장량을 반영하는 25-OH-Vitamin D3를 기준으로 한다. 상한치는 일반적으로 100 ng/mL이고, 이에 대해서도 기관마다 차이가 있다.

다공증이 있다면 칼슘 비타민 D 복합제 섭취가 필요하다. 대장암 발생의 고위험군이라면 칼슘 섭취가 도움이 될 수 있다. 그러나 이러한 환자분들이라 해도, 동맥경화성질환이 있거나 전립선암의 고위험군이라면 주의할 필요가 있다.

칼슘 보충제 섭취를 문의했던 분들 중에는 유방암 치료를 받았던 분들도 있었다. 유방암 예방에 칼슘 섭취가 도움이 된다는 일부 연구가 있지만, 유방암 치료 후 재발률을 낮추는지에 관한 연구는 없다. 유방암 치료 후 칼슘 비타민 D 복합제가 처방되거나 권유되는 것은 골다공증 예방을 위해서이다. 여성호르몬 억제 치료를 하면서 골다공증 위험성이 증가하기 때문이다. 이러한 경우에는 기저질환과 골밀도 상태 등을 종합적으로 고려해 판단할 필요가 있다.

비타민 K와 뼈 건강, 그리고 동맥경화?

칼슘과 골다공증, 그리고 동맥경화의 관계를 알게 되면 어리둥절해진다. 뼈에 도움이 된다고 복용했던 칼슘이 심근경색을 일으킨다면, 칼슘 섭취를 하지 않는 것이 더 이득이다. 골절보다는 심근경색이 더 위중하기 때문이다. 그런데 칼슘과 골다공증, 그리고 동맥경화 사이의 균형을 모두 맞춰줄 수 있는 퍼즐 조각이 있다. 바로 비타민 K이다. 골다공증 관련해 비타민 D와 칼슘은 많이 알려져 있지만, 비타민 K는 비교적 덜 알려진 영양소이다.

비타민 K는 2가지로 나뉜다. 비타민 K1은 필로퀴논(phylloquinone)이라고도 하는데, 주로 식물, 특히 케일, 시금치, 브로콜리 등 푸른 잎 채소에 존재한다. 간에서 혈액응고인자를 만들어낼 때 필요하므로 결핍 시 혈액응고 기능에 문제가 생긴다.

비타민 K2는 메나퀴논(menaquinone)이라고도 하고, 장내미생물에 의해 주로 생성되므로 낫또, 청국장, 된장, 치즈 등 발효식품에 풍부하다. 뼈 형성과 혈관 석회화 방지에 중요한 역할을 하는 것이 바로 메나퀴논이다. 메나퀴논은 화학구조에서 측쇄의 길이에 따라 여러 가지 아형을 가지는데, 그중 MK-4와 MK-7이 주요하게 다루어진다.* MK-4는 반감기가 1~2시간으로 짧고, 고기, 간, 계란, 유제품 등에 함유되어 있으며, 인체 내에서 필로퀴논으로부터 전환될 수 있다. MK-7은 반감기가 72시간으로 길고, 낫또 등 발효식품에 풍부하다.

뼈와 혈관 건강에서 메나퀴논이 중요한 이유는 칼슘이 어디로 배치될지 길잡이 역할을 하기 때문이다. 비타민 D는 장에서 칼슘이 잘 흡수되도록 한다. 흡수된 칼슘을 뼈에 갖다 쌓아주는 역할은 메나퀴논이 한다. 그래서 비타민 K가 결핍되면 칼슘이 뼈에 쌓이지 못해 여기저기 떠돌다가 혈관에 침착되어 동맥경화를 일으키게 되는 것이다. 이때 만약 칼슘이 보충제를 통해 과도하게 섭취되고 있다면 상황은 더 악화된다. 칼슘의 혈중농도가 높아지면 석회화 침전이 더욱 쉽게 발생하기 때문이다. 비유하자면 칼슘이라는 벽돌을 튼튼하게 쌓아 올리려면 시멘트가

---

* MK에서 M과 K는 각각 메나퀴논과 비타민 K를 의미한다. MK-n에서 n은 이소프렌 반복 단위로, 높은 번호일수록 측쇄 길이가 길고 반감기도 길어진다.

필요한데, 메나퀴논이 바로 그 시멘트 역할을 한다. 시멘트가 부족하니 벽돌이 있어도 제대로 벽을 쌓지 못하고(골다공증이 생기고), 벽돌이 아무데나 널브러진 채 쌓이게 되는(동맥경화가 생기는) 것이다.

비타민 K의 중요성은 최근 20년 사이에 연구 결과가 누적되면서 세상에 알려졌다. 뼈 건강 관련한 역학연구는 비타민 K가 부족한 식단이 골다공증으로 인한 골절 위험도를 증가시키고, 임상시험은 비타민 K, 특히 메나퀴논 보충 시 골밀도가 증가하고 골절위험성이 감소한다는 것을 보여주었다. 동맥경화 관련한 역학연구는 비타민 K 섭취량이 많을수록 심혈관질환의 위험이 낮아지고, 임상시험은 비타민 K 보충이 관상동맥 석회화 진행을 늦춰준다고 보고했다.

한국인 영양소 섭취 기준에 따른 성인의 하루 비타민 K 충분섭취량은 65~75mcg이다. 그런데 연구를 살펴보면 충분섭취량으로 제정된 양이 충분하지 않아 보인다. 비타민 K가 필로퀴논과 MK-4로만 72mcg 정도 섭취되었을 때 비타민 K 결핍의 지표가 증가했다.[316] MK-7이 추가되어 100mcg 이상 섭취되었을 때는 비타민 K 지표가 정상화됐다. 이 연구는 뼈와 혈관 건강을 위해서는 현재 제정된 충분섭취량보다 더 많은 양이 필요하거나 반감기가 더 긴 메나퀴논이 필요하다는 점을 시사한다.

그렇다면 메나퀴논을 영양제를 통해서 보충해야 할까? 그렇지는 않다. 비타민 K 결핍은 식품으로 개선하는 것이 가장 효과적이다. 내 환자분 중에 1년이 넘도록 영양제로 교정되지 않던 비타민 K 결핍이 어느 날 갑자기 매우 좋은 수치로 교정된 사례가 있다. 그동안 무엇을 하셨는지 물었더니, 된장찌개가 맛있는 한정식 식당을 발견해 자주 드셨다고 했다. 영양제로도 교정되지 않던 비타민 K 결핍을 된장찌개가 해결해주었던 것이다!

학술지에는 메나퀴논 급원식품으로 낫또를 많이 언급한다. 낫또는 바실루스 서브틸리스(*Bacillus subtilis*)에 의해 발효된 콩으로 1회 분량인 30~45g 당 200~400mcg의 MK-7이 함유되어 있다.[317] 일주일에 낫또를 2~3번만 먹는다면 메나퀴논이 충분히 공급되는 것이다. 우리나라는 된장이 있으니, 된장찌개를 자주 먹는 것으로 갈음할 수도 있다. 된장의 메나퀴논 함량에 대한 국내 자료는 없어, 외국의 콩장류(soybean paste) 자료를 참고하면, 100g 당 MK-6, MK-7, MK-8을 합한 양으로 최대 150mcg 수준이 함유되어 있다.[318] 된장찌개 1인분에 된장을 20g 사용한다고 보았을 때 대략 30mcg 정도를 섭취하는 것이다.

김치, 미역, 김, 깻잎, 시금치 및 이외 녹색 잎채소도 비타민 K의 좋은 급원식품이다. 여러 역학연구에서 채소 섭취는 심혈관질환 예방 효과를 지니는 것으로 확인됐는데, 녹색 잎채소가 비타민 K를 공급해 혈관의 칼슘 침착을 막아주는 작용을 했을 것이라 유추된다. 한식식단은 녹색 잎채소와 된장을 많이 사용한다. 이 식재료가 뼈와 혈관을 든든히 지켜주고 있다.

비타민 K 섭취 관련해 주의가 필요한 분들은 혈액응고 억제제인 와파린(warfarin)을 사용하는 분들이다. 비타민 K는 와파린

의 작용을 억제한다. 그렇기 때문에 와파린을 복용한다면 병원
에서 교육받은 대로 비타민 K 제한 식단을 따라야 한다.

NMN, 장수를 위한 마법의 탄환?

NMN을 먹어도 되느냐는 질문을 정말 많이 받았다. 미국의 유
명한 항노화학자가 언급하면서 입소문을 타게 된 이 성분의 정
식 명칭은 니코틴아마이드 모노뉴클레오타이드(nicotinamide
mononucleotide)이다. 이름이 너무 길어서 통상적으로 국내외에
서 모두 NMN으로 부른다. 이 영양성분에 대해 문의하는 분들
은 노화를 막을 수 있다는 기대감에 한껏 부풀어 질문한다.

   NMN은 동물연구에서 수명연장 효과를 나타냈다. 소형동물인
예쁜꼬마선충 및 초파리에서 진행된 연구는 NAD(nicotinamide
adenine dinucleotide)가 노화를 지연시키고 수명을 연장시켜 주
었다고 보고한다.[319, 320] 나이가 들어갈수록 동물과 사람의 혈액
에서 NAD 농도는 감소한다. 이러한 연관성을 근거로 NAD의
고갈이 노화의 원인이라는 이야기가 나온 것이다.[321] NMN은
NAD의 전구체이다. 그래서 NMN을 보충해주면 NAD가 증가
해 노화가 지연되고, 수명이 연장될 것이라고 기대하게 된 것이
다. 보다 큰 동물인 쥐 실험 연구도 있다. 생후 5개월 된 생쥐에
게 12개월 동안 NMN을 보충했더니, 노화에 따른 생리적 기능
감소가 완화됐다.[322] 쥐의 평균수명은 약 2년으로 생후 5개월(생
의 1/4 시점)은 사람 나이로는 대략 20대에 해당한다. 또 다른 연
구는 생후 13개월(사람 나이로 대략 40대) 된 쥐에게 NMN을 투

약했을 때 암컷 쥐에서는 수명이 8.5% 증가했고, 수컷 쥐에서는 수명 증가 효과는 없었지만, 노쇠가 지연되어 건강수명이 향상 됐다고 보고했다.[323]

NMN은 동물연구에서 수명연장 외에도 여러 가지 다양한 건강 효과를 보여주었다. 나열하자면 인슐린 감수성 및 비만 등 대사 개선, 혈관 보호, 신경 보호, 기억력 개선, 학습장애 완화, 인지능력 향상, 알츠하이머 치매 예방, 면역력 조절 및 염증 감소, 운동 능력 향상, 고령 산모의 난모세포 질 개선, 생식기능 개선, 안구질환에 대한 보호 효과, 청력손실 예방, 항암제로부터 신장 보호 등이다.[324] 이러한 고무적인 결과로 인해 NMN은 건강과 장수를 위한 마법의 탄환처럼 인식되기 시작했다. 그리고 NMN은 영양성분이다 보니 쉽게 상용화됐다.

NMN 이야기가 처음 나올 때만 해도 NMN에 대해 아는 사람은 건강 정보에 능통한 소수였고, 국내에 유통되지 않아 해외 직구를 통해서만 구입할 수 있었다. 그러나 지금은 우리나라에서도 NMN의 인지도가 증가해, 많은 상품이 유통되고 있다. 그런데 이렇게 NMN이 널리 활용되는 상태를 보수적인 관점의 영양 전문가들은 걱정스러운 시선으로 바라본다.[324] 장기적인 NMN 섭취가 사람에서 어떠한 효과를 가지는지를 보여주는 임상시험이 아직 없기 때문이다.

사람에서 진행되어 현재까지 출판이 완료된 NMN 관련 임상시험은 8편에 지나지 않고, 연구 참가자도 대부분 100명 이내로 소규모였다.[325~332] 주요 연구 결과를 정리해보면, 하루섭취량은

100~1,250mg 범위였고, 이 정도 용량에서 특별한 부작용은 관찰되지 않았다. 고령층에서 운동기능 개선 및 수면의 질과 졸음 개선 효과가 있었고, 젊은 성인에서 유산소운동 능력이 개선됐다. 당뇨병 전단계 여성에서는 인슐린 감수성이 개선됐다. 이들 연구 중 가장 연구 기간이 길었던 것은 6개월이다. 즉 장기적인 안전성은 확인되지 않았다.

상황이 이러하기 때문에 꾸준히 고용량 NMN을 섭취하는 것이 걱정스럽게 보이는 것이다. 동물연구의 결과가 반드시 사람에서 그대로 나타난다는 보장도 없고, NMN을 장기간 섭취하는 게 괜찮은지, 안전한 용량이 얼마인지도 현재로서는 정확히 알지 못하는 상태이다. 이러한 상황에서 참고해볼 만한 것은 니아신(niacin)에서 진행된 연구이다.

비타민 B3와 당뇨병, 그리고 NMN

니아신은 비타민 B3의 다른 이름인데, 니코틴아마이드(nicotin-amide)와 니코틴산(nicotinic acid)을 지칭하고, 넓은 의미로는 니코틴아마이드 생리 활성을 나타내는 화합물을 총칭한다. 음식이나 영양제로 섭취되는 니아신은 체내에서 흡수되어 1~2단계의 대사를 거치면 NMN이 된다. 이렇게 NMN은 니아신이 NAD로 대사되는 경로의 중간에 위치하는 비타민 B3 대사체이다. 그래서 NMN과 니아신의 효과는 상당 부분 겹친다. 다만 NMN은 니아신보다 생체 이용률이 더 좋고, 현재까지는 고용량 섭취에도 부작용이 없다는 장점이 있다. NMN은 사람에서 진행된 임상연구가 아직 몇 건 되지 않는 반면, 니아신은 수십 년간 누적된 임상연구 데이터가 있다. 그렇기 때문에 NMN 섭취와 관련한 궁금증의 어느 정도는 니아신 연구를 참고해 얻을 수 있다.

1955년 니코틴산은 지질을 낮추는 성질이 있다는 것이 밝혀져, 최초의 고지혈증 치료제가 되었다. 그리고 1987년 스타틴이 처음으로 시판되기 전까지 고지혈증의 주력 치료제로서 역할을 했다. 이후 스타틴으로 저밀도 콜레스테롤 목표 수치를 달성하더라도 여전히 심혈관질환이 진행하는 사람들이 있어, 스타틴에 니코틴산을 추가하여 치료하는 대안이 제시됐다. 니코틴산이 고밀도 콜레스테롤을 높여주기 때문에 심혈관질환 치료에 도움이 될 가능성이 있다고 생각된 것이다. 그러나 기대와 다르게 니코틴산을 추가하여 치료하는 것은 아무런 이득이 없었다. 게다가 니코틴산은 메타분석에서 스타틴 치료와 상관없이 당뇨병 발생 위험도를 34% 증가시키는 것으로 밝혀졌다.[333]

니코틴산이 당뇨병 위험성을 올렸다는 선례는 NMN 사용에 있어 좋은 본보기가 된다. 니코틴산의 동물연구를 살펴보면, 인슐린 저항성을 개선하고 당조절을 개선하는 결과와 함께, 정반대로 인슐린 저항성을 증가시키며 혈당을 올린다는 결과도 동시에 확인된다. 그리고 고용량의 니코틴산을 장기간 투약한 임상시험이 진행되고 나서야, 정말로 니코틴산이 사람에서 혈당을 높이고, 당뇨병 위험성을 높인다는 것이 확인된 것이다. 즉 동물연구에서 확인됐던 과학적 사실들이 사람에서 실제로 어떻게 발현되는지 확인되는 데는 상당한 시간이 걸린다. 그리고 이렇게 확인되기 전까지는 누구도 정확히 알 수 없다.

NMN도 마찬가지다. 동물연구를 살펴보면 NMN이 당조절을 도와준다는 연구가 주목을 받고 있지만, 잘 살펴보면 그 반대 결과도 있다.[334, 335] 그리고 사람에서 NMN 장기 사용에 대한 데이터가 없기 때문에 지금은 그 누구도 NMN이 어떠한 결과를 낼 것이라고 장담할 수 없는 것이다.

NMN의 최적 섭취량은?

니코틴산의 고지혈증 연구에서, 당뇨병 관련해 부정적인 결과를 가져온 원인은 과도한 섭취에 의한 것으로 해석된다. 비타민 B3의 일일권장량은 성인 기준 14~16mg인데, 고지혈증 치료 시에는 250~2,000mg을 사용한다. 지질강하 작용(편집자 주: 혈액 내에 존재하는 지방질 성분인 콜레스테롤과 중성지방의 농도를 떨어뜨리는 작용)이 나타나려면 그렇게 높은 용량이 필요하기 때문이다. 고용량에서는 부작용도 흔하다. 얼굴 홍조, 발진 및 가려움증, 두통, 복통, 설사, 메스꺼움 등의 가벼운 부작용부터 장기간 고용량 사용 시 간독성, 고요산혈증, 고혈당증을 일으킬 수 있다. 특히 홍조가 발생하는 용량은 500mg으로 알려져 있고, 2,000mg 이상 섭취 시 중대한 부작용의 위험성이 크게 증가하는 것으로 알려져 있다.

비타민 B3인 니코틴산은 필수 미량영양소이다. 적당한 선에서 사용되었을 때는 분명 혈당 조절과 당뇨병 예방에 도움이 되었을 것이다. 그러나 임상시험은 모두 고용량으로 진행됐다. 즉 비타민 B3라는 성분이 문제인 것이 아니라, 이것이 '고용량'으로 사용된 것이 문제인 것이다. 보수적인 학자들이 'NMN 열풍'을 걱정하는 것은 이러한 관점에 입각한 것이다. NMN이 시중에서 유통되는 것처럼 고용량으로 장기간 사용된다면, 니코틴산의 전철을 밟을 가능성도 배제할 수 없다는 것이다.

NMN은 일일권장량이나 상한섭취량이 정해지지 않았다. 분자량을 기준으로 니코틴산과 등가인 용량을 계산해볼 수는 있다. NMN의 분자량은 니코틴산의 2.7배이므로,* 니코틴산 기준량에 2.7을 곱하면, 그에 상응하는 NMN 용량으로 환산된다. 예를 들어 비타민 B3 일일권장량인 니코틴산 14~16mg와 등가인 NMN의 양은 37.8~43.2mg이다. 홍조가 나타나는 니코틴산 500mg은 NMN 1,350mg에 해당한다. 중대한 부작용의 발생 위험성이 증가하는 니코틴산 2,000mg은 NMN 5,400mg에 해당한다. 이렇게 환산해보면, NMN 임상시험에서 현재까지 큰 부작용이 관찰되지 않은 이유를 알 수 있다. NMN 임상시험에서 사용된 최대 용량은 1,250mg인데, 이것은 니코틴산으로 볼 때 500mg에 못 미치는, 부작용이 적은 용량이기 때문이다.

그렇다면 NMN 최적 섭취량은 어느 정도일까? 이 답은 니아신 섭취량과 사망률 사이의 관계를 조사했던 역학연구를 참고할 수 있다. 니아신 섭취량에 따른 사망률은 U자형 관계를 보였는데, 사망률이 최저가 되는 하루 섭취 범위는 대략 20~30mg이

---

* 니코틴산($C_6H_5NO_2$)의 분자량은 123.11g/mol이고, NMN($C_{11}H_{15}N_2O_8P$)의 분자량은 334.22g/mol이다.

었다.[336, 337] 이것은 NMN 54~81mg에 해당한다.

영양제 장기 사용 시 추가로 검토해야 하는 부분은, '암 발생 위험성을 높일 가능성이 있는가'이다. 이것은 니아신 섭취량과 암사망률 관계에 대한 역학연구를 참고해볼 수 있다. 역학연구는 니아신 섭취량이 증가할수록 암사망률이 낮아지는 것을 확인했다. 니아신 보충제 사용군을 비사용군과 비교했을 때 보충제 사용군에서 암사망 위험도가 절반으로 감소했다.[338] 이 연구에서 보충제 사용군의 니아신 섭취량은 76.4mg으로 NMN으로는 206mg에 해당한다. 보충제 비사용군의 니아신 섭취량은 21.4mg이었다. 이 결과는 니아신의 암예방 효과를 시사하는데, NAD가 DNA 손상 복구에 사용되는 기전을 근거로 들 수 있다. 이러한 기전에 비추어 볼 때 NMN은 암 발생 위험도 관련해서는 다소 안심해도 될 것 같다.

NMN의 건강 결과 관련해서는 주로 긍정적인 결과가 주목받고 있지만, 잘 살펴보면 해로울 수 있다는 연구도 있다. 노화를 더 가속화시킬 수도 있고, 암, 심혈관질환, 신경독성 위험성을 더 높일 수 있다는 동물연구 결과도 분명히 존재한다.[324, 339-341] 그리고 이로울지, 해로울지를 결정하는 것은 바로 용량일 것이다. 마치 고용량이 더 좋을 것처럼 선전되기도 하지만, 고용량 NMN치료가 반드시 더 좋다는 보장은 없다. 동물연구를 살펴보면, 고용량보다는 저용량에서 건강 효과가 더욱 좋았다는 결과도 있다.[342]

이러한 결과에 기반해 매일 섭취하기에 안전한 NMN 용량을 유추해보면 대략 50~200mg 정도이다. 시중에서 유통되는 제품

은 이보다 훨씬 고용량이기 때문에 가끔씩 복용하는 방식으로
조절하는 것도 방법이다.

오메가-3의 건강 효과

오메가-3의 건강 효과는 너무나 다양하고 유명해서, 몸에 필수
적인 영양성분이라는 것은 다들 잘 알고 있다. 그런데 어떻게 섭
취해야 하는지를 많이 궁금해한다. 영양제를 먹어야 하는지, 영
양제로 보충한다면 얼마만큼의 용량을 선택해야 하는지 등을 말
이다.

포유류는 오메가-3를 생합성할 수 없으므로 식품을 통해 얻
어야 한다. 대표적인 오메가-3에는 ALA와 EPA, 그리고 DHA가
있다(참고: 2장 오메가-6:오메가-3 비율 맞추기, p.154). ALA는 씨앗
류와 견과류에 풍부하다. 들기름과 호두는 ALA의 좋은 급원식
품이다. EPA와 DHA는 생선, 해산물, 해조류에 풍부하다. 대사
경로를 보면 ALA가 EPA로 전환되고, 이어서 DHA로 전환된다.
이론적으로는 ALA를 섭취하면 체내에서 EPA와 DHA가 만들
어질 수 있다. 그럼에도 불구하고 EPA와 DHA 섭취를 위해 생
선, 해산물, 해조류 섭취가 중요하다고 이야기되는 이유는 ALA
가 EPA 및 DHA로 전환되는 효율이 낮기 때문이다. 그나마 폐
경 전 여성에서는 전환율이 30%로 매우 좋은 편이지만, 남성에
서는 8% 이하로 매우 저조하다.[343] 그래서 EPA와 DHA 섭취를
더욱 챙겨야 하는 분들은 남성과 폐경 이후의 여성이다.

오메가-3가 여러 질환의 예방 및 질병 조절 효과를 나타내는

기전은 항염작용에 있다. 염증반응을 중재하는 물질을 만들어내는 효소는 세포막에 있는 오메가-6와 오메가-3를 재료로 하여, 각각 염증물질과 항염물질을 만들어낸다. 오메가-6인 아라키돈산(arachidonic acid)이 효소의 기질로 사용될 경우 염증을 촉진하는 물질이 만들어지고, 오메가-3인 EPA가 기질로 사용될 경우 항염작용을 하는 물질이 만들어진다. EPA는 혈관에 많이 분포하여 심혈관질환에서 주목을 받고, DHA는 뇌세포막의 주요한 구성 성분이기 때문에 뇌 발달이나 인지기능 관련해서 더욱 관심의 대상이 된다. EPA와 DHA는 혈소판 응집을 약화시키는 작용을 하기 때문에, 동맥경화성 심혈관 및 뇌혈관질환에 대한 예방 효과를 가진다.

여러 역학연구는 오메가-3가 심혈관질환, 고중성지방혈증, 자가면역질환, 인지기능, 조산, 암, 망막질환 등 여러 질환에서 유익하다고 보고했다. 그런데 이를 근거로 임상시험을 진행하면 이야기가 조금 달라진다. 역학연구에서 확인된 오메가-3의 건강 효과가 반드시 임상시험에서도 똑같이 나오지는 않기 때문이다.

오메가-3 보충제와 심방세동

EPA와 DHA로 구성된 오메가-3 보충제 사용에 대한 임상시험이 가장 많이 이루어진 것은 심혈관질환이다. 임상시험에서 어떤 질환이나 증상에 대해 유의미한 효과를 나타내면, 영양성분이라 해도 의약품으로 승인되어 처방약으로 사용된다. 오메가-3 보충제는 한때 심혈관질환에서 처방약으로 널리 사용됐다. 그러나 지금은 중요성이 상당히 축소됐다. 과거 심혈관질환 예방 및 치료에 있어 그토록 주목을 받았던 오메가-3가 지금은 그때만큼 관심을 받지 못하는 이유는 그동안의 연구 결과 변천사에 따른 것이다. 그만큼 심혈관질환 치료 관련해서는 오메가-3 보충제 사용에 대한 임상시험 연구 결과가 많이 누적되어 있어, 오메가-3 보충제가 정말 필요한지, 누구에게 필요한지, 어느 정도의 용량이 필요한지, 부작용에는 어떤 것이 있는지에 대한 통찰을 얻을 수 있다.

오메가-3의 심혈관질환 보호 효과에 대한 탐구는 그린란드 원주민(이누이트)들의 심혈관질환 사망률이 낮다는 관찰로부터 비롯됐다. 이누이트들은 생선 섭취량이 많아 오메가-3 섭취량도 많고, 이것이 심혈관질환 예방 효과를 발휘한다는 것을 알게 됐다.

1999년《Lancet》에 발표된 임상시험(GISSI)은 하루 1g 용량의 오메가-3 보충제가 심근경색을 앓았던 환자에서 이득이 있었다는 것을 보여주었다.[344] 그러나 11년 후인 2010년《Circulation》에 발표된 연구(OMEGA)에서는 그러한 효과가 더 이상 관찰되지 않았다.[345] 비슷하게 설계된 두 연구가 다른 결과를 보여준 이유는 스타틴 치료 때문이다. 스타틴 치료를 받았던 사람은 전자의 연구에서 5%에 지나지 않았던 반면, 후자의 연구에서는 81%에 달했다.[346] 이 두 연구는 오메가-3 보충제가 심혈관질환 치료에 역할을 할 수는 있지만, 스타틴이라는 더욱 좋은 약제가 이미 사용되는 상태에서는 추가적인 이득이 없다는 것을 이야기한다.

다시 그로부터 8년이 흘러 2018년《NEJM》에 발표된 연구
(ASCEND)는 당뇨병 환자에서 하루 1g의 오메가-3 보충제를 평
균 7.4년간 사용한 결과, 심혈관질환 예방 효과가 없었다고 보
고한다.[347] 당뇨병 환자는 심혈관질환 발생의 위험도가 높기 때
문에 오메가-3 보충제의 예방 효과를 조사하기 좋은 인구군이
다. 그러나 이 기대는 증명되지 못했다. 이 연구가 진행될 당시
이미 당뇨병 환자에게 심혈관질환 예방 목적으로 스타틴이 처
방됐다는 점을 고려하면 놀랍지 않은 결과이다.

2019년《NEJM》에 발표된 연구(REDUCE-IT)는 심혈관질환
이나 당뇨병이 있는 환자에게 EPA만 고용량으로, 하루 4g의 오
메가-3 보충제로 시험해 보았다.[348] 이 연구가 계획된 것은 스타
틴 등을 적용한 최적의 치료에도 불구하고 여전히 심혈관질환
사건이 발생하는 환자분들이 있었기 때문이다. 이 '잔류 심혈관
질환'의 문제를 고용량 EPA가 해결해줄 수 있는지를 조사한 것
이다. 잔류 심혈관질환의 위험을 높이는 요인으로 높은 중성지
방 수치가 있는데, 고용량의 EPA가 중성지방 수치를 낮춰주니,
도움이 될 수 있을 것이라는 가설이다. 중앙값 4.9년간 추적한
결과, EPA 사용군에서 심혈관질환 사건 발생이 감소했다.

그러나 이 결과를 받아들이는 데는 두 가지 큰 문제가 있다.
한 가지는 대조군 약품으로 미네랄 오일이 사용됐다는 점이다.
미네랄 오일이 건강에 중립적이지 않고 유해할 수 있어, 상대적
으로 오메가-3 보충제군이 좋은 결과를 보였을 수 있다는 비판
이 제기됐다. 다른 한 가지 문제는 EPA 사용군에서 심방세동 발

생 위험성이 대조군보다 높았다는 점이다. 심방세동은 뇌졸중을 일으킬 수 있는 중대한 부정맥이다. 즉 이 연구는 심혈관질환 사건 예방 효과를 논란의 여지가 없게 증명하지 못했고, 동시에 고용량 EPA 사용은 심방세동 발생 위험성을 높였다. 고용량 EPA가 이득이 있다고 말하기 어렵게 된 것이다.

2020년 《JAMA》에 발표된 연구(STRENGTH)는 심혈관질환의 고위험군에서 4g의 고용량 오메가-3 보충제를 사용할 때 심혈관질환 사건을 예방하는지 확인하고자 했다. 그 결과, 옥수수유 대조군에 비해 좋은 효과는 확인되지 않았다.[349] 그리고 이 연구에서도 고용량의 오메가-3 보충제는 심방세동의 위험성을 증가시키는 것으로 분석됐다.

이 두 연구로 인해 한동안 오메가-3 보충제가 심방세동 위험성을 높이는 것에 관심이 모아졌다. 이에 메타분석이 시행되었고, 그 결과 오메가-3 보충제 사용은 심방세동 발생 위험성을 증가시키는 것이 확인됐다.[350] 하루 섭취량이 1g이었던 4건의 임상시험은, 개별적으로 보았을 때 경향성이 있을 뿐 통계적으로 유의미하지는 않았다. 그런데 모아서 분석해보니 심방세동 발생 위험성을 12% 높이는 것으로 확인됐다. 하루 섭취량이 1.8g이었던 임상시험 1건도 위험성을 높이는 경향성은 있고, 통계적으로 유의미하지는 않았다. 하루 4g을 사용했던 전술한 2건의 임상시험은 개별연구 자체로도 심방세동 위험성을 높이는 것으로 확인됐다. 이 세 연구를 모아서 분석했을 때 심방세동 발생 위험도는 49% 증가하는 것으로 확인됐다.

2020년《Cochrane》에 발표된 메타분석은 86건의 임상시험을 모아 분석한 결과, 오메가-3 보충제는 심혈관질환 사망률을 낮추는 데 거의 이득이 없다고 보고했다.[351] 이러한 연구 결과를 바탕으로 2023년 미국심장협회는 심혈관질환 치료를 위해 어유(魚油) 및 오메가-3 보충제를 사용하는 것을 권장하지 않는다고 발표했다.[352]

이렇게 발표가 나면, 일반인들은 오메가-3 영양성분 자체가 아무런 효과가 없는 것으로 잘못 인식하게 된다. 그래서 해석에 주의가 필요하다. 영양제가 임상시험에서 좋은 효과를 보이지 못했던 것은 임상시험이 설정한 특별한 조건 내에서의 결과일 뿐이다. 즉 심혈관질환으로 표준치료를 잘 받고 있는 사람에서는 오메가-3 보충제가 추가적인 이득이 없다는 것이 바른 해석이다.

한편, 오메가-3 섭취가 부족하여 결핍인 사람들만을 대상으로 하여 임상시험이 진행됐다면, 오메가-3 보충제가 긍정적인 효과를 보여줬을 수도 있다. 그러나 그러한 임상시험은 진행되기 어렵다. 특정 영양소가 결핍됐다는 것을 알면서 보충의 기회를 제공하지 않는 것은 비윤리적이기 때문이다. 그래서 실제로 임상시험이 진행되는 연구집단 안에 오메가-3가 결핍인 사람과 충분한 사람이 섞여 있게 되고, 이렇게 희석된 환경에서는 임상시험을 하더라도 충분히 좋은 효과를 보여주기 어려운 것이다. 다음 임상시험은 그 점을 잘 보여준다.

2019년《NEJM》에 발표된 한 연구(VITAL)는 무작위 위약 대조군 임상시험으로, 50세 이상의 성인 남녀 2만 5,871명에게 매일 비타민 D 2,000IU와 오메가-3 1g을 보충제로 섭취시키고, 중앙값 5.3년간 추적하며, 심혈관질환 및 암예방 효과를 확인해보았다. 그 결과, 오메가-3 보충제는 심혈관질환 및 암예방에 큰 도움이 되지 않는 것으로 분석됐다.[353] 이 연구도 언뜻 보면 오메가-3 보충제가 도움이 되지 않는다고 기술하는 것처럼 보인다. 그런데 이 연구는 생선을 주당 1.5회 미만으로 섭취하는 사람들의 데이터만 모아서 하위 분석을 진행했더니, 이 하위 그룹에서는 오메가-3 보충제 섭취가 심혈관질환 예방 효과가 있는 것으로 확인됐다. 즉 평상시 식품을 통한 오메가-3 섭취가 부족한 사람에게는 오메가-3 보충제가 도움이 된다는 것이다. 반대로 식품으로 오메가-3를 충분히 섭취하고 있다면, 보충제는 추가적인 이득이 없다는 말도 된다.

EPA와 DHA는 얼마나 먹어야?

그렇다면 오메가-3는 얼마나 먹어야 할까? 전체 오메가-3 섭취량은 지중해식단 파트에서 건강한 오메가-6:오메가-3의 비율을 들어 설명해드렸다(참고: 2장 오메가-6:오메가-3 비율 맞추기, p.149). 그 계산에서는 전체 비율을 건강하게 맞추기 위한 ALA의 양에 초점이 맞춰졌다. 여기서는 EPA와 DHA의 섭취량에 대해 알아본다.

　답을 찾기 위해 EPA와 DHA 섭취량과 사망률의 관계를 조사한 연구를 참고해볼 수 있다. EPA와 DHA를 거의 섭취하지 않는 것에 비해, 섭취량이 증가할수록 사망률이 점점 감소하는데, 하루 섭취량이 250~500mg일 때 사망률 감소 효과가 최대였다.[354] 이것보다 더 많이 섭취한다고 해서 추가적인 사망률 개선 효과는 없었다. 이러한 연구 결과를 반영하여, EPA와 DHA의 일일권장량은 250~500mg 수준으로 책정되어 있다. 한국인 영양소 섭취 기준에 따르면 성인의 충분섭취량은 250mg이다. 이 정도 수준을 음식으로 섭취하기 위해서는 주 1~2회 기름진 생선을 섭취하면 되는데, 그러면 하루 평균 250~500mg에 상응하는 양의 오메가-3를 얻게 된다. 즉 이 정도 빈도로 생선이나 해산물을 섭취한다면, 오메가-3 보충제를 추가로 사용할 필요가 없다.

예를 들어 우리가 식재료로 자주 사용하는 생선 중에는 고등어에 오메가-3가 풍부하다. 고등어 100g에는 오메가-3가 대략 2g(EPA 0.9g와 DHA 1.2g)이 함유되어 있다. 고등어를 일주일에 한 번 100g(손바닥 크기 한 토막) 먹으면, 2g의 EPA와 DHA를 섭취하게 되고, 이것을 7일로 나누면 하루 평균 280mg에 해당하여, 충분섭취량을 충족하게 된다!

생선은 종류에 따라 오메가-3 함유량에 차이가 많이 난다. 오메가-3 함유량이 높은 것은 고등어, 연어, 꽁치, 청어, 정어리 등으로 기름진 생선이다. 그리고 생선을 고를 때는 중금속 노출을 최소화하기 위해 먹이사슬 아랫단계에 있거나 크기가 작은 생선을 선택하는 것이 좋다. 생선을 먹을 일이 없다며, 오메가-3 영양제를 사용하고 싶다는 분들도 가끔 있다. 그럴 때는 영양제 성분표의 함량을 보고 섭취 빈도를 정하면 된다. 보통 두 알 섭취 시 1g으로 하루 권장량을 제시한 제품이 많다. 이런 경우 이틀에 1알(250mg) 복용하면 충분하다.

표 14 | 생선 100g당 오메가-3 함유량

생선	EPA(g)	DHA(g)	EPA+DHA(g)
고등어	0.9	1.2	2.1
연어	0.5	1	1.5
꽁치	0.7	0.9	1.6
청어	0.7	0.9	1.6
정어리	0.4	0.6	1
참치	0.2	0.3	0.5
민어	0.1	0.3	0.4
삼치	0.3	0.6	0.9
광어	0.1	0.2	0.3
우럭	0.1	0.3	0.4
조기	0.05	0.1	0.15

몸이 좋아할 핵심만 톡톡

영양제, 잘 재보고 깐깐하게 골라요

1. 영양제 성분표를 확인해 일일권장량과 비교해본다. 비타민 B1의 일일권장량이 대략 1mg이라고 기억하면, 어느 정도 강화된 것인지 빠르게 가늠해볼 수 있다. 많이 강화된 영양제라면 꼭 필요할 때 가끔씩만 섭취한다.
2. 매일 섭취하는 영양제는 일일권장량 수준으로 조성된 것을 고르고, 이마저도 주 3~5회 정도로 적게 먹는 것이 좋다.
3. 비타민 B6, B9, B12는 암세포 생장을 촉진할 수 있으니, 암 위험도 관리가 필요한 분들은 고함량 제형을 피하도록 한다. 특히 B6와 B12는 반감기가 길어 과잉이 쉽게 발생하니 주의한다.
4. 평상시 비타민 C가 많이 함유된 식단을 한다. 비타민 C를 영양제

로 섭취한다면, 한 번에 고용량을 섭취하기 보다 저용량을 하루 2~3번에 나누어 먹는 것이 약동학적으로는 더 이롭다.

5. 영양제에 함유된 셀레늄이 유기셀레늄인지, 무기셀레늄인지 꼭 확인하고, 그에 따라 섭취 빈도를 조정한다. 유기셀레늄이 함유된 멀티비타민 미네랄 제제는 섭취 빈도를 줄인다.

6. 비타민 D는 고용량 주사보다 햇빛 조사나 음식, 저용량 보충제로 섭취하는 것이 이롭다. 알레르기 및 자가면역질환이 있거나 고위험인 경우 햇빛 조사는 피한다.

7. 칼슘 보충제를 섭취할지는 골밀도 상태와 함께 동맥경화질환 동반 여부도 함께 평가한다.

8. 비타민 K는 음식으로 잘 챙긴다. 푸른 잎 채소, 김치, 치즈, 낫또, 청국장, 된장은 좋은 급원식품이다.

9. NMN 고용량 복용이 안전한지에 대해서는 장기적인 데이터가 없다. 비타민 B3 연구로 가늠했을 때는 하루 NMN 50~200mg 정도가 매일 섭취하기에 안전한 용량으로 보인다.

10. 기름진 생선을 주 1~2회 이상 먹는다면 따로 오메가-3 영양제를 섭취할 필요가 없다. 생선을 고를 때는 중금속 노출을 최소화하기 위해 먹이사슬 아랫단계에 있거나 크기가 작은 것을 선택한다. 생선을 먹을 일이 없다면, 일일권장량 수준에 맞춰 보충제 사용 용량 및 빈도를 조정한다.

주요 영양소의 일일권장량(한국 성인 기준)

- 비타민 B1: 1.0~1.2mg
- 비타민 B6: 1.4~1.5mg (반감기 15일)
- 비타민 B12: 2.4mcg (반감기 6일)
- 엽산: 400mcg (반감기 2시간)
- 비타민 C: 100mg (반감기 10시간, 상한섭취량 2,000mg)
- 비타민 D: 400~600IU (=10~15 mcg)
- EPA+DHA(오메가3): 250mg

7장

명상

치유를 향한 몸과 마음의 여정

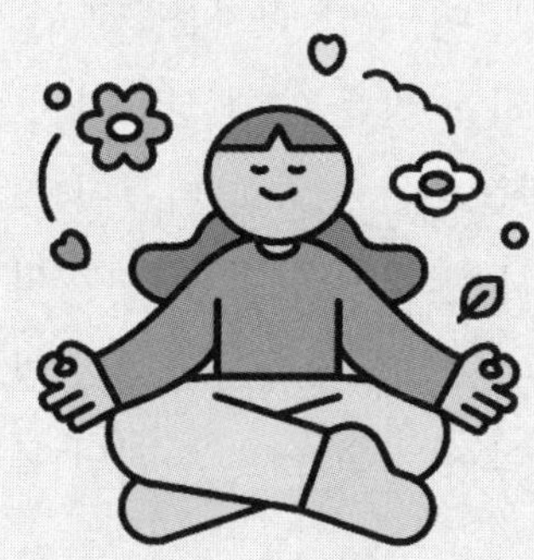

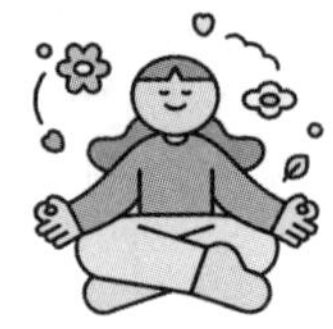

마음을 들여다보아야 할 때

전공의 3년 차 때 항암 낮병동 주치의를 하면서 인상 깊었던 환자분이 있다. 암 환자분들은 긴장 상태에 놓이게 마련이다. 병이 조금이라도 더 나빠질까 봐 노심초사 걱정하는 마음으로 지내는 경우가 많다. 실제로 암은 초반에 항암치료에 잘 듣다가도 시간이 지나면서 다시 진행하는 경우가 적지 않다. 그러다 보니 걱정하는 마음도 당연하다. 그런데 유독 평온한 한 환자분이 있었다. 50대 남자분이었는데, 여느 암 환자분들과는 마음상태가 전혀 달랐다. 병이 진행하든 말든 크게 상관하지 않고, 오늘 나에게 주어진 치료를 받는다는 고요한 마음이 느껴졌다. 이 환자분을 진료하면서 다시 한 번 놀랐던 것은, 항암치료 반응이 매우 좋아서 같은 약으로 정말 오랫동안 치료받고 있었다는 점이다. 이 환자분을 보면서 처음으로, '어쩌면 몸이라는 것은 마음의 상태에 반응하는 것 같다'는 생각이 들었다. 마음이 평안하면 면역력도 개선되어 치료에 대한 반응까지도 좋아지는 것 아닐까 하고 말이다.

내과 전문의를 따고, 대학병원에서 전임의 수련기간을 이어가면서 소화기내과 외래진료를 볼 때이다. 대학병원이었기에, 교수가 아닌 전임의 외래임에도 환자분들이 붐볐다. 소화기내과의 특성상 주로 역류성식도염이나 소화불량으로 내원하는 경우가 많았다. 사실 이러한 경증 질환은 동네 의원에서도 충분히 치료할 수 있고, 대학병원에 온다고 해서 약이 크게 달라지는 것도 아니다. 그럼에도 불구하고 먼 길을 찾아오는 것은 잘 낫지 않기 때문이다.

대학병원 진료는 짧은 시간 내에 마쳐야 하기 때문에 환자분들과 대화를 나눌 시간이 부족하다. 진료에 필요한 이야기만 간단히 하고, 빨리 약 처방을 끝내야 한다. 그렇게 하지 않으면 진료가 밀리게 되고, 대기하는 환자분들의 아우성이 시작되기 때문이다. 그래서 항상 시간에 쫓기듯 진료를 했다. 이 와중에 증상이 개선되지 않는 분들에게는 시간을 내어 한마디를 더 여쭌다. 최근에 무슨 안 좋은 일이 있었는지, 고민거리가 있는지 등을 말이다. 어떤 노년의 여성분은 남편과 사별한 지 수개월이 지났는데, 그 충격으로 소화불량이 지속되고 있었다. 어떤 젊은 남성분은 대학을 졸업하고 구직하고 있었는데, 잘 되지가 않아서 역류성식도염이 지속되고 있었다. 이렇게 심리적인 스트레스가 있는 분들은 이 부분에 대해 상의를 하고 나면, 다음 방문 때 증상이 많이 좋아졌다. 약은 바뀌지 않았지만, 누군가 자신의 속앓이를 들어주었기 때문에 마음의 체증이 해소되어 증상이 좋아진 것 아닐까 싶었다.

이렇게 환자분들을 만나면 그분들이 가진 마음상태도 함께 만나게 된다. 질병으로 인해 지친 마음을 만나면서 가장 안타까운 경우는 환자분들이 '전전긍긍'할 때이다. 특히 암 환자분들은 건강을 잃은 데서 오는 상실감과 함께 더 나빠지면 어떡하나 하는 극심한 불안감을 느끼는 경우가 많다. 소화불량 같은 기능성 질환을 앓는 분들도, 알고 보면 현재 불편한 증상의 원인이 될 만한 내면의 이슈를 안고 있다. 이런 정서적 갈급함을 만나면, 치료에 대해 이야기하는 것만큼이나 마음에 대해 이야기하는 것이 중요하다는 생각을 한다.

마음이 긴장과 불안, 우울 상태에 있으면 스트레스 호르몬이 방출되고, 스트레스 호르몬은 면역력을 저하시킨다. 이 상태에서는 교감신경의 작용이 우세하기 때문에 항상성 유지를 위한 몸의 청소와 치유 기능도 잘 작동하지 않는다. 그래서 이러한 감정상태가 지속되면 질병치료에 도움이 되지 않는다. 실제로 여러 연구는 암 환자에서 우울증이나 불안증이 있는 경우 치료 반응이 떨어지고, 암 생존율이 떨어지며, 암특이 사망률이 증가한다고 보고한다.[355, 356]

이런 경험을 하며, 현대의학적 치료를 넘어 진정한 치유에 이르기 위해서는 몸과 마음이 함께 다루어져야 한다고 생각하게 되었다. 그리고 질병의 이유에 대한 보다 깊이 있는 통찰이 진료와 함께 이루어질 필요가 있다는 생각도 들었다. 그런 생각을 할 무렵 명상을 시작하게 되었다. 그러면서 명상의 효과가 의학연구로 생각보다 많이 밝혀졌다는 것을 알게 되었다. 그래서 이후로는 마음의 문제가 있는 환자분들을 만나면 간단한 명상법을 가르쳐드리기도 한다. 물론 우울증이나 불안증이 심한 분들에게는 정신건강의학과 진료도 함께 권유한다.

명상의 의학적 효과

명상에 대해 이야기하면, 명상을 하나의 종교 행위나 미신 행위로 치부하는 분들이 있다. 그런데 명상을 그러한 활동으로 인식하기에는, 이제 명상의 의학적 효과에 대해 검증한 논문이 너무나 많이 발표되어 있다. 의학논문 검색엔진에 '명상(meditation)' 또는 '마음챙김(mindfulness)'이라는 키워드를 넣고 검색하면 수만 개의 논문이 뜬다. 명상이 특정 증상이나 질병치료에 도움이 되는지 확인했던 무작위 대조군 연구도 많이 진행되었고, 이들 연구를 모아서 진행한 메타분석도 많다.

물론 명상이 의학연구의 도구로 사용됐다고 하면, 스트레스, 우울증, 불안증, 공황장애, 수면장애 등 정신과적 질환을 먼저 떠올릴 것이다. 이러한 정신과적 질환은 명상의 효과가 가장 많이 연구되었고, 명상의 효과가 증명된 질환이다. 그러나 명상의 효과는 정신과질환에만 국한되지 않는다. 무작위 대조군 연구는 명상이 아토피성 피부염, 당뇨병성 말초신경병증, 심부전, 뇌졸중 후 경련, 뇌졸중 후 운동기능 개선, 고혈압, 과민성장증후군, 염증성장질환 등 내과적 질환에도 효과를 가진다는 것을 보여준다.[357~364] 그리고 메타분석을 통해 효과가 확인된 질환에는 천식, 파킨슨병, 제2형 당뇨병 등이 있다.[365~367]

물론 이러한 연구의 규모가 크지 않아 근거의 신뢰도에 문제가 있을 수 있다는 비판이 제기될 수 있다. 그럼에도 불구하고 이렇게 많은 연구가 진행되었고, 긍정적인 효과가 보고됐다는 것은, 치료 효과를 높이기 위한 보조요법으로서 명상의 역할에 주목할 때가 되었음을 시사한다.

만성통증과 마음챙김명상

명상이 의학연구에 도입되고, 또 효과를 증명하기까지의 과정을 서사처럼 들여다볼 수 있는 것은 만성통증이다. 명상 관련한 의학논문이 검색되는 것은 1903년부터이다. 이후 1980년대까지는 초월명상에 대한 연구가 주를 이룬다. 그러다 1980년대를 기점으로 마음챙김명상이 명상 연구의 주요한 방법론으로 자리매김하기 시작했다. 그리고 2000년대에 접어들면서 명상 관련한 의학연구의 보고 건수는 폭발적으로 증가한다.

명상이 의학연구에 널리 활용될 수 있도록 이바지한 사람은 매사추세츠 의대 존 카밧진(Jon Kabat-Zinn) 박사이다. 그는 불교의 선(禪, Zen) 지식 틀 안에서 수학한 경험을 바탕으로 환자들을 위한 명상 프로그램을 계획한다. 불교라는 종교 및 문화적 속성은 배제하고, 마음챙김이 가르치는 마음을 바라보는 관점만을 담아냈다. 이렇게 종교나 문화적 신념을 떠나 누구든지 적용할 수 있는 마음챙김명상이 만들어졌다. 보편성과 체계를 갖춘 명상 프로그램이 만들어지자 의학연구에 적용되기가 더 쉬워졌다. 카밧진은 마음챙김명상이 의학연구에서 하나의 표준적 치료법으로 활용될 수 있는 발판을 다진 것이다.*

1982년에 출판된 논문에서 그는 왜 마음챙김명상을 의학에 도입하게 되었는지, 그 실질적 이유와 이론적 배경을 설명한다.[368] 지금도 그렇지만, 만성통증 환자들 중에는 병원 치료만으로 충분한 효과를 얻지 못하는 경우가 많아 환자와 의사 모두 대안이 필요했다. 이때 마음챙김명상은 의지가 있는 환자에게는 좋은 대체치료법이자, 담당의사에게는 환자를 의뢰할 수 있는 하나의 돌파구가 되었다. 병원치료로는 한계에 부딪힌 환자들에게 일종의 '안전망(net)' 역할을 한 것이다. 카밧진은 많은 만성통증 환자들이 결국 "평생 통증과 함께 살아가야 한다(You're going to have to learn to live with this)"는 선고를 듣게 되는데, 마음챙김명상이 바로 "통증과 함께 사는 법(teach themselves the how of living with chronic pain)"을 가르쳐준다고 말한다.

그가 만성통증의 해법으로 마음챙김명상을 제시한 데는 자신의 명상 경험이 배경이 됐다. 승려들이 선 수행으로 오랜 시

---

* 정식 명칭은 '마음챙김 기반 스트레스 감소(mindfulness based stress reduction, MBSR)'이다. 의학연구에서 '마음챙김' 또는 '마음챙김명상'이라는 이름이 사용되었다면, 존 카밧진 박사의 MBSR을 의미하거나 이에 기반한 경우가 많다.

간 가부좌를 틀고 있을 때 통증이 발생함에도 불편을 호소하지 않는 모습을 보며, 그는 명상이 통증을 견디게 하는 정신내적(精神內的, intrapsychic) 속성을 가질 것이라 추론했다. 이는 통증 인지과정을 설명하는 의학적 '문 조절 이론(Gate control theory)'과도 맞닿는다. 통증신호가 감각신경을 따라 척수와 뇌로 전달되는 과정에서 인지적·심리적·행동적 요소 등의 다른 자극이 개입하면, 통증신호가 감쇄되어 통증을 덜 느낄 수 있다. 그는 마음챙김명상 역시 이러한 통증 인지에 중재적 영향을 줄 수 있다고 보았다.

그의 초기 연구는 의학적으로 해결되지 않는 51명의 만성통증 환자를 대상으로 10주간에 걸쳐 마음챙김명상을 시행했고, 그 결과 65%의 환자에서 33% 이상의 통증완화, 50%의 환자에서 50% 이상의 통증완화 효과를 확인했다.[368] 그리고 후속연구에서 통증완화 효과는 15개월 경과 시점까지도 지속된다는 것을 확인했다.[369]

명상은 위약, 주의 분산, 이완과는 달라요

카밧진 박사는 임상연구를 통해 마음챙김명상이 만성통증에 효과가 있다는 것을 보여줬지만, 많은 과제가 남았다. 그의 연구는 탐험적 단계라서, 객관적인 대조군과의 비교가 이루어지지 않았다. 다음 단계는 무작위 대조군 연구를 통해 객관적 효과를 증명하는 것이었다. 이 부분은 시간이 지나면서 해결됐다. 그동안 마음챙김명상이 만성통증성질환에 도움이 된다는 것을 보여주는 무작위 대조군 연구는 상당히 많이 보고되었던 것이다.*

이렇게 무작위 대조군 연구에서 명상의 효과가 증명되었으나, 여전히 상존하는 문제가 있었다. 도대체 마음챙김의 어떤 속성이 통증에 효과를 내는지 모른다는 것이었다. 명상을 하면서 효과가 있으리라는 기대나 믿음으로 위약효과가 생길 수도 있고, 주의가 분산되어서 또는 몸이 이완되면서 통증을 덜 느낄 수도 있다. 마음챙김이라는 가르침 자체는 실체가 뚜렷하지 않기 때문에 통증완화가 정말 마음챙김 때문인지, 아니면 명상이라는 행위가 가진 여러 다른 요소들 때문에 나타난 결과인지 분리해서 알기 어렵다는 것이다.

이 문제는 파델 지덴(Fadel Zeidan) 박사에 의해서 해결된다. 그는 이 문제를 해결하기 위해 다양한 비교군을 설정하기로 한다. 단순 대조군에는 명상이 실제로 진행되는 시간만큼 오디오북을 들려주었고, 위약군에게는 일반 크림을 발라주면서 거짓말로 국소 마취제 성분인 리도카인(lidocaine) 크림을 바르고 있으니 통증이 없어질 것이라고 기대감을 갖도록 했다. 주의가 분산되도록 설정한 비교군에는 잡지를 읽게 하거나, 1,000에서 시작해 7씩 계속 빼는 산수 과제를 하도록 했다. 또한 이완군에는 마음챙김명상군과 동일한 환경에서 같은 자세를 취하게 했으

---

* 대표적으로, 만성요통, 섬유근육통, 두통, 과민성장증후군, 골관절염, 측두하악장애, 비특이적 만성통증 등에서 마음챙김명상의 통증 조절 효과가 확인됐다.

나, 마음챙김의 속성은 가르쳐주지 않고 2~3분마다 심호흡을 하도록 했다.[370, 371]

이렇게 다양한 대조군을 설정하고, 통증자극에 어떻게 반응하는지 확인했더니, 단순 대조군보다 마음챙김명상군, 위약군, 주의 분산군, 이완군에서 통증반응이 감소했는데, 마음챙김명상군에서 감소 폭이 가장 컸다. 더불어 기능적 뇌MRI 검사를 활용해 각 군에서 활성화되는 뇌부위에도 확연한 차이가 있다는 것을 밝혀냈다. 지덴 박사는 마음챙김명상이 신경학적으로도 위약이나 이완과는 확실히 구분되는 통증조절 기전을 가진다는 것을 증명한 것이다.

마음챙김이란?

카밧진은 마음챙김을 "매 순간, 의도적으로, 그리고 판단 없이 주의를 기울이며 알아차리는 과정(Mindfulness is awareness that arises through paying attention, on purpose, in the present moment, non-judgmentally)"이라고 정의한다. 이 말이 어렵게 들릴 수도 있지만, 마음챙김명상을 배우지 않았더라도 우리 모두가 어느 정도는 알고 있고, 이미 실천하고 있는 인지방식이다. 마음챙김에 대해 교육받지 않았더라도 마음챙김 성향이 클수록 통증에 대한 역치가 크고, 하루 20분씩 3~4일 동안 짧게 진행되는 마음챙김 명상도 통증반응을 경감시키며, 불안감을 줄이는 등 효과는 변함이 없었다.[372, 373]

마음챙김에 대해 알기 쉽게 설명하기 위해 나는 중고등학교

문학시간에 배웠던 소설의 시점을 예로 든다. 우리는 삶을 1인칭 주인공 시점으로 살아간다. 삶의 주인공으로서 기뻐하고, 슬퍼하고, 절망하는 등 다양한 감정을 100% 온전히 느끼며 살아가는 것이다. 마음챙김은 1인칭 시점의 시각을 3인칭으로 바꾸는 것에 견줄 수 있다. 내가 소설 속 주인공이기는 하지만, 동시에 3인칭 관찰자가 되어본다. 조금 동떨어져 관찰하면서 나의 이야기를 적어 내려가는 작가의 입장이 되어보는 것이다. 이렇게 1인칭 시점에서 3인칭 시점으로 관점을 전환하면, 내가 온전히 느꼈던 감정으로부터 다소간 거리를 둘 수 있다. 이전에는 어떠한 현상을 바라봄에 있어 '인지'와 '감정'이 긴밀한 유착관계에 있었다면, 이제 이 두 가지를 분리하는 것이다. 이 상태를 카밧진은 '무심한 관찰(detached observation)'이라고 표현한다. 무심하다는 말은 우리 말에 관심이 없다는 다소 부정적인 의미의 표현이 아니라, 어떤 현상을 바라봄에 있어 자동적으로 올라오는 감정 반응을 배제한다는 뜻이다. 더 나아가 그렇게 올라오는 감정 반응 또한 관찰의 대상으로 삼는다. 이렇게 감정이 올라오더라도 그에 휩쓸리지 않고 관찰하기 시작하면, 이전에 깨닫지 못하던 새로운 것들이 알아차려진다. 실상을 오해했다거나 과대 해석했었다는 것이 알아차려질 수도 있다. 해결되지 않은 내면의 아픔이나 트라우마가 된 기억의 영향으로 고착화된 행동 패턴이나 감정습관이 있었음을 알아차릴 수도 있다. 감정이라는 안경을 끼고 세상을 바라보게 되면서 생겨나는 잘못된 인지를 바로잡을 수 있게 되는 것이다.

마음챙김에서 말하는 비판단적 자세에 대해서도 비유를 통해 이해를 도울 수 있다. 우리는 하루에도 수십 번 이상 주변에서 일어나는 일을 판단하면서 살아간다. 좋고 싫고, 옳고 그르고, 마음에 들고 마음에 들지 않는지를 말이다. 직장에서 일을 할 때 사회생활로 사람들을 만날 때 기분에 따라 선입견을 갖기도 한다. 마음챙김은 이러한 판단을 배제하고 또는 판단이 올라오는 것 자체를 알아차리고, 이것도 관찰의 대상으로 삼으며, 있는 그대로 바라볼 것을 주문한다. '하늘에 구름이 지나가는 것을 있는 그대로 바라보듯' 내 주변에서 일어나는 일이나, 내가 만나는 사람에 대해서도 있는 그대로 바라보는 것이다. 하늘에 지나가는 구름을 바라볼 때 '이 구름은 좋은 구름, 저 구름은 나쁜 구름' 하는 식으로 판단하지 않는다. 형태와 빛깔이 다를 수 있어도 구름은 그저 구름일 뿐이다. 이렇게 판단의 색안경을 벗어야 사물의 본질을 있는 그대로 바라볼 수 있다.

비판단적 자세가 내면치유에 큰 도움이 될 수 있는 분들이 있는데, 자기 자신에게 너무나 엄격한 분들이다. 우리나라는 유교 사상의 영향으로 어린 나이부터 '근면, 성실, 부지런함'의 가치를 우선시하여, 엄격한 초자아(super-ego)가 형성되는 경우가 많다.[374] 엄격한 초자아는 사회적으로 성공한 사람들에게서 많이 관찰된다. 엄격한 초자아는 스스로의 행동을 지속적으로 검열하고 단속한다. 부모나 사회가 인정할 만한 성과를 거둘 때에만 스스로의 존재가치를 인정한다. 그러지 않을 때는 자신을 비난하며 괴롭힌다. 자신의 잣대를 가족과 가까운 사람들에게도 적용하려 하기 때문에 주변 사람까지 괴롭힌다. 1989년 개봉했던 영화 '행복은 성적순이 아니잖아요'와 2018년에 방영된 드라마 'SKY캐슬'은 이렇게 엄격한 초자아가 유발할 수 있는 극단적 부작용을 그려냈다. 마음챙김이 이야기하는 비판단은 초자아의 목소리도 내려놓는 것을 포함한다. 성과를 내야 존재가 인정받는 것이 아니라, 있는 그대로의 존재함 자체가 이미 충분히 가치 있고 소중하다는 것을 깨닫고 바라보라는 것이다.

이렇게 마음챙김은 '사물이나 현상을 바라보는 인지방식'에 대한 가르침이다. 있는 그대로 바라보기 위해서는 자동적 감정 반응을 내려놓고, 무심하게 판단 없이 바라봐야 한다는 것이다. 명상 문헌에서는 바라보기, 관조, 주시, 알아차림, 놓아버림(let go)이라는 용어가 많이 사용된다. 마음챙김은 바라보고, 관찰하고, 알아차린 이후에 놓아버리는 과정인 것이다.

무심한 관찰이 이루어지기 힘든 경우가 있는데, 감정이 격해질 때이다. 격한 감정으로 힘들어하는 분들에게는 내 가슴 안에 야구공 크기의 감정의 공이 들어 있다고 상상해보도록 한다. 그리고 그 공을 서서히 내 가슴에서 꺼내 가슴 앞에 두고, 요리조리 바라보도록 한다. 감정의 공이 우울한 모습인지, 불안한 모습인지, 그것의 모습을 있는 그대로 관찰하도록 한다. 그리고 그러한 감정을 일으킨 원인을 다시금 바라보면서 현재의 감정 반응이 꼭 필요한 것인가를 스스로에게 물어보도록 한다. 그렇게 내면을 바라보다 보면 알아차려지는 것들이 있고, 그러면 불편했던 감정들을 떠나 보낼 수 있게 된다.

자극과 반응 사이의 거리두기

마음챙김은 우리가 평상시 어떤 자극에 대해 특정 방식으로 반응하던 패턴을 바꿀 수 있는 힘과 기회를 준다. 서양의 명상 연구가들은 평범한 사람들의 일상적인 반응을 비행기의 자동운항 모드(autopilot)에 비유하여 설명한다. 자동운항 시, 비행기는 파일럿 없이도 도착지까지 운항할 수 있도록 프로그램되어 있다. 우리의 일상생활도 많은 부분이 그렇게 자동화되어 있다.

이렇게 자동화된 프로그램은 만성통증에서도 작동 중이다. 카밧진은 통증자극에 자동화된 감정 반응이 마음챙김명상을 통해 어떻게 소거될 수 있는지를 다음과 같이 설명한다. 통증이 느껴지면 자동적으로 우울감과 불안감을 느끼게 된다. 우울감과 불안감은 자동적으로 '어떻게 이렇게 평생을 살아가나' 하며 부정적인 생각을 일으킨다. 이러한 부정적인 생각은 자동으로 인생을 비관하게 만든다. 반복되는 비관적인 생각은 이제 환자를 더 이상 헤어나올 수 없는 수렁의 늪으로 몰아간다. 이런 상태에

빠지게 되면, 환자는 통증을 실제보다 더 심하게 느끼게 된다. 중요한 것은 이 모든 과정이 꼬리에 꼬리를 물고 자동적으로 연결되어 일어난다는 점이다.

마음챙김은 자동반응 연결고리의 악순환을 끊어낼 수 있게 해준다. '통증이 느껴지면 반드시 우울감과 불안감을 느껴야 하는가?'라는 질문을 가지고 내면을 무심하게 들여다보게 하는 것이다. 그러면 통증은 하나의 신체 상태이고, 우울감과 불안감을 느낄지는 자신이 결정할 수 있는 문제라는 것을 알아차리게 된다. 즉 통증과 감정 반응은 별개라는 것을 깨닫는 것이다. 이렇게 되면 통증을 실재하는 정도만 느끼게 되거나, 더 나아가 미래에 대한 긍정적 희망을 그리며, 통증을 실제보다 덜 느끼게 될 수도 있다는 것이다.

이렇게 자극과 반응 사이의 연결고리를 들여다보면 나쁜 습관도 개선할 수 있다. 정신과 의사인 저드슨 브루어(Judson Brewer) 박사는 마음챙김을 통해 나쁜 습관을 개선하는 여러 건의 의학 연구를 진행했는데, 금연에 대해서는 참가자들에게 담배를 끊으려고 노력하는 대신 담배 피울 때의 느낌에 대해 호기심을 가지고 관찰해보라고 했다. '마음챙김 흡연'을 지시한 것이다. 그는 TED 강연에서 이 연구에 대해 소개하며, 참가자 중 한 명은 흡연에 대해 이렇게 이야기했다고 전한다. "마음챙김 흡연: 담배에서 역겨운 치즈 냄새가 나고 화학물질 맛이 난다, 우웩!(Mindful smoking: smells like stinky cheese and tastes like chemicals, YUCK!)" 마음챙김 흡연에 대한 이러한 알아차림을 가지게 된 그 참가자는 금연에 성공했다.[375] 이렇게 마음챙김은 자동화된 반응 패턴을 소거함으로써, 고착화된 감정습관과 행동습관에서 벗어날 수 있도록 도움을 준다.

명상이 어려운 이유: 탈조건화

명상을 처음 시작하면 어렵다고들 하는데, 사실은 쉽다. 가만히 가부좌를 틀고 앉아 있기가 어려운 분들은 앉는 자세를 편안히 하거나, 의자에 앉거나, 걸으면서 하면 된다. 잡념이 자꾸 떠오르면 잡념을 바라보면 된다. 명상에 대한 큰 오해 중 하나가 '잡념이 없어야 한다'는 것이다. 그래서 떠오르는 잡념을 억누르느라 고생한다. 그런데 명상은 잡념을 억누르는 과정이 아니라, 잡념을 바라보는 과정이다. 잡념을 바라보고 떠나보내는 과정을 반복하다 보면, 그 결과로 무념무상에 이르게 되는 것이다. 처음부터 억지로 잡념을 없애는 게 아니다.

명상이 깊어지면, 어려워진다. 진정한 내면의 치유작업은 이때부터 시작된다. 명상이 어려워지는 이유는 명상을 통해 바라보는 층위가 깊어졌기 때문이다. 명상을 하면서 우리는 자신을 바라본다. 가장 표면의 층위에 있는 나의 모습은 비교적 쉽게 이해된다. 그렇게 표면적인 이슈들이 해결되고 나면, 그 다음 층위가 나온다. 그리고 그 층위가 해결되면, 또 그 다음 층위가 나온다. 이렇게 한 단계씩 바라보는 층위가 깊어질수록 명상은 어려워진다. 명상가들은 이것을 양파껍질을 하나하나 벗겨내는 것에 비유한다. 한 층위를 벗겨내면 뭔가를 이룬 것 같은 기쁨과

쾌감을 느낀다. 그러나 즐거움은 잠시이다. 명상을 지속하면 그 다음 층위의 나를 만나게 되기 때문이다.

스스로를 잘 안다고 생각했지만, 들여다볼수록 잘 모르겠다는 생각을 하게 된다. 어떤 상황에서 어떤 감정이 왜 올라오는지, 그 근원이 무엇인지 도무지 알 수 없다. 그렇게 감정이 올라오면 무엇이 문제인지도 모른 채 속절없이 무너진다. 그리고 그 감정상태에 매몰된다. 이런 상태에 대해 의문을 갖지 않았을 때는 그런 반응이 너무나 자연스럽고 당연하다. 그러나 명상을 통해 내 모습을 관찰하기 시작하면서부터는 의문을 던지기 시작한다. 왜 그렇게 반응하는 것인지, 그 근원적인 이유는 무엇인지 말이다. 이렇게 의문을 던지고 관찰하면서, 자동반응의 연결고리를 해제하기 위해 부단히 노력한다. 내면의 아픔이 심할 때는 울부짖기도 하고, 동시에 울부짖는 자신을 바라보는 관찰자로서도 존재한다. 이렇게 열심히 바라보아도 자동반응의 연결고리는 단번에 해결되지 않는다. 그래서 시간과 노력이 필요하다.

이것을 '파블로프의 개' 실험에 비유해 설명할 수 있다. 개에게 종을 울리면서 먹이 주기를 반복하면, 종소리만 들어도 침을 흘리게 된다. 이것을 조건화(conditioning)라고 부른다. 파블로프의 개는 종소리라는 자극이 오면 침을 흘리도록 반응이 조건화된 것이다. 명상이 하고자 하는 것은 이 조건화를 해제하는 것이다. 조건화를 해제하기 위해 개에게 이제부터는 종을 쳐도 먹이를 주지 않을 거라고, 종소리와 먹이는 별개라고 설명한다고 해보자. 이제부터는 종소리를 들어도 침을 흘리지 말라고 당부하는 것이다. 그러나 이러한 설명으로 종소리 자극에 침 흘리는 반응을 즉각 멈출 수 있는 개는 없을 것이다. 개는 종소리를 들어도 음식이 주어지지 않는다는 경험을 숱하게 반복하고 나서야 조건화가 해제될 것이다.

명상을 통해 조건화를 해제하려는, 즉 자동화된 반응의 연결 고리를 풀어내려는 우리도 같은 상황에 놓여 있다. 지금까지 살아오면서 형성된 패턴화된 반응 방식을 멈춰야 한다. 그렇기 때문에 명상은 어렵다. 조건화의 해제는 하루아침에 이루어지지 않기 때문이다. 우리는 수많은 조건화를 가지고 있다. 어떤 조건화에는 깊은 아픔도 묻어 있다. 그래서 조건화를 해제하기 위해서는 자신을 깊숙이 바라보고, 내면치유 작업도 함께 해야 한다. 그래서 명상은 어렵고, 부단한 노력이 필요하다.

동적 명상이 필요한 이유

치유되지 않았던 상처, 억눌러야 했던 분노, 먼 과거나 전생의 트라우마, 이런 것들은 우리 무의식 깊숙이 자리 잡고 있다. 평상시에는 그런 것들이 자신의 내면에 있다는 것이 인지되지 않는다. 그러다가 이런 것들을 기억하게 만드는 단초(trigger)가 주어지면 불쑥 튀어나온다. 그러면 자동화된 반응 때문에 평소와 같지 않게 행동하게 된다. 그럴 때 보통 주변 사람들은 '너 답지 않게 왜 그러냐'고 물어온다.

명상을 통해 내면의 깊은 층위를 탐구하게 되면 단초가 없더라도 그런 기억에 접속될 수 있다. 그래서 명상을 하면 기분이 안정될 거라는 기대와 달리, 명상으로 인해 더 우울해지고 불안해질 수 있다. 이런 일이 반복되다 보면 명상에 대해 공포와 두려움까지 느낄 수도 있다. 이러한 현상은 명상의 의학연구 현장에서도 확인된다. 불안장애, 외상후스트레스장애 등 정신과적 질환에서의 명상 연구 논문을 자세히 읽어보면, 마음챙김명상 중 증상 악화로 인해 연구 참가를 중도 포기한 피험자가 있다는 내용이 종종 확인된다.[376,377]

그런데 이렇게 명상으로 증상이 악화되는 분이 있다면, 그분이야말로 명상이 더 필요하다. 이분들에게 필요한 것은 심층 내면탐구를 안심하고 이어갈 수 있는 안전한 환경과 그 과정을 뒷받침해줄 수 있는 숙련된 명상 안내자이다. 수년 전 처음으로 인도 푸네에 소재한 오쇼국제명상리조트(OSHO International Meditation Resort)를 찾았을 때의 일이다. 나는 그곳에서 가장 유명하다는 오쇼 미스틱로즈 명상 테라피(OSHO Mystic Rose Meditative Therapy) 그룹에 참가했다. 이 명상은 3주로 구성되는데, 첫 1주간은 3시간 동안 웃고, 두 번째 1주간은 3시간 동안 울고, 세 번째 1주간은 3시간 동안 침묵하는 것으로 이루어진다. 그룹 명상으로, 1주 차에는 그룹 친구들과 함께 신나게 웃으며 명상을 즐겼다. 2주 차에는 언제 함께 웃었냐는 듯 다들 자신만의 어둠 속으로 빠져들었다. 내면의 깊은 상처와 만나게 되므로 묵언 배지를 하고, 다른 사람과 상호작용을 하지 않는 참가자들도 많다. 2주 차에 유독 힘들어하는 친구가 있었는데, 그녀는 어렸을 때 학대당한 기억이 너무도 생생하게 돌아왔다. 매우 힘들다고 하면서 명상 그룹을 중단하고 싶다고 했다. 의사인 내가 보기에는 '정신과적 응급' 상태로, 당장 명상을 그만두고 정신과 진료를 받아야 할 것 같았다. 물론 이런 생각은 속으로만 하고, 명상 그룹 안내자(facilitator)가 그녀를 어떻게 돕는지 보았다. 베테랑 명상 안내자였던 그는, 그녀에게 필요한 것은 "더 많은 지지(more support)"라고 하며 밝게 응원했다. 그러면서 그녀가 그룹 명상시간 외에 개인 명상 세션을 받을 수 있도록 조율해주었다. 나는 반신반의하며 그녀를 지켜보았다. 명상 안내자의 판단은 옳았다. 그녀는 단지 더욱 많은 명상과 더욱 많은 지지가 필요했을 뿐이었다. 그룹 명상이 시작될 즈음 그녀는 학급에서 가장 소외된 학생처럼 의기소침하고, 자신감이 없어 보였었다. 그런데 그룹 명상이 끝날 때는 리조트 전체에서 가장 아름답고 자신감 넘치는 여성으로 변모해 있었다. 그녀는 더 이상 과거의 트라우마에 사로잡혀 있지 않았다. 그 기억을 모두 뒤로 하고, '지금, 바로 이 순간'의 당당한 자신으로서 존재하고 있었다.

이런 명상 경험을 통해, 내면의 어둠을 탐험할 때 도움이 되는 방편에 대해 배웠다. 인도의 신비가 오쇼 라즈니쉬(Osho Rajneesh)는 명상을 정적인 것으로만 해석하지 않았다. 오히려 현대인들은 앉아 있는 시간이 많고, 스트레스와 긴장 속에 있기 때문에 동적인 명상이 필요하다고 가르쳤다. 웃고, 울고, 춤추고, 고함을 지르고, 알 수 없는 말들을 내뱉고, 몸부림치면서 나를 옥죄고 있던 것들을 배출해버린다. 온 힘을 다해 스트레스, 긴장, 부정적인 감정, 무엇인지 알 수 없지만 불편한 에너지를 모두 다 힘껏 배출해버리고 나서야 비로소 앉는 것이다. 그리고 침묵에 들어간다. 이런 과정 후에 앉아 침묵하게 되면, 호흡은 더 부드러워지고, 막혀 있던 것이 뚫어져 가슴은 더 시원해지고, 마음은 더 편안해진다. 잡념도 이미 비워냈기 때문에 무의식은 이제 한결 더 가볍고 고요하다.

명상이 치유 효과가 있는 근원적 이유

명상에 관한 의학연구는 명상이 다양한 질환에 효과를 발휘한다는 것을 보여준다. 많은 의사와 과학자들이 궁금해하는 점은 과연 '어떻게, 어떠한 기전으로 명상이 그러한 효과를 발휘할 수 있는가'이다. 그 기전을 밝히고자 의학연구는 스트레스 지표나 염증 지표 같은 혈액검사, 자율신경계 기능 검사, 뇌파, 기능적 뇌MRI 검사 등 여러 검사를 활용한다. 명상이라는 치료법이 원인이 되어 건강이라는 결과가 나타나기까지 몸속에 어떠한 변화가 일어나는지 확인하려는 의도이다.

이러한 의학연구 결과를 살펴보면, 명상은 스트레스 지표 및 염증 지표를 감소시키고, 면역기능을 개선시키며, 텔로미어(편집자 주: 염색체 말단에 위치하여 유전 정보를 보호하는 부분. 세포가 분열할 때마다 길이가 짧아지며, 이것이 다 닳으면 세포 분열이 멈추고 노화와 죽음이 진행된다. '생명 시계'라 불린다) 길이를 증가시켜 항노화 효과를 가지며, 뇌파와 활성화되는 뇌 피질도 변화시킨다. 이런 연구 결과를 읽으면, 마치 장님이 코끼리를 만지며 코끼리가 무엇인지 해석하려고 부단히 노력하는 것처럼 느껴진다. 코끼리 다리를 만지는 사람은 코끼리가 기둥이라고 할 것이고, 몸통을 만지는 사람은 허공에 떠 있는 벽이라고 할 것이다. 그리고 코를 만지는 사람은 길고 말랑한 움직이는 원통이라고 할 것이다. 염증 지표를 보는 사람은 염증 지표를 개선시켰기 때문에, 자율신경계를 보는 사람은 자율신경계의 변화로, 뇌파를 보는 사람은 뇌파 때문에 명상이 건강에 이로운 효과를 지닌다고 한다. 하지만 실험실에서 측정되는 이러한 변화값조차 최종적인 건강 결과가 나타나는 과정에 드러나는 중간 결과에 지나지 않는다. 그러면 다시 물을 수밖에 없다. 명상이 도대체 어떻게 염증 수치를 변화시키고, 자율신경계를 안정화시키고, 뇌파를 변화시키는지 말이다. 그러한 변화가 일어나는 근원적인 동력은 어디서 오는 것이냐고 말이다.

의학전문대학원에서 '명상과 의학'이라는 교과목을 강의하면서 명상이 어떠한 기전으로 건강 효과를 가지는 것 같으냐고 의대생들에게 질문해보았다. 그랬더니 뇌기능 변화에서 오는 것 같다고 대답했다. 같은 질문을 통합의학대학원 학생들에게 했더니, 이번에는 다른 대답이 돌아왔다. 바로 기(氣), 에너지가 명상의 의학적 효과의 근원적인 동력이라는 것이다. 이렇게 답변이 달라지는 이유는 에너지의 실체가 의학연구로 증명하기 어렵다는 데 있다. 그래서 유물론적 의학교육을 받고 있는 의대생들은 연구로 증명할 수 있는 가장 상위 차원의 답으로, 뇌기능 변화를 이야기한 것이다. 그러나 이미 에너지 치유작업에 대한 직접적 경험이 있는 통합의학대학원 학생들은 주저 없이 에너지라고 말한다. 나도 만약 같은 질문을 의대생 때 받았다면 의대생들처럼 답했을 것이다. 그러나 지금은 대학원생들의 답에 동조한다. 나도 유물론적 의학교육을 받았지만, 지난 11년간 명상을 해오면서 명상에 의해 발생하는 에너지 현상을 경험해보았기 때문이다.

우리는 의학적 치료의 도구로서 명상의 역할에 대해 이야기하고 있지만, 사실 명상은 영적 진보와 깨달음을 성취하기 위한 수행의 도구이다. 수행이 깊은 사람들은 일종의 초능력을 가지게 된다. 한 사람의 이번 생과 전생을 꿰뚫어보는 수행자, 기치료를 해주는 스님, 치유의 은사가 있는 신부님과 수녀님, 목사님에 대한 이야기를 한 번쯤 들어본 적이 있을 것이다. 이분들이 다루는 것이 바로 에너지이다. 에너지는 기(氣), 프라나(prana), 성령(holy spirit) 등 문화권에 따라 다른 이름을 갖는다. 수행을 통해 보통 사람들보다 많은 에너지를 가지고 있고, 다룰 수 있는 분들이 치유의 능력을 가지는 것이다.

우리의 몸은 물질로만 이루어지지 않는다. 볼 수 있고, 만질 수 있는 물질적 신체를 육체라고 부른다. 그런데 이 육체를 둘러싸고 있는 또 다른 층위의 몸이 있다. 바로 비물질적 신체이다. 비물질적 신체는 에너지와 의식으로 이루어지고, 에너지체(energy body) 또는 오라(aura)라고 부른다. 중세에 그려진 기독교 그림에 보면, 예수님과 성모 마리아님의 머리나 몸 뒤쪽으로 둥그렇게 후광이 그려져 있다. 부처님을 그린 불교의 탕카도 마찬가지이다. 이 후광은 오라, 즉 에너지체를 표현한 것이다. 에너지체에는 여러 층위가 있다. 육체와 가장 가까이 맞닿아 있는 에너지체의 층위로서, 생체에너지로 대변되는 것이 에테르체(etheric body)이다.

에테르체는 육체가 생명활동을 이어가는 데 필요한 에너지를 공급하는 역할을 한다. 질병과 불편한 신체 증상은 많은 경우 에테르체의 에너지 고갈로 설명된다. 인도 고대 경전인 《베다(Veda)》는 보편적 생명에너지인 프라나(prana)가 우주 공간에 널리 산재해 있다고 설명한다. 프라나를 몸 안으로 받아들이면, 에테르체가 생명에너지로 재충전이 된다. 대부분의 사람들이 프라나를 흡수하는 방법은 수면시간을 통해서이다. 낮 시간 동안에는 에테르체에 저장된 에너지를 소모하고, 수면시간 동안 에테르체에 에너지가 재충전되는 것이다. 만약 과도한 업무 및 스트레스로 수면시간이 충분히 주어지지 않거나 숙면을 하지 못하게 되면, 충전에 문제가 생기게 된다. 이러한 상태가 장기간 지속되다 보면, 에테르체의 에너지 고갈로 이어질 수 있고, 결국 질병 발생의 원인이 된다.

명상이 건강 효과를 가지는 것은 바로 명상이 프라나 흡수를 극대화시키는 수행 방법이기 때문이다. 호흡에 주의를 기울이며 마음챙김명상을 하다 보면 점차 잡념이 잦아든다. 잡념이 잦아들수록 프라나의 유입이 원활해진다. 그리고 무념무상 상태에서는 프라나 흡수가 극대화된다. 이렇게 흡수된 프라나는 에너지 통로인 나디(nadi)를 따라 에테르체 전체로 퍼져나가면서, 에너지가 고갈된 부분을 채운다. 이렇게 에테르체가 생명에너지로 재충전되면 다시 활력이 넘치고 건강해지는 것이다. 여러 수행법은 에너지를 자유자재로 받아들이고, 조절하고, 통제하며 사용하는 방법을 가르친다.

예를 들어 요가 전통에 프라나야마(pranayama)라는 호흡수행법이 있다. 생명에너지를 뜻하는 프라나라는 단어 뒤에 붙는 아야마(-ayama)라는 단어는 확장, 팽창, 조절 등의 의미를 담고 있다. 즉 에너지를 조절하는 수행법이라는 의미이다. 요가수행 시 몸동작 못지않게 호흡의 중요성이 강조되는데, 프라나의 흡수와 순환을 돕기 위해서인 것이다.

도가(道家) 전통에서 기원한 태극권과 기공은 기를 받아들이고, 기순환을 적극적으로 개선하는 수행법이다. 기를 받아들이는 것 못지않게 기를 순환시키는 것도 건강과 활력 증진에 중요하다. 특히 치유에 도움이 되는 수행법으로 도가 전통의 소주천(小周天)이 있다. 도가의 내단(內丹) 계열 고전에서는 소주천 수행을 통한 질병치유가 반복적으로 언급된다고 한다. 소주천은 꼬리뼈 끝부분에서 에너지를 흡수하여, 등쪽 척추를 따라 정수리까지 올리고, 다시 몸의 앞면을 따라 단전까지 내리며 순환시키는 수행법이다. 에너지는 의식을 따라 순환하기 때문에 의념(意念, 집중된 마음의 힘)으로 기를 움직인다.

실천 가이드 6

황금꽃 명상

황금꽃 명상은 치유에 효과적인 명상법으로 도가 전통에서 유래했다. 오쇼가 가르친 방식을 소개하면, 머리맡에 치유의 황금빛을 시각화한 뒤, 숨을 들이마시며 그 황금빛이 머리에서부터 서서히 발끝까지 전신을 덮는 것을 심상화(心象化)한다. 이어 발끝에는 칠흑 같은 깊은 어둠을 시각화한다. 대지 어머니가 아픈 동물을 품어주는 따뜻한 어둠이다. 숨을 내쉬면서 발끝부터 머리끝까지 어둠이 서서히 차올라 전신을 덮는다고 심상화한다. 이러한 과정을 10~20분 정도 깊고 느린 호흡과 시각화를 통해 진행한다. 하루 두 번, 아침 기상 직후와 잠들기 직전에 누운 채로 할 수 있다.

종교활동도 에너지와 관련이 깊다. 보통 명상에 대해 이야기하면 기독교인 분들은 종교가 있어 명상은 관심이 없다고 말한다. 이것은 보편화된 명상법이 불교 수행법에서 유래되었기 때문에 하는 오해이다. 모든 종교는 저마다의 명상법을 가지고 있다. 그리고 기도가 바로 명상이다. 매일같이 기도를 하고 있다면 이미 명상을 아주 많이 생활화하고 있는 것이다. 명상을 의미하는 영어 단어 'meditation(메디테이션)'은 기독교 경전에서도 사용되는데, '묵상'으로 번역된다. 이 단어의 기원은 라틴어 'meditārī(메디타리)'에서 기원한다. Meditāri는 성찰하고, 궁구하고, 실천한다는 의미이다. 종교적 가르침에 비추어 자신을 성찰하고, 앞으로 나아갈 방향에 대해 궁구하며, 그렇게 깨달은 가르침을 실천한다는 뜻인 것이다. 그래서 명상과 묵상은 같다. 다만 기도와 명상의 차이라고 하면, 명상은 내면 관찰에 초점이 있는 반면, 기도는 절대자에게 자신의 의중을 언어적으로 전달하는 방식으로 이루어진다는 점이다. 그리고 그 안에는 자신의 현재 상태에 대한 호소와 기원이 담긴다. 이렇게 방식이 다르더라도 기도를 계속 하다 보면, 내면을 바라보는 마음챙김이 일어난다. 그래서 기도를 많이 하면 마음의 문제가 풀리는 것이다. 그리고 기도를 통해 하느님 또는 하나님 성령의 은혜로, 또는 부처님의 가피로 치유를 입는 등의 경험이 일어난다. 성령과 가피는 모두 에너지이다. 기도를 통해 근원과의 접속이 일어나는 것이다. 에너지는 체험되는 것이기 때문에 매우 주관적인 경험이다. 개인적으로는 초월적 존재에게 기도함으로써 받는 에너지가 훨씬 더 강력하게 느껴진다.

기 치료, 프라닉 힐링(Pranic Healing), 레이키(Reiki) 등 치유사(healer)에 의해 행해지는 에너지 치유(energy healing)나 티베트 불교의 통렌(Tonglen) 수행은 치유의 에너지를 나누거나 교환하는 과정으로 표현한다. 치유사나 경지에 이른 스승(master)은 높은 수준의 에너지장, 즉 전자기파장을 만들어낸다. 그 주변에 있는 사람들은 그 에너지장의 영향으로 스승의 에너지와 함께 공명하게 된다. 에너지 수준이 높아져 치유가 일어나게 된다는 것이다.

자연치유 현상은 과학적으로 증명될 수 없어 논란의 대상이 된다. 그렇지만 이해하고자 한다면 마찬가지로 에너지 현상으로 설명될 수 있다. 에너지 수준은 의식의 수준에 의해 결정된다. 깨달음을 얻어 의식의 수준이 상승하면 에너지 수준도 상승하게 된다. 그리고 에너지 상승은 육체의 치유를 일으키는 원동력이 된다. 자연치유는 종종 성장의 도구로서 질병을 선택했던 사람이 그 질병이 의도했던 의식의 진보를 성취해내면, '질병이 더 이상 그의 몸에 남아 있어야 할 이유가 없게 돼 떠나게 되는' 과정으로 표현된다.

자연치유 현상이 존재할 수 있겠지만, 아주 드문 이유는 의식 수준의 진보가 성취하기 어려운 일이고, 또 질병은 생을 종료하고 피안(彼岸)으로 넘어가는 통로로서 계획되기 때문이기도 하다. 이러한 영적 치유의 원리를 모른 채 온갖 대체의학적 치료법을 동원하며 자연치유에 집착하는 환자분들도 있지만, 그런 의식으로는 자연치유라는 기적적인 현상에 도달할 수 없다. 집착은 두려움에서 기인하는 감정으로, 깨달음과는 거리가 아주 먼 낮은 의식 수준에 해당하기 때문이다.

데이비드 호킨스(David Hawkins, 편집자 주: 1927~2012. 미국의 정신과 의사이자 영적 스승. 인간 의식의 수준을 수치화한 '의식 지도'를 제시해 주목받았다. 저서로 《의식 혁명》, 《놓아버림》 등이 있으며, 과학과 영성의 통합 노력을 지속했다)는 인간의 의식 수준을 에너지 수준으로 분류했다.[378] 수치심, 죄의식, 무기력, 슬픔, 두려움, 욕망, 분노 등은 낮은 에너지 상태에서 느끼는 감정들이다. 또 용기, 포용, 통찰력, 사랑, 기쁨, 평화 등은 높은 에너지 상태에서 느끼는 감정들이다. 궁극의 의식 상태는 깨달음으로 표현되며, 언어 이전의 감정상태, 순수의식으로 표현된다. 이러한 상태는 예수님과 부처님 같은 영적 완성자의 수준이다. 따라서 긍정적인 시각을 갖고, 감사와 사랑, 평화의 감정을 더 많이 느끼도록 노력하는 것이 에너지 상태를 개선시키고, 치유를 도모하기 위한 첫걸음이 될 수 있다.

전통의학과 현대의학의 차이

전임의 수련을 하는 동안 치유사가 되고 싶다는 꿈을 품게 되었다. 회식 자리에서 농담처럼 이런 이야기를 했다가 많은 교수님들의 걱정을 샀다. 그러던 어느 날, 츤데레 지도교수님께서 툭 하고, 《양자 의사(아미트 고스와미 저)》라는 책을 선물해주셨다. "나는 이런 거 잘 모르는데, 오 선생은 잘 알 것 같아서"라고 하시면서 말이다. 나중에 대한신경과학회에서 명상 강의를 의뢰받으면서 알게 된 사실인데, 그 책은 학회장을 역임했던 최경규

교수님께서, 퇴임기념으로 번역하신 매우 의미 있는 책이었다. 이 대목에서 인생이란 참 아이러니하다고 느꼈다. 내가 치유사가 되고 싶다는 소망을 가지는 것을 많은 의사 선배님들은 걱정스럽게 생각하셨는데, 그 소망과 길목에서 중요한 가이던스를 준 분들도 다름 아닌 의사 선배님들이셨다. 애초에 내가 이런 쪽에 눈을 뜨게 된 것은 정현채 교수님의 '죽음학 강의'를 듣고 감화를 받아, 교수님과 서신을 나누며 영성 공부를 이어갔던 것이 계기가 되었고,《나는 천국을 보았다(이븐 알렉산더 저)》,《나는 환생을 믿지 않았다(브라이언 와이스 저)》,《죽음, 그 후(제프리 롱 저)》등 의사들이 저술한 책이 중요한 등불이 되어주었기 때문이다.

아무튼 나는 의사도 대체의학 전문가도 아닌 이론핵물리학자가 쓴 이 책을 읽으며, 전통의학과 현대의학의 차이를 보다 명확하게 이해할 수 있게 되었다. 현대의학은 육체를 관심의 대상으로 삼는다. 혈액검사, 영상검사 등을 통해 육체의 이상을 검사하고, 이상이 확인된 경우에 진단이 이루어진다. 그리고 진단에 따라 약물치료나 수술적 치료가 진행된다. 이와 달리 전통의학은 비물질적 신체를 관심의 대상으로 삼는다. 그래서 '에너지가 흐르는 길 어디가 막혔다, 어디에 기가 허하다' 식으로 에너지체의 상태를 진단한다. 그리고 기운의 흐름이 막힌 곳은 뚫어주기 위해 침이나 부항 같은 치료법을, 기운이 약한 곳은 강화시켜 주기 위해 도움이 될 만한 에너지 특성을 가진 약초를 사용하거나 뜸을 치료법으로 사용한다.

이렇게 전통의학과 현대의학은 접근 방법에 있어 큰 차이가 있다. 이 차이는 진단과 치료의 대상으로 삼는 층위가 다르다는 데서 기인한다. 그렇기 때문에 사용하는 용어도, 진단도, 치료도 다르다. 그리고 또 자주 서로를 이해하지 못한다. 예를 들어 현대의학이 육체의 지도가 되는 해부학 교과목을 가르칠 때 전통의학은 에너지체의 지도가 되는 경락학을 가르친다. 생명현상을 이해하기 위해 현대의학이 생화학, 생리학, 병리학을 가르칠 때 전통의학은 음양오행론, 기 이론, 장부학, 본초학을 가르친다. 현대의학은 생명현상을 생화학 반응과 분자생물학 등을 기반으로 설명하는 반면, 전통의학은 기운의 상극과 상생을 통해 조화를 이루는 과정을 바탕으로 설명한다.

접근 방식에 차이가 있기 때문에 전통의학과 현대의학은 각기 잘하는 부분에도 차이가 있다. 만약 육체에 이미 물질적인 이상이 생긴 경우라면, 현대의학적 치료가 필요하다. 병든 부분을 수술을 통해 도려내거나 현대의학의 약을 써서 다스려야 한다. 이런 상태에서 기나 약초로써 치료하겠다고 시간을 끄는 것은 위험하다. 치료가 이루어질 수 있는 골든타임을 놓치게 되고, 과도한 약초 사용으로 간 기능이 악화되어 정작 필요한 약을 못 쓰게 되기도 한다. 이러한 상황이라면 지체하지 말고 병원 치료를 받아야 한다.

반면 육체에 물질적인 이상이 없는데 계속 불편한 증상이 지속된다면, 전통의학이 도움이 될 수 있다. 이런 분들은 불편함이 심해 병원을 찾고 여러 검사도 하지만, 특별한 이상이 발견되지 않는 분들이다. 현대의학은 이런 분들에게 딱히 해줄 수 있는 것이 없다. 사실 의사들이 가장 진료하기 어려워하는 환자분들이 이런 경우이다. 의사가 보기에는 '아픈 데가 없는데, 아프다고 하는 환자들'인 것이다. 의사가 아픈 데가 없다고 판단한 것은 바꿔 말하면 그 환자의 이상을 진단해줄 수 있는 현대의학적 검사법이 없다는 이야기도 된다. 여러 병원을 찾아다녀도 "이상이 없으니 안심하라"는 말만 듣게 되어 환자분들은 상심과 실망이 크다. 자신의 증상이 실재하고, 굉장히 아프거나 불편하기 때문이다. 그래서 의사가 권유하지 않더라도 결국 대체적인 치료법을 찾아 전통의학으로 가게 된다.

명상은 일종의 스스로 하는 전통의학이라고 할 수 있다. 환자도 본인 자신이고, 치유사도 본인 자신인 것이다. 깊은 명상상태에서 에너지를 흡수하게 되면, 차츰 에너지가 퍼져나가면서 에너지가 막힌 곳을 뚫어주고 부족한 곳은 채워준다. 그 결과, 자신의 생명에너지 상태, 즉 에테르체의 상태가 개선된다. 그렇게 이전의 활력을 되찾고, 불편했던 증상도 좋아진다.

현대 물리학과 에너지

생명에너지에 대한 책을 이론핵물리학자가 쓴 것은 우연이 아니다. 에너지는 현대물리학의 바탕 위에서 가장 잘 이해된다. 여러 영성도서를 처음 읽었을 때 의아하고도 반가웠던 점이 있다. 대부분의 영성도서가 마치 약속이라도 한 듯 영혼의 의식상태를 진동수를 가지고 표현한다는 사실이다. 내용을 요약하면 다음과 같다.

감사하며 긍정적인 마음을 가지는 것과 명상을 하는 것은 진동수를 높여 의식의 에너지 수준을 높인다. 사람들은 자신들만의 에너지를 방출해, 몸을 중심으로 고유한 에너지장이 형성된다. 높은 의식 수준을 가지는 사람은 더욱 높은 주파수의 에너지를 가지고, 그에 따른 에너지장을 가진다. 사람들이 만나면 에너지장도 만나게 되는데, 그러면 에너지장은 공명이라는 방식으로 서로에게 영향을 미칠 수 있다. 높은 의식 수준을 가진 사람이 지닌 높은 에너지장은 주위 사람들의 에너지 상태를 높이기 때문에 치유 효과를 가진다.

이런 내용은 전혀 다른 여러 영성도서에서 반복적으로 나온다. 나는 이런 내용을 접하며, 이것은 비유적인 표현이 아니라 사실에 대한 기술적인 표현이라는 것을 알 수 있었다. 현대물리학적 지식을 적용하면 말이다. 그렇다면 우리 인간을 진동수를 가진 존재로 표현한다는 것은 무슨 의미일까?

파동은 진동이 퍼져나가는 현상을 말한다. 파동은 진동수(f)와 파장(λ)을 가진다. 단위 시간 동안 몇 번 진동하는지가 진동수이다. 파동이 1회 사이클을 마쳤을 때 움직인 거리가 파장이다. 파동 운동을 하는 것에는 소리와 빛이 있다. 우리가 눈으로 볼 수 있는 파동 운동에는 물결과 파도가 있다. 우리가 진동수를 가진다고 하는 것은 파동 운동을 하고 있다는 이야기가 된다. 심지어 가만히 앉아 있을 때도 말이다. 드 브로이(de Broglie, 편집자 주: 1892~1987. 프랑스의 물리학자로 빛뿐만 아니라 전자와 같은 물질도 파동의 성질을 갖는다는 '물질파' 이론을 제안했다. 이 가설로 1929년 노벨물리학상을 받았으며, 현대 양자역학의 초석을 닦았다)의 물질파 가설에 따르면, 이 말은 맞는 말이 될 수 있다.

알베르트 아인슈타인(Albert Einstein)이 광전효과(photoelectric effect)를 보여주기 전까지 빛은 오로지 파동이라고 생각했다. 아인슈타인은 진공관에 전기회로를 연결했다. 진공관 내부는 전기회로가 끊어진 상태였다. 다만 진공관 양 끝에 두 개의 금속판으로 전극판을 만들어 멀찍이 떨어진 상태로 마주보도록 했다. 사실상 전기가 흐를 수 없도록 해놓은 것이다. 그리고 한쪽 금속판에 빛을 비추는 실험을 했다. 그 결과, 전기가 흐르는 현상이 관찰됐다. 이것이 아인슈타인이 노벨물리학상을 받도록 한 광전효과 실험이다. 이 실험이 혁신적이었던 이유는 빛이 파동인 동시에 입자라는 사실, 즉 '빛의 이중성'을 보여주었기 때문이다. 빛이 파동일 뿐이라면 아무리 금속판에 빛을 쬐어도 전기가 흐를 수 없다. 전기가 흐르려면 전자가 한쪽 전극판에서 다른 쪽 전극판으로 이동해야 한다. 그러나 전극판은 멀리 떨어져 있기 때문에 전기가 흐를 수 있는 유일한 방법은 전자가 한쪽 전극판에서 반대편 전극판까지 진공관 안의 허공을 가로질러 날아가는 것이다. 그런데 실제로 빛을 비추었을 때 그 일이 정말 일어났다. 이것이 가능하려면 빛은 입자여야 한다. 빛이라는 알갱이가 금속판에 충돌하고, 그 충돌의 여파로 전자라는 알갱이가 튕겨져 나온 것이다. 이 실험으로 빛은 파동인 동시에 입자라는 것이 증명됐다.

드 브로이는 자연이 대칭적이라면 이중성은 빛만이 아닌 물질에 대해서도 성립해야 한다고 했다. 이것이 물질파 가설이다.

$$\lambda = \frac{h}{mv}$$

λ: 파장, h: 플랑크 상수, m: 질량, v: 입자의 속도

다만 빛은 파동성이 너무 강하기 때문에 입자가 아닌 파동으로 인지되었듯, 고체 형태의 물질은 입자성이 강하고 파동성이 약한 상태일 뿐이다. 입자성이 강할지, 파동성이 강할지는 진동수에 의해 결정된다. 진동수가 높을수록 빛처럼 파동의 성격이 우세하게 된다. 고체 물질은 빛에 비해 진동수가 매우 낮기 때문에 파동이 미약하여 잘 드러나지 않는 상태인 것이다.

깨달음을 얻은 스승이나 명상 수행을 통해 의식이 고양된 상태에서는 세상의 모든 물질이 파동으로 아른거리는 하전된(편집자 주: 荷電된, 전기적 성질을 띠고 있는) 입자로 보인다고 한다.[379] 나는 이런 표현을 읽으면서 이것은 드 브로이의 물질파에 대한 실제적인 표현인 것 같다고 생각했다.

진동수가 높을수록 에너지가 크다. 둘은 물리학적으로 직접적인 비례 관계에 있다. 플랑크-아인슈타인 관계식(Planck-Einstein relation)은 에너지가 빛의 진동수에 비례하는 것으로 표현된다.

$$E = hf$$

E: 에너지, h: 플랑크 상수, f: 진동수

아인슈타인의 특수상대성 이론으로 도출된 질량 에너지 등가 원리는 질량과 에너지가 서로 호환 가능한 물리량임을 보여주었다.

$$E = mc^2$$

E: 에너지, m: 질량, c: 빛의 속도

위 두 개의 식을 등가로 놓고, 빛의 속도 대신 물질의 속도를 넣어주면, 고체 물질의 질량도 빛처럼 진동수와 파동, 그리고 에너지로 환산 가능하게 된다.

$$E = mc^2 = hf = \frac{v}{\lambda}$$

E: 에너지, m: 질량, v: 물질의 속도,

h: 플랑크 상수, f: 진동수, λ: 파장

빛은 진동수가 높고, 질량이 거의 없는 입자인 반면 고체 물질은 질량이 많고, 진동수가 매우 낮은 입자인데, 두 가지 모두 입자인 동시에 파동인 것이다.

이렇게 현대물리학이 제시하는 통찰이 영성의 이해에 중요한 이유는, 이러한 물리학적 관계가 인간의 본질에 대해 이야기해주기 때문이다. 즉 인간이라는 육체의 형태를 지니고 살아가는 우리에게도 여전히 파동의 성질이 있다는 것이다. 이것은 두 가지로 해석될 수 있다. 첫째는 육체 그 자체가 지니는 파동이고, 둘째는 육체라는 옷을 입고 있는 어떤 본질이 지닌 파동이

다. 이처럼 물리학적 사실에 대한 사유는 자연스레 존재의 본질이라는 심오한 층위로 이어진다. 두 번째로 이야기한 파동의 본질이 아마도 영혼으로부터 오는 것일 수 있기 때문이다. 그렇다면 영혼의 본질은 빛이라는 해석이 가능하다. 빛의 형태로 인간의 몸에 내려와 육체를 옷으로 입고 활동하고 있는 한 사람 한 사람이 사실 빛으로 구성되어 있다는 것이다. 빛으로 구성되어 있기 때문에 파동이고, 진동수이며, 에너지인 동시에 에너지장을 가진다는 이야기가 성립할 수 있는 것이다. 그리고 영혼이 가진 이 빛의 전자기적 파장은 육체라는 물질이 가진 파동에 지속적으로 영향을 주고 있는 것이다.

이것을 입증하려는 사람이 있었다. 미국 매사추세츠의 한 병원에서 일하던 의사 던칸 맥두걸(Duncan MacDougall, 1866~1920)은 '영혼은 실제로 존재하는 것일까?'라는 질문에 과학적인 답을 내리고 싶어했다. 그래서 다음과 같은 가설을 세운다.

"인간에게 영혼이 있다면, 무게가 있을 것이다. 따라서 사람이 죽는 순간 몸에서 영혼이 떠나면 몸무게가 줄어들 것이다."

이것을 증명하기 위해 1901년 맥두걸은 죽음에 임박한 환자들이 심장이 멎는 순간의 몸무게 변화를 측정한다. 6명의 환자 중 4명의 데이터가 유효했고, 그중 1명에서 확실한 결과를 얻었다고 보고하는데, 그 환자는 사망 직후 약 21g의 체중 감소가 있었다. 맥두걸은 이것을 근거로 영혼의 무게는 약 21g이라고 결론을 내렸다.

물론 이 실험은 과학적 정확성의 문제로 신뢰할 수 없다는 평가를 받고 있다. 그럼에도 불구하고 그의 시도는 영혼이 실재하느냐에 대해 과학적, 철학적, 인문학적 질문을 던졌다. 그리고 맥두걸 이후에 정립된 위의 현대물리학적 공식은 영혼이 질량을 가질 수 있다는 것을 지지한다. 다만 영혼은 빛의 속성을 지닌다고 볼 때 질량이 극히 작을 것이므로 실험적으로 측정이 가능할지는 여전히 미지수이다.

명상이 깊어지면 여러 가지 체험을 하게 될 수도 있는데, 이 중 상당 부분은 진동수 상승에 의한 물리학적 현상이다. 어떤 명상가들은 초심자가 혼자 명상을 하는 것은 위험하다고 말하기도 하는데, 예고 없이 갑작스럽게 나타나는 에너지 현상이 당혹감과 두려움을 일으킬 수 있기 때문이다. 명상 수행 중 에너지 현상이 발생하는 시기는 개인마다 차이가 크다. 명상을 하면서 몸의 감각에 주의를 기울이게 되면 다양한 느낌들이 인식되는데, 그것이 바로 에너지를 느끼는 것이다. 명상 초기에는 정수리 부분을 지그시 내리누르는 듯한, 그리고 가슴을 뒤로 잡아당기는 듯한 가벼운 압박감이 느껴지거나, 심장 박동이 더 잘 인지되면서 전신에서 맥박이 느껴지기도 한다. 일순간에 피부에 소름이 돋는 듯한 느낌이 퍼지기도 하고, 팔, 다리에 전기가 오는 듯한 저릿저릿한 느낌이 일어나기도 하며, 몸의 내부에 멘톨을 바른 듯한 시원한 느낌이나 작열하는 듯한 뜨거운 느낌도 나타나기도 한다. 그러면서 그러한 느낌들이 몸의 내부에서 흐르는 것처럼 인지될 수 있다. 몇 년씩 명상을 하다 보면 에너지 현상의 강도가 더 커진다. 눈을 감고 있는데 불빛이 번쩍이는 것 같은 시각 현상, 에너지가 몸을 관통하는 듯한 강도 높은 전기적 느낌이 나타날 수 있다. 그리고 수행이 지속되다 보면 언젠가는 우주와의 합일, 체외 이탈 등의 신비로운 체험을 하게 될 수도 있을 것이다.

명상과 깨달음, 그리고 질병

명상에 관심을 두게 되면 자연스레 '깨달음은 무엇인가' 하는 의문이 들게 된다. 많은 수행자들이 깨달음을 얻기 위해 구도의 길을 걷는다. 깨달음이란 무엇일까. 깨달음이 무엇인지 알고 싶어 스승을 찾기도 하고, 책을 보며 공부하기도 하고, 종교에 입문하기도 한다.

나는 명상을 하고 있지만, 아직 깨달음이 무엇인지 잘 모른다. 그럼에도 불구하고 책을 통해 선지식이 이야기하는 여러 가르침을 접해본 바 가장 중요한 것은 이분법에 대한 깨달음인 것 같다. 세상은 선과 악, 옳고 그름, 좋고 나쁨, 행복과 불행, 이렇게 대비되는 두 가지 가치로 나뉘어 있다. 어둠이 있어야 빛이 밝다는 것을 알게 되는 것처럼 선이 무엇인지 알기 위해서는 악이 필요하다. 그래서 우리가 사는 현실 세계는 이렇게 선과 악으로 쪼개어져 있다. 우리가 인간으로 태어나서 살아가는 이유는 이렇게 두 개로 나누어진 현실 세계가 영혼의 성장을 위한 학습의 장이기 때문이다. 옳고 그름에 대해 잘 모르던 어린 시절을 생각해보면, 잘못했다고 혼났을 때 옳은 것이 무엇인지 배우게 되었다. 결국 옳다는 것이 무엇인지 배우기 위해 그름이 필요하다면, 그름은 무조건 나쁜 것이 아니게 된다. 영혼은 경험을 통해 학습하기 때문에 그 모든 것이 과정일 뿐이다. 사고가 이렇게 확장되면 옳고 그름의 경계가 무너지고, 수용적 자세만이 남는다.

영혼은 무수한 생을 산다. 어린 영혼일 때는 이분법이라는 장막이 전혀 보이지 않는다. 그래서 삶에서 주어진 역할에 흠뻑 몰입한다. 오욕칠정(伍慾七情)과 탐진치(貪瞋癡), 그리고 희로애락(喜怒哀樂)을 통해 삶을 경험한다. 인생의 바닥에 내동댕이쳐졌을 때는 삶이 고통이라고 생각한다. 그 고통 속에서 내면을 되돌아보고, 통찰을 얻어 지혜를 획득한다. 이러한 경험을 반복하면서 차츰 지혜를 쌓는다. 지혜가 무르익을 즈음, 의식주와 평안한 삶을 제공해주는 물질적인 가치가 전부가 아니라는 것을 깨닫는다. 그때부터는 왜 태어나게 되었는지, 삶의 목적은 무엇인지, 어떻게 사는 것이 잘사는 것인지 고민하게 된다. 겉으로는 우아하고 고상해보이는 가면 안에 불쑥불쑥 튀어오르는 욕망이 있다는 것도 알아차린다. 어린 영혼일 때는 이러한 욕망에 사로잡힐 테지만, 이제는 인간의 본성이 주는 속임수에 넘어가지 않는다. 그리고 왜 욕망이라는 것이 올라오는지 근원적인 질문을 던지게 된다.

이럴 즈음 선지식과 인연이 되어 세상과 삶이 돌아가는 원리를 알게 된다. 그 원리 중에 이분법이 있다. 그리고 마침내 이분법에 대해 깨닫게 되면, 치트키를 알게 된 것과 같다. 마치 문제집을 풀다가 뒤에 있는 해설집을 보게 된 느낌이다. 그러면 세상일을 바라보아도 더 이상 좋은 일이 좋지 않고, 나쁜 일이 나쁘지 않다. 좋다고 하고 나쁘다고 하는 경험이 다만 자신을 성장시키기 위해 필요했던 도구라는 것을 아는 것이다. 그리고 초연해진다. 행하려는 의도를 먼저 바라본다. 그러고 나서 행할지 말지를 결정한다.

질병은 이분법이 자주 사용하는 도구이다. 이분법을 알지 못했을 때 나는 질병을 아주 나쁜 것으로 보았다. 착한 사람들이 질병에 걸리고, 치료가 잘 되지 않아 고통받는 것을 볼 때면, 세상에 대한, 그리고 신에 대한 원망과 분노를 느꼈다. 그러나 이분법에 대해 알게 되고 나서는 그런 불만이 사라졌다. 질병을 겪고 있는 환자는 더 이상 불행한 사람이 아니었다. 아니, 그보다는 용기 있는 영혼이었다. 성장을 위해 질병이라는 아픔을 기꺼이 삶 속으로 초대한 위대한 영혼인 것이다.

이렇게 생각을 바꾸게 되니, 의사라는 직업에 대한 회의감도 해소됐다. 의사가 되면 사람이 왜 아픈지 알게 되고, 고쳐줄 수 있을 것 같았다. 그러나 그 희망과 다르게, 의학교육을 받고, 의사로서 수련을 다 마치고 나서 알게 된 것은 현대의학이 고치지 못하는 질병이 너무 많다는 것이었다. 현대의학은 병든 곳은 도려내고, 증상은 완화시키고, 생존기간을 연장시키며, 주요 장기가 고장 나면 장기의 기능을 대신해주는 기계를 사용할 뿐이었다. 병들기 이전 상태로 돌려놓을 수 있는 완벽한 치료법은 현대의학에 없었다. 그래서 현대의학이 질병을 고치지 못한다는 점에 패배감을 느끼고 있었다. 그러나 이분법에 대해 깨달으니, 의사로서의 내 역할은 질병을 고치는 데 있지 않다는 것을 알게 되었다. 질병이 고쳐질지 말지에 대한 결정은 환자분들의 영혼 스스로가 하는 것이었다. 의사가 할 일은 다만 환자분들이 영혼의 차원에서 스스로 결정한 그 길을 가는 데 있어서 목적지에 잘 도달할 수 있도록 지지하고 도움을 드리는 것이었다. 그 역할을 얼마나 진심을 다해 수행했는지가 중요한 것이었다.

이런 깨달음 후 진료를 보며, 필요한 분들에게는 환자분들이 내면을 바라볼 수 있도록 도움을 드리고 있다. 병마와의 싸움에서 사나운 감정에 휩쓸리고 있을 때 질문을 던져보실 것을 권유드린다. 이 병이 당신으로 하여금 무엇을 깨닫게 하기 위해 찾아온 것인지를 말이다. 병을 겪으면서 새롭게 알게 된, 이전에 인지하지 못했던 것들이 있는지도 묻는다. 이런 질문은 환자분들의 시선을 내면으로 향하게 한다. 이러한 방식으로 진료가 회를 거듭하다 보면 환자분들은 스스로 해답을 찾는다. 처음에 환자분들은 상황 탓을 하고, 주위 사람 탓을 한다. 그리고 시간이 지나면 본인 안에 짐스러운 어떤 것들이 있었음을 깨닫는다. 그리고 더 시간이 지나면 그 무거웠던 짐들을 내려놓는다. 무언가를 붙잡으려고 아등바등했던 마음도 그 짐 중 하나이다. 그러면서 실로 자유로워진다. 그리고 이 상태가 되면, 이 자유로움과 지혜는 질병을 앓지 않았더라면 결코 얻을 수 없는 것이었음을 알게 된다. 그래서 이것을 얻기 위해 질병이 필요했다는 것도 알게 된다.

이런 깨달음을 얻은 사람은 지복(至福, bliss)의 상태에 도달한다. 지복은 외부 상황에 영향을 받지 않는다. 다만 내면에서 스스로 채워지는 충만함으로 기쁨과 감사가 솟아오를 뿐이다.

건강과 질병, 조금은 다른 관점에서 보기

의학 공부와 영성 공부를 연결지어가면서 질병의 원인이 어느 층위에서 발생하는지 정리할 수 있게 되었다.

가장 첫 번째 층위, 표면적인 층위는 의학연구가 찾아낸 위험인자다. 질병의 원인이 되는 물리적·화학적 요인, 즉 생활습관과 환경적 요인들이다. 우리 몸을 하나의 시험관이라고 생각해보면 어떤 음식을 넣어주는지, 어떤 환경에 노출되어 있는지에 따라 시험관 안에서 일어나는 생화학 반응이 달라질 수밖에 없다. 나쁜 것들을 넣어주면 나쁜 반응이 일어난다. 즉 몸을 소중히 여기지 않고 함부로 쓸 때 질병이 발생하는 것은 당연한 이치이다. 이 층위는 우리가 직접 통제 가능한 영역에 있다. 이 책 전반에 걸쳐 이야기한 건강한 생활방식에 대한 내용은 바로 이 층위에서 여러분들 각자가 자기 몸에 대한 건강 주권을 되찾을 수 있기를 바라는 마음에서 쓴 것이다.

두 번째 층위는 감정이다. 생활습관이 아무리 완벽하고, 의학적으로 뚜렷한 위험인자가 없는 상태라 해도 불안한 감정상태가 지속되다 보면 질병을 일으킬 수 있다. 소화장애나 만성통증 같은 기능성질환은 상당 부분 감정상태에 원인을 둔다. 더 나아가 감정상태는 암이나 심장질환 같은 기질적 질환의 원인이 될 수도 있다. 《그리고 모든 것이 변했다(Dying to Be Me)》에서 아니타 무르자니(Anita Moorjani)는, 자신에게 림프종이 생긴 원인이 삶에 대해 느꼈던 두려움과 가까운 친구에게 암이 발생하고 죽음을 맞는 것을 보며 느꼈던 두려움에서 기인했다는 것을 근사체험을 통해 알게 됐다고 회고한다. 심장내과 병동에 입원한 환자분들 중에는 목표 지향적이고, 높은 야망과 경쟁적인 성향을 보이며, 시간관리에 타이트해 조급하게 비추어지는 A형 성격(Type A personality)을 가진 분들이 상대적으로 많다. 이러한 관찰은 연구로도 이어져, A형 성격이 급성심근경색의 위험요인이 된다는 것이 확인되기도 했다.[380] 즉 건강하지 못한 특정한 감정상태가 지속되다 보면 큰병을 만들 수도 있다는 것이다.

그런데 이 감정의 층위 역시 우리가 통제 가능한 영역에 속한다. 이 층위를 다루는 방편으로 명상을 소개했다. 감정은 하나의

습관이거나 아직 치유되지 않은 트라우마의 잔상일 수 있다. 명상은 무의식에 남아 있는 트라우마를 치유하고, 고착화된 감정습관을 풀어내, 보다 건강한 감정습관을 가지는 법을 체화시켜 준다.

앞서 설명한 기, 에테르체 수준의 생체에너지는 감정과 같은 층위로 볼 수 있다. 감정상태는 에너지체에 즉각적인 영향을 주기도 하고, 반대로 에너지 수준에 의해 감정상태가 결정되기도 하기 때문이다. 즉 우울, 불안은 생명에너지 재충전 과정을 방해하기도 하고, 생명에너지가 낮은 상태이기 때문에 우울, 불안을 더 자주 느끼게 되기도 한다는 것이다. 예를 들어 부정적인 감정에 찌든 상태였다가도, 주말에 교회나 절에 다녀오면 상황은 전혀 바뀌지 않았음에도 부정적인 감정은 온데간데없고, 기쁨과 평화로 마음이 충만해지기도 한다. 이러한 상태는 하느님, 하나님의 성령의 은혜로, 또는 부처님의 가피로 묘사된다. 바로 신성한 에너지로 우리의 몸과 마음이 충전되면서 나타나는 현상인 것이다.《성경》에 나오는 "포도나무 가지가 나무를 떠나서 살 수 없다"는 말은 생명에너지의 고갈과 충전에 대한 비유적 가르침이기도 하다.[379]

세 번째 층위는 영적인 이유이다. 이 층위는 너무나 다양하고 방대해 인간의 머리로는 다 이해하거나 설명하기 어렵다. 보통 질병이 생기면, "전생에 혹은 이번 생에 죄를 많이 지어서 그런가 보다" 하고 반성하는 마음이 일어난다. 우리 문화의 집단 무의식은 '전생, 윤회, 업'이라는 개념을 바탕에 깔고 있기 때문이다. 과거 생에서 기인한 카르마를 교정하기 위해 이번 생에 질병이 계획되기도 하는 것은 사실이다. 그러나 이것만으로는 질병이 발생하는 모든 영적인 이유를 설명할 수 없다. 카르마 교정은 영적인 이유의 지극히 일부분이기 때문이다. 최면 전생퇴행은 카르마와 상관없이 영혼이 스스로 성장하고자 하는 의지로 질병이나 장애를 선택하기도 한다고 말한다.[381, 382] 성장을 위해서는 그러한 어려운 상황을 극복해보는 경험이 필요해서 영혼이 의도적으로 질병을 계획한다는 것이다.

한편 타인에게 봉사하며 사랑을 많이 베풀어왔기 때문에 이제는 그 역할을 바꾸어, '받아 보는' 경험을 해야 하기 때문에 질병이 선물처럼 주어지기도 한다. 죽음학의 효시인 소아정신과 의사 엘리자베스 퀴블러로스(Elisabeth Kübler-Ross) 박사는《생의 수레바퀴(The Wheel of Life)》에서 타인을 보살피고 사랑을 주는 것으로 81년의 생애를 보낸 어머니가 인생 말년에 뇌졸중이 생겨 4년을 식물인간으로 보내야 했음에 신을 원망하고 저주했다고 한다. 그러나 그녀는 어머니의 장례 후 그 마음을 바꾸었다. 그 마지막 4년은 어머니가 서툴렀던 것, 즉 타인으로부터 보살핌과 사랑을 받는 법을 배우는 어머니의 마지막 수업 시간이었고, 그것을 4년 만에 가르쳐준 신께 감사하게 되었다는 것이다.

마지막으로 질병은 피안으로 건너가기 위한 통로로서 계획된다. 영혼은 삶 자체에 집착하지 않는다. 태어나기 전에 스스로 세워놓은 영혼의 과제가 완수되면 영혼은 미련 없이 이승을 떠나고자 한다. 영혼에게는 다음 여정, 다음 과제가 기다리고 있기 때문이다. 삶에 집착하는 것은 '사람의 마음'이다. 사람의 마음은 대부분 영혼의 원대한 의도를 알지 못한다. 그래서 절망하고, 분노하고, 슬퍼하게 되는 것이다.

전공의 3년 차 때 만났던 환자분이 있다. 췌장암으로 항암치료를 받던 60대 남자분이었는데, 회진을 돌며 몸이 어떠신지 여쭈어도 별 대답도 없이, 침울하고 무거운 분위기로 계셨다. 그분은 항상 이어폰을 꽂고 무언가를 열심히 듣고 있었다. 어느 날 낮은 볼륨이었지만, 이어폰을 통해 흘러나오는 것이 목사님의 설교 말씀이라는 것을 알 수 있었다. 반가운 마음에 관련해 아주 짧은 대화를 나누었다. 그런데 그 이후 놀라운 변화가 나타났다. 그 다음 번에 입원해서는, 사실 자신은 목사라고 하면서 자신이 한 평생 하나님과 교회에 봉사하며 살았는데, 췌장암에 걸린 이유를 도저히 이해할 수가 없어 실망한 상태로 지냈다고 했다. 그래서 그것을 극복해보고자 열심히 설교 말씀을 들었지만, 신심이 우러나지 않았다는 것이다. 그런데 그 짧은 대화로 그동안 이해되지 않던 것이 해결됐다며 활짝 웃으시며 고맙다고 하셨다. 아주 오래된 일이라 구체적인 대화 내용은 기억나지 않는데, 천국에 대한 이야기였다. 목사님은 그즈음 항암제가 듣지 않아 다른 약으로 바꾸고 병이 잠시 좋아졌다가, 다시 진행했다. 그러나 병이 진행할수록 목사님은 더욱 기쁨과 행복으로 충만해졌다. 목사님은 더 이상 항암치료가 효과가 있든, 없든 크게 상관이 없는 상태에 이른 것이다. 자신에게 예비된 천국에 이르기 위한 도구로서 췌장암이 왔다는 것을 알게 되었고, 질병이 진행됨에 따라 본인의 의식상태도 고양되어, 영계의 존재들 및 에너지와 접속된 상태로 생의 마지막 순간을 즐기셨다.

이렇게 질병 원인의 세 번째 층위는 우리가 알 수도, 통제할 수도 없는 영역이다. 《지중해의 성자, 다스칼로스(The Magus of Strovolos)》에 나오는 다스칼로스(본명 스틸리아노스 아테쉴리스)와 같은 신유가(편집자 주: 神癒家, 영적인 힘으로 병을 고치는 치유사)들도 많은 아픈 사람들을 치유하지만, 바로 이 층위에 속하는 질병은 "자신의 영역이 아니다"라며 돌려보낸다고 한다.[383] 이 층위를 대하는 가장 적절한 자세는 '받아들임' 또는 '내맡김(surrender)'이다. 세상을 살며 고난이 닥쳤을 때 우리는 반사적으로 저항하고 분노한다. 그러나 고난 또한 내 영혼이 나를 단련시키기 위해 정교한 틀 속에서 계획한 일임을 이해하고, 영혼의 의지에 순응하고 '예스(yes)'라고 말하는 것이 내맡김의 자세이다. 다행한 일은 영혼이 고난을 계획할 때 그 자신이 이겨낼 수 있는 만큼을 계획한다는 것이다. 그러니 어떠한 역경이 닥쳐도, 그것을 이겨낼 힘 또한 자신에게 내재되어 있음을 믿어도 되고, 만약 역경의 크기가 너무 크다면 내가 그만큼 용기와 배짱이 두둑한 영혼이구나 하고 생각하면 되는 것이다. 그리고 그 과정을 통해 배우게 되는 것들을 꼼꼼하게 챙기고, 결국에는 감사로 소화해내는 것, 바로 이러한 자세가 이 층위의 질병을 대할 때 필요한 마음가짐이다.

이렇게 질병의 층위를 세분화해보면, 우리가 통제할 수 있는 것과 통제할 수 없는 것이 좀 더 분명해진다. 그렇다면 마음자세를 어떻게 가져야 할지도 선명해진다. 내가 통제할 수 없는 것은 받아들이고, 내가 통제할 수 있는 것에 대해서는 최대한의 노력을 기울이는 것이다.

결국 '왜 건강하고 싶은가', '어떤 방식으로 건강하고 싶은가'를 결정하는 것은 각자의 몫이라, 결심은 사람마다 다를 수밖에 없다. 나는 나름대로 건강을 위해 꽤 애를 쓰는 편인데, 그 이유는 내가 지금 입고 있는 '사람 동물', 즉 이 몸을 진심으로 사랑하고, 그 인연에 감사하기 때문이다. 사실 내 몸은 나 때문에 자기 주권을 상당 부분 잃었다. 가끔 잠들기 직전, 내가 아닌 몸이 "에휴…" 하고 깊은 한숨을 내쉴 때가 있다. 명상 중에 깊은 이완 상태에 들어가서 내 의식은 말똥말똥 깨어 있는데, 몸이 먼저 코를 골기 시작할 때도 있다. 이렇게 나의 인간적인 의식과는 분리된 몸의 반응을 보면서 '몸이 여기에 나를 위해 존재해주고 있음'을 깨닫는다. 내가 그동안 얼마나 혹사시켰으면 땅이 꺼질 듯 한숨을 내쉬고, 잠깐 틈이 났는데 곯아떨어질까 하고 말이다.

그래서 몸에게 잘해주고 싶어서 건강한 음식을 먹이고, 스트레스를 덜 받도록 하며, 감정상태가 구겨지는 것이 알아차려지면 얼른 평온함을 되찾으려고 노력한다. 그리고 아무리 바빠도 몸의 관점에서 온전한 휴식시간을 따로 떼어놓는다. 이번 생을 언제 어떻게 마감할지 모르지만, 함께하는 동안 내 몸은 나에게 가장 소중한 최고의 VIP인 것이다!

몸에게 물어봐!

건강관리를 매우 열심히 하는 분들을 만나면 역설적이게도 건강하지 못하다는 느낌을 받는다. 몸에 좋은 것과 좋지 않은 것을 '열심히 구분' 짓고, '판단'하며, 부정적인 '감정을 붙여' 단호히 배제하는 모습을 볼 때 그렇다. 사실 이러한 태도를 가지면 질병 원인의 첫 번째 층위, 즉 음식, 운동, 수면과 같은 생활습관 차원을 말끔히 관리하는 데는 큰 도움이 된다. 그러나 두 번째 층위, 즉 감정의 차원에서 보면 건강하지 못하다. 건강관리를 철저히 한다고 좋게 표현은 하겠지만, 사실은 건강에 '집착'하고 있는 것이고, 그러한 집착은 '불건강에 대한 두려움'에서 비롯된 것이기 때문이다. 두려움은 '긴장'을 낳고, 긴장은 '교감신경을 활성화'시켜 '스트레스 호르몬'을 방출시킨다. 그래서 이런 분들보다는 건강관리를 덜 열심히 하지만, '힘을 빼고' 편안하게 '이완'된 분들이 오히려 더 건강하다고 생각된다. 몸에게 필요한 건 긴장이 아닌 이완이기 때문이다.

몸의 이완을 도우면서도 건강에 좋은 것을 찾는 방법은 바로 '몸에게 물어보는 것'이다. 건강에 대해 판단하고 통제하려는 마음과 불건강을 걱정하고 두려워하는 마음을 내려놓고 말이다. 무엇이 몸에게 좋을지 잘 모를 때는 "몸아, 너는 무엇을 먹고 싶니? 무엇을 하고 싶니?"라고 물어보자. 몸에게 물어보는 순간, 우리는 몸을 독립된 존재로 분리해 바라보게 되어 몸에게 주권을 돌려주게 된다. 그리고 그때 비로소 몸과의 소통 통로가 열린다. 몸은 말을 할 수 없어 즉답을 들을 수는 없다. 그러나 자꾸 물어보고, 내면의 소리에 귀를 기울이다 보면 직관적인 방식으로 답을 얻게 된다.

이렇게 몸을 마음과 분리하여 독립된 존재로 바라보는 기법은 여러 가르침에 존재하는데, 개인적으로는 오쇼의 몸과 대화하기 명상이 많은 도움이 되었다.* 이 명상은 몸에게 친구가 되자고 하고, 그동안 애써준 것에 대해 감사를 전하며, 앞으로 너를 위해 어떤 것들을 더 잘하면 되겠느냐고 묻는 방식으로 이루어진다. 과도한 긴장으로 불면증이 지속될 때 내 몸에게 이완하는 법을 다시 가르쳤던 것도 바로 이 명상을 통해서였다.

사실 건강이라는 주제는 단순히 건강 자체에 국한되지 않는다. 영혼이 몸을 받아 입고, 이번 생에 계획된 과제를 수행하는데 있어 몸은 가장 소중한 동반자이고, 때로는 가장 확실한 스승이 되기도 한다. 각 영혼의 수행 과제는 다르더라도 누구에게나 도움이 될 수 있는 태도는 비슷하다. 몸을 존중하고 사랑하여 몸에게 좋은 것을 해주고자 하는 자세와 사람의 능력을 넘어가는 것에 대해서는 받아들이고 내맡기는 자세이다. 이러한 태도를 더욱 깊게 일깨워주는 '보왕삼매론(寶王三昧論)'으로 이 글을 맺는다.

---

* OSHO Reminding Yourself of the Forgotten Language of Talking to Your BodyMind

보왕삼매론

1. 몸에 병이 없기를 바라지 말라.

몸에 병이 없으면 탐욕이 생기기 쉽나니,

그래서 부처님께서 말씀하시되

"병고로써 양약을 삼으라" 하셨느니라.

2. 세상살이에 곤란 없기를 바라지 말라.

세상살이에 곤란이 없으면 업신여기는 마음과 사치한 마
음이 생기게 되나니,

그래서 부처님께서 말씀하시되

"근심과 곤란으로써 세상을 살아가는 바탕을 삼으라" 하
셨느니라.

3. 공부하는데 마음에 장애 없기를 바라지 말라.

마음에 장애가 없으면 배움이 깊어지지 못하나니,

그래서 부처님께서 말씀하시되

"장애 속에서 해탈의 길을 찾으라" 하셨느니라.

4. 수행하는데 마(魔) 없기를 바라지 말라.

수행하는데 마가 없으면 서원이 굳건해지지 못하나니,

그래서 부처님께서 말씀하시되

"모든 마군으로써 수행을 돕는 벗으로 삼으라" 하셨느니라.

5. 일을 꾀하되 쉽게 이루기를 바라지 말라.

일이 쉽게 풀리면 뜻을 경솔한 데 두게 되나니,

그래서 부처님께서 말씀하시되

"여러 겁의 시련을 겪어 일을 성취하라" 하셨느니라.

6. 친구를 사귀되 내가 이롭기를 바라지 말라.

나의 이로움을 앞세우면 의리를 상하게 되나니,

그래서 부처님께서 말씀하시되

"순결한 마음으로써 사귐을 길게 하라" 하셨느니라.

7. 남이 내 뜻대로 순종해주기를 바라지 말라.

남이 내 뜻대로 순종해주면 마음이 교만해지게 되나니,

그래서 부처님께서 말씀하시되

"내 뜻에 맞지 않는 사람들로써 원림(園林, 수행의 정원)

을 삼으라" 하셨느니라.

8. 공덕을 베풀되 보답을 바라지 말라.

보답을 바라면 계산하는 마음을 가지게 되나니,

그래서 부처님께서 말씀하시되

"덕 베푼 것을 헌신처럼 버려라" 하셨느니라.

9. 이익을 분에 넘치게 바라지 말라.

이익이 분에 넘치면 어리석은 마음을 돕게 되나니,

그래서 부처님께서 말씀하시되
"적은 이익으로써 부유함을 삼으라" 하셨느니라.

10. 억울함을 당해서 굳이 밝히려고 하지 말라.
억울함을 밝히려면 원망하는 마음을 돕게 되나니,
그래서 부처님께서 말씀하시되
"억울함을 견디는 것으로 수행의 문을 삼으라" 하셨느니라.

이와 같이 막히는 데서 도리어 통하는 것이요, 통함을 구하는 것이 오히려 막히는 것이니, 그래서 부처님께서는 저 장애 가운데에서 보리도를 얻으셨느니라.

세상에 도를 배우는 사람들이 만일 먼저 역경에서 견뎌보지 못하면 장애에 부딪힐 때 능히 이겨내지 못해서 법왕의 큰 보배를 잊어버리게 되나니, 역경을 통하여 부처를 이룰지로다.

전공의 3년 차 때 논문을 쓰기 시작하면서 '과연 내 논문을 몇 명이나 읽게 될까' 하는 생각을 했다. 연구를 설계하고, 자료를 모으고, 통계를 돌리고, 논문 한 편을 완성하기까지는 정말 많은 시간과 에너지가 필요하다. 그런데 그렇게 공들여 써도 결국 관심을 갖고 끝까지 읽어줄 사람은 관심 있는 소수의 연구자들뿐이다. 연구 자체가 재미있어서 할 때도 있지만, 솔직히 말하면 업적을 쌓기 위해서, 평가와 승진을 위해서 하기도 한다. 그래서 '논문 말고, 언젠가는 많은 사람들이 읽을 수 있는 실용적인 의학 지식을 글로 써보고 싶다'는 생각을 품게 됐다.

이 책에서 살펴본 것처럼 세상에는 이미 수많은 의학연구들이 존재한다. 밥과 고기는 얼마나 먹어야 하는지, 채소와 과일은 어느 정도가 좋을지, 식용유는 어떠한 기준으로 선택해야 하는지, 잠은 몇 시간을 자야 하는지, 운동은 어떻게 하는 게 좋은지 등이 모두 연구로 규명되어 있다. 이러한 결과물은 소소해 보이지만, 생활습관을 정량적으로 건강하게 관리하는 데 나침반이 되어줄 수 있는 중요한 발견들이다. 다만 아쉬운 것은 이러한 실용 지식의 많은 부분이 여전히 대중에게 알려지지 못하고, 논문 데이터베이스 속에 갇혀 있다는 점이다.

특히 '이럴 때는 이렇게, 저럴 때는 저렇게' 달라지는 세부적인 해석은 더더욱 일반인이 접근하기 어렵다. 그래서 흩어져 있는 여러 연구 결과들을 모아서 하나로 꿰어보고 싶었다. 구슬이 서 말이라도 꿰어야 보배이듯, 의학연구라는 진주들이 많은 사람들에게 보여져 더욱 더 보배로워지도록 말이다.

논문 한 편 한 편은 연구자 한 사람 한 사람의 땀과 시간을 갈아 넣어 얻어낸 소중한 결실이다. 나는 그 귀한 결실들이 조금 더 많은 사람들에게 닿아서 그들의 건강을 지키고, 삶의 질을 높이는 데 실제로 쓰이기를 바랐고, 그 소망이 결국 이 책을 쓰는 출발점이 되었다.

이 책은 한 문장 한 문장마다 의학적 사실을 확인하는 과정을 거치며, 600편 이상의 논문을 검토하면서 작성되었고, 원문은 600쪽이 훌쩍 넘는 상당히 긴 원고였다. 지면의 한계로 모두 실을 수는 없었기에 보다 중요한 내용 위주로 원고를 재구성했다. 참고문헌도 본문에서 자세히 소개된 연구들과 "이런 연구도 있었나?" 하고 직접 찾아보고 싶어질 만한 논문들을 중심으로 다시 정리했다.

나는 그저 이 많은 연구 결과들을 한데 모아 '꿰는 역할'을 했을 뿐이다. 이 책의 진정한 가치는 현장에서 연구를 수행해주신 수많은 위대한 연구자들의 노고에 있다. 그래서 무엇보다도 그분들께 깊은 존경과 감사를 전하고 싶다. 그들의 헌신 덕분에 인류는 어떻게 해야 건강을 지킬 수 있는지 조금씩 알아가게 되었고, 그 위에서 각자의 행복을 쌓아 올릴 수 있게 되었기 때문이다.

이제 이 책을 덮는 이 순간, 이 진주들을 어떻게 사용하실지, 그 다음 이야기는 독자 여러분께 부탁드리고 싶다. 연구자들이 쌓아 올린 지식을 일상의 선택으로 어떻게 풀어낼지는 결국 여러분 자신의 몫이기 때문이다. 이 책이 소소하게는 여러분의 식단, 운동, 감정습관에 하나의 긍정적인 이정표가 될 수 있기를, 더 나아가 건강하고 행복한 인생 여정에 뒷받침이 되기를 바라본다.

참고문헌

1. Seidelmann SB, Claggett B, Cheng S, et al. Dietary carbohydrate intake and mortality: a prospective cohort study and meta-analysis. *Lancet Public Health* 2018;3(9):e419-e428.

2. Kwon YJ, Lee HS, Park JY, Lee JW. Associating Intake Proportion of Carbohydrate, Fat, and Protein with All-Cause Mortality in Korean Adults. *Nutrients* 2020;12(10)

3. Lin CC, Liu CS, Li CI, et al. Dietary Macronutrient Intakes and Mortality among Patients with Type 2 Diabetes. *Nutrients* 2020;12(6)

4. 보건복지부·한국영양학회. 2025 한국인 영양소 섭취기준. 세종: 보건복지부; 2025.

5. Tahreem A, Rakha A, Rabail R, et al. Fad Diets: Facts and Fiction. *Front Nutr* 2022;9:960922.

6. Popiolek-Kalisz J. Ketogenic diet and cardiovascular risk - state of the art review. *Curr Probl Cardiol* 2024;49(3):102402.

7. Zheng Y, Ley SH, Hu FB. Global aetiology and epidemiology of type 2 diabetes mellitus and its complications. *Nat Rev Endocrinol* 2018;14(2):88-98.

8. Ley SH, Hamdy O, Mohan V, Hu FB. Prevention and management of type 2 diabetes: dietary components and nutritional strategies. *Lancet* 2014;383(9933):1999-2007.

9. Li XH, Yu FF, Zhou YH, He J. Association between alcohol consumption and the risk of incident type 2 diabetes: a systematic review and dose-response meta-analysis. *Am J Clin Nutr* 2016;103(3):818-29.

10. Han M. The Dose-Response Relationship between Alcohol Consumption and the Risk of Type 2 Diabetes among Asian Men: A Systematic Review and Meta-Analysis of Prospective Cohort Studies. *J Diabetes Res* 2020;2020:1032049.

11. Roh WG, Shin HC, Choi JH, Lee YJ, Kim K. Alcohol consumption and higher incidence of impaired fasting glucose or type 2 diabetes in obese Korean men. *Alcohol*

2009;43(8):643-8.

12. Tsumura K, Hayashi T, Suematsu C, Endo G, Fujii S, Okada K. Daily alcohol consumption and the risk of type 2 diabetes in Japanese men: the Osaka Health Survey. *Diabetes Care* 1999;22(9):1432-7.

13. Wang Y, Inoue Y, Yamamoto S, et al. Association Between Alcohol Consumption and the Risk of Type 2 Diabetes Mellitus Across Different Body Mass Index Categories Among Japanese Workers. *J Epidemiol* 2025;35(8):364-372.

14. Mittendorfer B, Klein S, Fontana L. A word of caution against excessive protein intake. *Nat Rev Endocrinol* 2020;16(1):59-66.

15. Ko GJ, Rhee CM, Kalantar-Zadeh K, Joshi S. The Effects of High-Protein Diets on Kidney Health and Longevity. *J Am Soc Nephrol* 2020;31(8):1667-1679.

16. Tovar-Palacio C, Tovar AR, Torres N, et al. Proinflammatory gene expression and renal lipogenesis are modulated by dietary protein content in obese Zucker fa/fa rats. *Am J Physiol Renal Physiol* 2011;300(1):F263-71.

17. Jia Y, Hwang SY, House JD, et al. Long-term high intake of whole proteins results in renal damage in pigs. *J Nutr* 2010;140(9):1646-52.

18. Chen Z, Glisic M, Song M, et al. Dietary protein intake and all-cause and cause-specific mortality: results from the Rotterdam Study and a meta-analysis of prospective cohort studies. *Eur J Epidemiol* 2020;35(5):411-429.

19. Malik VS, Li Y, Tobias DK, Pan A, Hu FB. Dietary Protein Intake and Risk of Type 2 Diabetes in US Men and Women. *Am J Epidemiol* 2016;183(8):715-28.

20. Naghshi S, Sadeghi O, Willett WC, Esmaillzadeh A. Dietary intake of total, animal, and plant proteins and risk of all cause, cardiovascular, and cancer mortality: systematic review and dose-response meta-analysis of prospective cohort studies. *BMJ* 2020;370:m2412.

21. Miller V, Mente A, Dehghan M, et al. Fruit, vegetable, and legume intake, and cardiovascular disease and deaths in 18 countries (PURE): a prospective cohort study. *Lancet* 2017;390(10107):2037-2049.

22. Huang J, Liao LM, Weinstein SJ, Sinha R, Graubard BI, Albanes D. Association Between Plant and Animal Protein Intake and Overall and Cause-Specific Mortality. *JAMA Intern Med* 2020;180(9):1173-1184.

23. Pastore RL, Brooks JT, Carbone JW. Paleolithic nutrition improves plasma lipid concentrations of hypercholesterolemic adults to a greater extent than traditional heart-healthy dietary recommendations. *Nutr Res* 2015;35(6):474-9.

24. Lindeberg S, Jönsson T, Granfeldt Y, et al. A Palaeolithic diet improves glucose tolerance more than a Mediterranean-like diet in individuals with ischaemic heart disease. *Diabetologia* 2007;50(9):1795-1807.

25. Mårtensson A, Stomby A, Tellström A, Ryberg M, Waling M, Otten J. Using a Paleo Ratio to Assess Adherence to Paleolithic Dietary Recommendations in a Randomized Controlled Trial of Individuals with Type 2 Diabetes. *Nutrients* 2021;13(3)

26. Eaton SB, Konner M. Paleolithic nutrition. A consideration of its nature and current implications. *N Engl J Med* 1985;312(5):283-9.

27. Farvid MS, Sidahmed E, Spence ND, Mante Angua K, Rosner BA, Barnett JB. Consumption of red meat and processed meat and cancer incidence: a systematic

review and meta-analysis of prospective studies. *Eur J Epidemiol* 2021;36(9):937-951.

28. Sninsky JA, Shore BM, Lupu GV, Crockett SD. Risk Factors for Colorectal Polyps and Cancer. *Gastrointest Endosc Clin N Am* 2022;32(2):195-213.

29. Xiao Y, Wang Y, Gu H, et al. Adherence to the Paleolithic diet and Paleolithic-like lifestyle reduce the risk of colorectal cancer in the United States: a prospective cohort study. *J Transl Med* 2023;21(1):482.

30. Siri-Tarino PW, Sun Q, Hu FB, Krauss RM. Meta-analysis of prospective cohort studies evaluating the association of saturated fat with cardiovascular disease. *Am J Clin Nutr* 2010;91(3):535-46.

31. Koeth RA, Wang Z, Levison BS, et al. Intestinal microbiota metabolism of L-carnitine, a nutrient in red meat, promotes atherosclerosis. *Nat Med* 2013;19(5):576-85.

32. Wang Z, Klipfell E, Bennett BJ, et al. Gut flora metabolism of phosphatidylcholine promotes cardiovascular disease. *Nature* 2011;472(7341):57-63.

33. Genoni A, Lo J, Lyons-Wall P, et al. A Paleolithic diet lowers resistant starch intake but does not affect serum trimethylamine-N-oxide concentrations in healthy women. *Br J Nutr* 2019;121(3):322-329.

34. Genoni A, Christophersen CT, Lo J, et al. Long-term Paleolithic diet is associated with lower resistant starch intake, different gut microbiota composition and increased serum TMAO concentrations. *Eur J Nutr* 2020;59(5):1845-1858.

35. Mahmood SS, Levy D, Vasan RS, Wang TJ. The Framingham Heart Study and the epidemiology of cardiovascular disease: a historical perspective. *Lancet* 2014;383(9921):999-1008.

36. Andersson C, Nayor M, Tsao CW, Levy D, Vasan RS. Framingham Heart Study: JACC Focus Seminar, 1/8. *J Am Coll Cardiol* 2021;77(21):2680-2692.

37. Grundy SM, Feingold KR. Guidelines for the Management of High Blood Cholesterol. In: Feingold KR, Ahmed SF, Anawalt B, et al., eds. Endotext. South Dartmouth (MA): MDText.com, Inc.; 2000.

38. Ridker PM, Danielson E, Fonseca FA, et al. Reduction in C-reactive protein and LDL cholesterol and cardiovascular event rates after initiation of rosuvastatin: a prospective study of the JUPITER trial. *Lancet* 2009;373(9670):1175-82.

39. Hsia J, MacFadyen JG, Monyak J, Ridker PM. Cardiovascular event reduction and adverse events among subjects attaining low-density lipoprotein cholesterol <50 mg/dl with rosuvastatin. The JUPITER trial (Justification for the Use of Statins in Prevention: an Intervention Trial Evaluating Rosuvastatin). *J Am Coll Cardiol* 2011;57(16):1666-75.

40. Leibowitz M, Karpati T, Cohen-Stavi CJ, et al. Association Between Achieved Low-Density Lipoprotein Levels and Major Adverse Cardiac Events in Patients With Stable Ischemic Heart Disease Taking Statin Treatment. *JAMA Intern Med* 2016;176(8):1105-13.

41. Yi SW, Yi JJ, Ohrr H. Total cholesterol and all-cause mortality by sex and age: a prospective cohort study among 12.8 million adults. *Sci Rep* 2019;9(1):1596.

42. Johannesen CDL, Langsted A, Mortensen MB, Nordestgaard BG. Association between low density lipoprotein and all cause and cause specific mortality in Denmark: prospective cohort study. *BMJ* 2020;371:m4266.

43. Madsen CM, Varbo A, Nordestgaard BG. Extreme high high-density lipoprotein cholesterol is paradoxically associated with high mortality in men and women: two prospective cohort studies. *Eur Heart J* 2017;38(32):2478-2486.

44. Li S, Fu Z, Zhang W. Association of high-density lipoprotein cholesterol with all-cause and cause-specific mortality in the general population: insights from NHANES 1999-2018. *BMC Public Health* 2025;25(1):1123.

45. Boden WE, Probstfield JL, Anderson T, et al. Niacin in patients with low HDL cholesterol levels receiving intensive statin therapy. *N Engl J Med* 2011;365(24):2255-67.

46. Schwartz GG, Olsson AG, Abt M, et al. Effects of dalcetrapib in patients with a recent acute coronary syndrome. *N Engl J Med* 2012;367(22):2089-99.

47. Landray MJ, Haynes R, Hopewell JC, et al. Effects of extended-release niacin with laropiprant in high-risk patients. *N Engl J Med* 2014;371(3):203-12.

48. Hirano T. Clinical significance of small dense low-density lipoprotein cholesterol measurement in type 2 diabetes. *J Diabetes Investig* 2025;16(3):370-383.

49. Lund-Katz S, Laplaud PM, Phillips MC, Chapman MJ. Apolipoprotein B-100 conformation and particle surface charge in human LDL subspecies: implication for LDL receptor interaction. *Biochemistry* 1998;37(37):12867-74.

50. Kritz-Silverstein D, Bettencourt R. Egg Consumption: Trends Over 48 Years, Patterns Across the Lifespan, and Predictors of Intake. *Nutrients* 2025;17(3)

51. Carson JAS, Lichtenstein AH, Anderson CAM, et al. Dietary Cholesterol and Cardiovascular Risk: A Science Advisory From the American Heart Association. *Circulation* 2020;141(3):e39-e53.

52. Zhong VW, Van Horn L, Cornelis MC, et al. Associations of Dietary Cholesterol or Egg Consumption With Incident Cardiovascular Disease and Mortality. *JAMA* 2019;321(11):1081-1095.

53. Drouin-Chartier JP, Chen S, Li Y, et al. Egg consumption and risk of cardiovascular disease: three large prospective US cohort studies, systematic review, and updated meta-analysis. *BMJ* 2020;368:m513.

54. Formisano E, Lopes Neri LC, Caffa I, et al. Effect of egg consumption on health outcomes: An updated umbrella review of systematic reviews and meta-analysis of observational and intervention studies. *Nutr Metab Cardiovasc Dis* 2025;35(5):103849.

55. Fernandez ML, Murillo AG. Is There a Correlation between Dietary and Blood Cholesterol? Evidence from Epidemiological Data and Clinical Interventions. *Nutrients* 2022;14(10)

56. Berger S, Raman G, Vishwanathan R, Jacques PF, Johnson EJ. Dietary cholesterol and cardiovascular disease: a systematic review and meta-analysis. *Am J Clin Nutr* 2015;102(2):276-94.

57. Vincent MJ, Allen B, Palacios OM, Haber LT, Maki KC. Meta-regression analysis of the effects of dietary cholesterol intake on LDL and HDL cholesterol. *Am J Clin Nutr* 2019;109(1):7-16.

58. Ballesteros MN, Cabrera RM, Saucedo Mdel S, Fernandez ML. Dietary cholesterol does not increase biomarkers for chronic disease in a pediatric population from northern Mexico. *Am J Clin Nutr* 2004;80(4):855-61.

59. Blesso CN, Andersen CJ, Bolling BW, Fernandez ML. Egg intake improves carotenoid status by increasing plasma HDL cholesterol in adults with metabolic syndrome. *Food Funct* 2013;4(2):213-21.

60. Lee CJ, Yoon M, Kang HJ, et al. 2022 Consensus statement on the management of familial hypercholesterolemia in Korea. *Korean J Intern Med* 2022;37(5):931-944.

61. Ridker PM, Pradhan A, MacFadyen JG, Libby P, Glynn RJ. Cardiovascular benefits and diabetes risks of statin therapy in primary prevention: an analysis from the JUPITER trial. *Lancet* 2012;380(9841):565-71.

62. Qu H, Guo M, Chai H, Wang WT, Gao ZY, Shi DZ. Effects of Coenzyme Q10 on Statin-Induced Myopathy: An Updated Meta-Analysis of Randomized Controlled Trials. *J Am Heart Assoc* 2018;7(19):e009835.

63. Kennedy C, Köller Y, Surkova E. Effect of Coenzyme Q10 on statin-associated myalgia and adherence to statin therapy: A systematic review and meta-analysis. *Atherosclerosis* 2020;299:1-8.

64. Wlosinska M, Nilsson AC, Hlebowicz J, et al. The effect of aged garlic extract on the atherosclerotic process - a randomized double-blind placebo-controlled trial. *BMC Complement Med Ther* 2020;20(1):132.

65. Matsumoto S, Nakanishi R, Li D, et al. Aged Garlic Extract Reduces Low Attenuation Plaque in Coronary Arteries of Patients with Metabolic Syndrome in a Prospective Randomized Double-Blind Study. *J Nutr* 2016;146(2):427s-432s.

66. Demierre MF, Higgins PD, Gruber SB, Hawk E, Lippman SM. Statins and cancer prevention. *Nat Rev Cancer* 2005;5(12):930-42.

67. Tuccori M, Montagnani S, Mantarro S, et al. Neuropsychiatric adverse events associated with statins: epidemiology, pathophysiology, prevention and management. *CNS Drugs* 2014;28(3):249-72.

68. Westphal Filho FL, Moss Lopes PR, Menegaz de Almeida A, et al. Statin use and dementia risk: A systematic review and updated meta-analysis. *Alzheimers Dement (N Y)* 2025;11(1):e70039.

69. Rajab HA, Al-Kuraishy HM, Shokr MM, et al. Statins for vascular dementia: A hype or hope. *Neuroscience* 2025;567:45-55.

70. Keys A, Aravanis C, Blackburn HW, et al. Epidemiological studies related to coronary heart disease: characteristics of men aged 40-59 in seven countries. *Acta Med Scand Suppl* 1966;460:1-392.

71. Bach-Faig A, Berry EM, Lairon D, et al. Mediterranean diet pyramid today. Science and cultural updates. *Public Health Nutr* 2011;14(12a):2274-84.

72. Alcohol use and burden for 195 countries and territories, 1990-2016: a systematic analysis for the Global Burden of Disease Study 2016. *Lancet* 2018;392(10152):1015-1035.

73. Estruch R, Ros E, Salas-Salvadó J, et al. Primary Prevention of Cardiovascular Disease with a Mediterranean Diet Supplemented with Extra-Virgin Olive Oil or Nuts. *N Engl J Med* 2018;378(25):e34.

74. Bonanome A, Pagnan A, Biffanti S, et al. Effect of dietary monounsaturated and polyunsaturated fatty acids on the susceptibility of plasma low density lipoproteins to oxidative modification. *Arterioscler Thromb* 1992;12(4):529-33.

75. Simopoulos AP. The importance of the omega-6/omega-3 fatty acid ratio in cardiovascular disease and other chronic diseases. *Exp Biol Med (Maywood)* 2008;233(6):674-88.

76. Simopoulos AP. The importance of the ratio of omega-6/omega-3 essential fatty acids. *Biomed Pharmacother* 2002;56(8):365-79.

77. de Lorgeril M, Renaud S, Mamelle N, et al. Mediterranean alpha-linolenic acid-rich diet in secondary prevention of coronary heart disease. *Lancet* 1994;343(8911):1454-9.

78. Abrante-Pascual S, Nieva-Echevarría B, Goicoechea-Oses E. Vegetable Oils and Their Use for Frying: A Review of Their Compositional Differences and Degradation. *Foods* 2024;13(24)

79. Lozano-Castellon J, de Alvarenga JFR, Vallverdu-Queralt A, Lamuela-Raventos RM. Cooking with extra-virgin olive oil: A mixture of food components to prevent oxidation and degradation. *Trends in Food Science & Technology* 2022;123:28-36.

80. Carballo-Casla A, García-Esquinas E, Lopez-Garcia E, et al. Consumption of food fried in olive oil and unhealthy aging in a Mediterranean country. *Clin Nutr* 2021;40(1):277-285.

81. Kapolou A, Karantonis HC, Rigopoulos N, Koutelidakis AE. Association of Mean Daily Polyphenols Intake with Mediterranean Diet Adherence and Anthropometric Indices in Healthy Greek Adults: A Retrospective Study. *Applied Sciences* 2021;11(10):4664.

82. Pérez-Jiménez J, Neveu V, Vos F, Scalbert A. Identification of the 100 richest dietary sources of polyphenols: an application of the Phenol-Explorer database. *Eur J Clin Nutr* 2010;64 Suppl 3:S112-20.

83. Damasceno NR, Sala-Vila A, Cofán M, et al. Mediterranean diet supplemented with nuts reduces waist circumference and shifts lipoprotein subfractions to a less atherogenic pattern in subjects at high cardiovascular risk. *Atherosclerosis* 2013;230(2):347-53.

84. Fraser GE, Bennett HW, Jaceldo KB, Sabaté J. Effect on body weight of a free 76 Kilojoule (320 calorie) daily supplement of almonds for six months. *J Am Coll Nutr* 2002;21(3):275-83.

85. Sabaté J, Cordero-Macintyre Z, Siapco G, Torabian S, Haddad E. Does regular walnut consumption lead to weight gain? *Br J Nutr* 2005;94(5):859-64.

86. Hursel R, Viechtbauer W, Dulloo AG, et al. The effects of catechin rich teas and caffeine on energy expenditure and fat oxidation: a meta-analysis. *Obes Rev* 2011;12(7):e573-81.

87. Rondanelli M, Riva A, Petrangolini G, et al. Effect of Acute and Chronic Dietary Supplementation with Green Tea Catechins on Resting Metabolic Rate, Energy Expenditure and Respiratory Quotient: A Systematic Review. *Nutrients* 2021;13(2)

88. Jenkins DJ, Kendall CW, Augustin LS, et al. Effect of legumes as part of a low glycemic index diet on glycemic control and cardiovascular risk factors in type 2 diabetes mellitus: a randomized controlled trial. *Arch Intern Med* 2012;172(21):1653-60.

89. Hosseinpour-Niazi S, Mirmiran P, Hedayati M, Azizi F. Substitution of red

meat with legumes in the therapeutic lifestyle change diet based on dietary advice improves cardiometabolic risk factors in overweight type 2 diabetes patients: a cross-over randomized clinical trial. *Eur J Clin Nutr* 2015;69(5):592-7.

90. Naureen Z, Bonetti G, Medori MC, et al. Foods of the Mediterranean diet: garlic and Mediterranean legumes. *J Prev Med Hyg* 2022;63(2 Suppl 3):E12-e20.

91. van Die MD, Bone KM, Visvanathan K, et al. Phytonutrients and outcomes following breast cancer: a systematic review and meta-analysis of observational studies. *JNCI Cancer Spectr* 2024;8(1)

92. Fang M, Hu J, Weiss J, et al. Lifetime risk and projected burden of dementia. *Nat Med* 2025;31(3):772-776.

93. Thordardottir S, Rodriguez-Vieitez E, Almkvist O, et al. Reduced penetrance of the PSEN1 H163Y autosomal dominant Alzheimer mutation: a 22-year follow-up study. *Alzheimers Res Ther* 2018;10(1):45.

94. Piaceri I, Chiari A, Galli C, et al. Incomplete penetrance in familial Alzheimer's disease with PSEN1 Ala260Gly mutation. *Neurol Sci* 2020;41(8):2263-2266.

95. Harwood DG, Kalechstein A, Barker WW, et al. The effect of alcohol and tobacco consumption, and apolipoprotein E genotype, on the age of onset in Alzheimer's disease. *Int J Geriatr Psychiatry* 2010;25(5):511-8.

96. Livingston G, Huntley J, Liu KY, et al. Dementia prevention, intervention, and care: 2024 report of the Lancet standing Commission. *Lancet* 2024;404(10452):572-628.

97. Lee ATC, Richards M, Chan WC, Chiu HFK, Lee RSY, Lam LCW. Association of Daily Intellectual Activities With Lower Risk of Incident Dementia Among Older Chinese Adults. *JAMA Psychiatry* 2018;75(7):697-703.

98. Boespflug EL, Iliff JJ. The Emerging Relationship Between Interstitial Fluid-Cerebrospinal Fluid Exchange, Amyloid-β, and Sleep. *Biol Psychiatry* 2018;83(4):328-336.

99. Roh JH, Huang Y, Bero AW, et al. Disruption of the sleep-wake cycle and diurnal fluctuation of β-amyloid in mice with Alzheimer's disease pathology. *Sci Transl Med* 2012;4(150):150ra122.

100. Shi Y, Cui M, Ochs K, et al. Long-term diazepam treatment enhances microglial spine engulfment and impairs cognitive performance via the mitochondrial 18kDa translocator protein (TSPO). *Nat Neurosci* 2022;25(3):317-329.

101. Sperling R, Greve D, Dale A, et al. Functional MRI detection of pharmacologically induced memory impairment. *Proc Natl Acad Sci U S A* 2002;99(1):455-60.

102. Hauglund NL, Andersen M, Tokarska K, et al. Norepinephrine-mediated slow vasomotion drives glymphatic clearance during sleep. *Cell* 2025;188(3):606-622. e17.

103. Tan S, Metzger DB, Jung ME. Chronic benzodiazepine suppresses translocator protein and elevates amyloid β in mice. *Pharmacol Biochem Behav* 2018;172:59-67.

104. Riemann D, Espie CA, Altena E, et al. The European Insomnia Guideline: An update on the diagnosis and treatment of insomnia 2023. *J Sleep Res* 2023;32(6):e14035.

105. Nous A, Engelborghs S, Smolders I. Melatonin levels in the Alzheimer's disease continuum: a systematic review. *Alzheimers Res Ther* 2021;13(1):52.

106. Artime-Naveda F, Hevia D, Alonso-Arias R, et al. Interplay between oxidative

stress, neuroinflammatory cytokines and melatonin in Alzheimer's disease: Insights from cerebrospinal fluid analysis. *Heliyon* 2025;11(2):e41841.

107. Sumsuzzman DM, Choi J, Jin Y, Hong Y. Neurocognitive effects of melatonin treatment in healthy adults and individuals with Alzheimer's disease and insomnia: A systematic review and meta-analysis of randomized controlled trials. *Neurosci Biobehav Rev* 2021;127:459-473.

108. Wade AG, Crawford G, Ford I, et al. Prolonged release melatonin in the treatment of primary insomnia: evaluation of the age cut-off for short- and long-term response. *Curr Med Res Opin* 2011;27(1):87-98.

109. Garfinkel D, Laudon M, Nof D, Zisapel N. Improvement of sleep quality in elderly people by controlled-release melatonin. *Lancet* 1995;346(8974):541-4.

110. Zimmermann RC, McDougle CJ, Schumacher M, et al. Effects of acute tryptophan depletion on nocturnal melatonin secretion in humans. *J Clin Endocrinol Metab* 1993;76(5):1160-4.

111. Binks H, G EV, Gupta C, Irwin C, Khalesi S. Effects of Diet on Sleep: A Narrative Review. *Nutrients* 2020;12(4)

112. Layman DK, Lönnerdal B, Fernstrom JD. Applications for α-lactalbumin in human nutrition. *Nutr Rev* 2018;76(6):444-460.

113. Eyting M, Xie M, Michalik F, Heß S, Chung S, Geldsetzer P. A natural experiment on the effect of herpes zoster vaccination on dementia. *Nature* 2025;641(8062):438-446.

114. Taquet M, Dercon Q, Todd JA, Harrison PJ. The recombinant shingles vaccine is associated with lower risk of dementia. *Nat Med* 2024;30(10):2777-2781.

115. Greenblatt CL, Lathe R. Vaccines and Dementia: Part II. Efficacy of BCG and Other Vaccines Against Dementia. *J Alzheimers Dis* 2024;98(2):361-372.

116. Sun PY, Liu J, Hu JN, et al. Rejuvenation of peripheral immune cells attenuates Alzheimer's disease-like pathologies and behavioral deficits in a mouse model. *Sci Adv* 2024;10(22):eadl1123.

117. Mackay DF, Russell ER, Stewart K, MacLean JA, Pell JP, Stewart W. Neurodegenerative Disease Mortality among Former Professional Soccer Players. *N Engl J Med* 2019;381(19):1801-1808.

118. Russell ER, Mackay DF, Stewart K, MacLean JA, Pell JP, Stewart W. Association of Field Position and Career Length With Risk of Neurodegenerative Disease in Male Former Professional Soccer Players. *JAMA Neurol* 2021;78(9):1057-1063.

119. Ueda P, Pasternak B, Lim CE, et al. Neurodegenerative disease among male elite football (soccer) players in Sweden: a cohort study. *Lancet Public Health* 2023;8(4):e256-e265.

120. Orhant E, Carling C, Chapellier JF, et al. A retrospective analysis of all-cause and cause-specific mortality rates in French male professional footballers. *Scand J Med Sci Sports* 2022;32(9):1389-1399.

121. Van Pelt KL, Puetz T, Swallow J, Lapointe AP, Broglio SP. Data-Driven Risk Classification of Concussion Rates: A Systematic Review and Meta-Analysis. *Sports Med* 2021;51(6):1227-1244.

122. Bruno D, Rutherford A. Cognitive ability in former professional football (soccer)

players is associated with estimated heading frequency. *J Neuropsychol* 2022;16(2):434–443.

123. Wee J, Sukudom S, Bhat S, et al. The relationship between midlife dyslipidemia and lifetime incidence of dementia: A systematic review and meta-analysis of cohort studies. *Alzheimers Dement (Amst)* 2023;15(1):e12395.

124. Wang M, Wang Y, Zhang Y, et al. High Intake of Dietary Cholesterol Decreases the Risk of All-Cause Dementia and AD Dementia: A Results from Framingham Offspring Cohort. *J Prev Alzheimers Dis* 2023;10(4):748-755.

125. Nucci D, Sommariva A, Degoni LM, et al. Association between Mediterranean diet and dementia and Alzheimer disease: a systematic review with meta-analysis. *Aging Clin Exp Res* 2024;36(1):77.

126. Youn JE, Kwon YJ, Lee YJ, Heo SJ, Lee JW. Association of Mediterranean, high-quality, and anti-inflammatory diet with dementia in UK Biobank cohort. *J Nutr Health Aging* 2025;29(7):100564.

127. Stefaniak O, Dobrzyńska M, Drzymała-Czyż S, Przysławski J. Diet in the Prevention of Alzheimer's Disease: Current Knowledge and Future Research Requirements. *Nutrients* 2022;14(21)

128. Morris MC, Tangney CC, Wang Y, Sacks FM, Bennett DA, Aggarwal NT. MIND diet associated with reduced incidence of Alzheimer's disease. *Alzheimers Dement* 2015;11(9):1007-14.

129. Barnes LL, Dhana K, Liu X, et al. Trial of the MIND Diet for Prevention of Cognitive Decline in Older Persons. *N Engl J Med* 2023;389(7):602-611.

130. Testa G, Staurenghi E, Zerbinati C, et al. Changes in brain oxysterols at different stages of Alzheimer's disease: Their involvement in neuroinflammation. *Redox Biol* 2016;10:24-33.

131. Gliozzi M, Musolino V, Bosco F, et al. Cholesterol homeostasis: Researching a dialogue between the brain and peripheral tissues. *Pharmacol Res* 2021;163:105215.

132. Mahley RW. Central Nervous System Lipoproteins: ApoE and Regulation of Cholesterol Metabolism. *Arterioscler Thromb Vasc Biol* 2016;36(7):1305-15.

133. Wanamaker BL, Swiger KJ, Blumenthal RS, Martin SS. Cholesterol, statins, and dementia: what the cardiologist should know. *Clin Cardiol* 2015;38(4):243-50.

134. Dias IHK, Milic I, Lip GYH, Devitt A, Polidori MC, Griffiths HR. Simvastatin reduces circulating oxysterol levels in men with hypercholesterolaemia. *Redox Biol* 2018;16:139-145.

135. Croteau E, Castellano CA, Richard MA, et al. Ketogenic Medium Chain Triglycerides Increase Brain Energy Metabolism in Alzheimer's Disease. *J Alzheimers Dis* 2018;64(2):551-561.

136. Meer N, Fischer T. Medium-Chain Triglycerides (MCTs) for the Symptomatic Treatment of Dementia-Related Diseases: A Systematic Review. *J Nutr Metab* 2024;2024:9672969.

137. Bafail D, Bafail A, Alshehri N, Alhalees NH, Bajarwan A. Impact of Coconut Oil and Its Bioactive Metabolites in Alzheimer's Disease and Dementia: A Systematic Review and Meta-Analysis. *Diseases* 2024;12(11)

138. Krolak-Salmon P, Swerdlow RH, Mastain T, Dive-Pouletty C, Pooley N, Kisomi

M. Efficacy and Safety of Exogenous Ketones in People with Mild Neurocognitive Disorder and Alzheimer's Disease: A Systematic Literature Review. *Nutrition Reviews* 2024;83(3):e1034-e1048.

139. Henderson ST, Morimoto BH, Cummings JL, Farlow MR, Walker J. A Placebo-Controlled, Parallel-Group, Randomized Clinical Trial of AC-1204 in Mild-to-Moderate Alzheimer's Disease. *J Alzheimers Dis* 2020;75(2):547-557.

140. Fortier M, Castellano CA, Croteau E, et al. A ketogenic drink improves brain energy and some measures of cognition in mild cognitive impairment. *Alzheimers Dement* 2019;15(5):625-634.

141. Fortier M, Castellano CA, St-Pierre V, et al. A ketogenic drink improves cognition in mild cognitive impairment: Results of a 6-month RCT. *Alzheimers Dement* 2021;17(3):543-552.

142. McKenzie KM, Lee CM, Mijatovic J, Haghighi MM, Skilton MR. Medium-Chain Triglyceride Oil and Blood Lipids: A Systematic Review and Meta-Analysis of Randomized Trials. *J Nutr* 2021;151(10):2949-2956.

143. Vandenberghe C, St-Pierre V, Fortier M, Castellano CA, Cuenoud B, Cunnane SC. Medium Chain Triglycerides Modulate the Ketogenic Effect of a Metabolic Switch. *Front Nutr* 2020;7:3.

144. St-Pierre V, Vandenberghe C, Lowry CM, et al. Plasma Ketone and Medium Chain Fatty Acid Response in Humans Consuming Different Medium Chain Triglycerides During a Metabolic Study Day. *Front Nutr* 2019;6:46.

145. Norgren J, Sindi S, Sandebring-Matton A, et al. Ketosis After Intake of Coconut Oil and Caprylic Acid-With and Without Glucose: A Cross-Over Study in Healthy Older Adults. *Front Nutr* 2020;7:40.

146. Kolb S, Sailer D. Effect of fat emulsions containing medium-chain triglycerides and glucose on ketone body production and excretion. *JPEN J Parenter Enteral Nutr* 1984;8(3):285-9.

147. Newport MT, VanItallie TB, Kashiwaya Y, King MT, Veech RL. A new way to produce hyperketonemia: use of ketone ester in a case of Alzheimer's disease. *Alzheimers Dement* 2015;11(1):99-103.

148. Pawlosky RJ, Kashiwaya Y, King MT, Veech RL. A Dietary Ketone Ester Normalizes Abnormal Behavior in a Mouse Model of Alzheimer's Disease. *Int J Mol Sci* 2020;21(3)

149. Stubbs BJ, Cox PJ, Evans RD, et al. On the Metabolism of Exogenous Ketones in Humans. *Front Physiol* 2017;8:848.

150. Schwarzinger M, Pollock BG, Hasan OSM, Dufouil C, Rehm J. Contribution of alcohol use disorders to the burden of dementia in France 2008-13: a nationwide retrospective cohort study. *Lancet Public Health* 2018;3(3):e124-e132.

151. Xu W, Wang H, Wan Y, et al. Alcohol consumption and dementia risk: a dose-response meta-analysis of prospective studies. *Eur J Epidemiol* 2017;32(1):31-42.

152. Topiwala A, Allan CL, Valkanova V, et al. Moderate alcohol consumption as risk factor for adverse brain outcomes and cognitive decline: longitudinal cohort study. *BMJ* 2017;357:j2353.

153. Andrews SJ, Goate A, Anstey KJ. Association between alcohol consumption

and Alzheimer's disease: A Mendelian randomization study. *Alzheimers Dement* 2020;16(2):345-353.

154. Lee G, Choi S, Chang J, et al. Association of L-α Glycerylphosphorylcholine With Subsequent Stroke Risk After 10 Years. *JAMA Netw Open* 2021;4(11):e2136008.

155. Kim YH, Jeon N, Je NK. Trends and determinants of choline alfoscerate use in newly diagnosed Alzheimer's disease patients in Korea. *Alzheimers Dement (N Y)* 2024;10(4):e70019.

156. Ma X, Li X, Wang W, Zhang M, Yang B, Miao Z. Phosphatidylserine, inflammation, and central nervous system diseases. *Front Aging Neurosci* 2022;14:975176.

157. Cenacchi T, Bertoldin T, Farina C, Fiori MG, Crepaldi G. Cognitive decline in the elderly: a double-blind, placebo-controlled multicenter study on efficacy of phosphatidylserine administration. *Aging (Milano)* 1993;5(2):123-33.

158. Schreiber S, Kampf-Sherf O, Gorfine M, Kelly D, Oppenheim Y, Lerer B. An open trial of plant-source derived phosphatydilserine for treatment of age-related cognitive decline. *Isr J Psychiatry Relat Sci* 2000;37(4):302-7.

159. Jorissen BL, Brouns F, Van Boxtel MP, et al. The influence of soy-derived phosphatidylserine on cognition in age-associated memory impairment. *Nutr Neurosci* 2001;4(2):121-34.

160. Youn YC, Lee BS, Kim GJ, et al. Blood Amyloid-β Oligomerization as a Biomarker of Alzheimer's Disease: A Blinded Validation Study. *J Alzheimers Dis* 2020;75(2):493-499.

161. Wang SM, Kang DW, Um YH, et al. Plasma oligomer beta-amyloid is associated with disease severity and cerebral amyloid deposition in Alzheimer's disease spectrum. *Alzheimers Res Ther* 2024;16(1):55.

162. Pyun JM, Ryu JS, Lee R, et al. Plasma Amyloid-β Oligomerization Tendency Predicts Amyloid PET Positivity. *Clin Interv Aging* 2021;16:749-755.

163. Kim KY, Park J, Jeong YH, et al. Plasma amyloid-beta oligomer is related to subjective cognitive decline and brain amyloid status. *Alzheimers Res Ther* 2022;14(1):162.

164. Yang Y, Huh K, Kwak YT. Relationship between the response to donepezil and plasma amyloid beta oligomers in patients with Alzheimer's disease. *Geriatr Gerontol Int* 2024;24(9):918-923.

165. Biron CA, Byron KS, Sullivan JL. Severe herpesvirus infections in an adolescent without natural killer cells. *N Engl J Med* 1989;320(26):1731-5.

166. Mace EM, Orange JS. Genetic Causes of Human NK Cell Deficiency and Their Effect on NK Cell Subsets. *Front Immunol* 2016;7:545.

167. Imai K, Matsuyama S, Miyake S, Suga K, Nakachi K. Natural cytotoxic activity of peripheral-blood lymphocytes and cancer incidence: an 11-year follow-up study of a general population. *Lancet* 2000;356(9244):1795-9.

168. Lee J, Park KH, Ryu JH, et al. Natural killer cell activity for IFN-gamma production as a supportive diagnostic marker for gastric cancer. *Oncotarget* 2017;8(41):70431-70440.

169. Ferguson FG, Wikby A, Maxson P, Olsson J, Johansson B. Immune parameters in a longitudinal study of a very old population of Swedish people: a comparison

between survivors and nonsurvivors. *J Gerontol A Biol Sci Med Sci* 1995;50(6):B378-82.

170. Wikby A, Maxson P, Olsson J, Johansson B, Ferguson FG. Changes in CD8 and CD4 lymphocyte subsets, T cell proliferation responses and non-survival in the very old: the Swedish longitudinal OCTO-immune study. *Mech Ageing Dev* 1998;102(2-3):187-98.

171. Wikby A, Johansson B, Ferguson F. The OCTO and NONA immune longitudinal studies: a review of 11 years studies of Swedish very old humans. *Advances in Cell Aging and Gerontology* 2002;13:1-16.

172. DelaRosa O, Pawelec G, Peralbo E, et al. Immunological biomarkers of ageing in man: changes in both innate and adaptive immunity are associated with health and longevity. *Biogerontology* 2006;7(5-6):471-81.

173. Pawelec G. Immune parameters associated with mortality in the elderly are context-dependent: lessons from Sweden, Holland and Belgium. *Biogerontology* 2018;19(6):537-545.

174. Sansoni P, Cossarizza A, Brianti V, et al. Lymphocyte subsets and natural killer cell activity in healthy old people and centenarians. *Blood* 1993;82(9):2767-73.

175. Ogata K, Yokose N, Tamura H, et al. Natural killer cells in the late decades of human life. *Clin Immunol Immunopathol* 1997;84(3):269-75.

176. Ogata K, An E, Shioi Y, et al. Association between natural killer cell activity and infection in immunologically normal elderly people. *Clin Exp Immunol* 2001;124(3):392-7.

177. Myśliwska J, Trzonkowski P, Szmit E, Brydak LB, Machała M, Myśliwski A. Immunomodulating effect of influenza vaccination in the elderly differing in health status. *Exp Gerontol* 2004;39(10):1447-58.

178. Gayoso I, Sanchez-Correa B, Campos C, et al. Immunosenescence of human natural killer cells. *J Innate Immun* 2011;3(4):337-43.

179. Finkel T, Holbrook NJ. Oxidants, oxidative stress and the biology of ageing. *Nature* 2000;408(6809):239-47.

180. Thompson D, Williams C, Garcia-Roves P, McGregor SJ, McArdle F, Jackson MJ. Post-exercise vitamin C supplementation and recovery from demanding exercise. *Eur J Appl Physiol* 2003;89(3-4):393-400.

181. Ristow M, Schmeisser K. Mitohormesis: Promoting Health and Lifespan by Increased Levels of Reactive Oxygen Species (ROS). *Dose Response* 2014;12(2):288-341.

182. Hendrix J, Nijs J, Ickmans K, Godderis L, Ghosh M, Polli A. The Interplay between Oxidative Stress, Exercise, and Pain in Health and Disease: Potential Role of Autonomic Regulation and Epigenetic Mechanisms. *Antioxidants (Basel)* 2020;9(11)

183. Simpson RJ, Kunz H, Agha N, Graff R. Exercise and the Regulation of Immune Functions. *Prog Mol Biol Transl Sci* 2015;135:355-80.

184. Fitzgerald L. Exercise and the immune system. *Immunol Today* 1988;9(11):337-9.

185. Duggal NA, Niemiro G, Harridge SDR, Simpson RJ, Lord JM. Can physical activity ameliorate immunosenescence and thereby reduce age-related multi-morbidity? *Nat Rev Immunol* 2019;19(9):563-572.

186. Aune D, Giovannucci E, Boffetta P, et al. Fruit and vegetable intake and the risk of

cardiovascular disease, total cancer and all-cause mortality-a systematic review and dose-response meta-analysis of prospective studies. *Int J Epidemiol* 2017;46(3):1029-1056.

187. Wang DD, Li Y, Bhupathiraju SN, et al. Fruit and Vegetable Intake and Mortality: Results From 2 Prospective Cohort Studies of US Men and Women and a Meta-Analysis of 26 Cohort Studies. *Circulation* 2021;143(17):1642-1654.

188. Fowle-Grider R, Rowles JL, 3rd, Shen I, et al. Dietary fructose enhances tumour growth indirectly via interorgan lipid transfer. *Nature* 2024;636(8043):737-744.

189. Prather AA, Janicki-Deverts D, Hall MH, Cohen S. Behaviorally Assessed Sleep and Susceptibility to the Common Cold. *Sleep* 2015;38(9):1353-9.

190. Yeo Y, Ma SH, Park SK, et al. A prospective cohort study on the relationship of sleep duration with all-cause and disease-specific mortality in the Korean Multi-center Cancer Cohort study. *J Prev Med Public Health* 2013;46(5):271-81.

191. Kim MJ, Shin D, Ahn YM. Association between the number of hours of sleep during weekdays and suicidality among Korean adolescents: Mediating role of depressive and anxiety symptoms. *J Affect Disord* 2023;320:74-80.

192. 조운. 잠 못자는 대한민국, 수면시간 OECD 꼴찌…7개 학회 한자리에 모여 "수면 건강 인식 개선 필요". 메디게이트뉴스 2023년 10월 1일.

193. Jang Y, Jun JS, Jung KY. Trends in sleep duration in Korea: The Korean time use survey. *Sleep Med* 2023;103:24-28.

194. Hirshkowitz M, Whiton K, Albert SM, et al. National Sleep Foundation's updated sleep duration recommendations: final report. *Sleep Health* 2015;1(4):233-243.

195. Black DS, Slavich GM. Mindfulness meditation and the immune system: a systematic review of randomized controlled trials. *Ann N Y Acad Sci* 2016;1373(1):13-24.

196. Glaser J, Stienecker K. Pancreas and aging: a study using ultrasonography. *Gerontology* 2000;46(2):93-6.

197. Nielen MM, van Schaardenburg D, Reesink HW, et al. Specific autoantibodies precede the symptoms of rheumatoid arthritis: a study of serial measurements in blood donors. *Arthritis Rheum* 2004;50(2):380-6.

198. Arbuckle MR, McClain MT, Rubertone MV, et al. Development of autoantibodies before the clinical onset of systemic lupus erythematosus. *N Engl J Med* 2003;349(16):1526-33.

199. Simard JF, Holmqvist M. Rheumatoid factor positivity in the general population. *BMJ* 2012;345:e5841.

200. Dinse GE, Parks CG, Weinberg CR, et al. Increasing Prevalence of Antinuclear Antibodies in the United States. *Arthritis Rheumatol* 2022;74(12):2032-2041.

201. Shmerling RH. Autoantibodies in systemic lupus erythematosus--there before you know it. *N Engl J Med* 2003;349(16):1499-500.

202. Nielsen SF, Bojesen SE, Schnohr P, Nordestgaard BG. Elevated rheumatoid factor and long term risk of rheumatoid arthritis: a prospective cohort study. *BMJ* 2012;345:e5244.

203. Petrovská N, Prajzlerová K, Vencovský J, Šenolt L, Filková M. The pre-clinical phase of rheumatoid arthritis: From risk factors to prevention of arthritis. *Autoimmun Rev*

2021;20(5):102797.

204. Peng TR, Cheng HY, Wu TW, Ng BK. Effectiveness of Oil Pulling for Improving Oral Health: A Meta-Analysis. *Healthcare (Basel)* 2022;10(10)

205. Woolley J, Gibbons T, Patel K, Sacco R. The effect of oil pulling with coconut oil to improve dental hygiene and oral health: A systematic review. *Heliyon* 2020;6(8):e04789.

206. Jong FJX, Ooi J, Teoh SL. The effect of oil pulling in comparison with chlorhexidine and other mouthwash interventions in promoting oral health: A systematic review and meta-analysis. *Int J Dent Hyg* 2024;22(1):78-94.

207. Assavarittirong C, Samborski W, Grygiel-Górniak B. Oxidative Stress in Fibromyalgia: From Pathology to Treatment. *Oxid Med Cell Longev* 2022;2022:1582432.

208. Xu J, Wu S, Wang J, et al. Oxidative stress induced by NOX2 contributes to neuropathic pain via plasma membrane translocation of PKCε in rat dorsal root ganglion neurons. *J Neuroinflammation* 2021;18(1):106.

209. Bozkurt M, Caglayan M, Oktayoglu P, et al. Serum prolidase enzyme activity and oxidative status in patients with fibromyalgia. *Redox Rep* 2014;19(4):148-53.

210. Mu Q, Kirby J, Reilly CM, Luo XM. Leaky Gut As a Danger Signal for Autoimmune Diseases. *Front Immunol* 2017;8:598.

211. Fukui H. Increased Intestinal Permeability and Decreased Barrier Function: Does It Really Influence the Risk of Inflammation? *Inflamm Intest Dis* 2016;1(3):135-145.

212. Paone P, Cani PD. Mucus barrier, mucins and gut microbiota: the expected slimy partners? *Gut* 2020;69(12):2232-2243.

213. Van der Sluis M, De Koning BA, De Bruijn AC, et al. Muc2-deficient mice spontaneously develop colitis, indicating that MUC2 is critical for colonic protection. *Gastroenterology* 2006;131(1):117-29.

214. Johansson ME, Gustafsson JK, Holmén-Larsson J, et al. Bacteria penetrate the normally impenetrable inner colon mucus layer in both murine colitis models and patients with ulcerative colitis. *Gut* 2014;63(2):281-91.

215. Ganesh BP, Klopfleisch R, Loh G, Blaut M. Commensal Akkermansia muciniphila exacerbates gut inflammation in Salmonella Typhimurium-infected gnotobiotic mice. *PLoS One* 2013;8(9):e74963.

216. Sonnenburg ED, Sonnenburg JL. Starving our microbial self: the deleterious consequences of a diet deficient in microbiota-accessible carbohydrates. *Cell Metab* 2014;20(5):779-786.

217. Martinez-Medina M, Denizot J, Dreux N, et al. Western diet induces dysbiosis with increased E coli in CEABAC10 mice, alters host barrier function favouring AIEC colonisation. *Gut* 2014;63(1):116-24.

218. Rinninella E, Cintoni M, Raoul P, et al. Food Components and Dietary Habits: Keys for a Healthy Gut Microbiota Composition. *Nutrients* 2019;11(10)

219. Ayakdaş G, Ağagündüz D. Microbiota-accessible carbohydrates (MACs) as novel gut microbiome modulators in noncommunicable diseases. *Heliyon* 2023;9(9):e19888.

220. Schnorr SL, Candela M, Rampelli S, et al. Gut microbiome of the Hadza hunter-gatherers. *Nat Commun* 2014;5:3654.

221. Clemente JC, Pehrsson EC, Blaser MJ, et al. The microbiome of uncontacted Amerindians. *Sci Adv* 2015;1(3)

222. Martínez I, Stegen JC, Maldonado-Gómez MX, et al. The gut microbiota of rural papua new guineans: composition, diversity patterns, and ecological processes. *Cell Rep* 2015;11(4):527-38.

223. De Filippo C, Cavalieri D, Di Paola M, et al. Impact of diet in shaping gut microbiota revealed by a comparative study in children from Europe and rural Africa. *Proc Natl Acad Sci U S A* 2010;107(33):14691-6.

224. Obregon-Tito AJ, Tito RY, Metcalf J, et al. Subsistence strategies in traditional societies distinguish gut microbiomes. *Nat Commun* 2015;6:6505.

225. Burkitt DP. Epidemiology of large bowel disease: the role of fibre. *Proc Nutr Soc* 1973;32(3):145-9.

226. Stojanov S, Berlec A, Štrukelj B. The Influence of Probiotics on the Firmicutes/Bacteroidetes Ratio in the Treatment of Obesity and Inflammatory Bowel disease. *Microorganisms* 2020;8(11)

227. Christensen C, Knudsen A, Arnesen EK, Hatlebakk JG, Sletten IS, Fadnes LT. Diet, Food, and Nutritional Exposures and Inflammatory Bowel Disease or Progression of Disease: an Umbrella Review. *Adv Nutr* 2024;15(5):100219.

228. Lee M, Chang EB. Inflammatory Bowel Diseases (IBD) and the Microbiome-Searching the Crime Scene for Clues. *Gastroenterology* 2021;160(2):524-537.

229. Reynolds A, Mann J, Cummings J, Winter N, Mete E, Te Morenga L. Carbohydrate quality and human health: a series of systematic reviews and meta-analyses. *Lancet* 2019;393(10170):434-445.

230. Gill SK, Rossi M, Bajka B, Whelan K. Dietary fibre in gastrointestinal health and disease. *Nat Rev Gastroenterol Hepatol* 2021;18(2):101-116.

231. Oh H, Jo G, Kim OY, et al. Fact sheet: nationwide trends in dietary intakes among Korean adults, 2013-2022. *Korean J Intern Med* 2025

232. Lim MY, Hong S, Bang SJ, et al. Gut Microbiome Structure and Association with Host Factors in a Korean Population. *mSystems* 2021;6(4):e0017921.

233. Bancil AS, Sandall AM, Rossi M, Chassaing B, Lindsay JO, Whelan K. Food Additive Emulsifiers and Their Impact on Gut Microbiome, Permeability, and Inflammation: Mechanistic Insights in Inflammatory Bowel Disease. *J Crohns Colitis* 2021;15(6):1068-1079.

234. Vanuytsel T, van Wanrooy S, Vanheel H, et al. Psychological stress and corticotropin-releasing hormone increase intestinal permeability in humans by a mast cell-dependent mechanism. *Gut* 2014;63(8):1293-9.

235. Gawlik-Kotelnicka O, Czarnecka-Chrebelska K, Margulska A, et al. Associations between intestinal fatty-acid binding protein and clinical and metabolic characteristics of depression. *Prog Neuropsychopharmacol Biol Psychiatry* 2025;136:111170.

236. Li N, Wu X, Zhuang W, et al. Tomato and lycopene and multiple health outcomes: Umbrella review. *Food Chem* 2021;343:128396.

237. Abdelsalam NA, Hegazy SM, Aziz RK. The curious case of Prevotella copri. *Gut Microbes* 2023;15(2):2249152.

238. Petersen C. D-lactic acidosis. *Nutr Clin Pract* 2005;20(6):634-45.

239. Cai M, Wan J, Cai K, et al. Understanding the Contribution of Lactate Metabolism in Cancer Progress: A Perspective from Isomers. *Cancers (Basel)* 2022;15(1)

240. Kieu HD, Van Phan C, Tran HH, Le NT. Novel hazards of waterpipe tobacco and the benefits of stop smoking in men, a prospective cohort study. *Sci Rep* 2023;13(1):7346.

241. Goniewicz ML, Knysak J, Gawron M, et al. Levels of selected carcinogens and toxicants in vapour from electronic cigarettes. *Tob Control* 2014;23(2):133-9.

242. Solberg S, Aanerud M, Gallefoss F, Gram IT, Løchen ML. E-cigarettes need to be strictly regulated. *Tidsskr Nor Laegeforen* 2025;145

243. Glantz SA, Nguyen N, Oliveira da Silva AL. Population-Based Disease Odds for E-Cigarettes and Dual Use versus Cigarettes. *NEJM Evid* 2024;3(3):EVIDoa2300229.

244. Lee PN, Coombs KJ, Fry JS. Estimating lung cancer risk from e-cigarettes and heated tobacco products: applications of a tool based on biomarkers of exposure and of potential harm. *Harm Reduct J* 2025;22(1):45.

245. Sahu R, Shah K, Malviya R, et al. E-Cigarettes and Associated Health Risks: An Update on Cancer Potential. *Adv Respir Med* 2023;91(6):516-531.

246. Duan Y, Xu Y, Dou Y, Xu D. Helicobacter pylori and gastric cancer: mechanisms and new perspectives. *J Hematol Oncol* 2025;18(1):10.

247. Choi IJ, Kim CG, Lee JY, et al. Family History of Gastric Cancer and Helicobacter pylori Treatment. *N Engl J Med* 2020;382(5):427-436.

248. Liang Y, Yang Y, Nong R, et al. Do atrophic gastritis and intestinal metaplasia reverse after Helicobacter pylori eradication? *Helicobacter* 2024;29(1):e13042.

249. Chung SJ, Park MJ, Kang SJ, et al. Effect of annual endoscopic screening on clinicopathologic characteristics and treatment modality of gastric cancer in a high-incidence region of Korea. *Int J Cancer* 2012;131(10):2376-84.

250. Lee JY, Lee JH. [Post-colonoscopy Colorectal Cancer: Causes and Prevention of Interval Colorectal Cancer]. *Korean J Gastroenterol* 2020;75(6):314-321.

251. Kim CJ, Jung YS, Park JH, et al. Prevalence, Clinicopathologic Characteristics, and Predictors of Interval Colorectal Cancers in Korean Population. *Intestinal Research* 2013;11(3)

252. Rex DK, Cutler CS, Lemmel GT, et al. Colonoscopic miss rates of adenomas determined by back-to-back colonoscopies. *Gastroenterology* 1997;112(1):24-8.

253. Siegel RL, Torre LA, Soerjomataram I, et al. Global patterns and trends in colorectal cancer incidence in young adults. *Gut* 2019;68(12):2179-2185.

254. Jin EH, Han K, Lee DH, et al. Association Between Metabolic Syndrome and the Risk of Colorectal Cancer Diagnosed Before Age 50 Years According to Tumor Location. *Gastroenterology* 2022;163(3):637-648.e2.

255. Kim SR, Kim K, Lee SA, et al. Effect of Red, Processed, and White Meat Consumption on the Risk of Gastric Cancer: An Overall and Dose-Response Meta-Analysis. *Nutrients* 2019;11(4)

256. Park S, Choi CM, Hwang SS, et al. Lung Cancer in Korea. *J Thorac Oncol* 2021;16(12):1988-1993.

257. Berg WA, Blume JD, Cormack JB, et al. Combined screening with ultrasound and mammography vs mammography alone in women at elevated risk of breast cancer.

JAMA 2008;299(18):2151-63.

258. Owens DK, Davidson KW, Krist AH, et al. Screening for Pancreatic Cancer: US Preventive Services Task Force Reaffirmation Recommendation Statement. *JAMA* 2019;322(5):438-444.

259. Aslanian HR, Lee JH, Canto MI. AGA Clinical Practice Update on Pancreas Cancer Screening in High-Risk Individuals: Expert Review. *Gastroenterology* 2020;159(1):358-362.

260. Blackford AL, Canto MI, Dbouk M, et al. Pancreatic Cancer Surveillance and Survival of High-Risk Individuals. *JAMA* Oncol 2024;10(8):1087-1096.

261. Maio F, Pasqualino V, Bertana L, et al. Pancreatic cancer detection with a non-contrast MR protocol: is it reliable? *Radiol Med* 2023;128(9):1035-1046.

262. Ilic D, Djulbegovic M, Jung JH, et al. Prostate cancer screening with prostate-specific antigen (PSA) test: a systematic review and meta-analysis. *BMJ* 2018;362:k3519.

263. Crawford ED, Grubb R, 3rd, Black A, et al. Comorbidity and mortality results from a randomized prostate cancer screening trial. *J Clin Oncol* 2011;29(4):355-61.

264. Hamdy FC, Donovan JL, Lane JA, et al. 10-Year Outcomes after Monitoring, Surgery, or Radiotherapy for Localized Prostate Cancer. *N Engl J Med* 2016;375(15):1415-1424.

265. Donovan JL, Hamdy FC, Lane JA, et al. Patient-Reported Outcomes after Monitoring, Surgery, or Radiotherapy for Prostate Cancer. *N Engl J Med* 2016;375(15):1425-1437.

266. Pina AJ, Melo VC, Carlos VW, et al. Erectile function after laparoscopic versus robotic-assisted radical prostatectomy: A systematic review and meta-analysis. *Asian J Urol* 2025;12(3):281-289.

267. Xu M-Y, Zeng N, Ma S, et al. A clinical evaluation of robotic-assisted radical prostatectomy (RARP) in located prostate cancer: A systematic review and network meta-analysis. *Crit Rev Oncol Hematol* 2024;204:104514.

268. Liu Y, Deng XZ, Qin J, et al. Erectile function, urinary continence and oncologic outcomes of neurovascular bundle sparing robot-assisted radical prostatectomy for high-risk prostate cancer: A systematic review and meta-analysis. *Front Oncol* 2023;13:1161544.

269. Kilminster S, Müller S, Menon M, Joseph JV, Ralph DJ, Patel HR. Predicting erectile function outcome in men after radical prostatectomy for prostate cancer. *BJU Int* 2012;110(3):422-6.

270. 서울대학교병원강남센터. 한국인의 건강검진. 고려의학, 2013.

271. 대한전립선학회. 전립선암 진료 지침. 에이플러스기획, 2018.

272. Cornford P, van den Bergh RCN, Briers E, et al. EAU-EANM-ESTRO-ESUR-ISUP-SIOG Guidelines on Prostate Cancer-2024 Update. Part I: Screening, Diagnosis, and Local Treatment with Curative Intent. *Eur Urol* 2024;86(2):148-163.

273. Radiological Society of North America (RSNA). Radiation dose in X-ray and CT exams. RadiologyInfo.org. Available from: https://www.radiologyinfo.org/en/info/safety-xray [cited 2026 Mar 21].

274. Paluszny A, Qiu S. Vitamin B6 Toxicity Secondary to Daily Multivitamin Use: A

Case Report. *Cureus* 2023;15(11):e48792.

275. Omenn GS, Goodman GE, Thornquist MD, et al. Effects of a combination of beta carotene and vitamin A on lung cancer and cardiovascular disease. *N Engl J Med* 1996;334(18):1150-5.

276. Albanes D, Heinonen OP, Taylor PR, et al. Alpha-Tocopherol and beta-carotene supplements and lung cancer incidence in the alpha-tocopherol, beta-carotene cancer prevention study: effects of base-line characteristics and study compliance. *J Natl Cancer Inst* 1996;88(21):1560-70.

277. Lonn E, Bosch J, Yusuf S, et al. Effects of long-term vitamin E supplementation on cardiovascular events and cancer: a randomized controlled trial. *JAMA* 2005;293(11):1338-47.

278. Peto R, Doll R, Buckley JD, Sporn MB. Can dietary beta-carotene materially reduce human cancer rates? *Nature* 1981;290(5803):201-8.

279. Gaziano JM, Sesso HD, Christen WG, et al. Multivitamins in the prevention of cancer in men: the Physicians' Health Study II randomized controlled trial. *JAMA* 2012;308(18):1871-80.

280. Yeung LK, Alschuler DM, Wall M, et al. Multivitamin Supplementation Improves Memory in Older Adults: A Randomized Clinical Trial. *Am J Clin Nutr* 2023;118(1):273-282.

281. He MM, Wang K, Lo CH, et al. Post-diagnostic multivitamin supplement use and colorectal cancer survival: A prospective cohort study. *Cancer* 2024;130(12):2169-2179.

282. Mason JB, Dickstein A, Jacques PF, et al. A temporal association between folic acid fortification and an increase in colorectal cancer rates may be illuminating important biological principles: a hypothesis. *Cancer Epidemiol Biomarkers Prev* 2007;16(7):1325-9.

283. Cole BF, Baron JA, Sandler RS, et al. Folic acid for the prevention of colorectal adenomas: a randomized clinical trial. *JAMA* 2007;297(21):2351-9.

284. Keum N, Giovannucci EL. Folic acid fortification and colorectal cancer risk. *Am J Prev Med* 2014;46(3 Suppl 1):S65-72.

285. Myint PK, Wilson AM, Clark AB, Luben RN, Wareham NJ, Khaw KT. Plasma vitamin C concentrations and risk of incident respiratory diseases and mortality in the European Prospective Investigation into Cancer-Norfolk population-based cohort study. *Eur J Clin Nutr* 2019;73(11):1492-1500.

286. Hemilä H, Chalker E. Vitamin C for preventing and treating the common cold. *Cochrane Database Syst Rev* 2013;2013(1):Cd000980.

287. Levine M, Conry-Cantilena C, Wang Y, et al. Vitamin C pharmacokinetics in healthy volunteers: evidence for a recommended dietary allowance. *Proc Natl Acad Sci U S A* 1996;93(8):3704-9.

288. Padayatty SJ, Sun H, Wang Y, et al. Vitamin C pharmacokinetics: implications for oral and intravenous use. *Ann Intern Med* 2004;140(7):533-7.

289. Collins H, Pinch T. Dr. Golem: how to think about medicine. University of Chicago Press; 2008.

290. Yun J, Mullarky E, Lu C, et al. Vitamin C selectively kills KRAS and BRAF mutant

colorectal cancer cells by targeting GAPDH. *Science* 2015;350(6266):1391-6.

291. Ma Y, Chapman J, Levine M, Polireddy K, Drisko J, Chen Q. High-dose parenteral ascorbate enhanced chemosensitivity of ovarian cancer and reduced toxicity of chemotherapy. *Sci Transl Med* 2014;6(222):222ra18.

292. PDQ Integrative A, Complementary Therapies Editorial B. Intravenous Vitamin C (PDQ): Health Professional Version. PDQ Cancer Information Summaries. Bethesda (MD): National Cancer Institute (US); 2002.

293. Rayman MP. Selenium and human health. *Lancet* 2012;379(9822):1256-68.

294. Kong L, Wu Q, Liu B. The impact of selenium administration on severe sepsis or septic shock: a meta-analysis of randomized controlled trials. *Afr Health Sci* 2021;21(1):277-285.

295. Muecke R, Schomburg L, Glatzel M, et al. Multicenter, phase 3 trial comparing selenium supplementation with observation in gynecologic radiation oncology. *Int J Radiat Oncol Biol Phys* 2010;78(3):828-35.

296. Lippman SM, Klein EA, Goodman PJ, et al. Effect of selenium and vitamin E on risk of prostate cancer and other cancers: the Selenium and Vitamin E Cancer Prevention Trial (SELECT). *JAMA* 2009;301(1):39-51.

297. Lee EH, Myung SK, Jeon YJ, et al. Effects of selenium supplements on cancer prevention: meta-analysis of randomized controlled trials. *Nutr Cancer* 2011;63(8):1185-95.

298. Kowalska E, Narod SA, Huzarski T, et al. Increased rates of chromosome breakage in BRCA1 carriers are normalized by oral selenium supplementation. *Cancer Epidemiol Biomarkers Prev* 2005;14(5):1302-6.

299. Bleys J, Navas-Acien A, Guallar E. Serum selenium levels and all-cause, cancer, and cardiovascular mortality among US adults. *Arch Intern Med* 2008;168(4):404-10.

300. Prabhu KS, Lei XG. Selenium. *Adv Nutr* 2016;7(2):415-7.

301. Myung SK, Cho H. Effects of intermittent or single high-dose vitamin D supplementation on risk of falls and fractures: a systematic review and meta-analysis. *Osteoporos Int* 2023;34(8):1355-1367.

302. Sabetta JR, DePetrillo P, Cipriani RJ, Smardin J, Burns LA, Landry ML. Serum 25-hydroxyvitamin d and the incidence of acute viral respiratory tract infections in healthy adults. *PLoS One* 2010;5(6):e11088.

303. McDonnell SL, Baggerly C, French CB, et al. Serum 25-Hydroxyvitamin D Concentrations ≥40 ng/ml Are Associated with >65% Lower Cancer Risk: Pooled Analysis of Randomized Trial and Prospective Cohort Study. *PLoS One* 2016;11(4):e0152441.

304. Gaksch M, Jorde R, Grimnes G, et al. Vitamin D and mortality: Individual participant data meta-analysis of standardized 25-hydroxyvitamin D in 26916 individuals from a European consortium. *PLoS One* 2017;12(2):e0170791.

305. Amrein K, Quraishi SA, Litonjua AA, et al. Evidence for a U-shaped relationship between prehospital vitamin D status and mortality: a cohort study. *J Clin Endocrinol Metab* 2014;99(4):1461-9.

306. Keum N, Lee DH, Greenwood DC, Zhang X, Giovannucci EL. Calcium intake and colorectal adenoma risk: dose-response meta-analysis of prospective observational

studies. *Int J Cancer* 2015;136(7):1680-7.

307. Papier K, Bradbury KE, Balkwill A, et al. Diet-wide analyses for risk of colorectal cancer: prospective study of 12,251 incident cases among 542,778 women in the UK. *Nat Commun* 2025;16(1):375.

308. Zouiouich S, Wahl D, Liao LM, Hong HG, Sinha R, Loftfield E. Calcium Intake and Risk of Colorectal Cancer in the NIH-AARP Diet and Health Study. *JAMA Netw Open* 2025;8(2):e2460283.

309. Ghoreishy SM, Bagheri A, Nejad MM, Larijani B, Esmaillzadeh A. Association between calcium intake and risk of breast cancer: An updated systematic review and dose-response meta-analysis of cohort studies. *Clin Nutr ESPEN* 2023;55:251-259.

310. Song X, Li Z, Ji X, Zhang D. Calcium Intake and the Risk of Ovarian Cancer: A Meta-Analysis. *Nutrients* 2017;9(7)

311. Rahmati S, Azami M, Delpisheh A, Hafezi Ahmadi MR, Sayehmiri K. Total Calcium (Dietary and Supplementary) Intake and Prostate Cancer: a Systematic Review and Meta-Analysis. *Asian Pac J Cancer Prev* 2018;19(6):1449-1456.

312. Xiong K, Lu L, Ge P, et al. Calcium intake and risk of prostate cancer: A systematic review and dose-response meta-analysis of prospective cohort studies. *J Trace Elem Med Biol* 2025;89:127652.

313. Bolland MJ, Avenell A, Baron JA, et al. Effect of calcium supplements on risk of myocardial infarction and cardiovascular events: meta-analysis. *BMJ* 2010;341:c3691.

314. Li K, Kaaks R, Linseisen J, Rohrmann S. Associations of dietary calcium intake and calcium supplementation with myocardial infarction and stroke risk and overall cardiovascular mortality in the Heidelberg cohort of the European Prospective Investigation into Cancer and Nutrition study (EPIC-Heidelberg). *Heart* 2012;98(12):920-5.

315. Myung SK, Kim HB, Lee YJ, Choi YJ, Oh SW. Calcium Supplements and Risk of Cardiovascular Disease: A Meta-Analysis of Clinical Trials. *Nutrients* 2021;13(2)

316. Inaba N, Sato T, Yamashita T. Low-Dose Daily Intake of Vitamin K(2) (Menaquinone-7) Improves Osteocalcin γ-Carboxylation: A Double-Blind, Randomized Controlled Trials. *J Nutr Sci Vitaminol (Tokyo)* 2015;61(6):471-80.

317. Sato T, Inaba N, Yamashita T. MK-7 and Its Effects on Bone Quality and Strength. *Nutrients* 2020;12(4)

318. Tarvainen M, Fabritius M, Yang B. Determination of vitamin K composition of fermented food. *Food Chem* 2019;275:515-522.

319. Mouchiroud L, Houtkooper RH, Moullan N, et al. The NAD(+)/Sirtuin Pathway Modulates Longevity through Activation of Mitochondrial UPR and FOXO Signaling. *Cell* 2013;154(2):430-41.

320. Fang EF, Hou Y, Lautrup S, et al. NAD(+) augmentation restores mitophagy and limits accelerated aging in Werner syndrome. *Nat Commun* 2019;10(1):5284.

321. Kuerec AH, Wang W, Yi L, et al. Towards personalized nicotinamide mononucleotide (NMN) supplementation: Nicotinamide adenine dinucleotide (NAD) concentration. *Mech Ageing Dev* 2024;218:111917.

322. Mills KF, Yoshida S, Stein LR, et al. Long-Term Administration of Nicotinamide

Mononucleotide Mitigates Age-Associated Physiological Decline in Mice. *Cell Metab* 2016;24(6):795-806.

323. Kane AE, Chellappa K, Schultz MB, et al. Long-term NMN treatment increases lifespan and healthspan in mice in a sex dependent manner. *bioRxiv* 2024

324. Nadeeshani H, Li J, Ying T, Zhang B, Lu J. Nicotinamide mononucleotide (NMN) as an anti-aging health product – Promises and safety concerns. *J Adv Res* 2022;37:267-278.

325. Morifuji M, Higashi S, Ebihara S, Nagata M. Ingestion of β-nicotinamide mononucleotide increased blood NAD levels, maintained walking speed, and improved sleep quality in older adults in a double-blind randomized, placebo-controlled study. *Geroscience* 2024;46(5):4671-4688.

326. Yi L, Maier AB, Tao R, et al. The efficacy and safety of β-nicotinamide mononucleotide (NMN) supplementation in healthy middle-aged adults: a randomized, multicenter, double-blind, placebo-controlled, parallel-group, dose-dependent clinical trial. *Geroscience* 2023;45(1):29-43.

327. Akasaka H, Nakagami H, Sugimoto K, et al. Effects of nicotinamide mononucleotide on older patients with diabetes and impaired physical performance: A prospective, placebo-controlled, double-blind study. *Geriatr Gerontol Int* 2023;23(1):38-43.

328. Fukamizu Y, Uchida Y, Shigekawa A, Sato T, Kosaka H, Sakurai T. Safety evaluation of β-nicotinamide mononucleotide oral administration in healthy adult men and women. *Sci Rep* 2022;12(1):14442.

329. Kim M, Seol J, Sato T, Fukamizu Y, Sakurai T, Okura T. Effect of 12-Week Intake of Nicotinamide Mononucleotide on Sleep Quality, Fatigue, and Physical Performance in Older Japanese Adults: A Randomized, Double-Blind Placebo-Controlled Study. *Nutrients* 2022;14(4)

330. Liao B, Zhao Y, Wang D, Zhang X, Hao X, Hu M. Nicotinamide mononucleotide supplementation enhances aerobic capacity in amateur runners: a randomized, double-blind study. *J Int Soc Sports Nutr* 2021;18(1):54.

331. Yoshino M, Yoshino J, Kayser BD, et al. Nicotinamide mononucleotide increases muscle insulin sensitivity in prediabetic women. *Science* 2021;372(6547):1224-1229.

332. Irie J, Inagaki E, Fujita M, et al. Effect of oral administration of nicotinamide mononucleotide on clinical parameters and nicotinamide metabolite levels in healthy Japanese men. *Endocr J* 2020;67(2):153-160.

333. Goldie C, Taylor AJ, Nguyen P, McCoy C, Zhao XQ, Preiss D. Niacin therapy and the risk of new-onset diabetes: a meta-analysis of randomised controlled trials. *Heart* 2016;102(3):198-203.

334. Uddin GM, Youngson NA, Chowdhury SS, Hagan C, Sinclair DA, Morris MJ. Administration of Nicotinamide Mononucleotide (NMN) Reduces Metabolic Impairment in Male Mouse Offspring from Obese Mothers. *Cells* 2020;9(4)

335. Yu J, Laybutt DR, Kim LJ, et al. Exercise-induced benefits on glucose handling in a model of diet-induced obesity are reduced by concurrent nicotinamide mononucleotide. *Am J Physiol Endocrinol Metab* 2021;321(1):E176-e189.

336. Yang L, Shen X, Seyiti Z, et al. Dietary niacin intake and mortality outcomes in hypertensive populations: analysis from NHANES 2003-2016. *J Health Popul Nutr*

2025;44(1):206.

337. Lin L, Chen S, Zhang C, et al. Association of dietary niacin intake with all-cause and cardiovascular mortality: National Health and Nutrition Examination Survey (NHANES) 2003-2018. *Sci Rep* 2024;14(1):28313.

338. Ying H, Gao L, Liao N, Xu X, Yu W, Hong W. Association between niacin and mortality among patients with cancer in the NHANES retrospective cohort. *BMC Cancer* 2022;22(1):1173.

339. Alegre GFS, Pastore GM. NAD+Precursors Nicotinamide Mononucleotide (NMN) and Nicotinamide Riboside (NR): Potential Dietary Contribution to Health. *Curr Nutr Rep* 2023;12(3):445-464.

340. Loreto A, Antoniou C, Merlini E, Gilley J, Coleman MP. NMN: The NAD precursor at the intersection between axon degeneration and anti-ageing therapies. *Neurosci Res* 2023;197:18-24.

341. Ferrell M, Wang Z, Anderson JT, et al. A terminal metabolite of niacin promotes vascular inflammation and contributes to cardiovascular disease risk. *Nat Med* 2024;30(2):424-434.

342. Yoshino J, Baur JA, Imai SI. NAD(+) Intermediates: The Biology and Therapeutic Potential of NMN and NR. *Cell Metab* 2018;27(3):513-528.

343. Sherratt SCR, Mason RP, Libby P, Steg PG, Bhatt DL. Do patients benefit from omega-3 fatty acids? *Cardiovasc Res* 2024;119(18):2884-2901.

344. Dietary supplementation with n-3 polyunsaturated fatty acids and vitamin E after myocardial infarction: results of the GISSI-Prevenzione trial. Gruppo Italiano per lo Studio della Sopravvivenza nell'Infarto miocardico. *Lancet* 1999;354(9177):447-55.

345. Rauch B, Schiele R, Schneider S, et al. OMEGA, a randomized, placebo-controlled trial to test the effect of highly purified omega-3 fatty acids on top of modern guideline-adjusted therapy after myocardial infarction. *Circulation* 2010;122(21):2152-9.

346. Elagizi A, Lavie CJ, O'Keefe E, Marshall K, O'Keefe JH, Milani RV. An Update on Omega-3 Polyunsaturated Fatty Acids and Cardiovascular Health. *Nutrients* 2021;13(1)

347. Bowman L, Mafham M, Wallendszus K, et al. Effects of n-3 Fatty Acid Supplements in Diabetes Mellitus. *N Engl J Med* 2018;379(16):1540-1550.

348. Bhatt DL, Steg PG, Miller M, et al. Cardiovascular Risk Reduction with Icosapent Ethyl for Hypertriglyceridemia. *N Engl J Med* 2019;380(1):11-22.

349. Nicholls SJ, Lincoff AM, Garcia M, et al. Effect of High-Dose Omega-3 Fatty Acids vs Corn Oil on Major Adverse Cardiovascular Events in Patients at High Cardiovascular Risk: The STRENGTH Randomized Clinical Trial. *JAMA* 2020;324(22):2268-2280.

350. Gencer B, Djousse L, Al-Ramady OT, Cook NR, Manson JE, Albert CM. Effect of Long-Term Marine ω-3 Fatty Acids Supplementation on the Risk of Atrial Fibrillation in Randomized Controlled Trials of Cardiovascular Outcomes: A Systematic Review and Meta-Analysis. *Circulation* 2021;144(25):1981-1990.

351. Abdelhamid AS, Brown TJ, Brainard JS, et al. Omega-3 fatty acids for the primary and secondary prevention of cardiovascular disease. *Cochrane Database Syst Rev*

2020;3(3):Cd003177.

352. Virani SS, Newby LK, Arnold SV, et al. 2023 AHA/ACC/ACCP/ASPC/NLA/ PCNA Guideline for the Management of Patients With Chronic Coronary Disease: A Report of the American Heart Association/American College of Cardiology Joint Committee on Clinical Practice Guidelines. *Circulation* 2023;148(9):e9-e119.

353. Manson JE, Cook NR, Lee IM, et al. Marine n-3 Fatty Acids and Prevention of Cardiovascular Disease and Cancer. *N Engl J Med* 2019;380(1):23-32.

354. Mozaffarian D, Rimm EB. Fish intake, contaminants, and human health: evaluating the risks and the benefits. *JAMA* 2006;296(15):1885-99.

355. Zeng Y, Hu CH, Li YZ, et al. Association between pretreatment emotional distress and immune checkpoint inhibitor response in non-small-cell lung cancer. *Nat Med* 2024;30(6):1680-1688.

356. Wang YH, Li JQ, Shi JF, et al. Depression and anxiety in relation to cancer incidence and mortality: a systematic review and meta-analysis of cohort studies. *Mol Psychiatry* 2020;25(7):1487-1499.

357. Kishimoto S, Watanabe N, Yamamoto Y, et al. Efficacy of Integrated Online Mindfulness and Self-compassion Training for Adults With Atopic Dermatitis: A Randomized Clinical Trial. *JAMA Dermatol* 2023;159(6):628-636.

358. Rozworska KA, Poulin PA, Carson A, Tasca GA, Nathan HJ. Mediators and moderators of change in mindfulness-based stress reduction for painful diabetic peripheral neuropathy. *J Behav Med* 2020;43(2):297-307.

359. Cavalcante VN, Mesquita ET, Cavalcanti ACD, et al. Impact of a Stress Reduction, Meditation, and Mindfulness Program in Patients with Chronic Heart Failure: A Randomized Controlled Trial. *Arq Bras Cardiol* 2023;120(10):e20220768.

360. Wathugala M, Saldana D, Juliano JM, Chan J, Liew SL. Mindfulness Meditation Effects on Poststroke Spasticity: A Feasibility Study. *J Evid Based Integr Med* 2019;24:2515690x19855941.

361. Kou L, Liu M, Kang S, Ni G. Efficacy of Mindfulness Meditation on Patients With Stroke With Concurrent Coronary Heart Disease: A Randomised Controlled Trial. *Clin Psychol Psychother* 2024;31(6):e70012.

362. Ponte Márquez PH, Feliu-Soler A, Solé-Villa MJ, et al. Benefits of mindfulness meditation in reducing blood pressure and stress in patients with arterial hypertension. *J Hum Hypertens* 2019;33(3):237-247.

363. Keefer L, Blanchard EB. The effects of relaxation response meditation on the symptoms of irritable bowel syndrome: results of a controlled treatment study. *Behav Res Ther* 2001;39(7):801-11.

364. Gerbarg PL, Jacob VE, Stevens L, et al. The Effect of Breathing, Movement, and Meditation on Psychological and Physical Symptoms and Inflammatory Biomarkers in Inflammatory Bowel Disease: A Randomized Controlled Trial. *Inflamm Bowel Dis* 2015;21(12):2886-96.

365. Paudyal P, Jones C, Grindey C, Dawood R, Smith H. Meditation for asthma: Systematic review and meta-analysis. *J Asthma* 2018;55(7):771-778.

366. Lin HW, Tam KW, Kuan YC. Mindfulness or meditation therapy for Parkinson's disease: A systematic review and meta-analysis of randomized controlled trials. *Eur J*

Neurol 2023;30(8):2250-2260.

367. Heo S, Kang J, Umeakunne E, et al. Effects of Meditation Intervention on Self-management in Adult Patients With Type 2 Diabetes: A Systematic Literature Review and Meta-analysis. *J Cardiovasc Nurs* 2023;38(6):581-592.

368. Kabat-Zinn J. An outpatient program in behavioral medicine for chronic pain patients based on the practice of mindfulness meditation: theoretical considerations and preliminary results. *Gen Hosp Psychiatry* 1982;4(1):33-47.

369. Kabat-Zinn J, Lipworth L, Burney R. The clinical use of mindfulness meditation for the self-regulation of chronic pain. *J Behav Med* 1985;8(2):163-90.

370. Zeidan F, Gordon NS, Merchant J, Goolkasian P. The effects of brief mindfulness meditation training on experimentally induced pain. *J Pain* 2010;11(3):199-209.

371. Zeidan F, Emerson NM, Farris SR, et al. Mindfulness Meditation-Based Pain Relief Employs Different Neural Mechanisms Than Placebo and Sham Mindfulness Meditation-Induced Analgesia. *J Neurosci* 2015;35(46):15307-25.

372. Zeidan F, Baumgartner JN, Coghill RC. The neural mechanisms of mindfulness-based pain relief: a functional magnetic resonance imaging-based review and primer. *Pain Rep* 2019;4(4):e759.

373. Zeidan F. A Different Approach To Pain Management: Mindfulness Meditation. TEDxEmory 2016. Available from: https://youtu.be/OLQJJDrbj6Q.

374. 존쳉. 교육에 관한 유교의 철학과 현대사회에서의 가치. *교육철학연구*2014;36(3):203-219.

375. Brewer J. A simple way to break a bad habit. TEDMED 2015. Available from: https://www.ted.com/talks/judson_brewer_a_simple_way_to_break_a_bad_habit?language=ko.

376. Vøllestad J, Sivertsen B, Nielsen GH. Mindfulness-based stress reduction for patients with anxiety disorders: evaluation in a randomized controlled trial. *Behav Res Ther* 2011;49(4):281-8.

377. Polusny MA, Erbes CR, Thuras P, et al. Mindfulness-Based Stress Reduction for Posttraumatic Stress Disorder Among Veterans: A Randomized Clinical Trial. *JAMA* 2015;314(5):456-65.

378. 데이비드 호킨스. 의식 혁명. [백영미] 옮김. 서울: 판미동; 2011.

379. 기록자 받아씀. 그리스도의 편지. [이균형] 옮김. 서울: 정신세계사; 2015.

380. Polat E, Çiriş Ş, Çelikbaş Z, Chaudhry A. Relationship Between Perceived Stress Level, Psychological Flexibility, Depression, and Anxiety in Patients with Acute Myocardial Infarction. *Medicina (Kaunas)* 2025;61(7)

381. 마이클 뉴턴. 영혼들의 여행. [김도희, 김지원] 옮김. 서울: 나무생각; 2014.

382. 브라이언 와이스. 파워 오브 러브. [윤민, 이강혜]. 서울. 윤앤리퍼블리싱; 2014.

383. 키리아코스 C. 마르키데스. 지중해의 성자 다스칼로스. [이균형] 옮김. 서울. 정신세계사; 2007.

자료목록

1. 글상자

감사의 글

삶의 여러 단계를 거치면서 운이 좋다는 생각을 참 많이 했다. 살아가며 맞닥뜨린 힘들었던 시간을 견뎌내고, 하고 싶은 일들을 해볼 수 있었던 것은 모두 사람들 덕분이다. 그래서 이분들을 만날 수 있어서 참 운이 좋았다. '시절 인연'이라는 말처럼, 시간이라는 무대는 제한되어 있기 때문에 아무리 고마운 분이더라도 허락된 시간이 지나면 왕래가 줄어들고 소원해지기 마련이다. 그렇더라도 감사하는 마음은 늘 깊은 곳에 자리하기에 어떤 회상의 단초가 주어지면 가슴이 뭉클해진다. 지면을 빌려 감사의 마음을 전하고자 한다.

의대 공부는 나에게 항상 큰 도전이었다. 학습량이 너무 많아 따라가기가 늘 버거웠기에 동기들 도움을 많이 받았다. 나를 의사로 키운 것은 '8할'이 학승이다. 같은 실습조였던 Medical AI CMO 이학승 박사님은 내가 수업 시간에 잘 이해하지 못한 많은 것들을 가르쳐주었다. Portrai 이대승 대표님이 수업이 끝나자마자 전체 동기들에게 공유해준 필기 노트는 늘 구원이 되어주었다. 체력이 약해 골골할 때도 많았고, 잠도 너무 많았는데, 미래와 희망 내분비내과 정찬현 원장님, 중앙보훈병원 순환기내과 김지혜 과장님, 홍성의료원 응급의학과 강대현 과장님은 내가 뒤처지지 않고 학교 공부를 잘 따라가고 있는지 많이 챙겨주었다. 이 친구들의 도움이 없었더라면 나는 제때 졸업하지 못했을지도 모른다!

전쟁터 같았던 고된 전공의 수련 시간이 즐거운 추억으로 남은 것은 함께 근무했던 동기들, 특히 한양대학교 협력 명지병원 혈액종양내과 임진 교수님, 경희대학교병원 알레르기내과 손경희 교수님, 서울아산병원 소화기내과 최원묵 교수님, 단국대학교병원 신장내과 이용진 교수님, 서울대학교병원 호흡기내과 곽낙원 교수님 덕분이다. 서울대학교병원 운영 보라매병원 소화기내과 김지현 교수님, 중앙대학교병원 소화기내과 조영윤 교수님, 인천 세종병원 소화기내과 이재우 센터장님께도 도움을 많이 받았다.

어리바리하게 있을 때 한 줄기 빛처럼 먼저 다가와 주신 선배님들, 분당 서울행복내과의원 이창현 원장님, 강북삼성병원 소화기내과 양효준 교수님, 경찰병원 소화기내과 김재연 과장님, 서울대학교병원 강남센터 소화기내과 최지민 교수님, 국립암센터 소화기내과 조유리 교수님, 부천순천향병원 소화기내과 유정주 교수님, 리원피부과 이원용 원장님의 다정한 안내는 따뜻하게 기억된다.

중앙대학교병원 소화기내과 박재용 교수님, 서울대학교병원 건강증진센터 소화기내과 김지혜 교수님, 서울대학교병원 강남센터 소화기내과 이주영 교수님과 김정 교수님은 생각만 해도 든든한 후배이다.

좋은 스승님을 만나는 축복도 있었다. 사회에 나오고 나서야 내가 받았던 것은 비단 가르침이 아닌 사랑이었다는 것을 정말 가슴 깊이 느꼈다. 특히 서울대학교 의과대학 내과학교실 정현채 명예교수님, 유철규 명예교수님, 김나영 교수님, 윤정환 교수님, 김주성 교수님, 류지곤 교수님, 김윤준 교수님, 임재준 교수님, 김상균 교수님과 진단검사의학교실 박명희 명예교수님은 의사라는 직업을 넘어, 내가 한 사람으로서 잘 성장할 수 있도록 가까이에서 따뜻하고 깊은 가르침을 주셨다.

정현채 교수님을 설득해 '죽음학카페'를 만들고 3년간 카페 매니저로 활동했는데, 함께 운영을 맡아주신 건국대학교병원 혈액종양내과 윤소영 교수님, 서울대학교병원 혈액종양내과 신동엽 교수님, 요한한의원 김수진 원장님, 누운산 책방 이현숙 대표님을 만났을 때는 마치 사막에서 오아시스를 찾은 것 같았다. 카페 매니저를 그만둔 이후 빈자리를 채워주신 부매니저 Mitch Jang(필명: 다시일어나8) 박사님과 카페 스텝 남정률 선생님(필명: 마음)은 세상이 내게 건네준 선물과 같은 인연이다.

차움에서 진료를 시작하며 새로운 환경에 적응하고 연구 활동을 이어갈 수 있었던 것은 차움 소화기내과 최상운 연구부원장님, 분당차병원 소화기내과 이주호 교수님, 차의과학대학교 생명과학대학 곽규범 교수님 덕분이다. 이동모 원장님, 윤상욱 원장님, 김종석 원장님, 김재화 원장님, 박원근 진료부원장님, 조광용 행정부원장님, 차충근 진료부원장님, 이광호 행정부원장님, 황세나 진료부장님, 장경옥 간호부장님, 오영수 운영지원팀장님은 즐겁게 일할 수 있도록 좋은 근무 환경을 만들어주셨다. 풍부한 임상 경험을 가지신 신경외과 최중언 교수님, 소화기내과 이상인 교수님께도 많이 배웠다. 소화기내과 오하영 교수님과 김가희 교수님, 류마티스내과 문진영 교수님, 박수경 간호사님, 김수경 간호사님, 권은주 간호사님, 박혜선 선생님, 이지은 파트장님, 박경아 팀장님, 그리고 신미란 파트장님을 비롯한 내시경 간호 파트, 검사실 서수영 선생님, 손혜민 선생님은 함께 근무하며 많은 지지가 되어주셨다. 이전에 함께 근무하던 엄은비 영양사님은 영양의 실무적인 부분을 공부할 때 많이 가르쳐주셨다.

차움은 질병이 발생하기 전에 위험 인자를 교정하여 다시금 건강한 상태로 되돌리는 것을 목표로 한다. 이러한 방향성은 내가 생각하는 의료의 이상향과도 맞닿아 있어, 이곳에서 근무하게 된 것을 큰 행운이라고 생각한다. 이러한 의료기관을 만들어주신 차광렬 차병원·차바이오그룹 글로벌연구소장님께 깊은 감사 말씀을 올린다.

의사는 환자로부터 배운다. 진료실에서 만났던 수많은 환자분들의 질문과 고민은 더 공부하도록 나를 이끌었고, 그 안에 담긴 살아가는 이야기가 이 책을 만들어냈다. 이 여정을 함께해주시는 환자분들께 깊이 감사드린다.

의사이지만 한 발은 수행에 담근 채로 살아온 지도 이제 11년

이 넘었다. 순탄치만은 않았던 내적 여정을 사회생활과 병행해올 수 있었던 것은 올댓힐링 리아 윤인모 원장님과 사난다 정효순 원장님께서 버팀목이 되어주신 덕분이다. 내면을 바라보면 볼수록 더 어려워지기만 할 때 오쇼 국제 명상 리조트(OSHO International Meditation Resort)의 비트 마노(Veet Mano) 선생님과 벨라 더벨만(Bela Dubbelman) 선생님의 탁월한 안내 덕분에 지름길을 찾아 도약할 수 있었다. 과로로 지칠 때에는 레이키 스쿨 인디아(Reiki School India)의 프라빈 바도니(Praveen Badoni) 선생님이 보내주시는 원격 힐링 에너지가 동아줄이 되어주었다. 우연한 기회로 이 길의 동행이 되어주신 이미정 님, 여허 스님, 김정하(Crystal River Kim) 님, Camilla Korte 님, Bruce Jivan Cohn 님, Marc Fjellbakk 님, 그리고 인도 보드가야(Bodh Gaya)의 마하보디 사원(Mahabodhi Temple)에서 30년째 팔리어 대장경을 봉독 중이신 Sangay Dawa 스님과 그의 가족분들, Kinley Wangmo 스님과 Kencho Lhamo 님은 우연이라는 말이 무색할 정도로 많은 지지와 보살핌을 주셨다.

하고 싶은 것을 해보라며 오랜 기간 따뜻한 시선으로 응원해주신 인생의 선배님들, 에이치엠컴퍼니 조근호 대표님, 제이에프셀 피부과의원 정찬우 원장님, 세방그룹 이상웅 회장님, 브릿지 미디어 최진호 부회장님, 배우 하유미 선생님, 태은물류 구은정 대표님, 한국코닝 이행희 대표님, 보령홀딩스 김은선 회장님, 강남차병원 노동영 원장님, 에이치케이아이스틸 박상수 대표님, 김앤장법률사무소 오종남 고문님, 민트벤처파트너스 송

재훈 회장님께도 깊이 감사드린다. 특히 조근호 대표님은 "너무 명상에만 빠지지 말라"며 자주 채근해주셨고, 이 책의 기획 단계에서도 큰 동기부여가 되어주셨다.

출판사를 물색하며, 이 책의 결을 편견 없이 이해하고 함께해줄 분을 만나길 바랐다. 이 책은 표면적으로는 건강 실용서이지만, 그 밑바탕에는 삶과 명상을 통해 고민해왔던 의식의 흐름이 깔려 있기 때문이다. 한동안 '왜 사는 것인지', '삶의 목적이 무엇인지', '왜 이 직업을 택하게 되었는지'에 대한 의문으로 방황했다. 그때 많은 답을 주었던 《당신, 전생에서 읽어드립니다(박진여 지음)》라는 책은 내 마음속에서 등대처럼 빛나며, 언젠가 나도 이런 도발적이지만 긍정적인 파동을 만들어내는 책을 쓰고 싶다는 소망을 품게 했다. 우연인지 필연인지, 그 책을 만드셨던 고세규 대표님과 인연이 닿았는데, 알고 보니, 내가 크게 영향을 받았던 법정 스님의 책도 같은 손길로 세상에 나왔던 터라 실로 감회가 컸다. 이 원고가 한 권의 책으로 완성될 수 있도록 힘을 보태주시고 든든한 동반자가 되어주신 김병준 대표님, 고세규 대표님, 그리고 생각의힘 출판사 여러분께 진심으로 감사드린다.

나의 친인척께도 깊은 감사의 말씀을 드린다. 오랜 시간 우정을 이어오고 있는 주메디컬그룹 제이슨표 이사장님, 김소연 치과원장님, 이재은 님, 온가족한의원 서지연 원장님, 용인세브란스병원 외과 방휘재 교수님, 춘천지방법원 원주지원 손건훈 판사님은 서로에게 영감을 주고, 성장의 원동력이 되어주었다. 아버지께서 백혈병으로 일찍 돌아가셔서 성장하는 동안 어머니의 친구분들과 외가의 도움을 많이 받았다. 어머니 친구분들(특히, 이애리 님, 심은자 님), 외삼촌과 외숙모(안혜식 님, 최영규 님), 이모들(안혜경 님, 안혜숙 님) 그리고 외할머니(조정옥 여사님)는 우리 가족이 어려운 일들을 겪을 때 큰 힘이 되어주셨다. 마지막으로 서른일곱에 홀로 되어 딸 셋을 키워내신 어머니 안혜순 여사님께 가장 깊은 감사의 말씀을 올린다. "인생은 고통"이라는 말처럼, 때로는 살아내는 것 자체가 큰 도전이 되기도 하는데, 어머니는 넘어져도 다시 일어서고, 또다시 웃을 수 있는 용기가 어떤 것인지 몸소 보여주셨다. 엄마에게 끝을 알 수 없는 사랑과 지지를 받았다. 그 달콤함에 취해 "다음 생에도 엄마로 찜! 잘 부탁드린다"라고 하니 극구 사양하신다.

지면의 제약으로 고마운 분들의 이름을 이 종이 위에 다 적지는 못했지만, 감사하는 마음은 늘 마음속에 흐른다. 우리가 어떠한 이유로 동시대에 태어나 인연을 맺고 살아가게 되었는지는 미스터리이다. 그러나 확실한 것은 그 인연 안에서 서로가 서로의 성장을 돕는 '사랑'이라는 디딤돌이 되고 있다는 사실이다. 이 책에 관심을 가져주신 독자분들께도 고개 숙여 깊은 감사의 말씀을 올린다.

2026년 봄
저자 올림